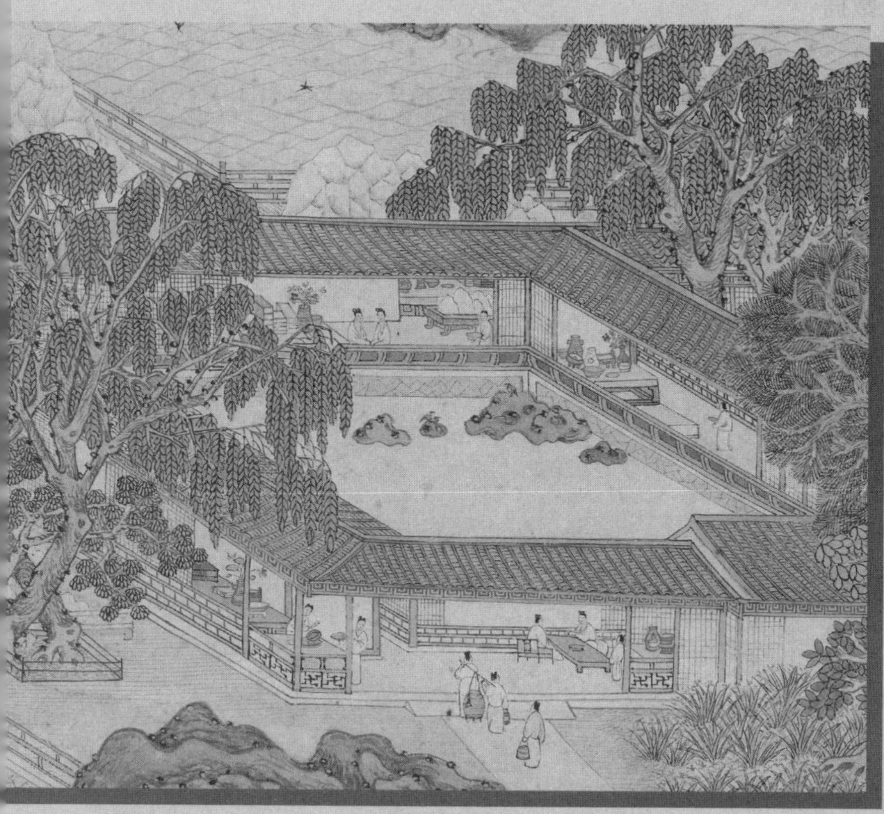

中医典故

Allusion to traditional Chinese medicine

许敬生／编著

河南科学技术出版社

·郑州·

图书在版编目（CIP）数据

中医典故/许敬生编著. —郑州：河南科学技术出版社，2022.9（2023.4重印）
ISBN 978-7-5349-9717-4

Ⅰ.①中… Ⅱ.①许… Ⅲ.①中医学—普及读物 Ⅳ.①R22-49

中国版本图书馆CIP数据核字（2019）第208110号

出版发行：河南科学技术出版社
地址：郑州市郑东新区祥盛街27号　　邮编：450016
电话：（0371）65737028
网址：www.hnstp.cn

责任编辑：高　杨　董　涛
责任校对：王晓红
封面设计：薛　莲
责任印制：宋　瑞
印　　刷：三河市同力彩印有限公司
经　　销：全国新华书店
开　　本：787 mm×1 092 mm　1/16　　印张：26　　字数：500千字
版　　次：2023年4月第2次印刷
定　　价：198.00 元

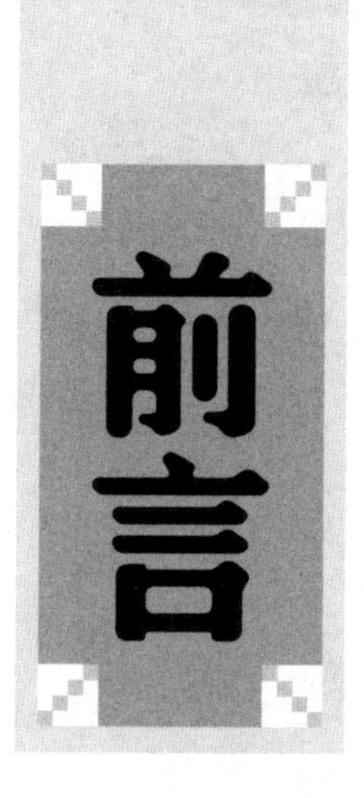

前言

在浩如烟海的古代医学著作和其他古籍中，保存了许多有关医家和中医药知识的典故。这些典故，发人深思，启迪智慧，且诙谐幽默，充满了知识性和趣味性，颇有教育意义。阅读这些典故，对学习古代汉语及提高阅读古医籍的能力也大有帮助。而有关这方面的知识，当今介绍甚少。多年来，我在阅读古书的过程中，留心搜集了不少资料，进行了这方面的研究，深感其中蕴蓄着精深的中医药文化和丰富的语言宝藏。于是奋编摩之志，决心在整理医林中流传已久的典故的基础上，同时总结归纳古籍中有关医学的典故资料，以便提炼出新的成语典故，供流传使用，进而丰富祖国的语言宝库。

成语是经过人们长期惯用，反复加工锤炼而形成的结构相对定型的词语或短语。往往具备语音和谐、结构整齐、语义含蓄、语言生动等特点，它是语言中的精华。许多现代人正是通过对汉语中的成语的学习和使用，而在一定程度上保留着对逐渐生疏的古代汉语的一些记忆。

众所周知，成语典故来源于古代的典籍、诗文杂记和民间的俚语、谚语等，而作为与人的生命、生活休戚相关的中医药学，自然也是成语典故的源头之一。本书也收录了一些流传已久的与中医药有关的或直接来源于医学著作的成语典故，如吐故纳新、对症下药、乐极生悲、不可救药、三折肱知为良医等。这些成语典故，不仅保留着医药学的意义，而且早已延伸到更广泛的社会领域，用以说明一些社会现象，因而具备了广泛的社会学意义。这类成语典故在应用的过程中，医学和社会学相互渗透而广泛联系的现象，充分说明了中医药学的发展和普及，也正体现了社会的进步。

而本书收载更多的是有关医学的典故资料。在人们阅读熟知的基础上，有些可进一步加工成新的成语典故，以便广泛使用。这正是笔者编写本书的用意所在。

本书编写体例如下：每则典故分四个部分：首先是白话文叙述，基本上是原文的语译；其二是原文并标明出处；其三是简要的注释；最后是按语，仅做简要的提示或必要的考证。所有典故均按类编排，全书分医史记闻、大医精诚、养生健身、名医轶事、名句箴言、医鉴医戒、辨证论治、奇方异案、情志之疾、杂说趣谈、本草拾萃、讽喻世情、成语寻幽、传说故事、破除迷信等15个门类，每类之内，按选文的时代顺序先后排列。以上分类，未必恰当，只是为了方便阅读而已。

本书的编写经历了较长的岁月，早在20世纪80年代初期我编写《医古文选读》一书时，曾从古籍中收集到不少资料，便萌发了编写此书的想法，并撰写了一些片断。之后，由于繁重的教学工作和写作任务，使此书的编写工作时续时断；但仍然坚持随时收集到可用资料，便随手写上一篇或一段，装入纸袋，以备后用。直到2003年，我在《河南中医》开设《医林掌故》专栏，每期发一篇，连载达13年之久。其间，在《大河健康报》等报刊也发表一部分，先后计刊载100余篇。不少读者向我表示，希望能尽快出版此书，我也感到不能再拖延了。2005年我正好已退休，可以比较自由地掌握时间了，于是全力投入到了此书的编写工作中。

不料2007年夏天体检时，我突然被确诊为肺癌，并做了大手术，可以说跟死神打了一次交道，所受之打击可想而知。也正是经历了这次特殊变故，使我对人生更有了深刻反思。就像佛家所说的顿悟一样，似乎一下子对许多问题都看开了，更加体会到生命的珍贵和对生活的热爱。当时我把所有的工作都推掉了，唯独对尚未完成的这部书稿牵萦于心，不能忘怀。我心里默念着，愿苍天有眼，多给我一些时间，让我完成这部书稿，则死而无憾矣。即便是在痛苦的化疗期间，我也没有停止编写工作。也许是上苍的眷顾，我又顽强地活了下来。又经过 3 年的努力，终于完成了书稿。2010 年深秋，当我整理完目录，望着一摞摞打印的书稿，感慨不已。近 30 年时间，我无时不惦念着此事，星霜几换，岁月悠悠，鸡声灯影，甘苦自知。终于了却心愿，怎能不感到欣慰呢！

2011 年 3 月，以《医林掌故》为书名由人民卫生出版社出版。在该书的编写过程中，曾得到多人的帮助和支持，并提出了许多建设性意见。这在原书的“序言”中，我曾做了说明，在此不再一一列举。正是大家的热心帮助和支持，才使该书得以顺利付梓。

该书出版以后，受到中医界和文化界很多同志的关注和鼓励，并提出了许多宝贵的意见。时任河南中医药大学校长的郑玉玲教授高瞻远瞩，为了向世界传扬中医药文化，她亲自策划将此书译成英文。在郑玉玲教授及多位院系领导同志的大力支持下，由美国瓦尔帕莱索大学任教的夏昀博士担任总主译，由河南中医药大学外语学院孙俊芳教授和朱文晓、苏峰、穆海博、李晓婧、李蕾、李苹、刘鸿等专家分别担任各分册主译，经过两年多时间的艰苦努力而将其全部译成英文。

2015 年 7 月，《中医典故》英汉对照版分 4 册由河南科学技术出版社出版。将原书《医林掌故》中 15 个门类的内容，分别编排在 4 个分册之中。第一分册包含名医轶事、情志之疾、本草拾萃、传说故事 4 类，第二分册包含医史记闻、奇方异案、讽喻世情 3 类，第三分册包含名句箴言、大医精诚、辨证论治、养生健身 4 类，第四分册包含医鉴医戒、杂说趣谈、成语寻幽、破除迷信 4 类。郑玉玲教授还亲自为这套书写了序言。笔者谨在此向郑玉玲教授和各位同仁表示崇高的敬意和诚挚的感谢之情。同时，还要特别感谢该书的英文主审 Nicholas Phillips、John Ruff、Evelyn Henry、Frank Phillips、王成至教授等诸位女士和先生，是他们的辛勤工作才最终玉成此事。

此次修订有较多的改动。在体例上，将英汉对照版《中医典故》4 个分册中的中文合为 1 册，完全改变了该套书 4 个分册中的排列顺序，仍按《医林掌故》一书的编排顺序，依次排列为医史记闻、大医精诚、养生健身、名医轶事、名句箴言、医鉴医戒、辨证论治、奇方异案、情志之疾、杂说趣谈、本草拾萃、讽喻世情、成语寻幽、传说故事、破除迷信等 15 个门类。每则典故中的四部分内容，也改变了英汉对照版《中医典故》的编排顺序（首先是原文和出处，其次是注释，再次是释义，最后是按语），仍按原来《医林掌故》一书的编排顺序，即首先是白话文叙述，其次是原文和出处，再次是注释，最后是按语。对于所选原著及其作者的介绍，一律单列一条注释，不再隐含于“按语”之中。同时对原书的文字内容也做了多处补充和修正，并又增添了十几则典故。

由于本人水平所限，书中的错讹之处，恳请读者批评指正。

许敬生

2020 年 2 月于河南中医药大学金水河畔　问学斋

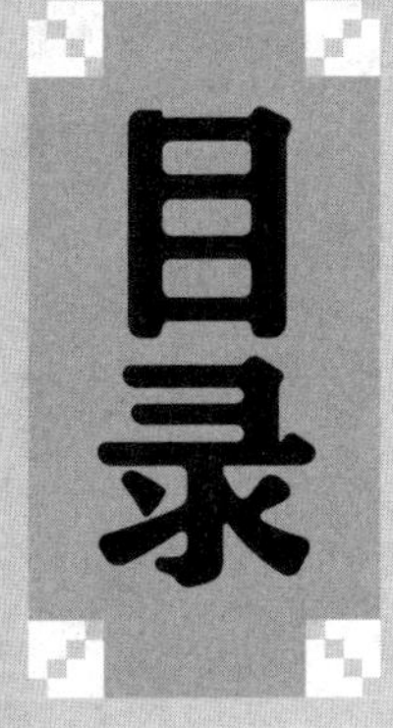

目录

一、医史记闻

二、大医精诚

三、养生健身

四、名医轶事

五、名句箴言

六、医鉴医戒

七、辨证论治

八、奇方异案

九、情志之疾

十、杂说趣谈

十一、本草拾萃

十二、讽喻世情

十三、成语寻幽

十四、传说故事

十五、破除迷信

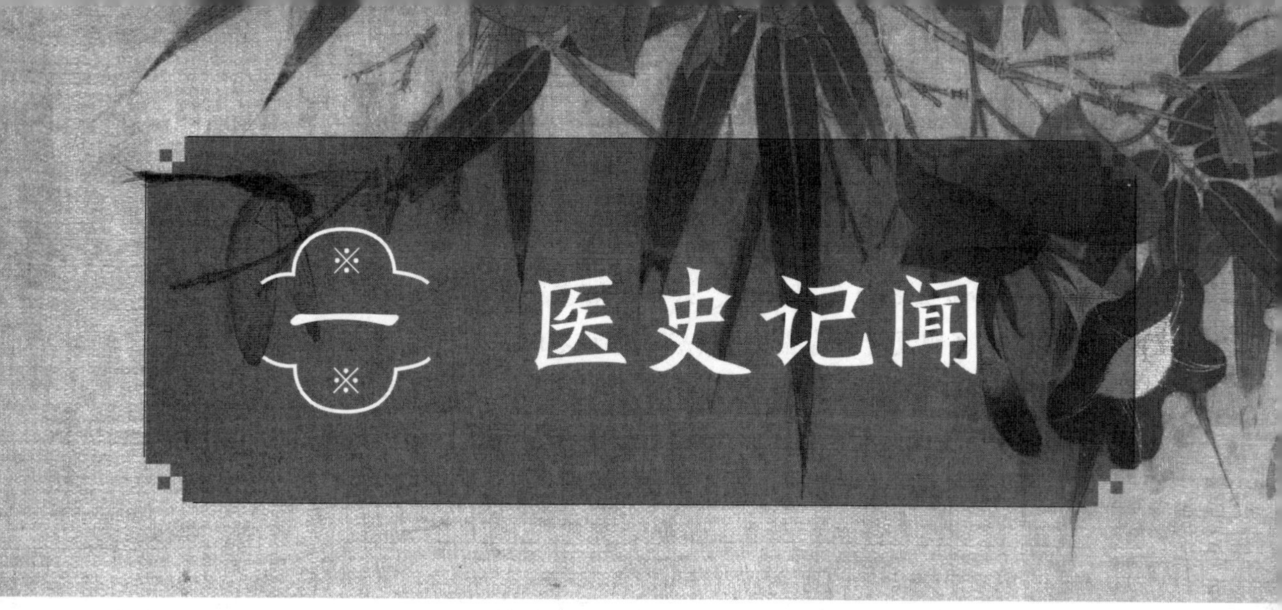

医分四科

医师主管医疗卫生的政策和法令，征集药物供医疗使用。凡是国内有内科疾病的人，或有外科和骨伤科疾病的人来到这里，就根据病情分别派不同医生为他们治病。年终就通过治病的情况来考核医生们，由此来制定他们的俸禄标准。（医生分食医、疾医、疡医和兽医四科。）

食医主管调配君王的六食、六饮、六膳、百馐、百酱及八珍之类的食物。大凡调配食剂要比照春天的温，调配羹汤要比照夏天的热，调配酱类要比照秋天的凉，调配饮料要比照冬天的寒。

疾医主管治疗百姓的疾病。一年四季都有季节性的流行病：春季有头痛病，夏季有疥疮等皮肤病，秋季有疟病和畏寒发冷的病，冬季有咳嗽和气喘病。用五味、五谷、五药来治疗百姓的疾病，根据五气、五声、五色来观察病人的病情，同时诊察九窍开闭的异常变化，并再三诊察九脏脉象的搏动情况。

疡医负责肿疡、溃疡、金疡、折疡的外敷药和刮除脓血、销蚀腐肉的药剂。大凡治疗各种痈疡疾病，要用五种性味峻猛的药物攻逐，用五谷去调养，用草、木、虫、石、谷等五种平和的药物去治疗，用五味去调节。

兽医负责治疗牲畜的疾病，用水浇洗牲畜的躯体并遛行它，以此来节制病情，使它的血气运行，仔细观察它所表现出来的症状，然后治疗。凡是治疗牲畜的疮疡时，首先要清洗创伤，并刮去腐败的肌肉，以便消散病毒。然后上药，治疗，饲养。凡是牲畜中有患了病的、有外伤的，就让兽医给病畜治疗。由病畜死亡的累计数字，来决定兽医职务的升降与俸禄的增减。

原文

医师①掌医之政令，聚毒药②以共③医事。凡邦之有疾病者、疕疡④者造焉⑤，则使医分而治之。岁终则稽⑥其医事，以制其食⑦。

食医⑧掌和王之六食、六饮、六膳、百羞、百酱、八珍⑨之齐。凡食齐⑩视⑪春时，羹齐视夏时，酱齐视秋时，饮齐视冬时。

疾医⑫掌养万民之疾病。四时皆有疠疾⑬：春时有痟首疾⑭。夏时有痒疥疾，秋时有疟寒疾，冬时有漱上气疾⑮。以五味、五谷、五药养其病。以五气、五声、五色视其死生，两⑯之以九窍之变，参⑰之以九脏之动。

疡医⑱掌肿疡、溃疡、金疡、折疡之祝药⑲、劀⑳杀㉑之齐。凡疗疡，以五毒攻之，以五气养之，以五药疗之，以五味节之。

兽医掌疗兽病，疗兽疡。凡疗兽病，灌而行之，以节之，以动其气，观其所发㉒而养之。凡疗兽疡，灌而劀之，以发其恶㉓，然后药之、养之、食㉔之。凡兽之有病者、有疡者，使疗之。死则计其数以进退之。

（节选自《周礼㉕·天官·冢宰》）

注释

①医师：众医之长，掌管医疗行政。不同于今天的医师。②毒药：泛指一切药物。③共：同“供”，供给。④疕（bǐ 匕）疡：指外伤科疾病。疕，头疮。⑤造焉：到于此。⑥稽：考核。⑦食：俸禄。⑧食医：主管调味和配食，类似营养师。⑨六食、六饮、六膳、百羞、百酱、八珍：泛指古代的主食、饮料、肉食及多种美味食品、酱类食品和珍贵食品。羞，同“馐”⑩齐：同“剂”。下同。⑪视：比照，模仿。下同。⑫疾医：相当于内科医生。⑬疠疾：指季节性的流行病。⑭痟（xiāo 消）首疾：一种有酸削感的头痛病。⑮漱上气疾：咳嗽及气喘病。漱，同“嗽”。⑯两：同时诊察。用作动词。⑰参：同“三”。再三诊察。用作动词。⑱疡医：相当于外伤科医生。⑲祝药：外敷用药。祝，通“注”，外敷。⑳劀（guā 瓜）：通“刮”，刮去脓血。㉑杀：谓销蚀恶肉。㉒所发：指表现出来的病情。㉓发其恶：发散它的病毒。㉔食：通“饲”。㉕《周礼》：儒家经典之一，传说是西周时期的著名政治家周公旦所作。《周礼》又称《周官》，是中国最早讲官制和政治制度的书籍，所涉及之内容极为丰富，大至天下九州，天文历象；小至沟洫道路，各种名物、典章、制度，无所不包。堪称为上古文化史之宝库。

按语

本文记载的是周代的医事制度。在周代，医师主管医药政令，下设食医、疾医、疡医和兽医四科，分管王室的饮食配膳，治疗邦中的内科、外科疾病和兽病；建立年终考绩制度，制定考核标准；确定诊断治疗常规等。这些，都充分说明早在两千多年前，我国医药学已达到一定的水平，医疗行政组织分工明确，相当缜密。

《周礼》中的医分四科，讲述的是我国也是世界上最早的医学分科，由此才有了后来的医学分科的不断发展和逐步完善。如唐代所设的太医署，是医疗行政及医学教育的最高机构，就分成四个部门，即医科、针科、按摩科和咒禁科；在医科之下又分体疗（内科）、少小（儿科）、疮肿（外科）、耳目口齿（五官、口腔科）、角法（外治法）等科。到宋代，太医局发展到九科，到元、明、清三代，已经分为十三科。而在国外，如阿拉伯国家的医学直到9世纪左右才开始有分科。

茹毛饮血

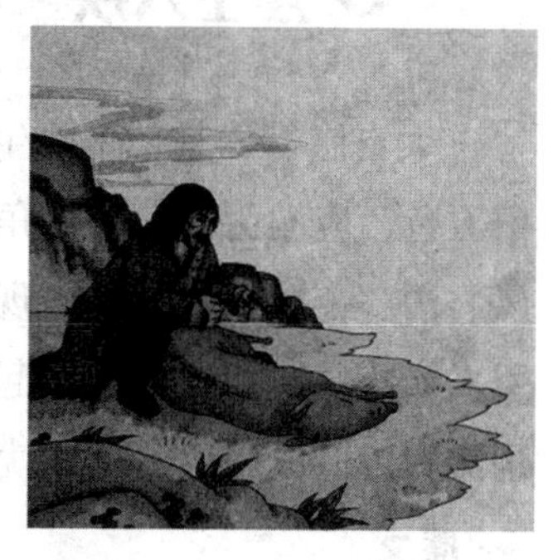

远古时期，先王没有房屋，冬天就居住在建造的窟穴里，夏天就居住在聚柴薪于高处所筑的巢中。没有火烧熟食物，就吃草木的果实和鸟兽的肉，捕到野兽就连毛带血吃。没有麻和蚕丝，就把禽兽的皮和羽毛作为衣服穿。后来圣王出现，开始研究火的作用，用模子铸造金属器物，烧土制作陶器，用来制作台榭、房屋、门窗。用火烤肉或煮肉，制作甜酒和醋。用麻和蚕丝制作布和丝织品。利用这些东西来养生送死，供奉鬼神天帝，全部从他们开始。

原文

昔者先王①未有宫室②，冬则居营窟③，夏则居橧巢④。未有火化⑤，食草木之实、鸟兽之肉，饮其血，茹其毛⑥。未有麻丝，衣其羽皮⑦。后圣⑧有作⑨，然后脩火之利⑩，范金⑪合土⑫，以为台榭⑬、宫室、牖⑭户⑮；以炮以燔，以亨⑯以炙，以为醴⑰酪⑱；治其麻丝，以为布帛。以养生送死，以事⑲鬼神上帝⑳，皆从其朔㉑。

（节选自《礼记㉒·礼运》）

注释

①先王：指原始社会初期的部落首领。②宫室：房屋。③营窟：建造的窟穴。④橧（zēng 增）巢：聚柴薪在高处筑巢。橧，又作“增”和“曾”。⑤火化：指用火烧熟食物。⑥饮其血，茹其毛：意思是喝它们（指禽兽）的血，吃它们的肉。⑦衣其羽皮：把它们（指禽兽）的皮和羽毛作为衣服穿。⑧后圣：后代的圣王，大概指神农时代。⑨有作：出现，兴起。有，词头，无义。⑩脩火之利：研究火的作用。脩，同“修”。⑪范金：用模子铸造金属器物。范，铸造器物的模子。因铸器必先制作范，故称“范金”。⑫合土：烧土制作陶器。⑬榭：建在台上的敞屋。⑭牖（yǒu 友）：窗。⑮户：里间的单门。⑯亨：通“烹”。炮、燔、烹、炙，是用火烤肉或煮肉的各种方法。⑰醴：甜酒。⑱酪：醋。⑲事：供奉。⑳上帝：天帝。㉑朔：初始。㉒《礼记》：是我国古代经典著作之一，亦称《小戴记》或《小戴礼记》（以区别于戴圣的叔父戴德编选的《大戴

记》）。全书共四十九篇，其内容主要是记述我国古代社会情况和各种礼节制度，部分是孔子及其门人的言行记录。它是研究我国古代社会的重要参考资料。

按语

本文描述了远古时代人们从聚木为巢、茹毛饮血，发展到用火烹制食物、用麻和丝织布帛及“以养生送死”的生活情景。对我们了解原始社会的生活情况及医学发展有一定的启示。

淫生六疾

大自然有六气，下降生成苦、酸、甘、辛、咸五味，表现为赤、青、黄、白、黑五色，应验为宫、商、角、徵、羽五声。太过会生六种疾病。六气是指阴、阳、风、雨、夜晚、白天。表现为春、夏、秋、冬四季，排列为五声的节奏。气太过会引发疾病，阴气太过会引起寒疾，阳气太过造成热疾，风气太过造成四肢的疾病，雨湿太过造成腹疾，夜间就寝过晚就心生惑乱之疾，白天思虑过度就生心疾。

原文

天有六气，降生五味，发①为五色，徵②为五声。淫③生六疾。六气曰阴、阳、风、雨、晦、明也。分为四时，序④为五节⑤，过则为灾，阴淫寒疾，阳淫热疾，风淫末疾⑥，雨淫腹疾，晦淫惑疾，明淫心疾。

（节选自《左传⑦·昭公元年》）

注释

①发：表现。②徵：验证。③淫：太过。下同。④序：按次序排列。⑤五节：五声之节。一说指五行之节。古人以五行中的木火金水，配属春夏秋冬四时，每时72天；又将每季之末的各18日，配属于土。此即谓五行之节。⑥末疾：四肢的疾病。末，四末，即四肢。⑦《左传》：原名为《左氏春秋》，汉代改称《春秋左氏传》。《左传》是儒家的经典之一，也是我国现存的第一部叙事详细的编年体史书。它与《春秋公羊传》《春秋谷梁传》合称“春秋三传”。

按语

中医学的六气学说是逐渐形成的，早在《左传》中即有六气学说的雏形。本文提出“六气曰阴、阳、风、雨、晦、明”，若六气太过就相应导致六种病患，即“淫生六疾”。这是关于“六气致病”的病因学说的最早记载，而《吕氏春秋》将六气定名为“阴阳、寒暑、燥湿”，直到《黄帝内经》才系统地阐述了风、寒、暑、湿、燥、火六气学说。

钻木取火，以化腥臊

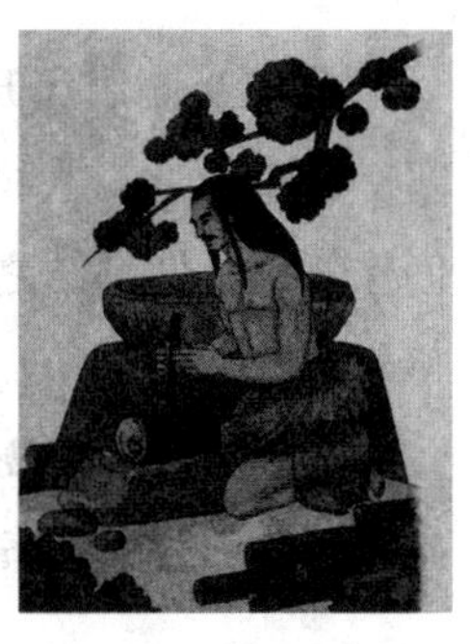

上古时代，人民少，禽兽虫蛇多，人民受不了禽兽虫蛇的扰害。那时候出现了一位圣人，在树上做巢，教民避害。人民爱戴他，拥他做天下之王，称他为有巢氏。人民吃的是瓜果蚌蛤，有腥臊难闻的气味，吃了伤害肠胃，常常生病。那时候又出现了一位圣人，钻木取火，教民熟食，除去腥臊气。人民爱戴他，拥他做天下之王，称他为燧人氏。

原文

上古之世，人民少而禽兽众，人民不胜①禽兽虫蛇。有圣人作②，构木为巢，以避群害，而民悦之，使王天下③，号之曰有巢氏。民食果蓏④蜯⑤蛤⑥，腥臊恶臭，而伤害腹胃，民多疾病。有圣人作，钻燧⑦取火，以化腥臊，而民悦之，使王天下，号之曰燧人氏。

（节选自《韩非⑧子·五蠹》）

注释

①不胜：负担不了，受不住。②作：出现。③王（wàng 旺）：动词，为天下之主。④蓏（luǒ 裸）：瓜类植物的果实。⑤蜯：同“蚌”。⑥蛤（gé 格）：蛤蜊。⑦钻燧（suì 隧）：原始时代钻木取火的方法。燧，古代取火的器具。⑧韩非（约前280—前233）：战国末期韩国（今河南新郑市，另一说是西平县）人，是中国古代著名的思想家、文学家和法家思想的集大成者，后世称“韩子”或“韩非子”。他的著作收录在《韩非子》中。韩非提出了君主专制中央集权的理论，主张改革和实行法治，而且提出了一整套的理论和方法。这为后来建立的中央集权的秦代提供了有效的理论依据，汉代继承了秦代的体制，这就是我国古代封建社会的政治与法制主体。《韩非子》一书共55篇，10余万言。书中还记载了大量寓言，这些寓言大多为民间广泛流传的故事。

按语

本文讲述的燧人氏钻木取火，以化腥臊，是人类主动掌握火的时代的开始，有着划时代的意义。燧人氏点燃的神圣之火，将中华民族带进了文明时代。由于火的发明，改变了先民们的食性，熟食便是食养、食疗的开端。同时，火的应用也是灸法、焫法、熨法等疗法的起源。

舞以导滞

从前，陶唐氏开始治理天下的时候，阴气过多，凝聚不散而深深积聚，河道壅塞，源流不通。人民受其影响，阴气郁结，阻滞不畅，筋骨收缩而不舒展，所以他创作舞蹈，使郁结之气散发出来以求舒畅。

原文

昔陶唐氏①之始，阴多滞伏②而湛积③，水道壅塞，不行其原④，民气郁阏⑤而滞著⑥，筋骨瑟缩⑦不达⑧，故作舞以宣导⑨之。

（节选自《吕氏春秋⑩·古乐篇》）

注释

①陶唐氏：传说中远古部落，尧为其领袖。②滞伏：凝滞不散。③湛积：深深积聚。④原：同“源”。⑤郁阏（è 遏）：郁积阻塞。阏，阻塞，停止。⑥滞著：积滞。著，同“贮”。⑦瑟缩：收缩。⑧达：舒展。⑨宣导：宣发通导使其舒畅。⑩《吕氏春秋》：《吕氏春秋》是战国末年（公元前239年前后）秦国丞相吕不韦组织属下门客们集体编撰的杂家著作，又名《吕览》。该书内容驳杂，有儒、道、墨、法、名、兵、农、纵横、阴阳家等各家思想，以道家思想为主干，集各家之精华，成一家之思想。成为当时秦国统一天下、治理国家的主要思想武器。全书共26卷，160篇，20余万字。保存着先秦各家各派的不同学说，还记载了不少古史旧闻、古人遗语、古籍佚文及一些古代科学知识。

按语

本文所记载的，不仅说明河道阻塞，水湿太盛的环境容易使人产生阴气郁结、“筋骨瑟缩”的疾病，同时也告诉我们，远古时候已发明了舞蹈，用来宣导郁结之气以求筋骨舒畅。原来舞蹈的发明与医学息息相关。

乐调阴阳

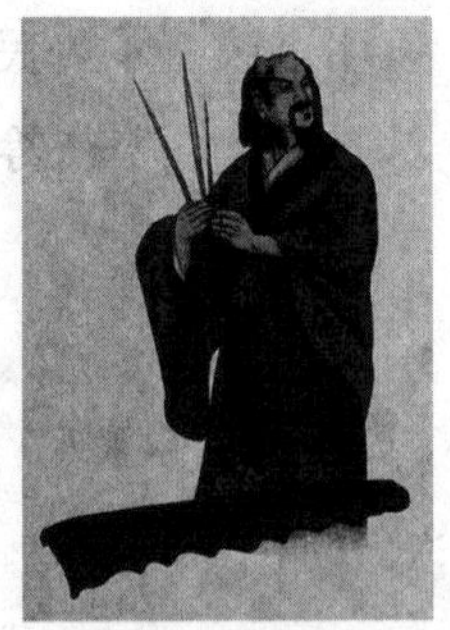

从前，朱襄氏统治天下时，经常刮风，阳气过多，万物散落，果实无法成熟，所以让下臣士达创制五弦琴瑟，用来招阴气，以安定众生。

原文

昔古朱襄氏①之治天下也，多风而阳气畜积②，万物散解，果实不成，故士达③作为④五弦瑟⑤，以来⑥阴气⑦，以定群生。

（节选自《吕氏春秋·古乐篇》）

注释

①朱襄氏：传说中远古帝号。②畜积：积聚。此指阳气过多。畜，同“蓄”。③士达：朱襄氏之臣。④作为：创制。⑤五弦瑟：古乐器，瑟面张弦五根，俗称古琴。⑥来：招来。⑦阴气：古人认为用音乐可以调节阴阳，故阳气多而用五弦瑟来招阴气。

按语

古人认为可用琴瑟来调节阴阳，以安定众生。这同用舞蹈来舒展筋骨，散发郁滞一样，说明音乐、舞蹈都与医学有关。

神农尝百草

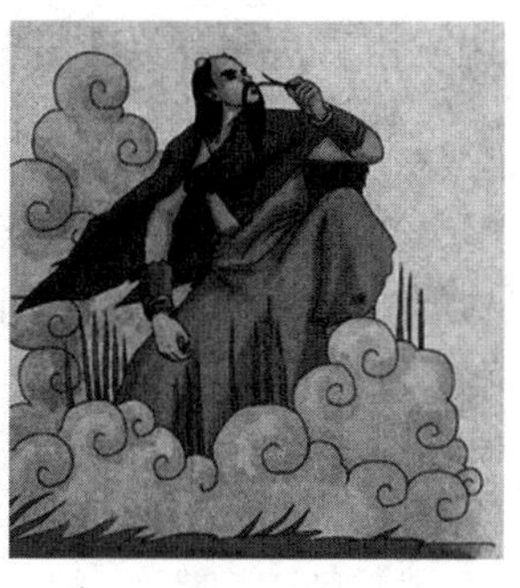

远古时候，人们吃野草野菜，喝生水，采摘树木的果实，吃螺蚌的肉，常常有很多疾病或被动植物的毒害损伤。于是神农就开始教百姓播种五谷，考察土地，选择燥湿、肥瘠、高低适宜的地方播种五谷。他亲自品尝百草的滋味、水泉的甘苦，让百姓避开有毒的，取用无毒的。那个时候，他一日就遇到七十种毒。

原文

古者民茹草①饮水，采树木之实，食蠃②蛖③之肉，时多疾病毒伤④之害。于是神农⑤乃始教民播种五谷，相⑥土地，宜⑦燥湿肥垸⑧高下⑨，尝百草⑩之滋味，水泉之甘苦，令民知所辟就⑪。当此之时，一日而遇七十毒。

（节选自《淮南子⑫·修务训》）

注释

①茹草：吃野草野菜。②蠃（luó 罗）：通“螺”。螺类动物的统称。③蛖（bàng 磅）：通“蚌”，河蚌。《太平御览》引作“蚌”。④毒伤：泛指动植物的毒害损伤。⑤神农：又称炎帝神农，神话中属于南方的天帝，传说中农业和医药的发明者。⑥相：查看，考察。⑦宜：动词。选择适宜的地方。⑧垸（qiāo 敲）：贫瘠之地。⑨高下：指高地和洼地。⑩尝百草：《搜神记》卷一：“神农以赭鞭（赤色神鞭）鞭百草，尽知其平毒寒温之性，臭（xiù 秀）味所主，以播百谷，故天下号神农也。”⑪知所辟就：知道（百草、水泉的滋味性能）避开有毒的，取用无毒的。辟，避开。就，接近，靠近。⑫《淮南子》：亦称《淮南鸿烈》，西汉淮南王刘安及其门客所著。该书以道家思想为主，糅合儒、法、阴阳五行等家思想，一般认为它是杂家著作。书中保存了一些珍贵的自然科学史料，其中涉及不少医药、养生方面的内容。

按语

本文是我国关于医药和农业起源的最早记载。神农尝百草的历史传说广为流传，它歌颂了神农为拯救人民性命而不惜牺牲自己的伟大精神，反映了古代劳动人民的一种美好愿望。

祝由

黄帝问道：我听说古时治病，只是转移病人的精神，改变气的运行，用祝由方法，病就可以治好。这是什么原因呢？岐伯说：古代人巢居穴处，追逐生存于禽兽之间，用形体运动以御寒，到阴凉之处以避暑，其内无眷恋思慕以累其精神，其外无追逐名利以劳其形体，处在这种清静无为的环境中，则其精气内守，邪气是不能深入侵犯的。所以当其患病时，既不需要药物治其内，也不需要针石治其外，只是用祝由方法来移易改变其精气，病就可以被治愈。

原文

黄帝问曰：余闻古之治病，惟其移精变气[①]，可祝由[②]而已。何也？岐伯对曰：往古人居禽兽之间，动作以避寒，阴居[③]以避暑，内无眷慕[④]之累，外无伸宦之形[⑤]，此恬憺之世，邪不能深入也。故毒药不能治其内，针石不能治其外，故可移精祝由而已。

（节选自《黄帝内经[⑥]·素问·移精变气论》）

注释

①移精变气：移易和改变病人的精气（主要指精神注意力），消除有害的心理因素。②祝由：古代通过祝祷治病的一种方法。后世称用符咒除病的为祝由科。③阴居：居住在阴凉之处。④眷慕：眷恋思慕。⑤伸宦之形：因追逐名利而劳碌其形体。⑥《黄帝内经》：简称《内经》，为古代医家托轩辕黄帝之名所作。其具体作者已不可考，非自一人一手。约成书于战国至秦汉时期，是一部综合论述中医理论的经典著作，也是我国现存医书中最早的典籍。该书分《素问》和《灵枢》两部分，以黄帝与岐伯、雷公等对话、问答的形式阐述病机病理，主张不治已病而治未病，同时重视养生延年。建立了中医学的“阴阳五行学说”“脉象学说”和“藏象学说”等理论。它的问世，开创了中医学独特的理论体系，标志着中医学由单纯积累经验的阶段发展到了系统的理论总结阶段，为中医学的发展奠定了坚实的基础。

按语

本文讲述的是上古时代“移精变气”的祝由，实际上是一种原始的心理疗法。它以语言为主要手段，并辅以一定的仪式，通过转移患者的注意力，消除对身体有害的心理因素，达到调整患者气机，治疗疾病的目的。《灵枢·贼风》说：“先巫者，因知百病之胜，先知其病之所从生者，可祝而已也。”意为原来治疗的巫医，由于知晓多种疾病的制胜方法，而且预先了解患者发病的原因，所以可用祝由的方法治愈疾病。看来，作为祝由师（后人称巫医）必须具备较高的素养。应该说，《内经》对祝由的分析评价是科学的，是符合实际的。当然，巫医治疗，首先要造成一种巫术气氛，在当时迷信鬼神盛行的时代，借助鬼神的观念，可以更快地对患者进行心理诱导，这是自然而然很好理解的事，大概这也正是祝由术合理存在的因素。但是，后来过分地渲染了鬼神的内容，使这种本来还有一些合理成分的治疗方法沦为迷信，应当摒除。

扁鹊“六不治”

一般人所担忧的，是担忧疾病多；而医生所担忧的，是担忧治病的方法少。病有六种不易治的情况。骄横放纵不讲道理，是一不治；把身体看得轻而把财物看得重，是二不治；衣服食物不能调适，是三不治；气血错乱，脏气不安，是四不治；身体瘦弱不能用药，是五不治；迷信巫祝不信医道，是六不治。有其中的一种情况就很难治了。

原文

人之所病①，病疾多；而医之所病，病道②少。故病有六不治。骄恣不论于理，一不治也；轻身③重财，二不治也；衣食不能适④，三不治也；阴阳并⑤，脏气不定，四不治也；形羸⑥不能服药，五不治也；信巫不信医，六不治也。有此一者，则重⑦难治也。

（节选自《史记⑧·扁鹊仓公列传》）

注释

①病：担忧。以下三句中的“病”均同此。②道：指治病的方法。③轻身：以身为轻，即把身体看得很轻。④适：调适。⑤阴阳并：谓阴阳偏亢，血气错乱。⑥羸（léi 雷）：身体瘦弱。⑦重：很。⑧《史记》：中国第一部纪传体通史，记载了上自黄帝，下自汉武帝长达3000多年的历史。鲁迅先生评价其为“史家之绝唱，无韵之《离骚》”。《史记》最初称《太史公书》或《太史公传》，也省称《太史公》。《史记》本是古代史书的通称，从三国时期开始，逐渐演变成《太史公书》的专称。《史记》的作者司马迁是中国古代伟大的史学家、思想家和文学家，被后人尊称为“史圣”。

按语

本文总结了战国时代的名医扁鹊提出的“六不治”的医学思想，对后世医学的发展起了积极的促进作用。特别是“信巫不信医，六不治也”一语，在当时巫祝盛行的时代，这可以说是科学对迷信的战斗宣言。说明医学已经摆脱了巫的束缚，从原始医学的森林中走了出来。

《史记·扁鹊仓公列传》是中国医学史上第一篇医家传记。扁鹊是战国时期的名医。由于他的医术高超，被称为神医。扁鹊奠定了中医的切脉诊断方法，开创了中医学的新时代。

缇萦救父

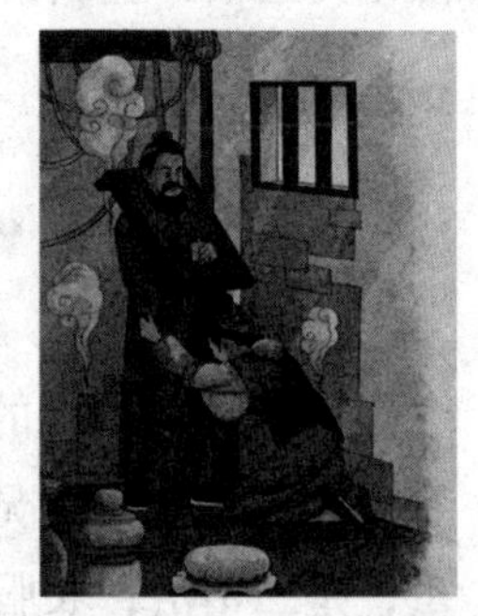

汉文帝四年，有人上书控告淳于意，按照刑律，所犯之罪应当向西押送到长安去。淳于意有五个女儿，她们都跟着哭泣。淳于意很生气，骂道："生了你们这些女孩子，没有男孩，紧急之时没有可使唤的人！"在这时，小女儿缇萦为父亲所说的话而悲伤，就随父西行。她向皇帝上书说："我的父亲做官，齐国人称赞他廉洁正直，如今犯了罪依法当处肉刑。我深切地痛感死了的人不能复生，受肉刑的罪人肢体不能再接续，即使想改过自新，也没有可以遵从的途径，最终也不能实现愿望。我要求入朝为官婢，以赎父亲的肉刑之罪，使他能改过自新。"此书被皇上闻知，汉文帝为她的孝心所感动，当年就废除了肉刑的法律。

原文

文帝四年①中，人上书②言③意④，以⑤刑⑥罪当传⑦西之⑧长安。意有五女，随而泣。意怒，骂曰："生子不生男，缓急⑨无可使者！"于是少女缇萦伤⑩父之言，乃随父西，上书曰："妾⑪父为吏，齐中称其廉平⑫，今坐法当刑⑬。妾切痛死者不可复生，而刑者不可复续，虽欲改过自新，其道莫由⑭，终不可得。妾愿入身为官婢，以赎父之刑罪，使得改行自新也。"书闻⑮，上悲其意。此岁中亦除肉刑法。

（节选自《史记·扁鹊仓公列传》）

注释

①文帝四年：公元前176年。文帝，汉文帝刘恒。②上书：向皇帝呈上文书。③言：控告。④意：指西汉名医淳于意。因曾任齐国太仓长，故又称仓公。⑤以：按照。⑥刑：刑律。⑦传：传乘。此指押送。⑧之：到……去。⑨缓急：指紧急的时候。偏义复词。⑩伤：为……而悲伤。⑪妾：古代妇女的谦称。⑫廉平：廉洁正直。⑬坐：犯罪。刑：处肉刑。⑭由：遵从。⑮闻：指被汉文帝闻知。

按语

少女缇萦，为救父冒险上书皇上，言辞有理有节，情真意切，终于感动了皇上，不仅救了父亲，还因此让皇上废除了肉刑，成就了一段佳话。

程姬之疾

长沙定王刘发的母亲唐姬，本来是景帝宠妃程姬的婢女。景帝召唤程姬侍夜，程姬因来月经而有所回避，不愿前去，便妆扮婢女唐姬让她夜晚前去替代。皇上酒醉没发现，误以为她是程姬而发生了房事，于是怀了孕。事后才发觉不是程姬。等到生下儿子，便起名叫发。刘发在景帝前元二年凭皇子的身份封为长沙王。因为他的母亲地位低，不受宠爱，所以只能在低湿贫穷的封国作王。

原文

长沙①定王发。发之母唐姬，故程姬侍者。景帝召程姬，程姬有所辟②，不愿进，而饰侍者唐儿使夜进。上醉不知，以为程姬而幸之，遂有身③。已乃觉非程姬也。及生子，因命④曰发⑤。以孝景前二年⑥用皇子⑦为长沙王。以其母微，无宠，故王卑湿贫国⑧。

（节选自《史记·五宗世家》）

注释

①长沙：封国名。治所在临湘（今长沙市）。②有所辟：指经期有所回避。辟，通“避”。唐·司马贞《索隐》曰：“《释名》云：天子诸侯群妾以次进御，有月事者止不御，更不口说，故以丹注面目，旳旳为识，令女史见之。”③身：同“娠”。怀孕。④命：取名。⑤发：有“事后发现”“偶然发生”之意。⑥孝景前二年：公元前155年。⑦用皇子：以皇子身份。⑧王（wàng 旺）卑湿贫国：在低湿贫困的封国作王。刘发颇不得志，曾在长沙城东南角筑台望母，人称“定王台”。但他的六代孙刘秀却是东汉王朝的建立者。

按语

由于汉景帝的宠妃程姬因来月经而回避侍夜，后世即讳称妇女月经来潮为“程姬之疾”。如明·冯梦龙《醒世恒言·隋炀帝逸游召谴》：“因托辞以程姬之疾，不可荐寝。”

相如消渴

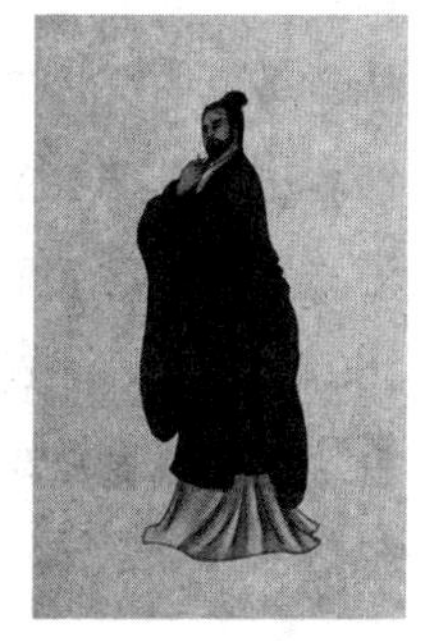

司马相如口吃却擅长写文章，他患有消渴病。与卓文君结亲后，财产丰饶。他担任官职，不愿意参与公卿和国家之事，托言有病闲居家中，不羡慕官职爵位。

原文

相如口吃而善著书，常有消渴①疾。与卓氏婚，饶②于财。其进仕宦③，未尝肯与④公卿国家之事，称病闲居，不慕官爵。

（节选自《史记·司马相如列传》）

注释

①消渴：中医病名。因口渴、易饥、尿多、消瘦，故名。本症包括今所称糖尿病之类。②饶：多，丰。③仕宦：旧称任官职。④与：参与。

按语

消渴，是我国古代对糖尿病一类疾病的认识，在中医学的经典著作《黄帝内经》中，尚有消瘅、肺消、膈消、消中等记载。司马迁在《史记》中的这段记述，让人们感受到消渴病对人类健康的危害，以致使西汉举世闻名的大才子司马相如在人生的黄金年龄，因身患此病，不能正常入朝理政（当然，他本人也“不慕官爵”），只好“称病闲居”，长期在家休息了。实在令人扼腕叹息。

酒为百药之长

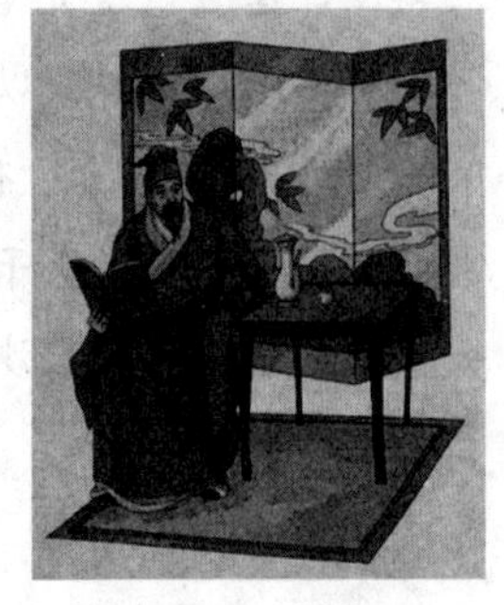

羲和鲁匡说：“酒是上天赐给的美好福禄，帝王用来保养天下，进献上苍，祈请福祉，扶持贫弱，调养病患。”王莽知道百姓苦于疾病，又下诏书说：“盐是主食和菜肴的将领，酒为百药之长。”

原文

羲和鲁匡①言：“酒者，天之美禄②，帝王所以颐③养天下，享祀④祈福，扶衰养疾。”莽知民苦之，复下诏曰：“夫盐，食肴之将；酒，百药之长。”

（选自《汉书⑤·食货志》）

注释

①鲁匡：西汉末新莽时人。王莽建立新朝后，任羲和（大司农）。②禄：福。③颐：保养。④享祀：进献，上供。⑤《汉书》：又名《前汉书》，是中国历史上第一部纪传体断代史。作者是杰出的史学家、文学家班固。班固（32—92），字孟坚，东汉右扶风安陵（今陕西咸阳东北）人。父亲班彪是一位有名的史学家，因为《史记》所记史实止于汉武帝太初年间，班彪便重新收集史料，撰写《史记后传》共65篇（一说达100篇以上）。班固即在这个基础上编著《汉书》，潜精集思，前后历时二十余年，其中一部分是在他死后由他的妹妹班昭和弟子马续续写而成。

◇◇◇按语◇◇◇

酒为百药之长。中国是酒的故乡，在中华民族五千年历史长河中，酒和酒文化一直占据着重要地位。

考古证明，在出土的新石器时代的陶器制品中，已有了专用的酒器，说明在原始社会，先民已能酿酒。后来经过夏、商两代，饮酒的器具也越来越多。周代，酿酒已发展成独立且具有相当规模的手工业作坊，并设置了专门管理酿酒的官职。《周礼》及《礼记》等书中有“酒正”“酒人”等职称，酒的发明和用酒治病是中国古代的一大成就，也是对医学保健事业的重要贡献。《黄帝内经》中就介绍了由五谷制成的酒类的医疗作用。我国现存最早的方书，马王堆汉墓出土的帛书《五十二病方》中，多处记载有以酒治病的方法。古人认为酒能活血通脉，祛寒壮神，宣导药势；米酒、黄酒又可温养脾胃，有一定补益作用。

古代早有“医酒同源”“药酒同源”的说法。从“医”的繁体写法之一“醫”的字形也可以看出古代医和酒的关系。汉代字圣许慎在《说文解字》中认为：“醫”字的上部分“殹”表示“恶姿”，即人患病时萎靡不振、痛苦不堪的病态；或表示病声，即人患病时发出的呻吟声。下部分“酉”就是一个酒坛子，即代表酒，表示酒是用来治病的。整个字的含义是人患了病，或是病态而卧，或是痛苦呻吟，医生用酒来治疗。

“酒，百药之长。”反映了古代人高度重视酒的医疗作用。

蜜煎通便

阳明病，病人出汗很多，如果用发汗的方法治疗，病人的小便自会通利，这将造成体内津液亏耗，从而导致便秘，即使是大便硬结，也不可用泻下药攻治。应待病人有排便要求时，用蜜煎外导以通便。

蜜煎方：将食用蜂蜜一味七合，放入铜锅内微火煎煮，当稠度如饴糖状时，不断搅拌，不能使蜂蜜焦煳。要达到能做成丸剂为度，并用手捻成长条，使它成为尖头的栓剂状，粗如手指，长约二寸。应当趁热时急做，若蜜冷硬结就难做。做成后将蜜栓慢慢放入肛门，用手帮助病人夹住肛门保留栓剂，以便蜜栓进入肠道后很快即溶化，待病人有排便要求时才放开。

◇◇◇原文◇◇◇

阳明病，自汗出，若发汗，小便自利者，此为津液内竭，虽鞭①不可攻之。当须自欲大便，宜蜜煎导而通之。

蜜煎方：食蜜②七合，右③一味，于铜器内，微火煎，当须凝④如饴状⑤，搅之勿令焦著⑥。欲可丸，并手捻作挺⑦，令头锐⑧，大如指，长二寸许。当热时急作，冷则鞕。以内[⑨]谷道[⑩]中，以手急抱，欲大便时乃去之。

（节选自《伤寒论[⑪]·卷五·辨阳明病脉证并治》）

注释

①鞕："硬"的异体字。②食蜜：即食用的蜂蜜。③右：以上。④凝：指浓稠度。⑤饴状：指饴糖状。⑥焦著：焦煳。⑦挺：笔直，伸直。此指捻成的长条状。⑧锐：尖。⑨内：同"纳"。放入。⑩谷道：指肛门。⑪《伤寒论》：集汉代以前医学之大成，并结合自己的临床经验，系统地阐述了多种外感疾病及杂病的辨证论治，理法方药俱全，在中医发展史上具有划时代的意义和承先启后的作用。为中医临床各科提供了辨证论治的规范，被后世医家奉为经典。《伤寒论》的作者张仲景是东汉末年著名医学家，南阳邓州人，被尊为"医圣"。年轻时曾跟同郡张伯祖学医。相传做过长沙太守，故有"张长沙"之称。张仲景勤求古训，博采众方，写出了传世巨著《伤寒杂病论》。

按语

张仲景对津液内竭所致的大便硬结，采用了蜜煎导便与灌谷道之法，这段记载，是极其珍贵的文献资料。这是我国医学史上最早使用的肛门栓剂通便法。也可以说，它是世界医学史上应用直肠给药与灌肠疗法的先驱。在张仲景的《伤寒杂病论》中，创立了许多新的医疗方法。

五禽之戏

吴普和樊阿跟着华佗学治病时，遵照华佗的治疗方法，大多数病人都被治好了。华佗对吴普说："人应该运动，只是不要过分罢了。活动一下身体，食物的养分就能得到吸收，血液就能流通，就不会生病啦，这就好像门轴经常转动因而不易生锈一样。所以，古时长寿的人常做导引。什么是导引呢？导引是古代养生的一种方法，又称'行气导引'。像熊一样攀挂，像鸱鸟一样顾盼，以此引伸腰体，活动关节，从而达到减缓衰老的效果。我有一种办法，叫五禽游戏：第一叫虎戏，第二叫鹿戏，第三叫熊戏，第四叫猿戏，第五叫鸟戏。这五禽游戏既可用来治疗疾病，又可以使腿脚便利、活动身体。身体不舒服时，开始做一禽的游戏，直做到汗水沾湿了全身，接着把粉搽在身上。身体就觉得清爽，想吃东西。"吴普长期坚持五禽戏的锻炼，到了九十多岁时，还耳不聋，眼不花，牙齿完整结实。

原文

广陵[①]吴普、彭城[②]樊阿皆从佗学。普依准[③]佗治，多所全济。佗语普曰："人体欲得劳动，但不当使极[④]耳。动摇则谷气得消，血脉流通，病不得生，譬犹户枢不朽是也。是以古之仙者为导引[⑤]之事，熊颈[⑥]鸱顾[⑦]，引挽[⑧]腰体，动诸关节，以求难老。吾有一术，名五禽之戏：一曰虎，二曰鹿，三曰熊，四曰猿，五曰鸟。亦以除疾，并利蹄足[⑨]。以当导引。体中不快，起做一禽之戏，沾濡[⑩]汗出，因上著粉[⑪]，身体轻便，腹中欲食。”普施行之，年九十余，耳目聪明，齿牙完坚。

（节选自《三国志[⑫]·华佗传》）

注释

①广陵：今江苏省扬州市一带。②彭城：今江苏省徐州市。③依准：依照。④极：极点，这里有过分的意思。⑤导引：又称“行气导引”，古代养生的一种方法。⑥熊颈：当作“熊经”。像熊一样攀挂。⑦鸱顾：像鸱鸟一样顾盼。鸱（chī 痴），猫头鹰一类的飞禽。⑧引挽：引拉伸展。⑨利蹄足：行路轻快。⑩沾濡：沾湿，湿润。⑪因上著粉：趁势把粉敷在身体上。⑫《三国志》：既是一部记述东汉末年魏、蜀、吴三国历史的史学名著，又是一部文学巨著。作者陈寿是晋代著名史学家和文学家。陈寿在尊重史实的基础上，以简练、优美的语言为后人绘制了一幅幅生动的三国人物肖像图，做到隐讳而不失实录，扬善而不隐蔽缺点，可读性极强。后人将其与《史记》《汉书》《后汉书》并称“前四史”。因陈寿《三国志》记事过简，南朝裴松之作《三国志注》补之。裴注的最大特点是广采博引，极大地丰富了原书的内容。所引用的原始材料今天大部分已亡佚，幸而保留在裴注中，因而其史料价值非常珍贵。

按语

《庄子·刻意》篇中说：“吹呴呼吸，吐故纳新，熊经鸟申，为寿而已矣。”庄子在强调养神的同时，提出吐纳导引之法的养形健身作用，奠定了导引养生的理论基础。1973年长沙马王堆汉墓出土的《导引图》，为研究导引的历史发展提供了具体线索，找到了最早的图形例证。东汉末年，神医华佗汲取了《导引图》的精华，创造了“五禽戏”健身法，一直流传至今，成为中国传统保健体育的著名项目。此后的八段锦、太极拳等运动方法更是一脉相承，都在防治疾病、增强人民体质方面，做出了有益的贡献。

刮骨去毒

关羽曾经被一支飞箭射中，贯穿了他的左臂，后来伤口虽然痊愈，但是阴雨天骨头经常疼痛。医生说：“箭头有毒，毒已深入骨髓里，应当剖开手臂伤口，刮骨头除去毒素，这个隐患才可以消除。”关羽便伸出手臂让医生开刀。当时关羽正和诸位将领在一起喝酒，手臂鲜血淋漓，血液漫出了盘子，关羽却割着烤肉喝着酒，谈笑自若。

原文

羽尝为流矢所中，贯[①]其左臂，后创虽愈，每至阴雨，骨常疼痛。医曰：

“矢镞[2]有毒，毒入于骨，当破臂作创，刮骨去毒，然后此患乃除耳。”羽便伸臂令医劈[3]之。时羽适[4]请诸将饮食相对，臂血流离[5]，盈于盘器，而羽割炙[6]引酒，言笑自若。

（节选自《三国志·关羽传》）

注释

①贯：穿透。②矢镞：箭头。③劈：用刀破开。④适：恰好。⑤流离：义同“淋漓”。流滴的样子。⑥炙：烤熟的肉。

按语

《三国志》关于三国名将关羽刮骨去毒的记载，一直传为美谈。这也是后来罗贯中写《三国演义》所依据的史料。而经过罗贯中的妙笔生花加以艺术夸张，又演义成华佗为关云长刮骨疗毒的故事，既表现了关羽非同寻常的大丈夫气概，又赞颂了华佗神医的高明医道。千百年来家喻户晓，脍炙人口。

其实，古代有“刮骨”经历的勇将并非关羽一人。据《北史》记载：长孙子彦坠马折臂，肘上骨起寸余，乃命开肉锯骨，流血数升，言戏自若。《宋史》记载：赵匡胤在北周时攻入寿春，“城中发连弩射之，矢大如椽，牙将张琼以身蔽之，矢中琼髀，镞甲着骨不出。琼饮酒一大卮，令人破骨出之，流血数升，神色自若”。南宋名将韩世忠也曾有“中毒矢入骨，亦用强弩括之”的经历。

之后此类例子也屡屡见载于史书中，不胜枚举。不过，后人最佩服的还是关羽，因为关羽所处的时代较早，这个忠义化身、满腹韬略、勇猛无比的关公形象早已深入人心。

华佗遇难

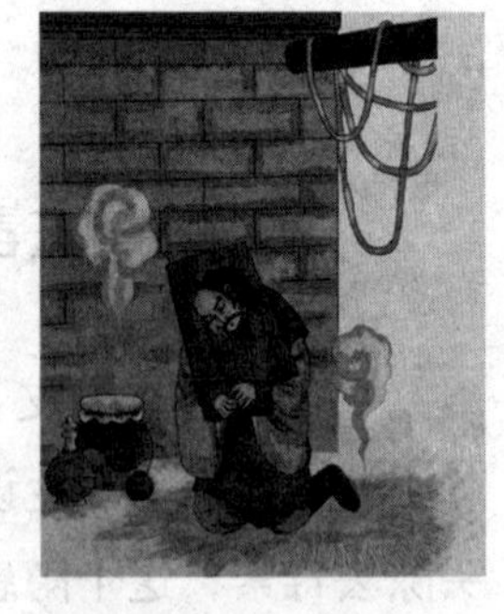

华佗长期离家十分想念家乡，于是说：“刚才得到家信，需马上回家一趟。”到了家，以妻子患病来推托，多次请求延长假期而不返回。曹操多次写信催他回来，又下令郡县官员催促。华佗仗恃自己的才能而厌恶食俸禄侍候他人，仍不上路。曹操大怒，派人前往调查：如果他的妻子确实患病，赏赐小豆四十斛，放宽假期；如果他是虚诈，便将他拘捕押送到许都。于是将华佗递解交付到许昌的监狱，审问查核，华佗供认服罪。荀彧请求说：“华佗的技术确实高明，他是和人们的生命密切相关的人，应当宽恕他。”曹操说：“不要担心，天下难道会没有这种小人吗？”于是在狱中处死了他。华佗临死时，取出一卷书给狱吏，说：“这卷书能用来救活人命。”狱吏怕犯法不敢接受，华佗也不勉强，索火烧掉了此书。华佗死后，曹操的头风病没有根治。曹操说："华佗能治愈此病。可是这个小子故意拖延我的病，以此抬高自己，这样即使我不杀掉这个人，他也终究不会为我断除这个病根的。"到后来，曹操的爱子仓舒病危，他才叹息说："我后悔杀掉华佗，令这孩子年纪轻轻就死去啊。"

原文

佗久远家[1]思归，因曰："当[2]得家书，方欲暂还耳。"到家，辞以妻病，数乞期不反[3]。太祖累书[4]呼，又敕[5]郡县发遣[6]。佗恃能厌食事[7]，犹不上道。太祖大怒，使人往检[8]：若妻信病[9]，赐小豆四十斛[10]，宽假限日；若其虚诈，便收送[11]之。于是传付许狱[12]，考验首服[13]。荀彧[14]请曰："佗术实工[15]，人命所县[16]，宜含宥[17]之。"太祖曰："不忧，天下当无此鼠辈[18]耶？"遂考竟[19]佗。佗临死，出一卷书与狱吏，曰："此可以活人。"吏畏法不受，佗亦不强，索火烧之。佗死后，太祖头风未除。太祖曰："佗能愈此。小人养[20]吾病，欲以自重，然吾不杀此子，亦终当不为我断此根原耳。"及后爱子仓舒[21]病困，太祖叹曰："吾悔杀华佗，令此儿强死[22]也。"

（节选自《三国志·方技传》）

注释

①远家：离家。②当：方才，刚刚。③反："返"的古字。④累书：多次写信。⑤敕：下令。⑥发遣：使离去。⑦厌食事：厌倦于食俸禄侍候人。事，侍奉。⑧检：调查。⑨信病：确实生病。⑩斛：容量名。宋以前十斗为一斛。⑪收送：逮捕押送。收，逮捕。⑫传付许狱：递解交付给许昌的监狱。传，逮捕后递解。⑬考验：考问审核。首服：供认服罪。⑭荀彧：字文若，许昌人，为曹操谋士，封万岁亭侯，后因谏操不听，为操所忌，遂服毒而死。⑮实工：确实高明。⑯人命所县：是与人们的生命密切相关的人。县，"悬"的古字。⑰含宥：同义复用。宽恕。⑱鼠辈：骂人的话，比喻小人之类。⑲考竟：在狱中刑讯致死。《释名·释丧制》："考得其情，竟其命于狱也。"⑳养：豢养。这里指故意拖延。㉑仓舒：即曹冲，建安十三年病死。㉒强死：强健之年死去，即年轻而死于非命。

按语

华佗被杀自有他个人性格上的原因，假如他能随波逐流，在权贵面前温顺一些，甘心在朝廷为曹操当侍医，肯定有享不尽的荣华富贵。可是，华佗偏偏"恃能厌食事"，他不愿意侍奉曹操，借故离开后就坚决不再回朝，结果被曹操杀害。其实，华佗之死是刘禹锡所说的"执柄者之恚"的恶果。

南阳菊潭

南阳郡郦县山中有甘谷水。甘谷水之所以甘甜，是因为甘谷上游的两岸都生长着甘菊。菊花落在水中，一段时间后，水的滋味由此改变。那些邻近这个山谷的居民，都不再挖井，而饮用甘谷的泉水，饮用的人无不长寿。年高的人可以活到一百四五十岁，活得少的不少于八九十岁，没有夭折的人。正是因为这菊花的效用。所以，司空王畅、太尉刘宽、太傅袁隗，都当过南阳太守，每每上任，常派人从郦县每个月运四十斛甘谷水作为饮料。这几位先生大多曾患风湿麻痹和头晕，都得以痊愈，但不能像甘谷中的居民那样受益，因为他们从小就饮用这种水的缘故。

原文

南阳郦县[①]山中有甘谷水，谷水所以甘者，谷上左右皆生甘菊，菊花堕其中，历世弥久，故水味为变。其临此谷中居民，皆不穿井，悉食甘谷水，食者无不老寿。高者百四五十岁，下者不失八九十，无夭年人，得此菊力也。故司空[②]王畅、太尉[③]刘宽、太傅[④]袁隗，皆为南阳太守，每到官，常使郦县月送甘谷水四十斛[⑤]以为饮食。此诸公多患风痹及眩冒，皆得愈，但不能大得其益，如甘谷上居民，生小[⑥]便饮食此水者耳。

（节选自《抱朴子内篇》[⑦]卷十一）

注释

①郦县：今属河南省南阳市内乡县。据《内乡县志》记载，秦设郦县，属南阳郡。隋开皇三年（583年），改郦县为菊潭县，同属南阳郡。五代后周显德三年（956年），并菊潭入内乡。②司空：官名。西汉时与司徒、司马合称“三公”。③太尉：官名。东汉时与司徒、司空并称“三公”，一般为加官而无实权。④太傅：官名。东汉时太傅参与朝政，为国君辅弼之官。⑤斛：度量衡单位，一斛十斗。⑥生小：从小。⑦《抱朴子内篇》：此书是对战国以来，直至汉代的神仙思想和炼丹养生方术所作的系统的总结，也是为魏晋神仙道教奠定理论基础的道教经典。其作者葛洪是东晋道教学者、著名炼丹家、医药学家。其生卒年月说法不一。晋朝丹阳郡句容（今江苏省句容市）人，三国方士葛玄之侄孙，世称小仙翁。他曾受封为关内侯，后隐居罗浮山炼丹。著有《神仙传》《抱朴子》《肘后备急方》《西京杂记》等。《肘后备急方》原名《肘后救卒方》，简称《肘后方》。是中医治疗学专著，也是我国第一部临床急救手册。

按语

当今一提到名产地的菊花，人们往往不约而同地列出若干种来，如浙江杭州的“杭菊花”，河南焦作的“怀菊花”，安徽滁州的“滁菊花”，等等。其实，菊花的原产地并不在上述这几个地方，而是在河南省南阳市内乡县西北菊花山（今属西峡县）的菊潭。菊潭，又名菊泉。历史上曾潭清可鉴，水极甘馨，山上菊花影映其中，风景秀丽。因谷上菊花堕其中，常年滋液，潭水具有药用功能。史称菊潭。周围村庄是我国古代著名的长寿之乡。内乡，古称郦县，因古代早有种菊的记载，故有“菊花故乡”之誉。

自汉代以来，除了晋·葛洪《抱朴子内篇》这段记载以外，多部古籍对郦县菊花均有所记载，并赞美菊潭水健身治病。如东汉末年应劭《风俗通义》、南朝刘宋·盛洪之《荆州记》、北魏·郦道元《水经注·湍水》等。

而在历代本草著作中，也多有记述。如：梁·陶弘景《神农本草经集注》、唐《天宝单方图》、宋·苏颂《本草图经》、宋·寇宗奭《本草衍义·卷七》、宋·唐慎微《证类本草·卷五》、明·李时珍《本草纲目·草部·卷十五》等，均有相关记载。不再一一列举。

自唐以来，众多著名诗人为菊潭留下诗句。如：李白《忆崔郎中宗之游南阳，遗吾孔子琴抚之潸然感旧》：“时过菊潭上，纵酒无休歇，泛此黄金花，颓然清歌发。”孟浩然《寻菊花潭主人不遇》：“行至菊花潭，村西日已斜，主人登高去，鸡犬空在家。”苏辙《五月园夫献白菊》：“南阳白菊有奇功，潭上居人多老翁。叶似皤蒿茎似棘，末宜放入酒杯中。”宋·曾丰《寿富阳宰》：“饮君以蜀州竹叶之酒，食君以郦县菊花之英。”明·李蓘《菊潭》：“甘菊之下潭水清，上有菊花无数生。谷中人家饮此水，能令长寿皆百龄。”清·郑板桥《咏甘菊》：“南阳菊水多耆旧，此是延年一种花。八十老人勤采啜，定教霜鬓变成鸦。”

这些流传至今的名言佳句表明，当时菊潭对那些古代文人骚客具有极大的魅力。也正是他们的这些美言妙语，记录了菊潭的秀美与神秘，并使菊潭的美景与这些天涯过客交融成一种独特的菊潭文化。然而到明清时，菊潭已是山菊敛迹，碧潭淤塞，显出了荒凉情景。

因此，再造菊潭美景，重构菊潭文化，让这些得天独厚的文化资源在后世得以传承，这是我们应尽的历史责任。

同心连理

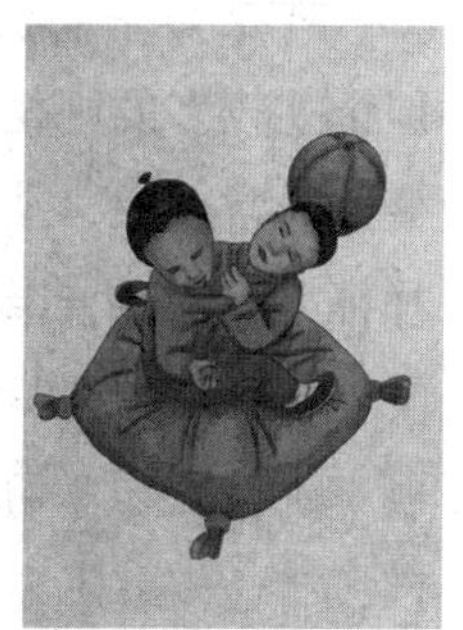

晋愍帝建兴四年（316年），西都长安覆灭。次年，晋元帝即位，国内归心。那年十月二十二日，新蔡县县吏任乔的二十五岁妻子胡氏，生下两个女儿，两人互相面对着，腹部和心都合在一起，从腰以上、脐以下，各人分开。这大概是天下不统一的凶兆。当时内史吕会禀告说：“按《瑞应图》上说：‘不同的根而同长一个枝干，叫作连理；不同的禾苗合长一个穗子，叫作嘉禾。’草木之类，尚且把它看作是吉祥的征兆，现在两个人同一个心，这是上天降下来的神异现象。所以《易经》说：‘两个人同心，那锋利的程度可以斩断金属。’吉利的征兆出现在陕陌以东的封地，这大概是国内同心的吉兆。我压不住喜悦和激动的心情，谨把这两个女孩的形状画成图呈上。”当时有见识的人都笑他。

君子评论说：“通晓事理实在很难啊。所以人不能不学习。古人说：‘树木没有枝叶叫作病，人不学习叫作瞎。’对自己不了解的东西，就该留着不作判断。人可以不努力学习吗！”

原文

晋愍帝建兴四年[1]，西都[2]倾覆，元皇帝始为晋王，四海宅心[3]。其年十月二十二日，新蔡县吏任乔妻胡氏，年二十五，产二女，相向，腹心合，自腰以上，脐以下，各分。此盖天下未一[4]之妖也。时内史吕会上言：“按《瑞应图》云：‘异根同体，谓之连理；异亩[5]同颖，谓之嘉禾。’草木之属，犹以为瑞，今二人同心，天垂灵象，故《易》云：‘二人同心，其利断金。’休显见生于陈东[6]之国，盖四海同心之瑞。不胜喜跃，谨画图上[7]。”时有识者哂[8]之。

君子曰：“知之难也。……故士不可以不学。古人有言：‘木无枝谓之瘣[9]，人不学谓之瞽。’当其所蔽，盖阙如也。可不勉乎！”

（节选自《搜神记[10]·卷七·任乔妻》）

注释

①晋愍（mǐn 悯）帝：西晋末帝司马邺，313—316年在位。建兴是其年号。②西都：指长安。汉代称长安为西都，称洛阳为东都。③宅心：归心。④未一：不统一。⑤亩：《宋书·五行志》作“苗”，当从。⑥休：吉庆。陈东：《宋书·五行志》作“陕东”，当据改。陕东，泛指陕陌（今河南陕县西南）以东地区。⑦上：呈上。⑧哂（shěn 审）：讥笑。⑨瘣（huì 会）：病。⑩《搜神记》：是一部记录古代民间传说中神奇怪异故事的小说集，它是集我国古代神话传说之大成的著作，搜集了古代的神异故事共410多篇，开创了我国古代神话小说的先河。《搜神记》的作者是东晋史学家、文学家干宝，新蔡（今属河南）人。

按语

本文是一篇较早记载有关连体婴儿的文章，尽管《汉书》等古籍中也有记载，但记述较多的则是《搜神记》。其实，连体婴儿只不过是胚胎发育中的一种单卵双生的异常现象，从古到今一直存在。既不是什么天下不统一的凶兆，也不是所谓吉祥征兆。那些皆牵强附会之说，实不足信。文中的“有识者哂之（有见识的人都讥笑他）”，如果只是嘲笑后边的“吉兆”说者，而坚持“凶兆”之说，未免失之偏颇。那倒真要学习一下君子之言：“当其所蔽，盖阙如也”，即对自己不了解的东西，就该留着不妄作判断。

郭玉“四难”

郭玉为人，有仁爱之心，不骄傲自大。无论是贫贱的老百姓还是受役使的奴仆，他都一定尽心尽力予以治疗。但是，治疗那些达官贵人的病，却往往不能收效。因而，汉和帝就令贵人穿上破旧的衣服，改变住处，像老百姓一样，再请郭玉治疗。这样，一针就会见效。于是，汉和帝召来郭玉，追问这是什么原因。郭玉回答说：“‘医’这个字，就是‘意’的意思。人的皮肤肌肉之间的功能是极其微妙的，针刺时要随着经气的运行来运用针刺技巧，用针治疗的时候，如果有丝毫的误差，就不会收到满意的效果。病人气血的情况，掌握在医生的心和手之中，医生可以用心领悟，但是无法用语言说明。那些贵人处在尊贵的地位，从上面监视着我，我怀着惶恐畏惧的心情奉承他们。给这些贵人治病，有四个难处：他们自作主张，不听从我的治疗，这是第一个难处；保养身体不小心谨慎，这是第二个难处；筋骨脆弱，不能接受药物治疗，这是第三个难处；贪图安逸，厌恶劳动，这是第四个难处。况且，针刺的深浅有一定限度，针刺的时辰也常常会错过，再加上在贵人面前惶恐畏惧的心情和裁处问题时谨小慎微，我内心的种种忧虑，尚且没有个完，对疾病的治疗又会有什么帮助呢？这就是贵人之病不能治愈的原因了。”汉和帝认为他的回答很好。

原文

玉[①]，仁爱不矜，虽贫贱厮养[②]，必尽其心力。而医疗贵人，时或不愈。帝乃令贵人羸服变处[③]，一针即差。召玉诘问其状，对曰：“医之为言意也，腠理至微[④]，随气用巧[⑤]，针石之间，毫芒即乖[⑥]，神[⑦]存于心手之际，可得解而不可得言也。夫贵者处尊高以临臣[⑧]，臣怀怖慑以承之[⑨]。其为疗也，有四难焉：自用意而不任臣，一难也；将身[⑩]不谨，二难也；骨节不强，不能使药，三难也；好逸恶劳，四难也。针有分寸，时有破漏[⑪]，重以恐惧之心，加以裁慎之志[⑫]，臣意且犹不尽[⑬]，何有于病哉[⑭]？此其所为不愈也。”帝善其对[⑮]。

（节选自《后汉书[⑯]·方术列传》）

注释

①玉：指郭玉，东汉时著名的医学家、针灸家，广汉（今四川广汉市）人。汉和帝时任太医丞。②贫贱厮养：贫穷低贱的奴仆。厮养，泛指役使的人。③羸（léi 雷）服变处：穿上破旧衣服，改变住处。④腠理至微：皮肤肌肉之间的生理功能极其微妙。⑤随气用巧：随着人体经气的运行施展针刺的技巧。⑥毫芒即乖：进针时如有毫丝的差错，就收不到治疗的效果。⑦神：指气血运行。⑧临臣：从上面监视着我。⑨怀怖慑以承之：怀着恐怖畏惧的心情来奉承他们。⑩将身：保养身体。⑪时有破漏：针刺的时

间会常常错过。⑫裁慎之志：处理问题时谨小慎微的思想。⑬意且犹不尽：内心的种种忧虑，尚且没个完。⑭何有于病哉：对病会起什么疗效呢？⑮帝善其对：汉和帝认为他回答得很好。⑯《后汉书》：是记述东汉历史的一部纪传体史书，与《史记》《汉书》《三国志》并称为“前四史”。作者是南朝刘宋时期著名史学家范晔（398—445），字蔚宗，顺阳（今河南淅川县）人。《后汉书》记述了上起东汉的汉光武帝建武元年（25年），下至汉献帝建安二十五年（220年）共195年的史事。此书综合当时流传的七部后汉史料，简明周详，叙事生动，故取代以前各家的后汉史。范晔的《后汉书》写成了十纪、八十列传，至元嘉二十二年（445年）范晔以谋反罪被杀，原计划作的十志，未及完成。今本《后汉书》中的八志三十卷，是南朝梁·刘昭从晋朝司马彪的《续汉书》中抽出来补进去的，与之合刊，成今天的《后汉书》。

按语

郭玉是中国东汉时期著名的医学家、针灸家。由于他是汉和帝时期的太医丞，经常要给达官贵人治病。在治疗过程中，他发现了给这些人治病和给普通百姓治病的不同点，便总结归纳为“四难”。本文通过名医郭玉同汉和帝的一段对话，生动而客观地描述了医生为贵人治病所遇到的四种难处，同时也讽刺了富贵之人好逸恶劳、妄作主张的恶习，对今天的医疗实践有一定的借鉴意义。郭玉提出的“四难”，同扁鹊提出的“六不治”一样，都深刻地揭示了历史的真实。这也可以说是对扁鹊“六不治”思想的进一步阐释。

曹丕弈棋，毒杀曹彰

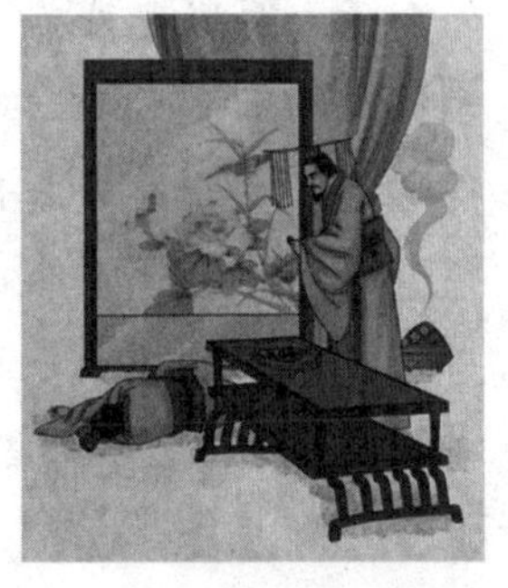

魏文帝忌恨三弟任城王曹彰的壮悍骁勇，在卞太后住处下围棋时，取枣子与他一起吃。文帝事先将毒药放进枣蒂中，自己拣无毒的吃。任城王没察觉，就胡乱地拿着吃。中毒后，太后忙寻水抢救。文帝预先已命令左右，将取水的瓶罐全部毁掉。太后赤着脚慌慌张张跑到井边，却没有汲水的用具。不一会儿，任城王就死了。后来，文帝又要杀害东阿王曹植，太后说：“你已杀害了我的任城王，不能再杀害我的东阿王了！”

原文

魏文帝[①]忌弟任城王[②]骁壮，因在卞太后阁共围棋，并啖枣，文帝以毒置诸枣蒂中，自选可食者而进。王弗悟，遂杂进之。既中毒，太后索水救之。帝预敕[③]左右毁瓶罐，太后徒跣[④]趋井，无以汲。须臾，遂卒。复欲害东阿[⑤]，太后曰：“汝已杀我任城，不得复杀我东阿！”

（节选自《世说新语[⑥]·尤悔》）

◇◇◇ **注释** ◇◇◇

①魏文帝：即曹丕（187—226），字子桓，三国魏沛国谯（今安徽亳州）人。曹操次子。操死，继位为魏王，汉丞相。献帝延康元年（220年），受汉禅让为帝，改元黄初，国号魏，都洛阳。在位七年而卒，谥文皇帝。性猜忌。通骑射、弹棋诸艺。好读书著文，著《典论》及诗赋百余篇。②任城王：即任城威王曹彰（189？—223），字子文，曹操第三子，与曹丕、曹植同为曹操与卞氏所生。③预敕：预先命令。④跣（xiǎn 显）：赤脚。⑤东阿：即东阿王曹植（192—232），字子建，又称鄄城侯、陈思王。⑥《世说新语》：《世说新语》是一部记述魏晋人物言谈轶事的笔记小说。全书共一千多则，记述自汉末到刘宋时名士贵族的遗闻轶事，主要为有关人物评论、清谈玄言和机智应对的故事。该书所记个别事实虽不尽确切，但反映了门阀世族的思想风貌，保存了社会、政治、思想、文学、语言等多方面史料，价值很高。作者刘义庆（403—444），彭城（今江苏省徐州市）人，南朝刘宋时的文学家。自幼才华出众，爱好文学。除《世说新语》外，还著有志怪小说《幽明录》等，除有部分辑佚外，均已散佚。

◇◇◇ **按语** ◇◇◇

在中国，曹丕逼三弟曹植七步成诗的故事，几乎妇孺皆晓，但曹丕弈棋毒死二弟曹彰之事，却知者甚少。本文用简洁生动的语言，形象地描述了魏文帝曹丕借下围棋之机，在母亲住处亲手毒杀亲兄弟曹彰的故事。曹丕那阴险残忍的面目，实在让人发指。为了保住那顶王冠，连母子之情、手足之情，统统都化为冰水了。关于曹彰之死的真相，至今仍是个谜。据《三国志·魏书·曹彰传》载“黄初四年，朝京都，疾薨于邸”，意思是黄初四年（223年），曹彰进京朝觐时，得急病，暴毙于府邸中。到底是何种急病？史书并未详述。《世说新语》这篇记述，只是一说而已。

药祖桐君

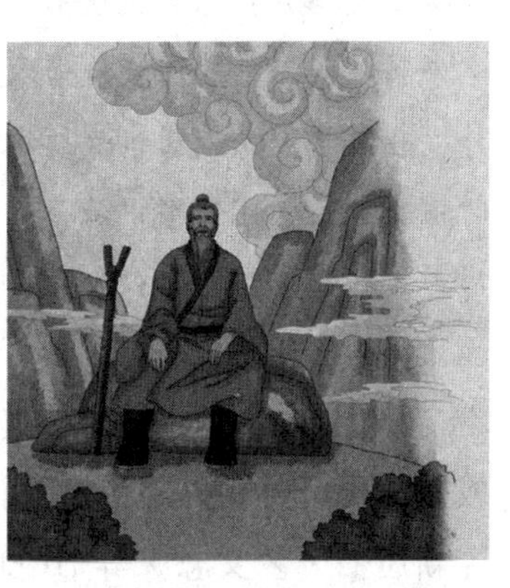

南朝梁·陶弘景说：“上古神农著《神农本草》……其后雷公、桐君又增演《本草》，二家药对，扩大其主治范围，增繁其类别。”又：“依据《神农本经》及《桐君采药录》，上、中、下三品之药，总共三百六十五味，来对应一年的三百六十五天，春夏秋冬四季八节之气。”

明·徐春甫在《古今医统大全》中说：“少师、桐君是黄帝时的大臣，能识别草、木、金、石的性味，判定上、中、下三品药物，而确定方剂的君、臣、佐、使。撰《药性》四卷及

《桐君采药录》，记载药物的花、叶、形状、颜色，论述其中相须相反的功用特性，以及立方治疗原则，寒热适宜情况等。至今传之不灭。”

李时珍在《本草纲目》中说：“《桐君采药录》：桐君是黄帝时的大臣。该书共二卷，记载药物的花、叶、形状、颜色。”

原文

“上古神农作为《本草》……其后雷公[1]、桐君更增演《本草》，二家药对[2]，广其主治，繁其类族”。又：“依《神农本经》及《桐君采药录》，上、中、下三品之药，凡三百六十五味，以应周天之度[3]，四时八节[4]之气。”

（节选自《辅行诀用药法要》[5]，见马继兴《敦煌古医籍考释》）

“少师、桐君为黄帝臣。识草、木、金、石性味，定三品药物，以为君、臣、佐、使。撰《药性》四卷及《采药录》，记其花叶形色，论其相须[6]相反，及立方处治，寒热之宜，至今传之不泯。”

（节选自《古今医统大全[7]·卷一》）

“《桐君采药录》[8]：桐君，黄帝时臣也。书凡二卷，记其花叶形色。”

（节选自《本草纲目·卷一·序例》）

注释

①雷公：相传与桐君同为黄帝时名医，曾著《雷公药对》。②药对：指《雷公药对》。③周天之度：地球绕太阳一周的时间是三百六十五天。④八节：指立春、立夏、立秋、立冬、春分、秋分、夏至和冬至八个节气，古人以其代二十四节气。⑤《辅行诀用药法要》：原题梁华阳隐居陶弘景撰，原藏敦煌藏经洞，是一部罕见的极为重要的中医著作。1918年河北威县张偓南先生得获此书，世袭珍藏。敦煌原卷已毁。后张偓南之孙张大昌将该书抄本捐赠中国中医研究院，王雪苔先生加以整理校注。1988年马继兴先生主编的《敦煌古医籍考释》将校注本收录。该书为研究敦煌原卷及研究中国医学史先秦至六朝之发展提供翔实材料，亦为研究张仲景《伤寒论》所据底本及其流传演变提供不可或缺的珍秘资料。⑥相须：两种性能相类的药物同用，以互相增强作用。⑦《古今医统大全》：综合性医书，又名《古今医统》，共一百卷。明·徐春甫辑于1556年。本书辑录明以前的历代医书及经史百家有关医药资料，分类编写而成。书中除引录古说外，在医学理论方面也有所阐发，有较高的参考价值。⑧《桐君采药录》：著者桐君，时值上古，尚无文字记载，因而属于托名之书。是继先秦时已成书的《神农本草经》之后另一部本草学专著。

按语

桐君，在历史上确有其人，是我国有文字记载最早的一位对药物学研究卓有成效的中药师祖。除了上述记载以外，在《隋书·经籍志》《旧唐书·经籍志》和《新唐书·艺文志》等书中均记载了“《桐君药录》三卷”的书目。而北宋时期，由政府编修的大型类书《太平御览》中不仅直接引用了《桐君采药录》的佚文，而且还收载了《吴氏本草》（即《吴普本草》）中转引的《桐君采药录》多处。而吴普为三国时期华佗弟子，《三国志·魏志》中也载有吴普事迹，故知《桐君采药录》一书的撰写时代的下限必不晚于两汉时期。它是继《神农本草经》之后撰写的另一部本草学专著，也可以称作是最早的采药学和制药学专书。

在桐君的家乡浙江桐庐，一直流传着一个动人的传说。在美丽的富春江畔，有一座桐君山，相传黄帝时代，这里住着一位老人，在山上采药、炼丹，并在桐树下造了一座茅草房。这位老人的医术非常高明，经常给山下的老百姓治病，并且分文不收。所以当地人非常感谢他，当人们问他叫什么名字的时候，他只是笑笑，指指后面的大桐树。因为老人不肯说出姓名，人们只好根据他的示意，把这位老人称为桐君，意指桐树下的君子。后来把这座山称为桐君山，山下的小镇称为桐庐镇，取“桐树下的草庐”之意。

如今桐君山已经成为饱含中药文化的旅游胜地，在桐君山的摩崖石刻上，还留有元代俞颐轩的五绝一首：“潇洒桐庐郡，江山景物妍。问君君不语，指木是何年。”

唐赐遗嘱

南朝宋大明元年（457年），顾觊之被征调为度支尚书，转任吏部尚书。当时沛郡相县的唐赐前往邻村彭家饮酒回家，得了不治之病，吐出毒虫二十多条。唐赐临终前，遗嘱剖腹探病，查清病因。死后，他的妻子张氏依照唐赐临终的遗言，亲自剖开他的肚子，发现五脏都糜烂破碎了。郡县官方得知后，认为张氏残忍地进行解剖，唐赐的儿子唐副又不制止，判她身为妻子伤害丈夫，服五年徒刑，儿子不孝顺父母，斩首示众。……吏部尚书顾觊之议论说：“以妻子和儿子的身份而做出残忍苛毒的事情，不应该无原则地疏通小感情。我认为唐副是不孝，张氏也同他一样很不仁道。”于是，皇上诏令按照顾觊之的议论执行，将母子俩全部处死。

原文

大明元年[①]，征守[②]度支尚书，转吏部尚书。时沛郡相县[③]唐赐，往比村[④]彭家饮酒，还，因得病，吐蛊二十余物。赐妻张从赐临终言，死后亲刳[⑤]腹，五藏悉糜碎。郡县以张忍[⑥]行刳剖，赐子副又不禁止。论[⑦]妻伤夫，五岁刑，子不孝父母，子弃市[⑧]。……觊之议：“以妻子而行忍酷，不宜曲通[⑨]小情，谓副为不孝，张同不道。”诏如觊之议。

（节选自《南史[⑩]·卷三十五·顾觊之[⑪]传》）

注释

①大明元年：457年。②征守：征调。③相县：今安徽宿县西北。④比村：邻村。

⑤刳（kū 枯）：剖挖。下文“刳剖”，即解剖。⑥忍：残忍。⑦论：判。⑧弃市：在闹市对犯人执行死刑。以示为大众所弃的刑罚。⑨曲通：曲折疏通。⑩《南史》：为李延寿撰，是历代官修正史“二十四史”之一。纪传体，共80卷，含本纪10卷、列传70卷。上起宋武帝刘裕永初元年（420年），下迄陈后主陈叔宝祯明三年（589年）。记载南朝宋、齐、梁、陈四国170年史事。李延寿（生卒年不详），字遐龄，唐代史学家，相州（今河南安阳）人。贞观年间，做过太子典膳丞、崇贤馆学士，后任御史台主簿，官至符玺郎，兼修国史。他曾参加《隋书》、《五代史志》（即《经籍志》）、《晋书》等史书的修撰，又继承其父李大师遗志，以16年功夫，独立修成《南史》和《北史》。倾其毕生精力从事于官修和私修史书的编撰。⑪顾觊之：南朝宋大臣，出身官宦之家。字伟仁，吴县（今江苏苏州）人。曾任御史中丞、湘州刺史、吏部尚书等职，并三任吴郡太守。为官严峻务简，以政绩而著称。卒时追赠镇军将军，谥号简子。

按语

本文为1500多年前我国有文字记载的人体病理解剖案例。可以说唐赐夫妇是我国古代解剖学的大胆尝试者和先驱者，是应当给予充分肯定的。中国京剧里有一出《大明魂》的历史剧，据说就是根据这段历史编写的，它赢得了广大观众的赞扬。但是在封建社会里，官府认为唐赐之妻张氏遵守丈夫临终遗言进行遗体解剖是大逆不道，竟将其处以死刑；连唐赐的儿子也以“未加阻拦，忤逆不孝”的罪名，被同时斩首示众，酿成了这一令人痛心的历史惨剧。

儒家经典《孝经》开篇有言：“身体发肤，受之于父母，不敢毁伤，孝之始也。”正是这种思想的影响，严重阻碍了中国古代解剖学的发展。事实上长期的封建礼教和崇古学风，在很大程度上阻碍了中医学的创新和进取。

执柄者之恚

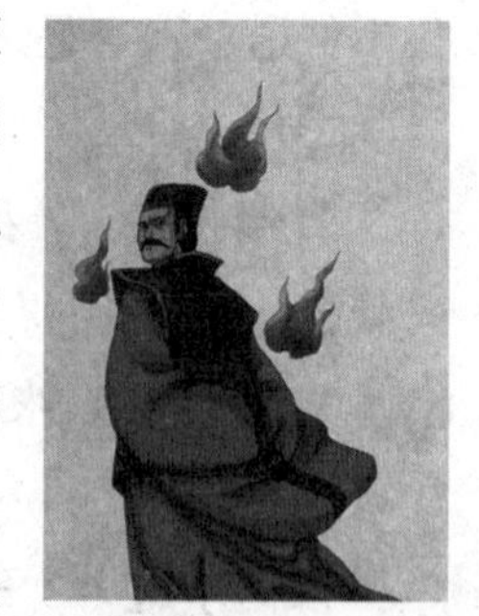

《三国志》中记载华佗倚仗医道高明不愿侍奉权贵，被曹操谴责，要惩罚华佗。谋士荀彧为华佗求情说：“华佗的医术的确高明，能够挽救他人的性命，应该论他的才能而宽恕他。”曹操回答说：“难道担心世上没有这样的小人吗？”于是拷问并处死华佗。直到后来曹操幼子仓舒得了重病，生命垂危，没有医生能挽救他的性命时，曹操才后悔不已。

可叹啊！这世上连善于洞察谋划的曹操也不爱惜人才，轻易地杀掉了名医华佗。连荀彧这样有智慧和地位名望的人，以明白无误的道理劝说曹公，也不能平息他的怒气。看来天下掌权者的愤怒，真是令人畏惧，让人不得不小心呀！

据我观察，从三国曹魏政权建立以来，掌权者因为个人的一时恼怒，杀害的有才之士为数众多，华佗之死只是其中的一个例子而已。又哪用再评论呢！

原文

史[①]称华佗以恃能厌事[②]，为曹公所怒。荀文若[③]请[④]曰："佗术实工，人命系焉，宜议能以宥[⑤]。"曹公曰："忧天下无此鼠辈邪！"遂考竟[⑥]佗。至仓舒病且死，见医不能生，始有悔之之叹。嗟乎！以操之明略见几[⑦]，然犹轻杀材能如是。文若之智力地望[⑧]，以的然之理[⑨]攻之，然犹不能返其恚[⑩]。执柄者之恚，真可畏诸[⑪]，亦可慎诸！……吾观自曹魏以来，执死生之柄者，用[⑫]一恚而杀材能众矣。又乌[⑬]用书佗之事为？

（节选自《刘宾客文集[⑭]·卷五·华佗论》）

注释

①史：指《三国志》。②事：侍奉（权贵）。③荀文若：曹操谋士荀彧，字文若。④请：求情。⑤宥：宽恕。⑥考竟：考得其情，竟其命于狱。即拷问并处死。⑦明略见几：善于谋划事情，并有预见能力。几，预兆。⑧地望：地位与名望。⑨的然之理：明白无误的道理。的，明显。⑩恚：愤怒。⑪诸：之乎。兼词，下同。⑫用：因为。⑬乌：何，哪里。⑭《刘宾客文集》：刘禹锡的作品集，因其曾任太子宾客，故名。其中收录了刘禹锡的文、章、诗、歌、奏、书等各类作品。刘禹锡（772—842），祖籍洛阳，唐代著名文学家、哲学家、诗人，有"诗豪"之称。他的家庭是一个世代以儒学相传的书香门第。

按语

本文以曹操杀华佗为例，说明执柄者（即当权者）往往因一时之怒而轻杀人才，连善于洞察谋划、招揽人才的曹操也是如此。这就是华佗被害的原因，也是历史上的诸多悲剧不断产生的原因。正如刘禹锡在文中所说：掌权者因为个人的一时恼怒，杀害的有才之士为数众多，华佗之死只是其中的一个例子而已。

人有义声，卖药宋清

宋清是长安西城药市中开药铺的商人，他储备用于经营的药品质量优良。从山野水泽来的卖药人，必然到宋清那里去卖，宋清以优厚的价格收购。长安的医生在宋清处进药配方、制成药，因药疗效好所以很畅销，医生们都称赞宋清。老百姓有生病的、长疮的，也都喜欢到宋清那里求买药物，希望尽快被治愈，宋清都高兴地有求必应。即使遇到没带钱来求药的人，也都给予好药，留下的欠据多得堆积如山，却从未前去索要欠款。有不认识的人，从很远的地方带欠据来求药，宋清也不拒绝。年终，估计不能偿还欠款的，就将欠据烧毁，事后不再说欠款的事。市场上的商人觉得宋清好生奇怪，都笑话他，说：“宋清是个傻瓜。”有的则说：“宋清或许是个很有道德的人！”宋清听到后，回答说：“我宋清开药铺为赚钱养活妻子儿女，不是什么有道德的人。然而说我是傻瓜的人却错了。”

宋清经营药铺40年，被烧毁欠据者达百余人，其中有的当了朝廷大官，有的做了相连几个州县的地方官吏，享受着朝廷丰厚的俸禄，他们中给宋清送礼物者接连不断。有的人不能马上酬报，并且已赊账而又死亡的有千百人，但这并不妨害宋清发财致富。宋清获利的眼光看得远，因为远所以取利更大，哪里像那些只看到眼前利益的小商人呢？一次没赚到钱就勃然大怒，第二次就咒骂而且记仇了。这种人追求利润，不是太浅薄狭隘了吗？我倒看到蠢人的存在了。宋清确实因此取得了大利，又不胡乱行事，始终坚持自己的经营之道而不放弃，终于凭借这一点而富起来。向他求药的人越来越多，他的生意越做越大了。

原文

宋清，长安西部药市人也，居[①]善药。有自山泽来者，必归宋清氏，清优主之[②]。长安医工得清药辅其方，辄易雠[③]，咸誉清。疾病疕疡者，亦皆乐就清求药，冀速已，清皆乐然响应[④]。虽不持钱者，皆与善药，积券[⑤]如山。未尝诣取直[⑥]。或不识，遥与券，清不为辞。岁终，度不能报[⑦]，辄焚券，终不复言。市人以其异，皆笑之，曰：“清，蚩妄[⑧]人也。”或曰：“清其有道者欤！”清闻之，曰：“清逐利以活妻子[⑨]耳，非有道也；然谓我蚩妄者亦谬。”

清居药四十年，所焚券者百数十人，或至大官，或连数州，受俸博。其馈遗[⑩]清者，相属[⑪]于户。虽不能立报，而以赊死者千百[⑫]，不害[⑬]清之为富也。清之取利远，远故大，岂若小市人哉？一不得直，则怫然怒，再则骂而仇耳。彼之为利，不亦翦翦[⑭]乎！吾见蚩之有在也。清诚以是得大利，又不为妄，执其道不废，卒以富。求者益众，其应益广。

（节选自《柳河东集[⑮]·卷十七·宋清传》）

注释

①居：积聚；收蓄。②优主之：谓充裕地掌握来自山泽之药材。③雠（chóu筹）：出售。④响应：如响应声。喻有求必应。响，回声。⑤券：书面凭证。此指欠款单据。⑥直：同“值”。钱值。此指药款。⑦度（duó 夺）不能报：估计不能还钱。报，此处指还钱。⑧蚩妄：愚昧无知。蚩，愚痴。妄，虚妄，无知。⑨妻子：妻室子女。⑩馈遗（wèi 卫）：赠送。⑪相属（zhǔ 主）：一个接一个。属，连接。⑫以赊（shē 奢）死者千百：已赊欠款而又死亡的有千百人。以，通“已”。赊，赊欠，此指宽缓、免除。⑬害：妨碍。⑭翦翦：浅薄狭窄的样子。⑮《柳河东集》：原名《柳先生文集》，又称《河东先生集》。收录了柳宗元的全部诗文，刘禹锡编。柳宗元（773—819），字子厚，唐代著名文学家、思想家，唐宋八大家的代表人物，唐代河东（今山西省永济市）人，也称柳河东，又因他在柳州刺史任上政绩卓著又死于柳州，世人又称

柳柳州。与韩愈同为唐代古文运动的倡导者。805年他参加政治革新，事败遭贬。后抑郁成疾，卒于柳州。年仅46岁。他的政论文字，他的寓言，他的山水游记，他的大量的传记文学作品和他写的140余首古、今体诗，为中国古典文学宝库增添了异彩。另外，值得一说的是，柳宗元死前遗书刘禹锡曰："我不幸，卒以谪死，以遗草累故人。"意思是我不幸，因被贬谪到荒远之地死去，而留下一大堆诗文草稿拖累你这个朋友去整理。一个人临死前，有这样一位可以托付的朋友，死而无憾矣。

按语

本文记叙了唐代长安药商宋清，经营中恪守信誉，不计报偿，有求必应，从而获得人们的信任，并因此而致富的经历。赞扬了宋清的经商之道，鞭挞了当时社会中一味趋炎附势、见利忘义的卑劣作风。

宋清始终自觉坚持"居善药"，对用户不分贫富贵贱，一视同仁，都给予善药。这是极得人心之举。宋清开药铺为赚钱养家糊口，又自觉承担救助贫病的社会责任。作为商人，当然希望欠款能按时回笼。但到年底估计还无力偿付的，就将欠据烧毁不再保存。其救助之心是何等真诚！李肇在《唐国史补·中卷》记载："长安言：'人有义声，卖药宋清。'"足见人心。

宋清经营思想的核心内容，是着眼于国于民于己都有利，这正是他成功的秘诀所在，也是古今商家追求的最高境界。宋清的经商之道及其成功实践，无论在古代还是在当代，都具有典范意义。

茶之为用

唐代陆羽《茶经》记载：茶性味非常寒凉，作为饮料，最适宜品行端正有节俭美德的人。如果发热，口渴，胸闷，头疼，眼涩，四肢无力，关节不畅，只要喝上四五口，其效果与最好的饮料醍醐、甘露不相上下。但是，如果采摘不适时，制作不精细，夹杂着野草败叶，喝了就会生病。

原文

茶之为用，味至寒，为饮，最宜精行俭德①之人。若热渴、凝闷、脑疼、目涩、四支②烦、百节不舒，聊四五啜，与醍醐③、甘露抗衡也。采不时，造不精，杂以卉莽④，饮之成疾。

（节选自《茶经⑤·一之源》）

注释

①精行俭德：谓品行端正有节俭美德。②四支：同"四肢"。支，同"肢"。③醍醐：从牛乳中提炼的美味极品。④卉莽：密生的草木，此指野草。⑤《茶经》：共三卷十篇，是世界第一部茶叶专著，作者为陆羽。该书详细介绍了茶的起源、鉴别方法、制

造饼茶的器具、煎茶与饮茶的器具、煎茶的方法、茶的饮用方法等内容，为后人研究唐代茶业的发展提供了详细的资料。陆羽（733—约804）：唐代复州竟陵（今湖北天门）人，字鸿渐，号竟陵子。陆羽一生嗜茶，精于茶道，被后人誉为“茶仙”，尊为“茶圣”，祀为“茶神”。

按语

中国是茶的故乡，茶在中国有着悠久的历史。相传在遥远的上古时代，神农尝百草以茶解毒，茶的功效已开始慢慢为人们所熟悉。之后历代本草著作中也多有记载。一千多年前，茶圣陆羽在《茶经》中就赞美了茶叶的功效。

献方释罪

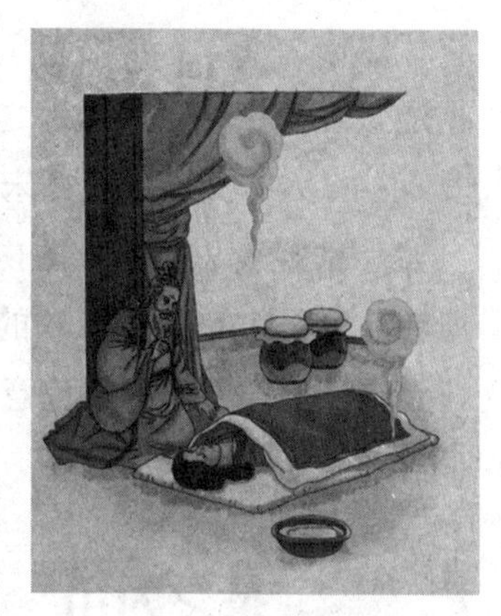

高骈镇守扬州那年，有一术士家中失火，火势蔓延，烧毁数千户人家。主管官吏将他逮捕，即依法处刑。在开刀问斩之时，术士对行刑的人说：“我的罪过，就算一死又怎能弥补？然而我有一薄技，可以传授一人，使他救治后人，我死也就不遗憾了。”监斩行刑的官员听了，即推迟行刑，急忙骑马飞报高骈。高骈召入术士，亲自讯问。术士回答说：“我没有其他技术，只是擅长治麻风病。”高骈追问：“怎样才核实？”术士说：“可到福田院挑选一个最严重的病人来当面试治。”高骈允许。于是，术士便把麻风病人放入一间空室中，给他灌服好几升乳香药酒，患者则昏迷而无知觉，便以锋利的尖刀开其脑缝，取出像虫子样的东西一大捧，长度多达二寸。然后用膏药敷其伤口，另外让他服用别的药物，并调理他的饮食睡眠。十多天后，伤口痊愈。仅过了一个月，患者眉毛胡须又长出来了，肌肉光净，就像没得过病的人一样。高骈即免除术士之罪，使其为人治病，并以礼相待，奉为上宾。

原文

高骈[①]镇维扬[②]之岁，有术士[③]之家，延火数千户。主者录[④]之，即付于法，临刃[⑤]谓监刑者曰：“某之愆尤[⑥]，一死何以塞责[⑦]？然某有薄技，可以传授一人，俾[⑧]其救济后人，死无所恨矣。”监刑者即缓之，驰白[⑨]于骈。骈召入亲问之。曰：“某无它术，唯善医大风[⑩]。”骈曰：“何以覈[⑪]之？”对曰：“但于福田院[⑫]选一最剧者，可以试之。”遂如言，乃置患者于隙室中，饮以乳香酒[⑬]数升，则懵然[⑭]无知，以利刃开其脑缝，挑出虫可盈掬[⑮]，长仅[⑯]二寸。然以膏药封其疮，别与药服之，而更节其饮食动息之候。旬余，疮尽愈。才一月，眉须已生，肌肉光净，如不患者。骈遂礼术士为上客。

（节选自《玉堂闲话》[17]卷二）

注释

①高骈（821—887）：唐末幽州（今北京西南）人，字千里，世代为禁军将领。唐僖宗（873—888）时任淮南节度使、江淮盐铁转运使、诸道行营都统等职。②维扬：扬州府的别称。③术士：本指讲阴阳灾异的方士，此指医生。④录：逮捕。⑤临刃：在杀头之时。⑥愆（qiān 牵）尤：罪过，过失。⑦塞责：抵塞罪责。⑧俾：使。⑨驰白：驰马禀告事由。⑩大风：指麻风病。⑪覈（hé 核）："核"的异体字。核实。⑫福田院：唐宋时医疗福利设施，专为在寒冬季节收养老幼贫病和无依乞丐而设。⑬乳香酒：一种麻醉药酒。⑭懵然：昏迷而失去知觉。⑮盈掬：用手捧满一大捧。⑯仅：多达。⑰《玉堂闲话》：王仁裕撰，原书已佚，此三卷本为后人从《太平广记》等书中辑出。虽为五代时作品，但其内容多记载唐代轶事，具有史料价值。王仁裕，字德辇，秦州（今甘肃天水）人。生于唐僖宗广明元年（880年），卒于后周世宗显德三年（956年），享年77岁。历唐末五代之乱世，浮沉于宦海之中，以文辞知名秦陇之间。所作诗文甚多，惜因战乱，大部分亡佚。

按语

本文讲述的是，唐朝末年一位因严重过失而犯死罪的扬州术士，在临刑之时献其绝技，体现了医生之道义。而当时镇守扬州的官员高骈从关系民众疾苦的大局出发，怜惜人才，毅然决定免除术士之罪，使其为人治病，并以礼相待，值得肯定。

太子吮痈

唐太宗贞观十九年亲自率军征伐朝鲜，胜利归来的时候已经是冬季了。农历十一月二十八日到达了河北定县，然后起驾回长安。农历十二月初七唐太宗身上长了痈疮，疼痛不安，他只能乘坐人推的车子缓行。这样走了七天，农历十二月十四日才到了并州（今山西太原一带），唐太宗身上的痈已经化脓了。太子服侍在左右，用嘴给他吸脓，脓出以后唐太宗感觉舒服一些，就扶着车子徒步西行跟从数日。农历十二月十七日，唐太宗的痈竟然好了。众文武官员都来恭贺。

原文

唐太宗贞观十九年[1]，亲征高丽还。（十一月）壬辰[2]，车驾发定州[3]，十二月辛丑，上病痈，御步辇[4]而行。戊申至并州[5]，太子为上吮痈，扶辇步从者数日。辛亥，上疾瘳[6]，百官皆贺。

（节选自《资治通鉴》[7]卷一百九十八）

注释

①贞观十九年：即645年。这一年唐太宗46岁。贞观，唐太宗李世民的年号。②（十一月）壬辰：即农历十一月二十八日。壬辰，干支记日法，为28日。下文辛丑、戊申、辛亥理同，依次为农历十二月七日、十二月十四日、十二月十七日。③定州：今河北省定州市。④辇（niǎn 碾）：古时用人拉的车，后来多指皇帝坐的车。⑤并州：现山西太原一带。⑥瘳（chōu 抽）：病愈。⑦《资治通鉴》：北宋著名史学家司马光主编的一部编年体史书。司马光（1019—1086），字君实，号迂叟，是北宋陕州夏县涑水乡（今山西夏县）人，世称涑水先生。进士出身，曾任宰相。司马光通过编纂史著，从历史的成败兴亡中，提取治国的借鉴，"使观者自责善恶得失"。应该说，是其从政治国的另一方式。其所以倾毕生精力于此书，正在于寄托其治国的热望。以此书"鉴于往事，有资于治道"，而命名为《资治通鉴》。《通鉴》的著述，不仅为统治者提供"资治"的借鉴，也给全社会提供了借鉴。近千年的历史证明：《通鉴》已与《史记》一样，被人们并称为史学瑰宝，广为流传。而研究者代不乏人，使其成为一门专门学问，即"通鉴学"。司马光一生著述甚多，除《通鉴》系列著作外，尚有其他著作20种，200余卷，是他对我国史学、经学、哲学乃至医学、诗词等各方面进行研究和著述的成果。

按语

本文讲述的是，唐太宗46岁时，由予戎马艰辛，积劳蕴热而患了痈疮，太子用嘴为他吸脓而痊愈。这段记载，意在表现太子的孝心。而吮吸法倒是一种最原始的排脓方法，可以使脓液排出流畅，加速痈肿的痊愈，所以唐太宗患病第十一天就痊愈了。

生日伤感

贞观十九年十一月二十五日，唐太宗对长孙无忌等人说："今日是朕的生日，世俗之人都认为这是个欢宴作乐的日子，朕反而很伤感。如今我治理天下，四海之内皆为我大唐所有，然而承欢在父母膝下的日子，却永远得不到了，这正是子路在双亲死后无法再为他们背米行躬身孝亲而有遗憾之情的原因。《诗经》说：可怜父母，生我辛劳。为什么还要在父母辛劳的日子里饮宴作乐呢？"说完饮泣，数行泪水流下。身边的人都很悲哀。

原文

（贞观十九年十一月）癸未[①]，上[②]谓长孙无忌[③]等曰："今日吾生日，世欲皆为乐，在朕翻成伤感。今君临天下，富有四海，而承欢膝下，永不可得。此子路所以有负米之恨[④]也。《诗》云[⑤]：'哀哀父母，生我劬劳[⑥]。'奈何以劬劳之日更为宴乐乎！”因泣数行下，左右皆悲。

（节选自《资治通鉴》卷一百九十八）

注释

①癸未：指唐太宗贞观十九年十一月二十五日。②上：指皇上唐太宗李世民。③长孙无忌（594—659）：字辅机，河南洛阳人，唐初宰相。与唐太宗是布衣之交，后又结为姻亲。唐高祖起兵后，无忌前往投奔，并随太宗征战，成为其心腹谋臣，在凌烟阁功臣中位列第一。④负米之恨：语出《孔子家语·致思》：“昔者由也事二亲之时，常食藜藿之实，为亲负米百里之外。亲殁之后，南游于楚，从车百乘，积粟万钟，累茵而坐，列鼎而食，愿欲食藜藿为亲负米者不可复得也。”后以“子路负米”为躬身孝亲之典。恨：遗憾。⑤《诗》云：语出《诗经·小雅·蓼莪》。⑥劬（qú　渠）劳：劳苦，苦累。此指父母抚养儿女的劳累。

按语

今天，人们在过生日时往往要进行庆贺，并且要饮宴一番，这固然在情理之中。但也应明白，一个人出生之日，正是其母亲受难之时。因此，任何子女过生日之时，不能忘掉孝亲之事，要感恩父母给了自己生命。这是天理人伦，只有这样社会才能和谐。一千多年前，在大臣们纷纷为唐太宗庆贺生日的时候，他自己却伤感不已，并叹道：“可怜父母，生我辛劳。为什么还要在父母辛劳的日子里饮宴作乐呢？”不仅如此，唐太宗还为我们引用了“子路负米之恨”的典故。据《孔子家语·致思》载，子路拜见自己的老师孔子说：“我过去贫穷，在家侍奉父母的时候，自己常常吃糠咽菜。为了让父母吃好，有时要到百里之外买米，背回家给双亲做饭吃，但心里是乐滋兹的。父母去世后，我南行到楚国做了大官，每逢外出随从的马车过百辆，积攒的粮食有一万钟（一钟约20千克），座位上的垫子铺了多层，每次宴饮佳肴丰盛无比，而我想再吃野菜，为父母亲去背米，可惜没有机会了。”这就是成语“负米奉亲”的由来。

这个故事更令人深思。它提醒人们：不管是贫穷还是富足，侍奉双亲都应当趁他们健在的时候尽心尽力。不然，一旦父母不在人世了，即使你“累茵而坐，列鼎而食”，富贵无比，再也没有机会了。只能空有“子路负米之恨”而已。而这种遗憾、惭愧之情积于胸，则会成为难解之“心结”，久而久之将抑郁成疾矣。

世有奇疾

世上常有得奇怪疾病的人。吕缙叔以知制诰的官衔任颍州知州，忽然得病，身体缩小，到临死的时候，身体小到像一个小孩。古时候未见过这样的疾病，所以始终没有人能识别它是什么病。松滋有一个叫姜愚的县令，没有别的病，忽然不再认

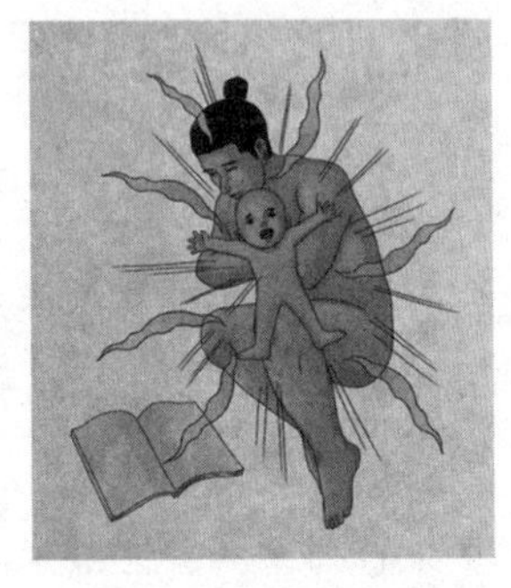

识字了，隔了几年才恢复一些。还有一人的家妾，把笔直的东西都看成是弯曲的，把弓的弦和界尺这一类直的东西都看成像弯钩，行医的和尚奉真亲眼看见过这件事情。江南的一个旅馆里有个年老的妇女，吃东西不觉得饱。徐德占路过那个旅馆，那老妇喊肚子饿，她的儿子很难为情，就当着徐德占的面拿出蒸饼来给他母亲吃。老妇一口气把整筐百个左右的饼都吃光了，还连喊肚子饿。她每天吃一石米的饭，饭后就把吃的东西拉泻出去，照旧一样的饥饿。我有一个朋友叫蔡绳，是京兆醴泉县的主簿，也得了饥饿的病。一饿就要吃东西，稍微慢一点，就会昏倒。他怀里常揣有饼，即使当着达官贵人的面，只要他觉得饿，也得把饼拿出来吃。蔡绳行为端正，博学而有文采，是当时有名气的人，到头来却遇到这样的不幸。因为没有人能诊断他的病，人们一谈起来就为他惋惜。

原文

世有奇疾者。吕缙叔[①]以知制诰[②]知颍州[③]，忽得疾，但缩小，临终仅如小儿。古人不曾有此疾，终无人识。有松滋[④]令姜愚，无他疾，忽不识字，数年方稍稍复旧。又有一人家妾，视直物皆曲，弓弦界尺[⑤]之类，视之皆如钩，医僧奉真亲见之。江南逆旅[⑥]中一老妇，啖[⑦]物不知饱。徐德占过逆旅，老妇诉以饥，其子耻之，对德占以蒸饼啖之，尽一竹篑[⑧]，约百饼，犹称饥不已。日食饭一石[⑨]米，随即痢之，饥复如故。京兆[⑩]醴泉[⑪]主簿蔡绳，予友人也，亦得饥疾，每饥立须啖物，稍迟则顿仆闷绝[⑫]。怀中常置饼饵，虽对贵官，遇饥亦便龁[⑬]啖。绳有美行，博学有文，为时闻人[⑭]，终以此不幸。无人识其疾，每为之哀伤。

（节选自《梦溪笔谈[⑮]·卷二十一·异事》）

注释

①吕缙叔：吕夏卿，字缙叔，曾参与编写《新唐书》，著有《唐书直笔》。②知制诰：负责替皇帝起草诏令的官。③颍州：州名，治所在今安徽阜阳。④松滋：县名，在今湖北松滋西北。⑤界尺：写字时用以间隔行距的尺子。⑥逆旅：客店、旅馆。⑦啖（dàn 旦）：吃。⑧篑（kuì 溃）：筐子。⑨石（dàn 旦）：古代计量单位。西汉时一石约合今30千克。⑩京兆：京兆府，治所在今陕西西安市。⑪醴泉：县名，在今陕西礼泉东北。⑫顿仆闷绝：倒地昏迷。⑬龁（hé 核）：咬。⑭闻人：有名气的人。⑮《梦溪笔谈》：是我国北宋大科学家沈括的传世著作。成书于1086~1093年。沈括在晚年用笔记文学体裁写成《梦溪笔谈》二十六卷，再加上《补笔谈》三卷和《续笔谈》一卷，共列有条文六百零九条，遍及天文、数学、物理、化学、地理、生物以及冶金、机械、营造、造纸技术等各个方面，内容十分广泛、丰富，是中国科学史上的重要著作。《梦溪笔谈》中所记述的许多科学成就均达到了当时世界的最高水平。英国著名科学史专家李约瑟称《梦溪笔谈》是“中国科学史上的坐标”。被西方学者称为中国古代的百科全

书，已有多种外语译本。

接语

本文讲述的是，身体缩小、记忆力严重衰退、视直物皆曲、啖物不知饱等几种很少见的怪病。在现代医学文献中，可以找到与沈括记载症状相似者，这就为我们今天进行医学研究提供了古代例证。因此，沈括的这篇记载，具有一定的科学价值。

苏合香酒

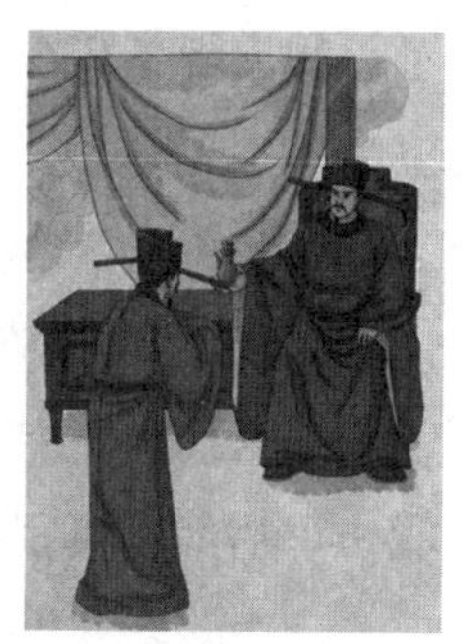

太尉王旦身体虚弱多病，宋真宗当面送他一满瓶药酒，叫他空腹时喝下，说可以调气理血，排除外邪。王旦喝了这药，深感安定康健多了，于是乘上朝拜见真宗时表示感谢。真宗说："这是用苏合香丸和酒合制而成的药酒。每一斗酒，要用一两苏合香丸同煮，最能调理人体的内脏，驱除腹中的多种毛病。每当寒冷天早起，就喝上一杯。"于是对左右亲近的大臣各赐数杯。从这以后，群臣百官之家都仿造这种药酒，苏合香丸在当时就流行起来了。

其实，这一药方本来出自唐朝的医药书《广济方》，书中称之谓白术丸。后人又把它编进了《千金方》和《外台秘要》，治病有不寻常的功效。我也在《良方》一书中对它有很详尽的介绍，但是过去的人不知道使用它。钱惟演先生在他所结集的《箧中方》中，对"苏合香丸"注释说："这味药本来从宫廷中传出，祥符年间君王把它送给左右亲近的大臣们。"说的就是此事。

原文

王文正①太尉②气羸③多病，真宗④面赐药酒一注⑤瓶，令空腹饮之，可以和气血，辟⑥外邪。文正饮之，大觉安健，因对⑦称谢。上曰："此苏合香酒也。每一斗酒，以苏合香丸⑧一两同煮。极能调五脏，却⑨腹中诸疾。每冒寒夙兴⑩，则饮一杯。"因各出数榼⑪赐近臣。自此臣庶之家皆仿为之，苏合香丸盛行于时。

此方本出《广济方》⑫，谓之白术丸，后人亦编入《千金》⑬、《外台》⑭，治疾有殊效。予于《良方》⑮叙之甚详。然昔人未知用之。钱文僖⑯公集《箧中方》⑰，"苏合香丸"注云："此药本出禁中⑱，祥符⑲中尝赐近臣。"即谓此也。

（节选自《梦溪笔谈·卷九·人事一》）

注释

①王文正：即王旦（957—1017）。字子明，太平兴国进士，在真宗时任宰相。《宋史》有传。死后谥“文正”，故称为“王文正”。②太尉：宋三公之一。③气羸（léi 雷）：身体虚弱。④真宗：即赵恒（968—1022），太宗之子，997年即位，在位26年。⑤注：灌满。⑥辟：祛除。⑦对：臣子见皇帝。⑧苏合香丸：从落叶乔木苏合香的树脂中所提取的油膏，与其他药物配制而成的通窍理气丸药。⑨却：驱除。⑩夙兴：早起。⑪榼（kē 科）：古代酒器。⑫《广济方》：唐玄宗开元十一年颁布的医药书。⑬《千金》：唐代医药学家孙思邈所著的《备急千金要方》和《千金翼方》两书的统称。⑭《外台》：指唐代王焘所编撰的医书《外台秘要方》。⑮《良方》：沈括编撰的一部医药书。⑯钱文僖：即钱惟演（977—1034），字希圣，官至枢密使。文僖是谥号。⑰《箧中方》：医药书。原书已佚。⑱禁中：旧时称皇帝居住的地方。⑲祥符：宋真宗年号。

按语

本文记载的是苏合香酒的来历。作者在《良方》一书中还记述了多个病例，显示了苏合香丸的神奇疗效。苏合香丸早在唐代时已流行于民间，至宋时被宫廷视为秘方，后经宋真宗推崇又大行于世。

汤、散、丸药

汤、散、丸药各有适用的方法。古代用汤剂的最多，丸、散药用的少。古代药方里没有用煮散的，只有近来才有人这样做。一般说来，要使药效达到五脏四肢，汤剂最好；要使药留在胃中，散剂最好；要药效长、后劲大的，就不如用丸药了。另外，无毒的药适宜用汤剂，弱毒的药适宜做成散剂，大毒的药必须做成丸。想收效快用汤剂，稍慢的用散剂，很慢的用丸剂。这就是汤、散、丸大概的使用方法。近代用汤药的人很少，应该用汤药的都改用煮散了。一般说来，汤药的效力大而且充足，是丸、散的好几倍。煮散一次最多只能服三五钱，它们的效能和药力，怎能比得上汤药的劲头？既然汤药的药力大，那么剂量就一定要得当。如何用药全在于高明的医术，很难有拘泥于死板的定论。

原文

汤、散、丸各有所宜。古方用汤最多，用丸、散者殊[①]少。煮散[②]古方无用者，唯近世人为之。大体欲达五脏四肢者莫如汤，欲留膈[③]胃中者莫如散，久而后散者莫如丸。又无毒者宜汤，小毒者宜散，大毒者须用丸。又欲速者用汤，稍缓者用散，甚缓者用丸。此其大概也。近世用汤者全少，应汤者皆用煮散。大率汤剂气势完壮[④]，力与丸、散倍蓰[⑤]。煮散者一啜[⑥]不过三五钱极矣，比功较力，岂敌汤势？然汤既力大，则不宜有失消息⑦。用之全在良工，难可以定论拘也。

（节选自《梦溪笔谈·卷二十六·药议》）

注释

①殊：很。②煮散：把药物制成粗末的散剂，加水煮汤，去渣服用。③膈：指胸、腹腔交界处的横膈膜。④气势完壮：指药力完整壮实。⑤蓰（xǐ 洗）：五倍。⑥一啜（chuò 辍）：指一服药。啜，喝、吃。⑦消息：消长。这里指药物恰当的剂量。

按语

沈括辨析了中药汤、散、丸剂各自的特点、用途及具体用法，并强调“汤剂气势完壮”，用药时剂量一定要得当。简明准确，切实可行。后世多有遵从。

汉代酿酒

汉朝的人有喝酒一石不醉的。我把汉朝和现在（北宋）的制酒方法做了比较：汉朝每二斛糙米可制酒六斛六斗，而现在最稀薄的酒，每一斛黏米制酒也不过一斛五斗。如果按汉朝的方法酿制的酒，只是稍有酒味而已。能喝酒的人喝多了不醉，应该是没有什么好奇怪的了。

原文

汉人有饮酒一石不乱。予以制酒法较之，每粗米二斛①，酿成酒六斛六斗。今酒之至醨②者，每秫③一斛，不过成酒一斛五斗，若如④汉法，则粗有酒气而已，能饮者饮多不乱，宜无足怪。

（节选自《梦溪笔谈·卷三·汉人酿酒》）

注释

①斛：宋时一斛等于十斗，也就是一石。②醨（lí 离）：薄酒。③秫（shú 熟）：黏米或黏高粱。④如：按照。

按语

根据沈括的研究，汉朝酿的酒度数很低，只是稍有酒味而已，所以能喝酒的人喝多了也不醉。而宋朝酿的酒，度数已提高了数倍。

感冒

沈存中说：馆阁每夜轮校书官一人值宿当班，如有事不能值班，则空其夜，称作豁宿（即免宿）。按成例，豁宿不得超过四次，遇到豁宿，在登记簿名下写明

"肠肚不安，免宿"。所以馆阁值班登记簿，相传戏称为"闹肚子登记簿"。我为太学诸生时，请假外出住宿，便在前廊放置一簿，写作"感风"。那么，"闹肚子登记簿"，可对应为"感冒风寒登记簿"了。

原文

沈存中[①]云：馆阁[②]每夜轮校官一人直宿，如有故不宿，则虚其夜，谓之豁宿[③]。故事[④]，豁宿不得过四，遇豁宿，历名下书"肠肚不安，免宿"。故馆阁宿历[⑤]，相传谓之"害肚历[⑥]"。余为太学诸生请假出宿，前廊置一簿，书云"感风"，则"害肚历"，可对"感风簿"。

（节选自《耆旧续闻》[⑦]）

注释

①沈存中：沈括，字存中，北宋著名科学家、政治家。②馆阁：宋代将"昭文馆""史馆""集贤院"三馆和"秘阁""龙图阁"等通称馆阁，分掌图书经籍和编修国史等事务。明代将其职掌移归翰林院，清代相沿。③豁宿：免宿。豁，免除。④故事：成例。⑤馆阁宿历：即馆阁值班登记簿。⑥害肚历：闹肚子登记簿。⑦《耆旧续闻》：南宋人陈鹄所写的一本史料笔记，其中关于南北宋名人言行、逸事及诗词记载颇多，有许多资料常为今天的研究者所引用，非常珍贵。但诸家著录中关于陈鹄及其《耆旧续闻》的记载十分简略，故其人生平及其书成书时间等问题不详。

按语

本文讲述的是一个让人忍俊不禁的故事。原来"感冒"这个词并不是源自医家，却来自官场。馆阁需要大臣轮流值班，但并不是所有的人都情愿去值班的，有些人总是以小病为借口开溜，通常请假总以"肠肚不安"为理由。总用这个理由太滥了，于是有人别出心裁找新的借口。还是陈鹄先生聪明，为太学诸生时，想出一个新词叫"感风"，意思就是受风寒的侵袭感冒了，身体不适，故需要外宿。到了清代的时候，"感冒"一词就更受官员们的青睐，成了官员请假时最常用的托词。

岐黄论医

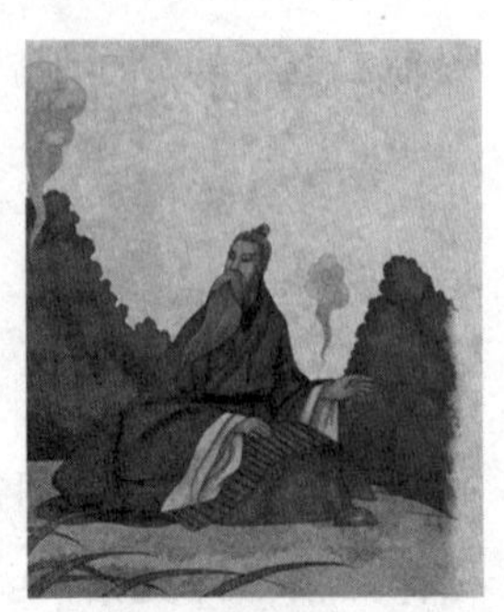

古代有位名医岐伯，原来居住在岐山之下。当年黄帝西巡访贤，至岐山见到岐伯，把岐伯带回自己的部落，拜为医学之师，向他访求治病之道。

古时有位仙人出于岐山下，号岐伯，善于讲草本之药性，是位大医。黄帝请他主管医学……后来作《内经》。

原文

古有岐伯，原居岐山[①]之下。至岐见岐伯，引载而归，访于治道[2]。

（选自《路史》[3]）

时有仙伯[4]出于岐山下，号岐伯，善说草本之药味，为大医，（黄帝）请主方药……作《内经》。

（选自《云笈七签[5]·纪·轩辕本纪》）

注释

①岐山：今陕西省岐山县，传说是岐伯故里。关于岐伯故里尚有争议。②治道：治疾之道。③《路史》：一部研究中国上古史的重要著作，汇集众多资料而成书，对中国上古史研究和神话学研究具有重要参考价值。作者罗泌（1131—1189），字长源，号归愚，南宋庐陵（今江西吉安市）人。其祖孙世代为儒，被称为“史学世家”。④仙伯：长寿的仙人。⑤《云笈七签》：宋真宗时张君房编辑的一部大型道教类书。道教称书箱为“云笈”，分道书为“三洞四辅”七部，故此书题名《云笈七签》，即撮取云笈七部精英之意。此书不仅是一部内容丰富的道书，对研究中国传统文化诸方面，如哲学、医学、化学、天文、地理、民俗、气功以及人体科学等，也是非常有价值的资料。张君房，字尹方（一作尹才、允方），岳州安陆（今属湖北）人。其生卒事迹不可详考。

按语

本篇为关于黄帝访求岐伯讨论医道的较早记载。黄帝和岐伯，传说是中医的始祖，古代医经《黄帝内经》多用黄帝和岐伯问答的形式写成。后来即用“岐黄”作为中医学术的代称。

嗜食槟榔

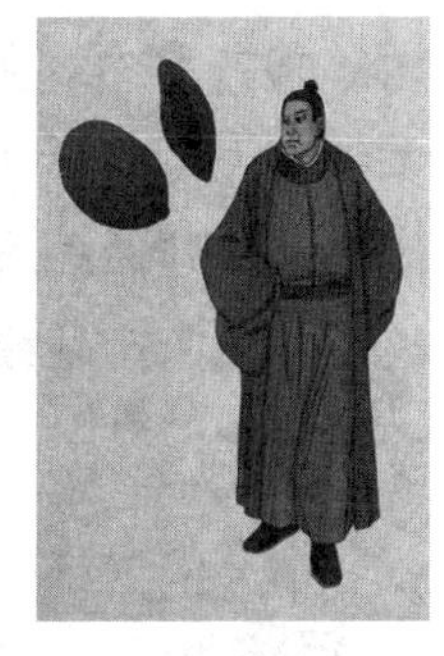

从福建到四川一带和广南东西两路，都是吃槟榔的地区。客人到家，不沏茶，而仅用槟榔招待客人。吃槟榔的方法如下：将槟榔如切瓜似的分割，用水调一丁点儿介壳灰置于瓜蒌叶上，包裹槟榔嚼食，先吐出红水一口，而后吃它剩余的水汁，不多时就脸上发热泛红。故诗人苏东坡有“红潮登颊醉槟榔”的诗句。没有介壳灰的地方只用石灰，没有瓜蒌叶的地方用蒌藤。广州人又加了丁香、桂花、三赖子等各种香药，叫作香药槟榔。

吃槟榔，广州最为盛行，不分贫富长幼男女，从早到晚，宁可三顿饭不吃，唯独爱贪嚼槟榔。有钱的人用银制盘子盛它，贫苦的人家用锡制盘子盛它。白天就着盘子频频取食，夜晚就将盘子放在枕头边，睡醒了就吃它。中下层小老百姓，一天花销一百多个钱吃槟榔。有人嘲笑广州人说“路上行人口似羊”，说的就是他们用瓜蒌叶包着槟榔放在嘴里咀嚼，一天到晚嚼个没完。这句话可谓委婉而详细地描绘了他们吃槟榔的情形了。每在路上碰到人，都是黑牙齿红嘴唇，几个人聚会，（吐出的残渣）都是朱红遍地，实在是令人感到厌恶。寓居在外的人士，常随身携带一个形如银锭的匣子，内分三格，一格用来装瓜蒌叶，一格装介壳灰，一格则装槟榔。交趾使者也用这种办法吃槟榔。

我询问吃槟榔的人，为什么极爱嗜食槟榔？回答说：“祛除瘴气，通气下行，消化食物。吃槟榔久了，片刻不能没有它，没有它就口里没味，出的气都是臭的。”我曾与一医生讨论其中缘故，他说：“槟榔能通气下行，也耗费肺气。肺为气之府，居于横膈之上如同华盖，它能掩盖腹中的污秽。如长时间吃槟榔，那么肺脏收缩，不能掩盖污秽之气，所以浊气上升，能于面颊之间闻到，常想吃槟榔以通气下行，实际不能防止瘴气侵人。他们得了各种各样的瘴气病，并不是因为不吃槟榔的缘故。”

原文

自福建下①、四川与广东西路②，皆食槟榔③者。宾至不设茶，唯以槟榔为礼④。其法，斫⑤而瓜分之，水调蚬⑥灰一铢⑦许于蒌叶⑧上，裹槟榔咀嚼，先吐赤水一口，而后啖其余汁，少焉⑨，面热潮红。故诗人有“醉槟榔⑩”之句。无蚬灰处只用石灰，无蒌叶处只用蒌藤。广州又加丁香、桂花、三赖子诸香药，谓之香药槟榔。

唯广州为甚，不以⑪贫富长幼男女，自朝至暮，宁不食饭，唯嗜槟榔。富者以银为盘置之，贫者以锡为之。昼则就盘更啖⑫，夜则置盘枕旁，觉即啖之。中下细民⑬，一日费槟榔钱百余。有嘲广人曰：“路上行人口似羊。”言以蒌叶杂咀，终日噍饲⑭也。曲尽⑮啖槟榔之状矣。每逢人，则黑齿朱唇、数人聚会，则朱殷遍地，实可厌恶。客次士夫⑯常以奁⑰自随，制如银铤⑱，中分为三，一以盛蒌，一盛蚬灰，一则槟榔。交趾⑲使者亦食之。

询之于人，何为酷嗜如此？答曰：“避瘴、下气、消食。食久，顷刻不可无之，无则口舌无味，气乃秽浊。”尝与一医论其故，曰：“槟榔能降气，亦能耗气。肺为气府，居膈上⑳为华盖㉑，以掩腹中之秽。久食槟榔则肺缩不能掩，故秽气升闻于辅颊㉒之间，常欲啖槟榔以降气，实无益于瘴。彼病瘴纷然㉓，非不食槟榔也。”

（节选自《岭外代答㉔·食用门》）

注释

①下：到。②广东西路：当为“广南东西路”。属宋代行政区域名，辖境相当于今广西、广东西南部及海南地区。③槟榔：棕榈科常绿乔木。产于热带，果供食用，可入药，有杀虫、下气、行水作用。主治虫积、食滞、脘腹胀痛、水肿脚气等症。④为礼：待客。⑤斫（zhuó 拙）：砍截。⑥蚬（xiǎn 显）灰：蚬壳炙烧而成的粉末。蚬，介壳软体动物，肉可食，壳研粉可入药。⑦铢：古重量单位。⑧蒌叶：即瓜蒌叶。味辛辣，

能祛风止喘。南人常裹以槟榔咀嚼，认为有护牙作用。⑨少焉：不多时。⑩醉槟榔：指吃了槟榔脸上呈潮红，似醉态。宋人惠洪《冷斋夜话》载，苏轼在儋耳（今海南儋县）时，有诗道："暗麝着人簪茉莉，红潮登颊醉槟榔。"⑪不以：不论，不分。⑫更啖：一再取食。⑬细民：小民。⑭噍（jiào 叫）饲：嚼食。噍，咬、嚼。⑮曲尽：委婉详尽地描述。⑯客次士夫：外方寓居人士。次，居留。⑰奁（liān 连）：小匣。⑱银铤：银锭。铤，通"锭"。⑲交趾：古地名，在五岭以南一带地方。⑳居膈上：肺脏位居横膈之上。㉑华盖：原指帝王车骑的顶盖，此指肺脏，为借喻之辞。㉒辅颊：两颊。辅，颊骨。此指面颊。㉓纷然：众多。㉔《岭外代答》：全书共十卷，分为二十门，专记岭南风俗土宜。作者周去非生卒年不详，字直夫，永嘉（今浙江温州市）人。程颐弟子周行己之族孙。隆兴癸未（1163年）进士，曾在岭南为官多年。

按语

本文详细介绍了宋时岭南人，特别是广州一带人，嗜食槟榔的习俗。生动形象，诙谐幽默，引人入胜，尽现一方风土人情。也为后人提供了一篇珍贵的医药文献资料。

槟榔原意是指宾、郎，谓来客或贵宾，盖槟榔名义则取于此。因槟榔有驱虫、行气、消积、利水之功效，在南方诸省素有以鲜槟榔待客和吃槟榔的习俗。现在海南一带还流行着"拜年客人到我家，一口槟榔一口茶"的民谣；黎族同胞也把槟榔当作待客的佳品，并称男女定亲赠送的礼品为"送槟榔"。

宋代学者罗大经在《鹤林玉露》中的论述更为有趣，认为槟榔之功有四："一曰醒能使之醉。盖每食之，则熏然颊赤，若饮酒焉，东坡所谓'红潮登颊醉槟榔'者是也；二曰醉能使之醒。盖酒后嚼之，则宽气下痰，余酲顿解；三曰饥能使之饱。盖饥而食之，则充然气盛，若有饱意；四曰饱能使之饥。盖饱后食之，饮食易于消化，不至停积。"

清代名医陈士铎说："岭南烟瘴之地，其蛇虫毒气，借炎蒸势氛，吞吐于山巅水溪，而山岚水瘴之气，合而侵人，有立时而饱闷眩晕者，非槟榔口噬，又何以迅解乎？天地之道，有一毒必生一物以相救。槟榔感天地至正之气，即生于两粤之间，原所以救两粤之人也。"

梨酒

仲宾说：先前他们家有梨园，大的梨树每棵收获梨二车，忽然有一年，挂果众多，挂果量数倍于平常年景，造成梨果囤积卖不出去，甚至拿来喂猪，不值什么钱。有一种山梨，味道极为佳美，觉得喂猪怪可惜的，就用大坛子储存了数百个，用瓦盆盖上，用泥封了口，打算长时间储藏，随时食用。时间久了就忘记了。半年之后，因有事到园中，忽闻到酒气熏人。初怀疑是看家护院的酿制已熟的酒，到处搜查，却未查到。打开察看所藏之梨，都已化成了水，清凉可爱，清澈甘美，已成为美酒，喝一口就醉。

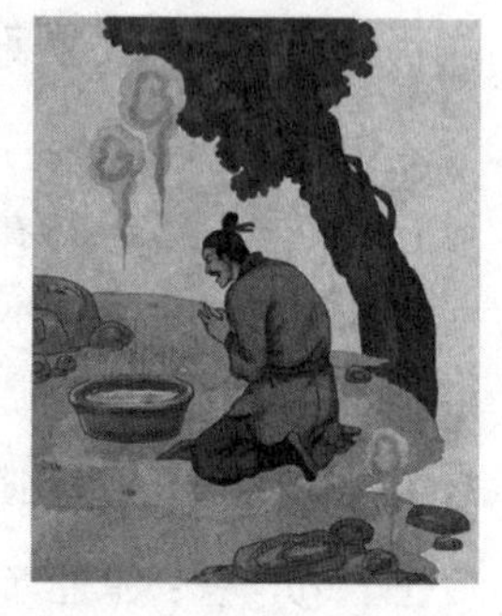

原文

仲宾[1]又云：向其家有梨园，其树之大者每株收梨二车。忽一岁盛生，触处[2]皆然，数倍常年，以此不可售[3]，甚至用以饲猪，其贱可知。有所谓山梨者，味极佳，意颇惜之。漫用大瓮储数百枚，以缶盖而泥其口，意欲久藏，旋取食之。久则忘之，及半岁后，因至园中，忽闻酒气熏人。疑守舍者酿熟，因索之，则无有也。因启观所藏梨，则化而为水，清冷可爱，湛然[4]甘美，真佳酝也，饮之辄醉。

（节选自《癸辛杂识》[5]）

注释

①仲宾：人名。不详。②触处：到处，随处，极言其多。③不可售：卖不了。④湛然：清澈的样子。⑤《癸辛杂识》：作于癸辛街，故以为书名，非记年之作。作者周密（1232—1308），字公谨，号草窗，其先济南（今属山东）人，南渡后侨居湖州（今属浙江）。周密是南宋末年著名词人与诗人，又以笔记文成就更大。作品较多而著名。诸如《齐东野语》《武林旧事》等。

按语

据说酒圣杜康曾担任"庖正"，专司做饭，他把剩饭放进树洞里，久而发酵，气味芬芳，受此启发，便发明了酿酒。晋代江统《酒诰》中说："酒之所兴，乃自上皇，一曰杜康。有饭不尽，委余空桑，郁积成味，久蓄气芳，本出于此，不由奇方。"本文所言对梨酒的发现也是如此。梨酒同其他果酒一样，适量饮用有益于健康。

历史上有许多发明创造，常常是偶然发现的结果，而这偶然的发现，恰恰揭示了事物的自然规律。

朱丹溪"倒仓论"

《黄帝内经》言：人体的肠胃就像市场。里面什么东西都有，其中谷物最多，所以叫它仓库，就像存谷物的屋子。所谓"倒"，就是清除掉积存的旧物，打扫干净。胃居于人体中部，五行属土，善于容纳食物但不能自行运化。人在吃饭的时候，遇到适口的食物，难道不会因为食用过量成为积滞而伤害肠胃吗？因为七情的偏激，饮食五味过于丰腴，怎能不伤害人体的平和之气呢？残存的糟粕以及体内停留的痰饮、瘀血，互相纠缠，日积月累，郁结积聚，更严重的就像核桃瓤那样，生出各种各样的寄生虫，使得中宫脾胃不清，胃功能失常。实在是因为内部的不和表现在外，所以出现瘫痪、劳瘵、蛊胀、癞疾或者许多叫不上名字的奇病。

原文

《经》曰[①]：肠胃为市。以其无物不有，而谷为最多，故谓之仓，若积谷之室也。倒者，倾去积旧而涤濯，使之洁净也。胃居中，属土，喜容受而不能自运者也。人之饮食，遇适口之物，宁[②]无过量而伤积之乎？七情之偏，五味之厚，宁无伤于冲和之德[③]乎？糟粕之馀，停痰瘀血，互相纠缠，日积月深，郁结成聚，甚者如核桃之瓤，诸般奇形之虫，中宫不清矣，土德[④]不和矣。诚于中形[⑤]于外，发为瘫痪，为劳瘵，为蛊胀，为癞疾，为无名奇病。

（节选自《格致余论[⑥]·倒仓论》）

注释

①《经》曰：语出《素问·刺禁论》：“脾为之使，胃为之市。”意谓脾主运化，以营四脏，故为之使；胃主受纳，为水谷聚集之所，故为之市。②宁：难道。③冲和之德：指人体的平和之气。④土德：指脾胃的正常功能。⑤形：表现。⑥《格致余论》：元代著名医学家朱丹溪的代表作之一。格致取于儒家之格物致知，即探究事物而获得真知。正如本书序言中所说：“古人以医为吾儒格物致知一事，故目其篇曰《格致余论》。”亦可见朱丹溪对医道之重视。朱丹溪（1281—1358）：字彦修，名震亨，婺州义乌（今浙江义乌市）人。因家乡有条美丽的小溪叫丹溪，死后，人们尊称他为丹溪翁。朱丹溪青年时期为应科举考试，钻研儒家经典，曾师从当地著名理学家许谦，成了一位学识渊博的“东南大儒”。后因老母患脾病久治不愈，他的老师许谦也卧病日久，鼓励丹溪学医。于是，他决意断绝仕途，专心从事医学。遂拜杭州名医罗知悌为师，旁通刘完素、张从正、李东垣三家之说，倡导滋阴学说，创立丹溪学派，对祖国医学贡献卓著。后人将他和刘完素、张从正、李东垣一起，誉为“金元四大医家”。

按语

本文选自朱丹溪的《格致余论》一书。“格致”取于儒家之格物致知，即探究事物而获得真知。自宋代以后，修身齐家治国平天下，成为士子们读书进学的理想，而这条进身之路便开始于格物致知。本书取于此意，故名为《格致余论》。

朱丹溪针对人受“七情之偏，五味之厚”，而伤害体内的平和之气，脾胃“日积月深，郁结成聚”而生病的情况，提出“倒仓法”，强调要清除肠胃积存的旧物。这在临床上颇有指导意义。

儒医不分

医术常常关系人们的性命，不要认为是寻常之事。学医的人如果不是专心致志之士，难以达到高妙的境界。如汉代的张仲景，晋代的葛洪，南朝齐代的褚澄，梁代的陶弘景，无一不是倾心儒学、有才德有造诣之人。我听说儒者识礼义之道，医者知损益身体之术。如果不修明礼义，就不明白孔孟的教诲；分不清损益身体之事，就会危害百姓的生命。对儒和医难道可以轻视吗！儒与医怎么可分开呢！

原文

医术动[①]关性命，非谓等闲[②]。学者若非性好专志，难臻[③]其妙。……如汉之张仲景，晋之葛洪，齐之褚澄[④]，梁之陶隐君[⑤]，非不[⑥]服儒有才有行[⑦]。吾闻儒识礼义，医知损益。礼义之不修，昧孔孟之教；损益之不分，害生民之命。儒与医岂可轻哉！儒与医岂可分哉！

（节选自《古今医统》[⑧]卷三）

注释

①动：常常。②等闲：寻常。③臻（zhēn 真）：达到。④褚澄（？—483）：阳翟（今河南禹州）人，南朝齐代医家，著有医论十卷，世称《褚氏遗书》。⑤陶隐君：即陶弘景。⑥非不：无不。⑦行：造诣。⑧《古今医统》：为明代新安医学大家徐春甫所著。全书100卷，165门，涉及《内经》旨义、历代名医传略、名家医论、脉学、运气、针灸、经络、养生、本草、各科临床、医案验方选集等，概括了明代以前我国重要医学典籍和医学成就，被列为我国医学史上十大医学全书之一。书中除引古说外，在医理、方药上均有阐发。至今对临床应用和理论研究仍有较高的参考价值。徐春甫（1520—1596），字汝元，号思鹤，又号东皋，祁门县城东（今属安徽）人，他博览医书，精通内、妇、儿科，闻名遐迩。徐春甫从《内经》入手，对秦汉以来的230多种医学方面的重要典籍进行校正，取各家之长，分门别类归纳整理，于1556年著成《古今医统》（又称《古今医统大全》）一书。

按语

医学是至精至微之事，只有用心精微之人，方可成就其业。纵观古今医家，大凡称得上名医者，无一不是通儒的饱学之士。诚所谓“大医者必大儒也”，“儒与医岂可分哉！”汉代硕儒贾谊说：“古之圣人，不居朝廷，必隐于医卜。”北宋名相范仲淹说：“不为良相，愿为良医。”恐怕正是儒与医不易分的原因。

酒辟雾瘴

书上说天下大雾时，人们不宜远行，应该饮点酒，可以抵御大雾对人体的侵袭和危害。曾有三个人早起在大雾中赶路。一个人早晨吃了些粥，一个人空着肚子，一个人饮了点酒。他们三人，其中吃粥的人患了雾瘴，得了重病；那个空腹的人因患雾瘴，得病而死去；那个饮酒的人没有生病，而且身体还很健康。从这个例子就可以看出，酒能活血益气，故能避免大雾对肌体的侵袭和危害，而不得雾瘴之患。

原文

书①云：大雾不宜远行，宜饮少酒以御雾瘴②。昔有早行者三人，一人食粥而病，一人空腹而死，一人饮酒而健。酒能壮气辟③雾瘴也。

（选自《三元延寿参赞书④·卷二·行立》）

注释

①书：指《三元延寿参赞书》。②雾瘴：瘴气。又称山岚瘴气、瘴毒、瘴疠。③辟：祛除；避免。④《三元延寿参赞书》：养生著作，见载于《道藏·洞神部》。作者李鹏飞，元代医家，生卒年月不详。该书指出，天元、地元、人元即“三元”。认为“天元之寿，精气不耗者得之”，明确提出了“欲不可早，欲不可纵，欲有所忌，欲不可强，欲不可避”等告诫；“地元之寿，起居有常者得之”；“人元之寿，饮食有度者得之”。强调若能固精气、起居常、节饮食，则可延寿。其中卷三为食疗，专论“饮食有度”及饮食宜忌，摘取历代有关资料，分成五味、食物两部分阐述食疗注意事项。另外，还分类辑录诸家养生要语，极有参考价值。

按语

这个故事最早见于晋·张华《博物志》。原文如下：“王肃、张衡、马均三人，冒雾晨行，一人饮酒，一人饱食，一人空腹。空腹者死，饱食者病，饮酒者健。此酒势辟恶，胜于作食之效也。”强调酒能辟秽恶，优于食物的效用。李时珍在《本草纲目·谷部》第二十五卷“酒条”，也引述了《博物志》这段话。关于酒，南朝陶弘景在《别录》中曾有论述：“大寒凝海，惟酒不冰，明其性热，独冠群物，药家多用以行其势；人饮多则体弊神昏，是其有毒故也。”既说明了酒的性能及功效，又指出了酒的副作用。

“医”字繁体其部首为“酉”，酉即酒。医从“酉”而来，说明了自古以来酒在医药中的地位和重要性。酒应用于医疗中，如用酒炮制中药、酒送服药物，或制成药酒服用，使之通利血脉，助其药力，它又能够起到消毒的作用。所以说酒不仅能“辟雾瘴”，而且对人体的健康是有益的。古代的酒均为煮熟的谷物自然发酵而成的，并且都是低度的。而今天的酒多是高度的烈性酒，所以大量饮用对人体的胃、肝等脏器都有强烈的刺激，甚至中毒。因此饮酒一定要适度、适量，才能起到通利血脉、扶助正气的作用。

方之祖始于仲景

方剂的发端始于张仲景。后人按其理法，触类旁通，扩展充实方剂的内容，数量之多不能统计完全，然而都不能超越张仲景的范围。大概是因为前人立法，后人因袭的缘故。创始者难以发挥作用，后起者易于取得成效。

原文

方之祖始于仲景。后人触类[①]扩而充之，不可计殚[②]，然皆不能越仲景之范围。盖前人作法[③]，后人因[④]焉[⑤]。创始者难为用[⑥]，后起者易为功。

（节选自《医方集解》[⑦]序）

注释

①触类：意即认识了某一事物进而依照其规律。语出《易经·系辞》“引而申之，触类而长之”。犹“触类旁通”。②殚：尽。③作法：创制法则，即立法。④因：因袭。⑤焉：它。⑥为用：发挥作用。⑦《医方集解》：为清代著名医学家汪昂所著。全书六卷，分21门，共收入正方370余方，附方490余方。此书博采前人著作之优点，又结合了临床实践，先解释受病之由，次说明用药之意，分别宜忌，唯求义明。汪昂（1615—？）：字讱庵，初名恒，安徽休宁县城西门人。撰《医方集解》《本草备要》《汤头歌诀》《素问灵枢类纂约注》等，盛行于世。

按语

称张仲景为“医方之祖”，这是中医界的习惯说法，其实是对医圣的崇敬溢美之辞。在仲景之前早就有方剂之作，如1973年在长沙马王堆出土的帛书《五十二病方》系春秋战国时期的作品，张仲景在《伤寒论》序中说“勤求古训，博采众方”，就是证明。但张仲景系统全面地整理前人之方创立了中医方剂的经典，则是不争的事实。

方之解始于成无己

方有解释开始于成无己。成无己感慨张仲景的书后人很少理解，于是选取《伤寒论》进行注解，阐明症候解释方义，使读者有了可以入门且遵循的方法。成无己确实是阐述仲景理法的有功之臣，启发后代学者的领路之人。从那以后，著名的医家一批批涌现，认为应该继承前人的事业而发扬光大，于是分析其精微的含义阐述其深奥的原理，使古方和时方被世人大为明了，这难道不令人愉快？

原文

方之有解始于成无己[①]。无己慨仲景之书后人罕识，爰[②]取《伤寒论》而训诂[③]之，诠证释方，使观者有所循入。诚哉仲景之功臣，而后觉之先导矣。厥后名贤辈出，谓当踵事增华[④]，析微阐奥，使古方[⑤]时方[⑥]大明于世，宁[⑦]不愉快？

（节选自《医方集解》序）

注释

①成无己：金代医学家。最早为《伤寒论》全书作注，其介绍传播《伤寒论》之功甚大。著作有《注解伤寒论》《伤寒明理论》等。②爰：于是，就。③训诂：解释，注解。④踵事增华：继承前人的事业而发扬光大。语出《文选·序》“盖踵其事而增华，变其本而加厉”。踵，本指脚后跟，引申为跟随，继承。华，光采。⑤古方：主要指张仲景《伤寒论》和《金匮要略》中的方剂，亦称经方。⑥时方：与“古方”相对，犹今方。泛指张仲景以后所出的方剂。⑦宁：难道。

按语

成无己首注《伤寒论》，揭示经方含义，功莫大焉。试想，为什么有人拿成方治病，病却不能痊愈，甚至反而贻害病人呢？正是因为对脉象没有辨清，对药性未能辨明，被似是而非的假象所迷惑却未能掌握其方的真正含义。一言以蔽之，知其方而不知方之解故也。

外治调摄，无日不在

有的人讥笑外治法是欺诈之术欺骗世人，但不知外治之道就近在人们的耳目之前。营养之物只有饮食属内，其余有益于身体的东西，没有不是身外之物的。夏天的扇子，冬天的皮衣，难道不是外物吗？暑热时躺的竹席，寒冷时围坐的火炉，难道不是外物吗？热的时候乘凉，冷的时候取暖，随着四季而变化，因此人体才得以免于疾病。不仅如此，诸阳经都聚集头部，十二经脉三百六十五络，其气血都上达面部，而循经各个孔窍。面部属于阳明胃经，早晨起来摩擦面部，不仅仅是为了使之光泽，也可以起到调和气血、升举阳气、健脾温胃的作用；清洗眼睛，可以起到滋润脏腑之精华，消除眼目翳障的作用；漱洗牙齿，可以起到坚固牙齿，防止虫蛀的作用；梳理头发，可以起到疏散风寒，彻去火邪的作用。饭后揉按腹部，有助脾胃的运化，免除积滞。临卧洗脚，三阴经都起于足趾，寒气又往往从脚心侵入，濯洗它是为了温阴经而祛寒邪。疼痛时就用手去揉，瘙痒时就用手来搔；唾沫可以解毒，小便可以疗伤。治病大都是近取诸身，甚为方便，为什么必须服用药物呢？大凡七情之病，看花可以解闷，听曲可以消愁，都有胜过药物的作用。人没有一天不在外治法的调理之中，只是日常习惯，不能察觉罢了。

谚语说："看不见反而遮一层，走不动反而拖一根。"看似是无理之言，却有深奥的道理，老人有病也是可以不用倚仗药物的。谚语又说："瓜熟蒂落。"妇女胎产，不服药的是多数。至于小儿断奶、种痘，古代只流传外治，没有听说有内服之方，当代贤哲也没说过用内服法的，如果认为外治法不合适，为什么不拿出一个内服的方子来呢？《洗冤录》所记载的五种绝症救法，大都是外治起死回生，其功不小，这是因为服用药物对此种绝症也毫无办法了。绝症都可以用外治法挽救，不是绝症的病更可以用外治法治愈了。倘若医家能够将这种方法推而广之，又在人情物理中细加体察，在毫无办法之时另外想出高招，那么治疗各种疾病都可以起死回生，岂不是大快人心的事吗！又何必惧怕别人说自己是诡诈之道欺骗世人呢！

原文

有讥外治为诡道以欺世者，不知其道即近在人耳目前也。人生唯饮食属内耳，其馀有益于身者，无非身外物也。夏之箑[①]，冬之裘，不在外者乎？暑则卧簟[②]，寒则围炉，不在外者乎？而熱者以凉，冷者以暖，随四时而更变，因是得免于病。不独此也，诸阳[③]聚于头，十二经脉三百六十五络，其气血皆上于面，而走空窍。面属阳明胃[④]。晨起擦面，非徒为光泽也，和气血而升阳益胃也；洗眼，滋脏腑之精华以除障[⑤]也；漱齿，坚骨以防蠹也；梳发，疏风散火也。饭后摩腹，助脾运免积滞也。临卧濯足，三阴[⑥]皆起于足指[⑦]，寒又从足心入，濯之所以温阴[⑧]而祛寒也。痛则手揉，痒则爪搔；唾可抹毒，溺可疗伤。近取诸身，甚便也，何尝必须服药乎？七情之病也，看花解闷，听曲消愁，有胜于服药者矣。人无日不在外治调摄之中，特习焉不察耳。

谚曰："看不见遮一层[⑨]，走不动拖一根[⑩]。"无理之言中有妙理，老人有疾亦不恃药饵也。又谚曰："瓜熟蒂落。"妇人胎产，始终不服药者多。至于小儿断乳、种痘，只传外治，不闻古有内服之方，时贤亦未有言内服者，如以外治为不然，胡不出一内服之方乎？又《洗冤录》[⑪]所载五绝[⑫]救法，大都外治起死回生，有功匪浅，盖服药者至此技也穷矣。夫绝症可以外治法救，未绝者更易救也。倘医家能以其法推之，而体察于人情物理，于无法之中别生妙法，则治诸症莫不可起死回生，岂非人心之大快哉！又何嫌于诡道以欺世乎？

（节选自《理瀹骈文》[⑬]）

注释

①箑（shà 霎）：扇子。②簟（diàn 店）：竹席。③诸阳：指人身六条阳经。④阳明胃：指足阳明胃经。⑤障：翳障。⑥三阴：太阴、少阴和厥阴三条阴经。⑦指：脚趾。⑧阴：此指下肢。⑨遮一层：指戴眼镜。⑩拖一根：指拄拐杖。⑪《洗冤录》：指宋代宋慈的法医专著《洗冤集录》。⑫五绝：旧指缢死、压死、溺死、魇死和产乳（临产时突然晕厥）五种绝症。⑬《理瀹骈文》：清代医学家吴师机积十余年外治经验，

于1865年撰成《外治医说》一书，刊成后易名《理瀹骈文》，盖取“医者理也，药者瀹也”之意。这是一部非常著名的中医外科专著。书中提出“外治之理即内治之理”的观点，阐述外治法的理论依据，以及膏药的制法、用法和治疗范围、作用等，有较高的实用价值。吴师机（1806—1886）：原名安业，字尚先，浙江钱塘（今浙江杭州）人，曾中举人，后弃儒业医。创用内病外治法，以膏药、熏洗等法治疗内、外、妇、儿科诸病，世称外治之宗。

按语

本文驳斥人们对外治法的种种非难，说明外治之法无日不在身边，表明作者不墨守陈规，敢于创新，甚至不嫌“诡道欺世”的无畏精神。

医林改错

嘉庆二年，我当时三十岁，四月上旬，游于滦州的稻地镇。那时当地的小孩，大多传染了瘟疹痢症，死亡者占十之八九。没钱的人家，多半用代席裹埋。所谓代席，就是代替棺材的席。当地乡俗，尸体也不深埋，意在让狗吃，利于下胎不死。所以各义冢之中，破腹露脏的小儿尸体，每天有一百多。我每日骑马路过，起初未尝不掩鼻，后因念及古人之所以错论脏腑，皆因未尝亲见。于是不避污秽，每日清晨赴其义冢，就露脏的群儿仔细观看。犬食之余，大约有肠胃的尸体多，有心肝者少，互相参看，十人之内，看全不过三人。连看十日，大约看全不下三十余人。才知医书中所绘脏腑形图，与人的脏腑，全不相合，即使件数多寡，亦不相符。胸中膈膜一片，其薄如纸，最关紧要。等到我看时，全已被破坏，未能验明在心下心上，是斜是正，最感到遗憾。

想不到于道光九年十二月十三日夜间，有安定门大街板厂胡同恒家，请我看病。因谈及膈膜一事，留心四十年，未能研究验证明确。内有江宁布政司恒敬公，讲他对于膈膜一事，最为清楚。我听后喜出望外，立即向他拜叩请问。恒公看到我的苦衷，细细说明形状。脏腑一事，我访验四十二年，才得到准确答案，绘成全图。

原文

至嘉庆二年丁巳[①]，余年三十，四月初旬，游于滦州[②]之稻地镇。其时彼处小儿，正染瘟疹痢症[③]，十死八九。无力之家，多半用代席裹埋。代席者，代棺之席也。彼处乡风，更不深埋，意在犬食，利于下胎不死。故各义冢[④]中，破腹露脏之儿，日有百馀。余每日压马[⑤]过其地，初未尝不掩鼻，后因念及古人所以错论脏腑，皆由未尝亲见，遂不避污秽，每日清晨赴其义冢，就群儿之露脏者细视之。犬食之馀，大约有肠胃者多，有心肝者少，互相参看，十人之内，看全不过三人。连视十日，大约看全不下三十余人。始知医书中所绘脏腑形图，与人之脏腑，全不相合，即件数多寡，亦不相符。惟胸中膈膜一片，其薄如纸，最关紧要。及余看时，皆已破坏，未能验明在心下心上，是斜是正，最为遗憾。

不意道光九年[6]十二月十三日夜间，有安定门大街板厂胡同恒宅，请余看症。因谈及膈膜一事，留心四十年，未能审验明确。内有江宁[7]布政司[8]恒敬公[9]，言伊于膈膜一事，知之最悉。余闻言喜出望外，即拜叩而问之。恒公鉴[10]余苦衷，细细说明形状。余于脏腑一事，访验四十二年，方得的确，绘成全图。

（节选自《医林改错[11]·上卷·脏腑记叙》）

注释

①嘉庆二年丁巳：1797年。②滦州：今河北省唐山市滦州市一带。③瘟疹痢症：瘟疹和痢疾，都是急性传染病。④义冢：旧时穷人安葬死者和收埋无主尸骸的墓地。⑤压马：骑马。⑥道光九年：1829年。⑦江宁：今江苏省南京市。⑧布政司：指布政使，官名，管理一省的人事和财政。⑨恒敬公：原名恒敏，姓尹尔根觉罗。⑩鉴：看到。⑪《医林改错》：全书分为上、下两卷，记载了清代名医王清任对古医籍中脏腑错误的纠正，他的气血脏腑学说的立论，以及他大量的临床经验。该书自刊行以来，广为流传，还曾被译成英文在英国出版。王清任（1768—1831）：字勋臣，河北省玉田县人，是我国医学史上富有创新精神的医学实践家，非常重视人体解剖学，亲自观察尸体结构，并绘图以示。他根据多年的临床实践，对中医学气血理论做了新的发挥，强调补气活血与活血逐瘀的临床治疗原则，并变化出几十首活血化瘀的方剂，如通窍活血汤、血府逐瘀汤、补阳还五汤等。在治疗各种瘀血症及半身不遂等疑难症方面取得了良好的疗效。王清任所创立的方剂中有许多被后人沿用至今，在当代中医界关于活血化瘀的研究中，受到高度重视。后世医家遵其理，执其方者，大多能取得很好的临床效验。王清任的学术成就，对中国临床和理论的发展都产生了深远的影响。

按语

王清任有感于前人对脏腑的论述和所绘的图像错误很多，立志进行研究订正。他冲破礼教的束缚，长期反复观察尸体脏腑，并四处调查访问，不惜“访验四十二年”之久，终于澄清了历代关于脏腑问题的一些含混认识，并绘成脏腑全图，刊行于世。尽管由于历史条件的限制，王清任对脏腑的认识还存在一些错误的地方，但他这种注重科学，认真实践的精神是难能可贵的，应该充分肯定。

二 大医精诚

大医之心

凡是德才兼备的医生治病，一定要能安定神志，没有私欲和贪求，胸怀慈悲与怜悯，立誓救助人类的疾苦。如果有因疾苦来求治的人，无论地位高低，家境贫富，年龄长幼，相貌美丑，关系亲疏，华人夷人，愚者智者，都应一视同仁，像对最亲密的人一样看待。也不能畏首畏尾，忧虑个人的得失，怜惜自己的身家性命。看到病人的痛苦烦恼，就好像病在自己身上一样，从内心深处感到悲痛，不回避艰险、黑夜、严寒、酷暑、饥渴、疲劳，全心全意地去救治，不要产生怕耽搁自己的时间而婉言推托的念头。像这样便可以成为百姓的大医，与此相反的便是人民的大害。

自古名医治病，多用活物来救助危急的病人，虽说人们都认为牲畜低贱，人类高贵，但对于爱惜自己的生命，人类和牲畜是一样的。损害对方有益自身，这是生物都共同憎恶的，何况是人类呢？杀害动物的生命来求得人类的生存，距医生救生的本意就更远了。我现在这部《千金要方》之所以不用活物作为药饵，就是由于这个原因啊。

那些虻虫、水蛭之类，街市上有原先已死的，就买来使用，不属禁例。只是像鸡蛋这种东西，因为它一团混沌，未成小鸡，一定要在十分危急关头，迫不得已才使用它。能够不使用的人，才是真正大智之人，这也是我赶不上的了。假使有患疮疡、泄痢，又脏又臭，不堪入目，人们厌恶看到的病人，只萌发不安、悲伤、同情、怜恤的心思，不产生一点不快的心情，这就是我的志愿。

原文

凡大医治病，必当安神定志，无欲无求，先发大慈[①]恻隐[②]之心，誓愿普救含灵之苦。若有疾厄[3]来求救者，不得问其贵贱贫富，长幼妍蚩[4]，怨亲善友[5]，华夷[6]愚智，普同一等，皆如至亲之想，亦不得瞻前顾后，自虑吉凶，护惜身命。见彼苦恼，若已有之，深心凄怆[7]，勿避崄巇[8]、昼夜、寒暑、饥渴、疲劳，一心赴救，无作[9]功夫[10]形迹[11]之心。如此可为苍生大医，反此则是含灵巨贼。

自古名贤治病，多用生命以济危急，虽曰贱畜贵人，至于爱命，人畜一也。损彼益己，物情同患[12]，况于人[13]乎！夫杀生求生，去生更远，吾今此方所以不用生命为药者，良由此也。

其蝱[14]虫、水蛭之属，市有先死者，则市[15]而用之，不在此例。只如鸡卵一物，以其混沌[16]未分，必有大段[17]要急之处，不得已隐忍[18]而用之。能不用者，斯为大哲[19]，亦所不及也。其有患疮痍、下痢，臭秽不可瞻视，人所恶见者，但发惭愧凄怜忧恤之意，不得起一念蒂芥[20]之心，是吾之志也。

（节选自《备急千金要方》[21]卷一《大医精诚》）

注释

①大慈：佛教用语，谓心肠极其慈善。②恻隐：怜悯；不忍。③疾厄：疾病；困苦。④妍蚩（yán chī　研痴）：美丑。妍，姣美。蚩，同“媸”，丑陋。⑤怨亲善友：谓关系亲疏。善，交往一般者。友，过从密切者。⑥华夷：谓不同民族之人。华，指汉族。夷，古代对异族的通称。⑦凄怆：伤感；悲痛。⑧崄巇（xī　西）：艰险崎岖。崄，同“险”。⑨作：起；产生。⑩功夫：时间。此谓耽搁时间。⑪形迹：拘礼；客套。此谓婉言推托。⑫患：厌恨。⑬于人：《医心方》引作“圣人”。⑭蝱：“虻”的异体字。⑮市：购买。⑯混沌：古人想象中天地未分时浑然一体的状态。此指鸡雏成形前的状态。亦作“浑沌”。⑰大段：重要。唐人熟语。与下文“要急”同义复用。⑱隐忍：勉强忍痛。⑲哲：哲人，即才能识见超越寻常的人。⑳蒂芥：又作“芥蒂”。细小的梗塞物。喻郁积在胸中的怨恨或不快。㉑《备急千金要方》：简称《千金要方》或《千金方》，以为“人命至重，有贵千金，一方济之，德逾于此”，故以为名。唐代著名医学家孙思邈所著。全书保存了唐代以前许多珍贵的医学文献资料，是我国现存最早的一部临床实用百科全书。孙思邈（581—682）；京兆华原（今陕西铜川市）人，博览群书，精通诸子百家，尤善言老庄，兼好佛典。隋、唐两代皇帝征召授官，皆固辞不受，而隐居山林，行医民间，世称真人、药王。一生著述丰富，主要有《备急千金要方》与《千金翼方》各三十卷传世。

按语

《大医精诚》是一篇论述医德规范的文章，历代讲医德者，无不首先提到它。文章指出作为一个医生应当做到“精”“诚”二字。“精”即医技要精湛；“诚”即品德要高尚。作者从“心”“体”“法”三个方面对医生提出要求：立志“普救含灵之苦”，诊治“纤毫勿失”，不得炫己毁人、“经略财物”。这些看法，至今仍有重要的教育意义。

大医之体

德才兼备的医生的风度，要能神志纯净，排除杂念，目不旁视，看上去庄重严肃，气度宽宏，不亢不卑；诊察疾病，专心致志；详细了解病状脉候，不得丝毫有误；处方针刺，不出任何差错。虽然说疾病应当尽快治疗，但是最要紧的是遇事毫不惑乱。应详细观察，深入思考，不能在人命关天的大事上，轻率地炫耀自己医术，盲目追求动作快捷、名声赞誉，那是很不人道的啊！再者到了病人家中，即使满眼都是贵妇美女，也不要左顾右盼；音乐优美灌入耳中，也不能似有欢娱的神情；美食佳肴交替奉上，进食要如同没有味道一样；各种美酒同时陈列，看到也要如同未见一般。这样做的原因，是因为家中有一人面对墙角哭泣，满屋的人都会为之不乐，更何况病人的痛苦片刻不离。如果医生在这种情况下却心安理得地寻欢作乐，高傲地自鸣得意，是人神共同认为可耻的行为，高尚的人不应做出的举动。这大概是作为仁术的医道的本来含义啊。

原文

夫大医之体[①]，欲得澄神[②]内视[③]，望之俨然[④]，宽裕[⑤]汪汪[⑥]，不皎不昧[⑦]。省病诊疾，至意深心；详察形候，纤毫勿失；处判针药，无得参差[⑧]。虽曰病宜速救，要须临事不惑。唯当审谛[⑨]覃思[⑩]，不得于性命之上，率尔[⑪]自逞俊快[⑫]，邀射[⑬]名誉，甚不仁矣！又到病家，纵绮罗[⑭]满目，勿左右顾眄[⑮]；丝竹凑[⑯]耳，无得似有所娱；珍羞[⑰]迭[⑱]荐[⑲]，食如无味；醽醁[⑳]兼陈，看有若无。所以尔者，夫一人向隅，满堂不乐[㉑]，而况病人苦楚，不离斯须。而医者安然欢娱，傲然自得，兹乃人神之所共耻，至人[㉒]之所不为。斯盖医之本意也。

（节选自《备急千金要方》卷一《大医精诚》）

注释

①体：风度；气质。②澄神：澄清神志。③内视：谓不视外物，排除杂念。④俨然：庄重貌。⑤宽裕：气度宽宏。⑥汪汪：水宽广貌。此喻心胸宽阔。⑦不皎不昧：谓不亢不卑。皎，明亮，引申为傲慢。昧，昏暗，此谓卑微。⑧参差（cēn cī）：不齐貌。此指差错。⑨审谛：详审。审，周详；谛，审察。⑩覃思：深思。亦作“潭思”。⑪率尔：轻率貌。⑫俊快：才智过人，出手快捷。⑬邀射：追求；猎取。⑭绮罗：本指丝绸衣服，此指穿着绮罗的人。多用作贵妇、美女的代称。⑮顾眄（miǎn 免）：犹顾盼。顾，回视。眄，斜视。⑯凑：入；传入。⑰珍羞：贵重珍奇的食品。亦作“珍馐”。⑱迭：交替；轮流。⑲荐：进献。⑳醽醁（líng lù 灵录）：美酒名。㉑夫一人向隅，满堂不乐：语本汉·刘向《说苑·贵德》：“今有满堂饮酒者，有一人独索然向隅而泣，则满堂之人皆不乐矣。”隅，角落。㉒至人：古代指思想道德达到最高境界的人。

◇◇◇ **按语** ◇◇◇

本文论述了大医的风度。指出医生思想要纯净，待人接物要庄重大方，宽宏可信，诊治疾病要仔细认真，应具备高尚的医德。

为医之法

行医的原则，不能多言逗笑，大声吵闹，说长道短，议论他人，炫耀声名，诽谤众医，自夸德行。偶尔治愈一病，就昂头仰面，大有自我夸耀的神态，认为自己是天下第一，这是医生的致命恶习啊。

老君说："一个人公开地有德于人，人们自然会报答他；一个人暗中有德于人，鬼神会报答他。一个人公开地作恶，人们自然会报复他；一个人暗中作恶，鬼神会来加害他。"寻求一下这两种果报，即阳施有阳报，阴施有阴报，这难道是骗人的吗？因此医生不能依仗自己的特长，一心谋取财物，只要抱着拯救苦难的念头，在阴间自会感到多福的。又不能因为病人富贵，就开珍贵的药物，使他难以求得，以此来炫耀自己的本事，这样做实在不是忠恕之道。我心存救世济民之心，所以琐碎地谈论这些，学医的人不可耻笑我讲得粗俗啊。

◇◇◇ **原文** ◇◇◇

夫为医之法，不得多语调笑，谈谑①諠譁②，道说是非，议论人物，衒燿③声名，訾毁诸医，自矜④己德。偶然治差一病，则昂头戴面⑤，而有自许⑥之貌，谓天下无双，此医人之膏肓⑦也。

老君⑧曰："人行阳德⑨，人自报之；人行阴德⑩，鬼神报之。人行阳恶，人自报之；人行阴恶，鬼神害之。"寻⑪此贰途，阴阳报施⑫，岂诬⑬也哉？所以医人不得恃己所长，专心经略⑭财物，但作救苦之心，于冥运道中⑮，自感多福者耳。又不得以彼富贵，处以珍贵之药，令彼难求，自衒功能，谅⑯非忠恕之道⑰。志存救济⑱，故亦曲碎⑲论之，学者不可耻⑳言之鄙俚㉑也。

（节选自《备急千金要方》卷一《大医精诚》）

◇◇◇ **注释** ◇◇◇

①谈谑（xuè 血）：谈笑。谑，开玩笑。②諠譁：即"喧哗"。大声吵闹。諠，"喧"的异体字。譁，"哗"的异体字。③衒燿：炫耀。④矜：夸耀。⑤戴面：仰面。⑥许：称许；赞许。⑦膏肓：此喻恶劣习气。⑧老君：即老子。姓李，名耳，字伯阳，谥曰聃，春秋时思想家，道家学派的创始者。唐代乾封元年上尊号"玄元皇帝"，武后时改称"老君"。俗称"太上老君"。⑨阳德：指公开做的有德于人的事。⑩阴德：指暗中做的有德于人的事。⑪寻：寻求。⑫阴阳报施：明里或暗中的施行与报应。即上文所云阳施则有阳报，阴施则有阴报。⑬诬：欺骗。⑭经略：谋取。⑮冥运道中：谓阴间

世界的轮回路上。⑯谅：确实。⑰忠恕之道：儒家伦理思想。《论语·里仁》："夫子之道，忠恕而已矣。""忠"谓积极为人，"恕"谓推己及人。⑱救济：救世济民。⑲曲碎：琐碎。⑳耻：认为……耻辱。㉑鄙俚：粗俗。

按语

孙思邈提出医生的行为准则，批评那些抬高自己，打击别人的庸医作风。

钱乙孝亲

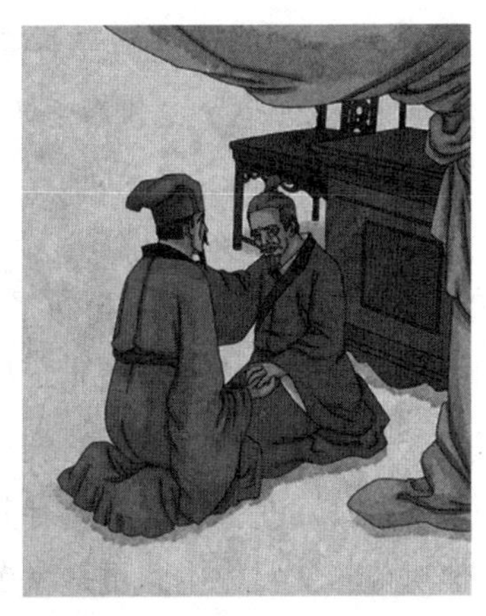

钱乙，字仲阳，祖上是钱塘人，跟吴越王钱镠有宗族关系。吴越第五代王钱俶纳土归宋后，钱乙曾祖父钱赟跟随吴越王北上，于是迁居到山东郓州。钱乙父亲钱颢，是擅长针术的医生，然而嗜好饮酒，喜好游访。有一天他隐匿姓名，从海上向东游访，不再返回。钱乙三岁时，母亲早亡。钱乙的姑母嫁给姓吕的医生，怜悯钱乙孤幼，把他收养为子。渐渐长大读书，跟从吕先生学习医学。姑母临死前，才把他的家世告诉他。钱乙痛哭，请求去寻找父亲，总共往返五六次，才找到父亲。又过了几年，终于接父亲还乡。这时钱乙已经三十多岁了。乡里人都惊讶赞叹，感动地为此落泪，很多人赋诗来赞颂此事。七年后，其父寿终去世，他按照礼法办理了丧事。钱乙侍奉吕先生，就像对待亲生父亲一样。吕先生去世，没有儿子，钱乙为他收葬服丧守孝，并为他的孤女办理婚嫁。每年按时祭奠，完全跟祭奠亲父相同。

原文

钱乙，字仲阳，上世钱塘人，与吴越王有属[①]，俶纳土[②]，曾祖赟[③]随以北，因家于郓[④]。父颢[⑤]，善针医，然嗜酒喜游。一旦匿姓名，东游海上，不复返。乙时三岁，母前亡，父同产[⑥]嫁医吕氏，哀其孤，收养为子。稍长读书，从吕君问医。吕将殁[⑦]，乃告以家世。乙号泣，请往跡[⑧]父，凡五六返，乃得所在。又积数岁，乃迎以归。是时乙年三十馀。乡人惊叹，感慨为泣下，多赋诗咏其事。后七年，父以寿终，丧葬如礼。其事吕君，犹事父。吕君殁，无嗣，为之收葬行服[⑨]，嫁其孤女，岁时祭享，皆与亲等。

（节选自《钱仲阳传》[⑩]）

注释

①吴越王：指钱镠（liú 刘）。吴越，五代十国之一，后梁时，钱镠被封为吴越王。有属：有宗族关系。②俶（chù 怵）：钱俶，钱镠之孙，是吴越第五代国王。纳

土：宋平江南，钱俶出兵策应，献俶所据十三州归大宋。③赟（yūn 晕）：即钱赟。④郓：郓州。（今山东省东平县）。⑤颢：即钱乙的父亲钱颢。《宋史·钱乙传》颢作“颖”。⑥父同产：与父亲同父母所生。指钱乙的姑母。《宋史·钱乙传》：“姑嫁吕氏。”⑦殁：死。⑧跡：“迹”的异体字。追踪，寻找。活用作动词。⑨行服：服丧；守孝。⑩《钱仲阳传》：介绍了钱乙的生平事迹和临床病例，北宋元丰年间进士刘跂所著。《宋史·方技》中有《钱乙传》，内容文词大致相同。刘跂：字斯立，号学易老人，河北东光人，著有《学易集》等。钱乙（约1032—1113），字仲阳，北宋末年郓州（今山东东平县）人。宋代著名的儿科专家。他的《小儿药证直诀》是我国现存的第一部儿科专著，系统地总结了对小儿的辨证施治法，使儿科自此发展成为独立的一门学科。后人视之为儿科的经典著作，把钱乙尊称为“儿科之圣”“幼科之鼻祖”。现存《小儿药证直诀》是钱乙逝世后六年，由他的学生阎季忠（一作孝忠）加以搜集整理，于1119年编成的。

按语

从这段记载中，我们了解到一代名医钱乙孤苦的童年。他三岁丧母，父亲又弃家远游，使他成为孤儿。姑母收养了他，并教他读书学医而成才。因为钱乙有着“老吾老以及人之老”的胸怀，所以当他得知自己的身世后，并没有怨恨生父的弃家远游，而是费尽周折，寻其所在，最终迎父以归，使其安度晚年，得以寿终。而他对待养父吕先生，更是孝敬有加，“皆与亲等”。无怪乎“乡人惊叹，感慨为泣下，多赋诗咏其事”。从中我们可以充分看到古代儒医的传统美德。

医不贪色

宋宣和年间，有一位读书人，患病数年，多方治疗不愈。有位名叫何澄的人，精通医术。患者之妻把何澄请到家中，领到内室，对他说：“我因丈夫患病日久，家产典卖已尽，无法支付医药费用，情愿以我的身体酬谢您。”何澄严肃地拒绝说：“少夫人为何说出这等话来？请尽管放心，我当尽力为你丈夫调治，使他痊愈，切不可以用这样的行为来污辱我。万一让外人知道了，不只是使我的治疗无效，即使没人来惩罚，也一定有鬼神谴责我。”经过治疗，不久后她丈夫的病痊愈了。

原文

宣和[①]间，有一士人[②]抱病经年，百治不瘥[③]。有何澄者善医，其妻请到，引入密室中，告之曰：“妾以良人[④]抱病日久，典卖殆尽，无以供医药之资，愿以身相酬[⑤]。”医正色拒之曰：“小娘子何为出此言！但放心，当为调治取效，切不可以此相污[⑥]。万一外人知之，非独[⑦]使某[⑧]医药不效，不有人诛[⑨]，必有鬼责。”未几，其夫疾愈。

（节选自《医说》⑩卷十）

注释

①宣和：北宋徽宗赵佶年号。②士人：读书人。③瘥：病愈。④良人：古时妻子对丈夫的尊称。⑤相酬：酬谢您。相，间接指代第二人称。⑥相污：污辱我。相，间接指代第一人称。⑦独：只，仅仅。⑧某：我。⑨诛：惩罚。⑩《医说》：南宋医家张杲所著。全书共十卷，分四十七门。前七门总叙古来名医、医书及针灸、诊视之类，次分杂证二十八门，次杂论六门，次妇人小儿二门，次疮及五绝、痹、疝三门，而以医功、报应终焉。《四库全书总目提要》评价说：“其间杂采说部，颇涉神怪，亦为驳杂。然取材既富，奇疾险证，亦往往在焉。盖三世之医，渊源有自，固与道听途说者殊矣。”张杲：字季明，生卒年不详。歙县（今安徽省歙县）人，出身于世医家庭，是新安医学的大家。

按语

何澄能在病家贫困急迫而甘愿以身相酬的时候，保持节操，不贪色欲，且不辞劳苦，一心调治，这种医德风尚，体现了一个真正医生的本色。

王李二医

有一位李医生，江西抚州人，他的医术很高明。崇仁县有一位财主患了病，邀请李医生治疗，约定治好病后以五百吊钱作为谢礼。李医生治疗十多天，病情不见好转，于是请求离去，嘱咐另请高明。并且说：“其他医生不必请，只有王医生可以治疗。”当时王、李二医名声不相上下，都是有名的医生。患家也因李医生久治不效，同意他辞去。

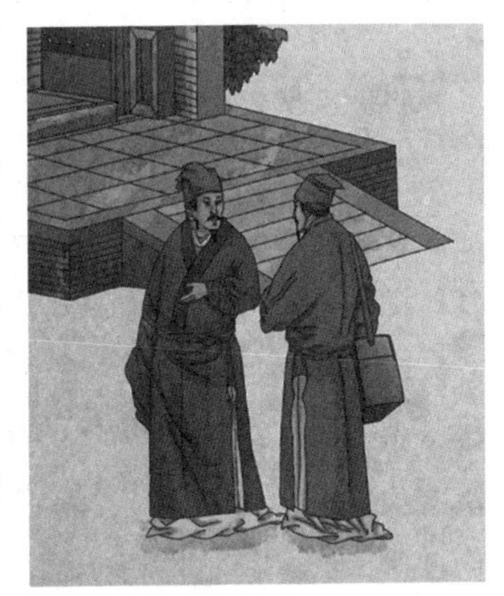

李医生留下一些药物离去。回家走到半路上碰见王医生，便把自己治疗的整个过程告诉王医生。王医生听后说：“仁兄尚且不能治疗，我的技术比您差得远，去也无益，不如一同回去。”李说：“不可。我诊他的脉很仔细，所用方药也很恰当，但病不见好转，估计是我不走运，不该得此谢钱，因而告辞。您可前往，我所用之药现在全拿来给您，只要用此方药治疗，必定会治愈。”

王医生平日很敬重李医生，听了他的这一番话，到了患家，他仍用李医生的药，只是稍微调剂一下，依次序进药，过了三天就把患者的病治好了。财主大喜，如约以五百吊钱作为谢礼，并派人把王医生送回家中。王医生回到城里，置办了丰盛的酒食招待李医生。说："为崇仁县财主治病之事，我没一点功劳，全仰仗仁兄的教诲，我不敢独占这份谢礼，今拿出一半钱为仁兄增寿。"李医生极力拒绝说："我不应当得此谢礼，以前患者的病不愈，今天之所以治好了，这是您的能力，我有什么功劳？您治好了病，我反而受谢，这是不应当的。"王医生也没法勉强他。距今已经过去几十年了，临川人还喜欢说他们的事。

原文

李医者，忘其名，抚州[①]人，医道大行。……崇仁县[②]富民病，邀李治之，约以钱五百贯[③]为谢。李拯疗[④]旬日，不少差[⑤]，乃求去，使别[⑥]呼医。且曰："他医不宜用，独王生可耳。"时王李名相甲乙[⑦]，皆良医也。病者家亦以李久留不効，许其辞。

李留数药而去，归未半，道逢王医，王询李所往，告之故。王曰："兄犹不能治，吾伎[⑧]出兄下远甚，今往无益，不如俱归。"李曰："不然，吾得其脉甚精，处药甚当，然不能成功者，自度运穷[⑨]，不当得谢钱耳。故告辞。君但一往，吾所用药，悉与君，以此治之，必愈。"

王素敬李，如其戒[⑩]，既见病者，尽用李药，微易汤[⑪]，使次第[⑫]以进，阅三日有瘳[⑬]。富家大喜，如约谢遣之。王归郡，盛具享[⑭]李生。曰："崇仁之役[⑮]，某略无功，皆兄之教，谢钱不敢独擅[⑯]，今进其半为兄寿。"李力辞曰："吾不应得此，故主人病不愈，今之所以愈，君力也，吾何功？君治疾而吾受谢，必不可。"王不能强。……今相去数十年，临川[⑰]人犹喜道其事。

（节选自《夷坚志[⑱]·甲志》卷九）

注释

①抚州：今江西省抚州市一带。②崇仁县：在抚州市西南。③五百贯：即五百吊或五百串铜制钱币。古钱中有方孔，用绳穿一千文铜钱称为一贯，也称为一缗。④拯疗：救治。⑤少差：稍愈，好转。差，同"瘥"。⑥别：另外。⑦相甲乙：次第相等。⑧伎：同"技"。⑨自度运穷：自己估计运气不好。⑩戒：劝告。⑪微易汤：稍微把汤药调剂一下。⑫次第：次序。⑬瘳（chōu 抽）：病愈。⑭盛具享：置办丰盛的酒食。具：置办。享：同"飨"，用酒食款待人。⑮崇仁之役：指为崇仁县财主治病的差事。⑯擅：处理。⑰临川：今江西省抚州市。⑱《夷坚志》：宋代志怪小说集，作者是洪迈。全书原分初志、支志、三志、四志，每志按甲、乙、丙、丁顺序编次。《夷坚志》之繁浩，为后人叹为不可及。该书取材繁杂，凡梦幻杂艺，仙鬼神怪，医卜妖巫，忠臣孝子，诗词杂著，风俗习尚等，无不收录。大多神奇诡异，虚诞荒幻。但也有不少故事反映了当时的现实生活，或属于轶闻、掌故、民俗、医药，提供了不少可资考证的材料。洪迈（1123—1202）：字景卢，别号野处。鄱阳（今江西省鄱阳县）人。南宋绍兴举进士，官至端明殿学士。学识渊博，精通经史，医卜星算等多科学问。洪迈从中年起，开始杂采古今奇闻琐事，凡闻见所及，无不搜求笔录。撰有《容斋随笔》《夷坚

志》等书。

按语

本文赞扬了李、王二位名医，互相尊重，互相谦让的高尚医德。至今仍传为佳话。李医生为人治病十余日不效，乃自请告退并向患者推荐良医王先生，不仅如此，还毫无保留地把自己的治疗方法和所用药物，全部告诉了王医生。这种以治病救人为重，不计较个人名誉得失的品德让人钦敬。而王医生不贪人之功的美德也难能可贵。这正是至今仍为医林所称颂的良医风范。

张锐起死回生

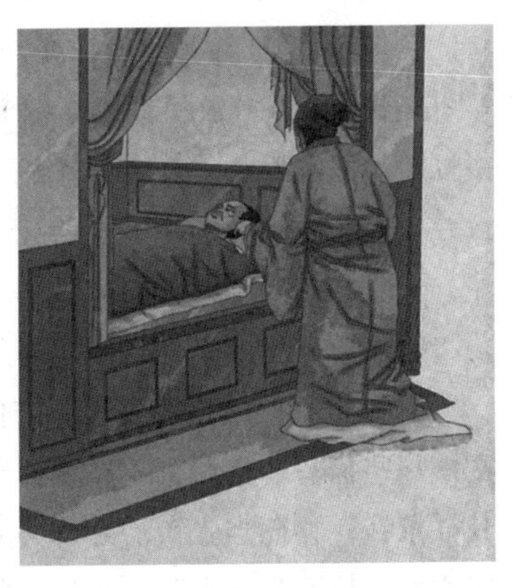

甘肃成县团练使张锐，字子刚，因医术高超而闻名，寄居河南郑州。……刑部尚书慕容彦逢当年任起居舍人时，母夫人患病，他到郑州邀请张锐，张锐赶到病家，病人已经死亡。当时正是暑月炎热天气，张锐要看一看死者，慕容彦逢不忍心再让观看，怀疑张锐是借故要钱，于是说："你的来回路费，我全部补给，不必烦劳再看了。"张锐执意要看，他说："伤寒病人有死一昼夜而复活的，我来了怎能不看看呢？"慕容彦逢无法推辞，就请张锐到屋内看望。张锐撩开面纱注意观察，又召来法医问道："你见过夏天死亡的人面色红赤吗？"法医说："未曾见过。"张锐又问："口张开了吗？"法医说："没有。"张锐接着说："这个病人是因汗不得出而昏厥的，没有死啊！不要急着入殓。"于是，张锐急忙取药煎好，给病人灌服，并告诫病家："要注意护理，到夜半病人大泻才能复活。"张锐便住宿在外院书房。到了半夜，看护的人果然听到呼呼的声音，只见已大便满席，污满床褥，臭秽难闻。全家大喜，便急去敲门呼张锐，张锐说："我今天身体劳累不能起床，然而也没必要起床去看，明天才能用药啊。"天刚放亮，张锐便启程返回郑州去了。慕容彦逢到了张锐住处，只见留下平胃散一帖。于是他让母亲服下，不几天病就好了。大概是为了避免让慕容彦逢怀疑张锐有借故求钱之意，所以张锐不辞而别。

原文

成州[①]团练使[②]张锐[③]，字子刚，以医知名，居郑州。……慕容彦逢为起居舍人[④]时，母夫人病，亦召锐于郑，至则死矣。时方暑，锐欲入视，慕容不忍，意其欲求钱，乃曰："道路之费，当悉奉偿[⑤]，不烦入也。"锐曰："伤寒法，有死一昼夜复生者，何惜一视？”不得已延入，锐揭面帛[⑥]注视，呼仵匠[⑦]语之曰：“若[⑧]尝见夏月死者面色赤乎？”曰：“无。”“口开乎？”曰：“无。”“然则汗不出而蹶耳，不死也，无亟殓。”趋出取药，命以水二升煮其半，灌病者，戒曰：“善守之。至夜半大泻，则活矣。”锐舍于外馆。夜半时，守病者觉有声勃勃然[⑨]，遗矢[⑩]已满席，出秽恶物斗余。一家尽喜，敲门呼锐，锐应曰：“吾今日体困，不能起，然亦不必起，明日方可进药也。”天且明，径命驾归郑。慕容诣[⑪]其室，但留平胃散一帖而已。母服之，数日良愈。盖锐忿求钱之疑，故不告而去。

（节选自《夷坚志·乙志》卷十）

注释

①成州：今甘肃省成县。②团练使：医官衔。宋崇宁元年（1102年）诏，医官有功，服务十年以上者可称团练使。③张锐：宋代名医。蜀（今四川成都一带）人，家居郑州。曾任太医局教授。撰《鸡峰普济方》三十卷，现存二十六卷。④起居舍人：掌修记言之史的小官。⑤当悉奉偿：一定全部偿还。⑥面帛：人死后盖脸的首帕，或称面纱。⑦仵匠：即仵作。旧时官府中的验尸之官，相当于今之法医。⑧若：你。⑨勃勃然：呼呼的响声。⑩矢：通“屎”。⑪诣：到。

按语

这则生动的故事，表现了宋代名医张锐精妙的医术和对病人认真负责的精神。文中一些描写非常深刻，比如，当得知母夫人已死时，“锐欲入视，慕容不忍，意其欲求钱”；而当张锐治好母夫人的病，使其起死回生时，分文未取，“盖锐忿求钱之疑，故不告而去”。几句形象有趣的描述，使我们感受到慕容彦逢的谨小慎微和张锐的大医风范。

丹溪习医

丹溪翁是婺州的义乌县人。姓朱，名震亨，字彦修，学医的人尊称他为丹溪翁。他自幼好学，每天能记诵千余字。稍为年长，就跟随乡里的先生学习经书，修习科举考试的学业。后来听说许谦先生得到朱熹之学第四代真传，在八华山讲道，又前去拜他为师。渐渐理解道德性命学说，宏大深奥精湛严密，于是就作为专门学业。一天，许谦先生对他说：“我因病卧床很久了，如果不是对医学精通的人，不能使我病愈。你是聪明异常之人，肯不肯学习医学呢？”丹溪因为母亲患过脾病，对医学也略知一二，听了先生的话，就感慨地说：“读书人如果精通一种技能，就可用它把仁爱之心推广于大众，即使不做官，也可以如同做官一样行仁道了。”于是就抛弃了全部科举考试的学业，专心致力于医学。

原文

丹溪翁者，婺[①]之义乌[②]人也，姓朱氏，讳震亨，字彦修，学者尊之曰丹溪翁。翁自幼好学，日记千言。稍长，从乡先生治经[③]，为举子业[④]。后闻许文懿[⑤]公得朱子四传之学[⑥]，讲道八华山，复往拜焉。益[⑦]闻道德性命之说[⑧]，宏深粹密[⑨]，遂为专门。一日，文懿谓曰："吾卧病久，非精于医者，不能以起之[⑩]。子聪明异常人，其[⑪]肯游艺[⑫]于医乎？"翁以母病脾，于医亦粗习，及闻文懿之言，即慨然曰："士苟精一艺，以推及物之仁[⑬]，虽不仕于时，犹仕也。"乃悉焚弃向[⑭]所习举子业，一于医致力焉。

（节选自《九灵山房集[⑮]·卷十·丹溪翁传》）

注释

①婺（wù 务）：婺州，今浙江省金华。②义乌：县名，属金华。③治经：学习经书。④为举子业：修习科举考试的学业。⑤许文懿：元代理学家许谦，金华人，自号白云山人。⑥朱子四传之学：朱子即南宋理学家朱熹。其学初传于黄干，再传于何基，三传于王柏，四传于金履祥。许为金履祥之弟子，但亦曾师事王柏，故云得朱子四传之学。⑦益：渐渐。⑧道德性命之说：我国古代哲学的一个流派。认为人与物之性都是天生的，人性是天道在人身上的体现。⑨粹密：精湛而严密。⑩起之：使我病愈。起，使动用法。⑪其：副词。表揣测语气。⑫游艺：指从事于某种技艺。⑬以推及物之仁：谓可将推己及物的仁爱之心，推广于人。及物：恩及万物。⑭向：过去，先前。⑮《九灵山房集》：戴良所著，共三十卷，全集分山居稿、吴游稿、鄞游稿、越游稿四部分。其中有有关医学方面的著作多篇。本文是作者为元代著名医学家朱丹溪所作的传记，着重记叙了朱丹溪学医、业医、著名医案及其学术思想等内容。戴良（1317—1383），字叔能，号九灵山人。浦江（今属浙江）人，与朱丹溪邻县。元亡隐居四明山。明太祖召见，托病固辞。因其未仕明，故称元人。通经史百家之说，曾任淮南、江北等处行中书省儒学提举。著有《春秋经传考》等。

按语

不为良相，愿为良医。丹溪先生弃儒从医，实现了"推及物之仁"的理想，这在古代的大医中很有代表性。像张仲景、李时珍、张介宾等皆如此。

丹溪拜师

当时，正盛行陈师文、裴宗元等校定的《增广太平惠民和剂局方》，丹溪昼夜研习此书。没多久猛然省悟说："拿古代方药来治现在的病，病情已不能完全符合。如果要确立诊治疾病的法度、规矩、准则，一定要精通《素问》《难经》等各种经典著作啊！可是我们家乡的诸位先生很少有懂得它们的。"就整束行李出外求学，找别的老师请教。于是渡钱塘江，奔向吴中，从宛陵出来，抵达南徐，来到建业，都没有遇到要找的老师。等到返回武林时，忽有人把这个郡的罗先生介绍给他。罗氏名知悌，字子敬，当时的人称他为太无先生，原是宋理宗朝廷的近侍宦官，对医学精通，得到金代刘完素的第二代真传，又博通张从正、李杲两家的学说。可是罗氏气量狭小，倚仗自己的才能厌恶侍奉人，很难中他的心意。丹溪翁前往拜见他，共往返多次，他都不接见。后来丹溪求见更诚心，罗氏才让他进去，说："你不是朱彦修吗？"当时丹溪翁在医学界已有名声，罗氏本来就知道他。丹溪翁既然得到罗氏的接纳，就以面向北叩拜两次的礼节谒见他，接受罗氏传授的学业。罗氏见到丹溪也很高兴，就把刘、李、张等人的医书传授给他，并为他阐发三家学说的要领，又一概以《内经》等经典来评断，并且说："全部舍弃你原来学的东西，因为那些是不正确的。"丹溪翁听了他的谈论，茅塞顿开，胸中毫无疑惑之处了。过了不久，就全部掌握了罗氏之学而后返回家乡。

原文

时方盛行陈师文、裴宗元所定大观二百九十七方①，翁穷昼夜是习②。既而悟曰："操古方以治今病，其势不能以尽合。苟将起度量，立规矩，称权衡③，必也《素》《难》诸经乎！然吾乡诸先生鲜④克⑤知之者。"遂治装⑥出游，求他师⑦而叩⑧之。乃渡浙河⑨，走吴中⑩，出宛陵⑪，抵南徐⑫，达建业⑬，皆无所遇。及还武林⑭，忽有以其郡罗氏告者。罗名知悌，字子敬，世称太无先生，宋理宗朝寺人⑮，学精于医，得金刘完素之再传⑯，而旁⑰通张从正、李杲二家之说。然性褊⑱甚，恃⑲能厌事⑳，难得意。翁往谒焉，凡数往返，不与接。已而求见愈笃㉑，罗乃进之㉒，曰："子非朱彦修乎？"时翁已有医名，罗故知之。翁既得见，遂北面再拜㉓以谒，受其所教。罗遇翁亦甚欢，即授以刘、李、张诸书，为之敷扬㉔三家之旨，而一断于经㉕，且曰："尽去而旧学，非是也㉖。"翁闻其言，涣焉㉗无少凝滞㉘于胸臆㉙。居无何，尽得其学以归。

（节选自《九灵山房集·卷十·丹溪翁传》）

注释

①大观二百九十七方：指《增广太平惠民和剂局方》，北宋徽宗大观年间，由太医陈师文、裴宗元等将当时太医局熟药所的处方校正补充而成。②是习：即习是。③起度量，立规矩，称权衡：语本《史记·扁鹊仓公列传》。谓确立诊治疾病之规律、标准、法则。④鲜：少。⑤克：能。⑥治装：整装；整束行李。⑦他师：别的老师。⑧叩：叩问，请教。⑨浙河：指钱塘江。⑩吴中：今苏州市吴中区。春秋时为吴国都城，故称吴中。⑪宛陵：今安徽宣城。⑫南徐：今江苏镇江。⑬建业：今南京。⑭武林：山名。即今杭州灵隐山。后指杭州。⑮寺人：宫廷内的近侍宦官。⑯再传：罗知悌向荆山浮屠学医，荆山浮屠为刘完素之弟子。故称得金刘完素之再传。⑰旁：广泛。⑱褊（biǎn 扁）：气量狭小。⑲恃：倚仗。⑳事：侍奉。㉑笃：诚。㉒进之：让他进见。

㉓北面：面向北行拜师之礼。再拜：拜两次，是面见老师的大礼。㉔敷扬：陈述其义并引申发挥。㉕一断于经：一概取决于《内经》《难经》等医经的理论。㉖尽去而旧学，非是也：引用公乘阳庆告诫淳于意之语。见《史记·扁鹊仓公列传》。㉗涣焉：解开消散的样子。㉘凝滞：指疑难。㉙胸臆：胸。

按语

朱丹溪不辞辛苦，跋涉数省遍访名师学艺的精神，以及他对老师罗知悌的诚笃之情，实在让人动容。正是因为他能谦虚求教且坚持不懈，所以后来才能成为一代大师。这对后人也是有益的启示。

范彬救危

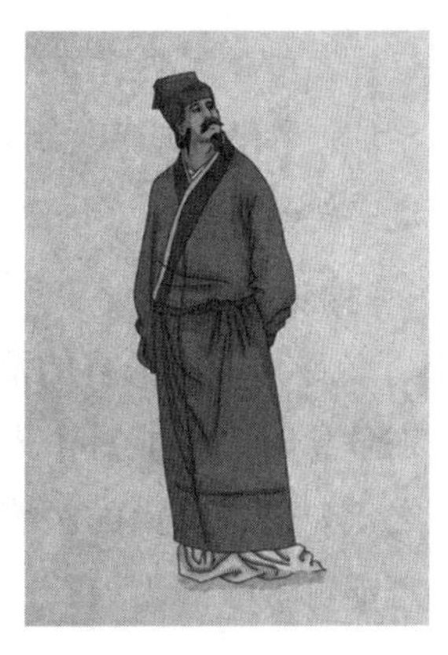

范彬，其家世代以行医为业，他在安南陈英王的太医署里任太医令。经常竭尽家资购置药品和粮米，遇有孤苦贫寒的病人，便让其住在家中，供给医药粥饭，予以治疗。即使病人有脓血淋漓不断，也丝毫不嫌弃避忌。

后来一天，有人敲门急请出诊，说："我家妇人突然发生血崩，血流如注，面色越来越青。"范彬听说，急忙前往。刚出大门，陈英王派人来到，说："宫中贵人，病发寒热，唤您入宫治疗。"范彬说："此病不急，现在人家民妇，生命危在顷刻，我暂且去救她，不一会儿就回来。"宫中使者怒声说："君臣之礼，怎能这样！你要救别人的命，就不想救你的命吗？"范彬说："我这样做固然有罪，但也没办法，若不去抢救，那妇人就很快死亡，她的生命也就没什么希望。至于我这条小命，希望全在大王身上，有幸能免死，其余的罪我甘愿承当。"于是就去抢救，那民妇果然被救活。

不一会儿，范彬来拜见陈英王。英王责问他，范彬脱帽谢罪，并说明抢救民妇的情况及自己内心的真实想法。陈英王高兴地说："您真是好医生，既有高明的医术，又有仁爱之心，以此来体恤我的百姓，实在正符合我的心愿啊！"

原文

范公讳[①]彬，家世业医，事[②]陈英王为判太医令[③]。常竭家资以蓄良药，积米谷。人有孤苦疾病者寓之于家，以给馇[④]粥救疗，虽脓血淋淋，不少[⑤]嫌避。

后尝有人扣门急请曰："家有妇人卒暴血崩如注，面色稍青。"公闻之，遽往。出门而王使人至，曰："宫中贵人[⑥]，有发寒热者，召公看之。"曰："此病不急，今人家命在顷刻，我且救彼，不久便来。"中使怒曰："人臣之礼安得如此！君欲救他命，不救尔命耶？"公曰："我固有罪，亦无奈何；

人若不救，死在顷刻，无所望也！小臣之命，望在主上[⑦]，幸得免死，余罪甘当。”遂去救治，其人果活。

少顷，来见王。王责之，免冠谢罪[⑧]，敷析[⑨]真心。王喜曰：“汝真良医，既有善艺，又有仁心。以恤我赤子[⑩]，诚副[⑪]余望也！”

（节选自《南翁梦录[⑫]·医善用心》）

注释

①讳：古时对尊长不直称其名，故用“讳”指所避讳的名字。②事：侍奉。③判太医令：明代时安南（今越南）陈英王府医官名。④饘（zhān 毡）：稠粥。⑤少：稍微。⑥贵人：妃嫔的称号。⑦主上：指陈英王。⑧免冠谢罪：脱帽认罪。⑨敷析：解释说明。⑩赤子：百姓。⑪副：符合。⑫《南翁梦录》：明代笔记。作者黎澄，又名元澄，字孟源，号南翁。原是越南陈朝末年权臣黎季犛长子，黎季犛篡位后，改姓胡，建立胡朝。及后，明永乐五年（1407年），中国明朝起兵攻越，黎澄及其家人因战败被俘。明朝灭胡朝后，黎澄到明入仕，其后在明朝工部任职，约于明正统三年（1438年），黎澄撰写了《南翁梦录》。本书记叙越南李朝、陈朝的历史人物及事件，以及佛道宗教派别事迹。共三十一篇，可补越南正史之不足。

按语

身为王府医官的范彬，“既有善艺，又有仁心”，始终体恤黎民百姓的苦难。在危急时刻，能置个人生命于不顾，打破“人臣之礼”，先救民妇之危，后治贵人之疾。这种高尚的医德，令人钦敬，值得发扬。而陈英王不拘常礼，深明大义，也难能可贵。

不失医尊

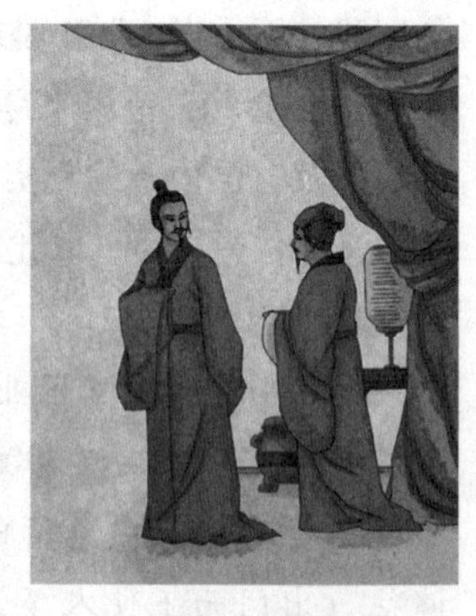

皇亲张氏在明孝宗弘治年间，得到皇帝的特殊恩遇，权倾朝野。其母金夫人得病，听说医生刘彬很有声望，便派仆人前往迎请。刘彬医生大声呵斥说：“皇亲虽然高贵，也是人的儿子。为了给母亲治病，想在家坐着医生就得召之即来吗？我刘文质不是王公贵族的听差人。你回去吧，不要打扰我！”仆人心中非常妒恨，因而告诉他的邻居王将军。王将军回答说：“我认为刘彬医生说的话很对，何不禀报你的主人呢？”于是仆人回府禀告。张鹤龄兄弟当天就登门拜望迎请。刘彬这才前往张府诊病。哎呀！医生能保持自己的志节而不屈于人，使权贵豪门屈服相从，真是难能可贵啊！这难道不是发生在太平盛世的事情吗？

原文

外戚张氏，在弘治[①]间，恩宠隆异，势顷中外[②]。金夫人有疾，闻医士刘彬文质名，遣苍头[③]迎之。刘叱之曰："皇亲虽贵，亦人子也，为母病，欲坐致医[④]耶？刘文质非侯门听召者[⑤]。汝去矣！毋溷[⑥]我！"奴意甚愠[⑦]，告其邻王指挥[⑧]。王答："以刘言良是，盍闻[⑨]而主人翁？"奴遂归报。鹤龄兄弟即日登门拜请，刘乃往视疾焉。嗟乎！士能持志不屈，使贵族强干降心[⑩]，可以为难矣。讵[⑪]非盛世事哉？

（节选自《说听》[⑫]卷下）

注释

①弘治：明孝宗朱祐樘的年号（1488—1505）。②中外：朝廷内外。③苍头：旧时奴隶、仆人的通称。④欲坐致医：想坐在家里让医生召之即来。⑤侯门听召者：给贵族当差的人。⑥溷（hùn 混）：打扰。⑦愠：妒恨。⑧指挥：官名，明置，保卫京城治安、五城兵马司的将军。⑨盍（hé 何）闻：何不传报。盍，兼词，"何不"的合音。⑩强干降心：豪强干吏屈服相从。⑪讵：岂不是。⑫《说听》：明代笔记。作者陆粲，字子余，一字浚明，长洲（今属江苏苏州）人，嘉靖丙戌进士。

按语

刘彬本是一位普通医生，但在权势面前，持志不屈，不失医尊，保持了高贵的品格。他那一句"皇亲虽贵，亦人子也"的话语，掷地若金石声，气势酣畅，充分显示了刚正不阿的形象。实在难能可贵！

錾方石碣

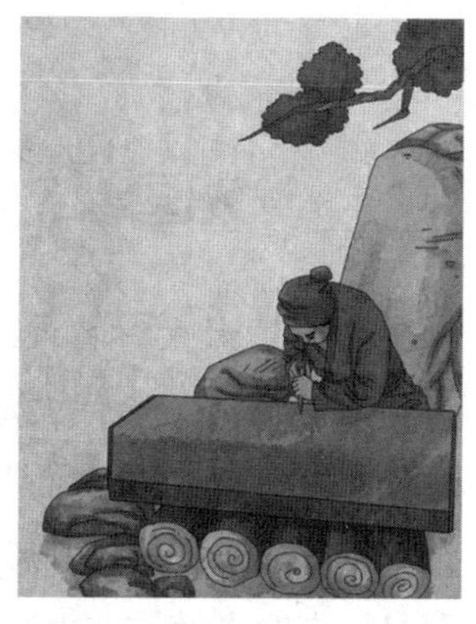

李杲曾经担任过主管河南济源税收的官员，当时那里的百姓感染了瘟疫，就是俗称的大头瘟。医生们查遍了所有方书，也没有查到跟大头瘟对证的方药；他们便根据自己的意见，胡乱给病人用泻下药，没有效果；再泻下，结果病人接连不断死亡。医生不认为是自己治疗错误，病人也不认为是治错了。李杲先生独自在心里悲痛怜悯，便废寝忘食，根据病状，探讨这种病的源头，察其标求其本，创制了一个药方，给病人服用，居然有效。他特意把它写在书上以便永久保存，并且刻印张贴在人群聚集的地方。服用此药的人没有不收效的。当时的人们认为是神仙传授的药方，就把它凿刻在石碑之上。

原文

（李杲）得官，监[①]济源税。彼中[②]民感时行疫厉[③]，俗呼为大头天行[④]。医工遍阅方书，无与对证者；出己见，妄下之，不效；复下之，比比[⑤]至死。医不以为过，病家不以为非。君独恻然于心，废寝食，循流讨源，察标求本，制一方，与服之，乃效。特寿之于木[⑥]，刻揭[⑦]于耳目[⑧]聚集之地，用之者无不效。时以为僊人所传，而鏨[⑨]之于石碣[⑩]。

（节选自《医史[⑪]·东垣老人传》）

注释

①监：主管。济源：地名，今河南济源市。②彼中：那里。③厉：通"疠"。瘟疫。④大头天行：病名。即大头瘟、大头风、大头伤寒。天行，流行病。⑤比比：接连不断。⑥寿之于木：在书上把它永久保存下来。寿，久，谓永久保存。⑦刻揭：刻印并张贴。⑧耳目：指代人群。⑨鏨（zàn 赞）：凿刻。⑩石碣：石碑。圆顶之石碑为碣。⑪《医史》：我国最早以"医史"命名的医史人物传记专著。明代著名学者李濂所著，刊于1513年。本书编录了明代以前的名医共72人的传记，其中前五卷从历代史书（包括《左传》《史记》，以下至《元史》）中辑录医家列传；后五卷作者参考有关文献，补写了张仲景、王叔和等一些古代医家的传记。李濂（1488—1566）：字川父，祥符（今开封）人，著有《祥符文献志》《汴京遗迹志》等。

按语

当瘟疫流行，病人比比至死之时，李杲"恻然于心，废寝食，循流讨源，察标求本"，终于研制出有特效的方剂。更可贵的是，他没有把药方隐秘起来，借以抬高自己，或去发财致富，而是将药方刻印张贴在人群聚集之处，使"用之者无不效"。这同将隋唐名医孙思邈有效方剂刻在洞口让天下人应用一样，充分展示了大医济世救人的博大情怀。

大医高洁

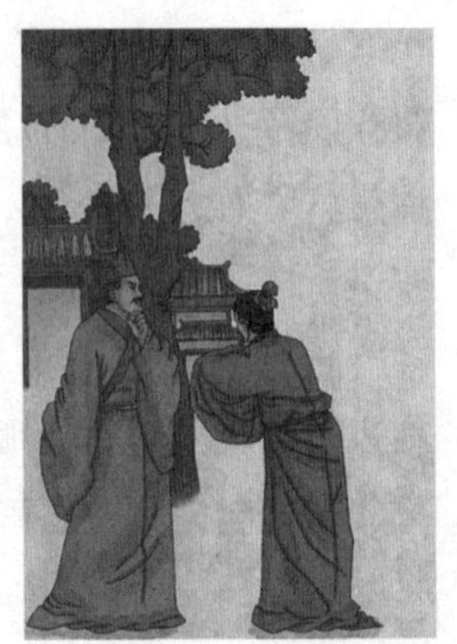

李东垣老人，名杲，字明之。他的先辈住在河北真定路，家族富有。金代大定初年，在真定、河间两路核定户籍，李家财富在两路居首位。李先生幼年时，就不同于一般儿童；等到长大后，其忠心、诚信、朴实、有礼的品德更加明显；在交友游访方面很谨慎，与人接触，从没有轻浮的言行。社会上众人认为欢乐惬意的娱乐场所，从来见不到他的足迹，大概他天生禀性就是这样吧。朋辈中很多人妒忌他，便在一起秘密地计谋，设一宴席，让妓女轻浮地亲昵他，有的牵拉他的衣服，李先生立刻大怒责骂，便把衣服脱掉焚烧了。当时由乡里的豪绅接待南宋派往金朝的使者，南宋府尹听说他年纪轻轻却有如此操守，就用话暗示妓女强劝他饮酒，东垣推辞不了，稍微饮了一点，竟然大吐而退出。他洁身自爱到如此程度。他跟从王从之翰林学习《论语》《孟子》，跟冯叔献翰林学习《春秋》，学问修养达到了更高的境界。他家宅院有块空地，便建造书院，用来延请接待儒士。有些人生活上不足，全靠他周济。泰和年间，闹饥荒，很多灾民逃荒至此，李先生竭尽全力赈救，保全救活的人很多。

原文

东垣老人李君，讳杲，字明之。其先世居真定[①]，富于金财。大定[②]初，校籍[③]真定、河间，户冠两路[④]。君之幼也，异于群儿；及长，忠信笃敬[⑤]，慎交游，与人相接，无戏言。衢间[⑥]众人以为懽洽处[⑦]，足迹未尝到，盖天性然也。朋侪颇疾[⑧]之，密议一席，使妓戏狎[⑨]，或引其衣，即怒骂，解衣焚之。由乡豪接待国使[⑩]，府尹闻其妙龄有守[⑪]也，讽[⑫]妓强之酒，不得辞，稍饮，遂大吐而出。其自爱如此。受《论语》《孟子》于王内翰[⑬]从之，受《春秋》于冯内翰叔献。宅有隙地，建书院，延待儒士。或不给[⑭]者，尽周[⑮]之。泰和[⑯]中，岁饥，民多流亡，君极力赈捄[⑰]，全活者甚众。

（节选自《医史·东垣老人传》）

注释

①真定：元代设真定路，治在今河北省正定县。②大定：金世宗完颜雍的年号（1161—1189）。③校（jiào 叫）籍：核定户籍。④户冠两路：李家（财富）在真定、河间两个地区居首位。路，宋元时期的地方行政区域名。⑤笃敬：纯厚有礼。⑥衢（qú 渠）间：指社会上。衢，四通八达之路。⑦懽洽处：欢乐惬意的场所。懽，“欢”的异体字。⑧疾：通“嫉”。妒忌。⑨戏狎（xiá 狭）：轻浮地开玩笑。⑩国使：国家使者。此指南宋派往金朝的使者。⑪守：操守。⑫讽：用言语暗示。⑬内翰：翰林的别称。⑭不给（jǐ 己）：生活不丰足。⑮周：通“赒”。周济。⑯泰和：金章宗完颜璟的年号（1201—1208）。⑰捄：“救”的异体字。

按语

身为富甲一方的子弟，李杲始终坚持君子的操守，他有一颗仁慈之心，“建书院，延待儒士”，并极力赈救那些生活“不给”的穷人。从这位金元大医的一言一行中，我们看到了一个高洁的灵魂。凡是大医，不仅有着精湛的医术，而且还有高尚的品德。李东垣是如此，张仲景、华佗、孙思邈等更是如此。他们为天下的医者做出了光辉的榜样。

师徒情深

经友人介绍，罗天益拜李东垣为师，跟从他学医，日用饮食，全依赖李先生。学习了三年，李东垣赞扬罗天益持久不倦的学习精神，并给他二十两白银，说："我知道你家里生活很艰难，恐怕你思想动摇，半途而废，可用这些银两供妻子儿女生活。"罗天益竭力推辞不接受。东垣先生说："我把比钱重要得多的学问全都给你了，对此尚且不吝惜，何况这点儿小钱呢？你不要再推辞了。"东垣先生所期望的事情可想而知了。临终前，他把一生所写的书清检校勘分卷装函，按类编排，摆列在书案上，嘱咐罗天益说："这些书籍交给你，不是为你罗天益和我李明之，而是为了天下后世人。希望你谨慎保存，千万不要让这些书湮没于世，要把它们推广使用。"东垣先生去世，至今已十七年了，罗天益说老师的教诲好像还在耳边回响，回忆起来更有新意。好呀！东垣先生的学说，得到所寄托的人了。

原文

（罗天益）遂就学，日用饮食，仰给[①]于君。学三年，嘉其久而不倦也，予之白金二十两，曰："吾知汝活计[②]甚难，恐汝动心，半途而止，可以此给妻子[③]。"谦父力辞不受，君曰："吾大者不惜，何吝乎细？汝勿复辞。"君所期者可知矣。临终，平日所著书检勘卷帙[④]，以类相从[⑤]，列于几前，嘱谦父曰："此书付汝，非为李明之、罗谦父，盖为天下后世，慎勿湮没，推而行之。"君殁，迨今十有七年，谦父言犹在耳，念之益新。噫嘻！君之学，知[⑥]所托矣。

（节选自《医史·东垣老人传》）

注释

①仰给：依赖。②活计：生计。③妻子：妻子儿女。④检勘卷帙（zhì 志）：清检校勘，整理成一函一函的书。帙，书套。⑤相从：排列。⑥知：得到。

按语

为了传扬医学大道这个共同的理想，李东垣和罗天益走到一起成为亲密的师徒。东垣先生不仅向罗天益传授医术，而且承担他的全部"日用饮食"，并且还赠送他银两养活妻子儿女，这样的老师怎能不让人景仰呢？特别是东垣先生在临终前，把一生的著作清检校勘，按类编排，全部送给了罗天益，并嘱咐说："此书付汝，非为李明之，罗谦父，盖为天下后世。"这掷地若金石之声，实在感人肺腑。而老师这种刻骨铭心的教诲，让罗天益终生难忘。无怪乎在东垣先生去世十七年之后，罗天益仍说，老师之言"犹在耳，念之益新"。后来，罗天益没有辜负恩师的期望，在医学上取得了显著成就，有《卫生宝鉴》等名著传世。而在医学史上，这对师徒情深，传为佳话。

灵胎诚恳谢病人

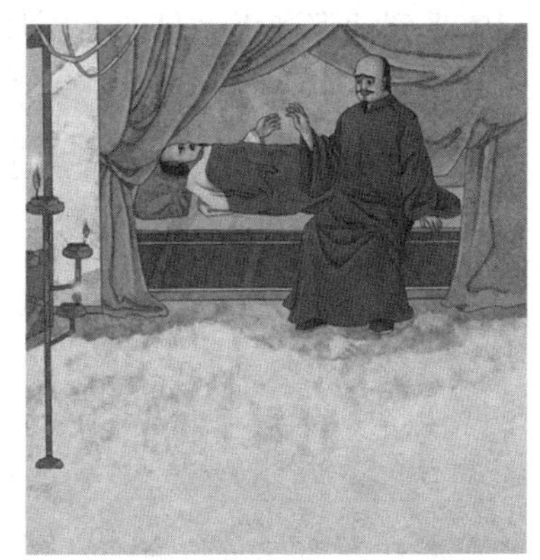

乌镇有个莫秀东得了怪病，脊背作痛，牵引胸部胁下，白天饮食正常，傍晚就疼痛发作，通宵呻吟不止。邻居听了，无不感到凄惨。连续治疗五年，家产典卖已空，而病未见好转。莫秀东感到十分痛苦，心想上吊自杀。他母亲说："你有儿女，还应当挂念。不如我死，免得听到悲哀哭号的声音。"因而秀东的母亲想跳水而死，他的亲属非常同情，便把莫秀东送来治疗。

我诊断之后说："这是瘀血滞留在经络的缘故。"于是就把莫秀东留在我家，以针灸、热敷、按摩、煎药、丹丸种种方法医治，无所不施，终于使他的病渐渐减轻。治疗一个月，病已痊愈。莫秀东感激不尽，道谢不停。我说："我还要感谢你呢？大凡病情严重的患者，必须施展我的全部技术，然后才能奏效。可是现在的病人，往往是要求一剂药见效，倘若三剂药无效，便会另请医生。你自始至终信任我，真是我的知己，我怎能不感谢你呢？"

原文

乌镇莫秀东患奇病，痛始于背，达于胸胁，昼则饮食如常，暮乃痛发，呼号彻夜，邻里惨闻。医治五年，家资荡尽。秀东欲自缢。其母曰："汝有子女之累，尚须冀①念。不如我死，免闻哀号之声。"欲赴水，其戚怜之，引来就医。

余②曰："此瘀血留滞经络也。"因留于家，用针灸熨搨③煎丸之法，无所不备，其痛渐轻亦渐短，一月而愈。其人感谢不置④。余曰："我方欲谢子⑤耳！凡病深者，须尽我之技，而后奏功。今人必欲一剂见效，三剂不验，则易⑥他医。子独始终相信，我之知己也，能无感乎？"

（节选自《洄溪医案》）

注释

①冀：希望。②余：即徐灵胎（1693—1771），清代医学大师，名大椿，字灵胎，晚号洄溪老人。徐灵胎在学术上主张寻本溯源，从源及流；治疗疾病善于审证求因，对疑难重症每奏捷效。著有《神农本草经百种录》《难经经释》《伤寒论类方》《兰台轨范》《医学源流论》《医贯砭》《慎疾刍言》《洄溪医案》等。《洄溪医案》除包含其医案外，并附其代表性医论《医学源流论》，是深受中医界人士推崇的经典医籍。内容涉及内外妇儿各科，不尚奇方，辨证清晰，堪称医案之代表佳作。③熨搨（wèi tà 喂踏）：热敷、按摩。搨，"拓"的异体字。本指捶打石碑或器物上的字画以印在纸上，

此指按摩身体。④不置：不停地。⑤子："你"的尊称。⑥易：更换。

按语

这篇医案，不仅让我们感受到清代名医徐灵胎治疗疑难病的高妙医术，更让我们感受到他那谦虚诚恳的大医风范。他把病人的疾苦放在心上，想尽方法，精心治疗；而对病人给予的信任和配合，则诚心相谢，并引为知己。实在难能可贵！不仅如此，本文还向广大患者提出了一个值得注意的问题，那就是任医要专。不能"必欲一剂见效，三剂不验，则易他医"。

叶桂拜师

浙江省西部有位孝廉，约同伴进京（北京）考试，乘船走到江苏苏州，孝廉得病，同伴用马车送他到名医叶天士处诊病。叶天士诊了好久说："你的病是感冒风寒，一剂药就能痊愈。您将到哪里去呀？"孝廉告知是去京城礼部参加考试的。叶天士说："先生不必去了，北上不能乘船而要步行，势必得消渴病，此病无药可治，你的寿命不过一个月了。你的脉已显现危象，可赶快回家，后事还来得及料理呀！"立即开方交给孝廉，并告诉门人把医案记录下来。孝廉回到船中，吓得哭了起来，告辞同伴，打算回家。同伴说："这是医生吓人的办法，好赚钱发财。况且叶天士只不过是一位应时走运的医生，绝不是什么神仙，何必放在心上。"第二天，孝廉服药，果然病愈。同伴更进一步鼓励他。于是随同伴北上进京，然而孝廉心中非常愁闷，担心自己的性命。

船到镇江附近，逆风不能北上，同伴邀他到金山寺游逛，山门前挂有僧医诊病的牌匾。孝廉走进禅室求诊，僧医给予诊脉察色，便问："先生要往哪里去呀？"孝廉答以进京赴试。僧医皱起眉头说："恐怕来不及了。你进京必走旱路，必定要患消渴病，你的生命尚有一月之久，怎能远去京城呢？"孝廉流着眼泪说："真和叶天士说的一样啊！"僧医问："叶天士怎样说的？"孝廉答："叶说无药可治。"僧医说："这就不对了，如果药物不能救病，我们的古圣先贤何必留下这医道呢？"孝廉听僧医说话有道理，便双膝跪地求救。僧医扶起他说："你上岸登陆，走到王家营村，此时正值秋梨已熟，家家皆有。你买梨装满车后，渴时吃梨当茶，饥时煮梨当饭，大约吃梨百余斤，此病就可痊愈。怎能说无药可治而误人性命呢？"孝廉再次拜谢而退，走到清河停船登陆时，果然消渴病发作。按僧医所嘱，饮食以梨为主，赶到京城病已痊愈。但是考试落榜。他为了感谢僧医的救命之恩，回到金山寺，以二十两银子和从京城带回的特产物品酬谢僧医。僧医收下物品退回银两说："你路过苏州时，再请叶先生诊视，如果他说无病，您就以前言质问他。他要问到给您治疗的人，您就以老僧答对，这样就胜似您用厚礼报答我了。"

孝廉照僧医所说前往拜见叶天士，再请诊脉，叶天士说："您无病，治什么？"孝廉以前言质问。叶天士叫门人查对医案，确实相符。叶说："这就怪了，您遇见神仙了吗？"孝廉说："是佛寺中的和尚，并不是神仙。"孝廉将僧医所说告诉了叶天士。叶天士说："我知道了。先生请先走一步，我要停止诊务前往拜师求教。"随后摘掉行医的牌匾，把侍诊的门徒辞退，改了姓名，穿上雇工穿的衣服，乘轻舟前往金山寺拜师习医，以求深造。僧医答应了他，便使叶天士每天侍诊。天士跟随僧医诊治百余人，见其医术与自己不相上下，因而对僧医说："我学习有了进步。请求代师处方，可以吗？"僧医说："可以啊。"天士写完处方递给僧医。僧医看后说："您的医学知识和苏州叶天士差不多少。应当自树牌匾，何必跟着我呢？"天士说："弟子恐怕和叶天士一样在治病时误人性命，不敢轻易挂牌行医，必须精益求精，万无一失，我才敢应诊救人啊。"僧医说："好哇！您说的这话比叶天士先生高明。"

有一天，有人用担架抬来一位垂危病人，患者的肚子像怀孕一样大。一起来的人说："患者腹痛多年，现在更加严重。"僧医诊毕，又叫叶天士复诊开方，叶天士的处方头一味就是白信三分，僧医笑着说："真妙啊！您不如我的地方，就是过分地谨慎了。这个病需用白信一钱，才能起死回生，永除后患。"叶天士惊慌地说："患者病是虫蛊，方用白信三分，足能杀死腹中虫子，用量大了病人怎能承受得了呢？"僧医说："您虽然知道是虫，但不知虫的大小，此虫已长到二尺多了，试用白信三分，只能使虫暂时麻醉，等到虫子苏醒过来，痛必复发，这时虫子有了耐药性，再用白信就不起作用了，到那时病就没法挽救了。我用白信一钱，可使此虫立即死亡，很快就从大便排出，虫病根除永不再发，不是更好吗？"僧医的话使叶天士十分感动。僧医遂叫侍诊门人拿来白信一钱，放在病人口中，用白水送下，并告诉伴随人说："赶快抬回住所，夜间病人必定便出赤虫，送来让我的门徒看看。"来人连声答应，把病人抬走。到了夜间，果然如僧医所说，用棍挑着一条二尺多长的红虫送来。这时病人已经清醒，腹内觉饿要吃东西，僧医叫病家用人参、茯苓作粥，给病人充饥，大约十天病已痊愈。

叶天士非常高兴，从内心佩服僧医，于是告知真实姓名，要求传授医学。僧医亦赞赏叶天士态度虚心诚恳，因而送给叶天士医书一册，让他回家。从此，叶天士的医术更加高妙，再也没有遇到过棘手之证了。

原文

浙右[①]某孝廉[②]，约伴入都会试[③]，舟至姑苏[④]，孝廉病矣。同伴唤舆送至名医叶天士[⑤]家诊治。叶诊之良久，曰："君疾系感冒风寒，一药即愈。第将何往？"孝廉以赴礼闱[⑥]对，叶曰："先生休矣，此去舍舟登陆，必患消渴症，无药可救，寿不过一月耳。脉象已现，速归，后事尚及料理矣。"遂开方与之，谕[⑦]门徒登诸[⑧]医案。孝廉回舟，惶然泣下[⑨]，辞伴欲归。同伴曰："此医家吓人生财之道也。况叶不过时医，决非神仙，何必介意！”次日，孝廉服药，果愈，同伴益怂恿之，遂北上，然心甚慼慼[10]。

舟抵江口[11]，风逆不得渡，同人约游金山寺[12]，山门前有医僧牌。孝廉访禅室，僧为诊视，曰：“居士[13]将何之？”以应试对。僧蹙额[14]曰：“恐来不及矣。此去登陆，消渴即发，寿不过月，奈何远行耶？”孝廉泣下曰：“诚如叶天士言矣。”僧曰：“天士何言？”孝廉曰：“无药可救。”僧曰：“谬哉！药如不能救病，圣贤何必留此一道！”孝廉觉其语有因，跽[15]而求救。僧援之[16]曰：“君登陆时，王家营所有者，秋梨也。以后车满载，渴即以梨代茶，饥则蒸梨作膳，约此物食过百斤，即无恙。焉得云无药可救，误人性命耶？”孝廉再拜而退，行抵清河[17]，舍舟登陆，果渴病大作矣。如僧言，饮食必以梨，至都平服[18]如故。入闱不售[19]。感僧活命恩，回至金山，以二十金及都中方物[20]为谢。僧收物而却[21]其金曰：“居士过苏城时，再见叶君，令其诊视，如云无疾，则以前言质之。彼如问治疗之人，即以老僧告之，胜如厚惠也。”

孝廉如其言，往见天士。复使诊视，曰：“君无疾，何治？”孝廉以前言质之。天士命徒查案相符，曰：“异哉！君遇仙乎？”孝廉曰：“是佛非仙。”以老僧言告之。天士曰：“我知之矣。先生请行，吾将停业以请益。”随摘牌散徒，更姓名，衣拥保服[22]，轻舟往求老僧，求役门墙[23]，以习医术，僧许之。日侍左右，见其治过百余人，道亦不相上下。告僧曰：“余有所悟矣。请代为立方，可乎？”僧曰：“可。”天士作方呈览。僧曰：“汝学已与姑苏叶天士相类。何不各树一帜，而依老僧乎？”天士曰：“弟子恐如叶之误人性命，必须精益求精，万无一失，方可救人耳。”僧曰：“善哉！此言胜于叶君矣。”

一日，有舁[24]一垂毙之人至，其腹如孕。来人曰：“是人腹痛数年，而今更甚。”僧诊讫，命天士复诊开方，首用白信[25]三分，僧笑曰：“妙哉！汝所不及我者，谨慎太过。此方须用砒霜一钱，起死回生，永除疾根矣。”天士骇然曰：“此人患虫蛊，以信石三分，死其虫足矣。多则人何能堪？”僧曰：“汝既知虫，不知虫之大小乎？此虫已长二十寸余矣。试以三分，不过暂困，后必复作，再投以信，避而不受[26]，则无可以救矣。用一钱，俾虫毙，随矢出，永绝后患，不更妙乎？”天士感甚。僧立命侍者出白信，纳病人口中，以汤下之。谓来人曰：“速舁回寓，晚必遗矢出虫，俾吾徒观之。”众人唯唯[27]，舁病人去。至夜，果如所言，挑一条赤虫来，长二尺余。病人已苏，饥而索食，僧命以参苓作糜进之，旬日痊可。

天士心悦诚服，告以真姓名而求益。僧念其虚心向往，与一册而遣之。自是天士学益进，无棘手之证矣。

（节选自《客窗闲话[28]·续集》卷四）

注释

①浙右：浙江省西部地区。②孝廉：汉代选举人才的科目。孝指孝子，廉指廉洁之士，后合称孝廉。③会试：每三年一次，在京举行一次考试，考中者为进士。④姑苏：今江苏省苏州市。⑤叶天士（1667—1746）：清代著名医家。名桂，号香岩，今江苏苏州人。少孤，从其父之门人朱某学医，后十年中从师十七人，金山寺拜师是其十七师之一。临终戒其子曰："医可为而不可为，必天资与学力相济而后可应世，不然，鲜有不杀人者。"⑥礼闱：礼部会试的考场。礼，礼部。闱，指考场。⑦谕：告诉。⑧登诸：登记在。诸，"之于"合音，兼词。⑨惶然泣下：面带惧色流下泪来。⑩慼慼（qī qī 凄凄）：忧愁的样子。⑪江口：今镇江市附近，运河于长江入口处。⑫金山寺：又名江天寺，在镇江市西北长江岸边的金山之上。⑬居士：古称有才能不愿为官的人，也指在家修道的人。此是僧医对孝廉的敬称。⑭蹙（cù 簇）额：皱眉头。⑮跽（jì 计）：挺身两膝跪地。⑯援之：用手拉他起来。⑰清河：县名。在河北省东南部。⑱至都平服：到了京都（北京）身体已恢复健康。⑲不售：考试落榜。⑳都中方物：指首都（北京）地方特产。㉑却：退回。㉒佣保服：雇工穿的衣服。㉓求役门墙：请求允其服侍老僧身旁，即拜老僧为师。㉔舁（yú 于）：抬。㉕白信：即砒霜，也称信石、砒石。有毒。㉖避而不受：指寄生虫躲开信石不吃，即所谓产生耐药性。㉗唯唯：谦卑的应答声。㉘《客窗闲话》：书分初续两集，共八卷，收文言小说八十九篇，成书于光绪年间。作者吴芗厈，浙江省海宁市人。生卒不详。

按语

此文原题为《金山寺医僧》。清代名医叶天士曾先后从师十七人，本文金山寺拜僧医，就是他从师的十七人之一。叶氏这种虚怀若谷的学习精神，以及为人治病的高度责任感，至今仍传为美谈。当人们患病时，往往想求名医诊治，可是，往往又不由得感叹求名医诊病之难，而不知造就名医之更难也。

生死一言

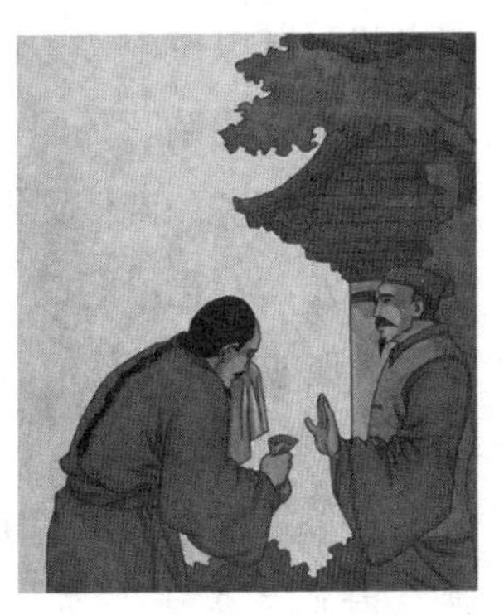

何元长医生，身材高大魁伟，颔部长满红色的髭须，两目炯炯有神，光如电闪，但他天性和蔼，平易近人。病人从远方来求医的，如果脉见绝象，危不能治，必用婉转的话语安慰病人。等病人走开后，就暗地把实情告诉伴随来的人，并且退回诊费。说："你们从远方来求诊，生死全听我一句话，如果对病人实说病情，必然给以精神压力，那就会促使病人死亡。"而贫穷病人来诊病，何元长唯恐患者无钱支付药费，总是奉送药品。

原文

（何）元长[①]为人状貌修伟[②]，赤髭须，两目闪闪如电，而性和易近人。病者自远方来诊，其脉即危不治，必婉言以慰之。俟[③]其出，则私告其从者而反其币[④]。曰："彼自远来，生死视我一言，质言[⑤]之，是趣[⑥]之死也。"窭[⑦]人来诊，辄施药以助之，恐其贫不能自给也。

（节选自《初月楼续闻见录》[⑧]卷七）

注释

①何元长（1752—1806）：名世仁，号澹安，又号福泉山人，清代名医。著有《福泉山房医案》《治病要言》《弊山草堂集》等。②修伟：身材高大魁伟。③俟：等待。④反其币：把诊病费退回。反，同"返"。⑤质言：实说。⑥趣（cù 促）：催促。⑦窭（jù 据）：贫寒。⑧《初月楼续闻见录》：清代笔记，成书于嘉庆二十三年（1818年）。作者吴德旋（1767—1840），字仲伦，清代学者，江苏宜兴人。

按语

本文赞扬了名医何元长对病人婉言以慰并施药以助的高尚医德。医生对于病人来说，往往是精神支柱，特别是危重病人更是如此。医生若能经常及时地给病人以精神安慰，就会产生良好的治疗效果，而促使其病情好转。反之，如果医生说话不讲方式，贸然告知病人病情，必然给病人以精神压力，那就会造成不良后果，甚至会促使病人死亡。生死系于一言，婉言以慰，质言促死。为医者不可不慎之！

市药求真

清代元和县（今江苏省苏州市）的陈见三，名传焯，天资聪明，爱好读书。他父亲因事被富人指控，以致家产破败。这时陈见三才十五岁，他就更加努力读书，为了谋食糊口，又兼学医。他二十岁时就精通医术，治病很有声望。后到扬州行医，人们求他治病常常获得奇妙效果。因而其家业也就富裕了，后来就搬到扬州定居下来。他常说："古人治病，都亲自到山中采药，现在的人都到市场去买药，真假难辨，所以医生按方治病有时不见效果，这并不都是因为医生技术不高，而与假药乱真也有关系。"因此，他就在住宅旁边开设了一座药铺，亲自监督子弟经营管理，药真价实，诚信无欺。凡是来治病的人同时在此买药，治疗效果更好。遇到贫穷的病人，便送给药品不收药钱，因而扬州的人对他更加敬重。年过八十，因年老多病，他才谢绝应诊。

原文

元和[①]陈见三名传焯，生而颖异[②]，善读书。父因事为富人所讼[③]，破其家产。时见三年才十五，益发愤读书。而以谋食故，兼习医，弱冠[④]即能神明[⑤]其术，甚有声。游于扬州，扬之人就医治疾者往往获奇效。业遂饶[6]，后竟移家于扬。尝谓："古人治疾，皆入山采药，今人取药于廛肆[7]间，故医者依方治疾或不效，非尽医不良，药亦有误焉。"于是，即所居之旁，列肆市药[8]，亲督子弟经理，诚信不欺。凡求医治疾者兼求药，治益神。遇贫者与药，不取直[9]。扬之人益重之。年过八十始谢病[10]不复诊。

（节选自《初月楼续闻见录》卷七）

注释

①元和：古县名，清雍正二年（1724年）分长州县置。与吴县、长州同治苏州府城。即今江苏省苏州市。②颖异：特别聪明。③讼：诉讼，指控。④弱冠：古代男子二十岁举行冠礼，戴上成年人的帽子，故名"弱冠。⑤神明：精通。⑥业遂饶：家业就富足起来。⑦廛（chán　蝉）肆：古代城市中店铺存放货物之处。此泛指市场。⑧列肆市药：设立店铺卖药。⑨不取直：不要钱。直，同"值"。⑩谢病：托病谢绝诊视。

按语

民间医生陈见三怀济世救人之心，有志于医且处处为病人着想，自设药铺于宅旁，药真价实，诚信无欺，每每取得良好的疗效。凡遇贫穷患者并能施医舍药，表现了高尚的医德。因而一生得到人们的敬重。今天，我们不能要求每个医生都自设药铺，但是选用良药治病，防止药品有假，倒是值得注意的大问题。

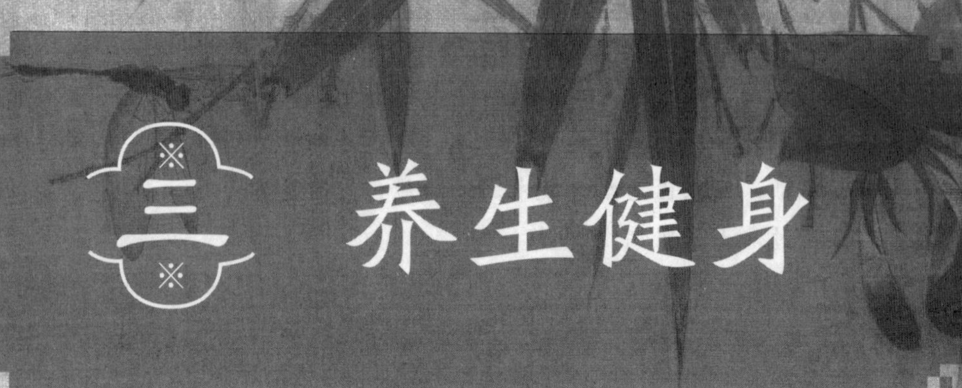

三 养生健身

五福六极

人生有五种幸福：一是长寿，二是富贵，三是健康平安，四是遵行美德，五是老而善终。人生有六种不幸：一是早死，二是多病，三是多忧，四是贫穷，五是丑恶，六是愚弱。

原文

五福，一曰寿，二曰富，三曰康宁，四曰攸①好德，五曰考终命②。六极③：一曰凶短折④，二曰疾，三曰忧，四曰贫，五曰恶，六曰弱。

（节选自《尚书⑤·洪范》）

注释

①攸：行。②考：老。终命：善终。③极：困厄。指不幸。④凶短折：均指早死。未到换牙的年龄而死叫“凶”，未到二十岁而死叫“短”，未婚而死叫“折”。⑤《尚书》：一部多体裁文献汇编，被认为是中国现存最早的史书，又被称为中国最早的散文总集。战国时期总称《书》，汉代改称《尚书》，即“上古之书”。因是儒家五经之一，又称《书经》。“尚书”一词是指中国上古皇家档案文件的汇编。该书分为《虞书》《夏书》《商书》《周书》等。《尚书》记载的是王和贵族讲的话。

按语

《尚书》是我国最早的历史文献，被尊为六经之一。文中提出了人生有五福、六极的看法，经常被后世所引用。在这里长寿被列为五福之首，且健康和长寿均为五福之一，而早死和疾病被列为“六极”的前两项。可见在远古时代，我们的祖先就清醒地认识到养生、长寿的重要意义。

知止不殆

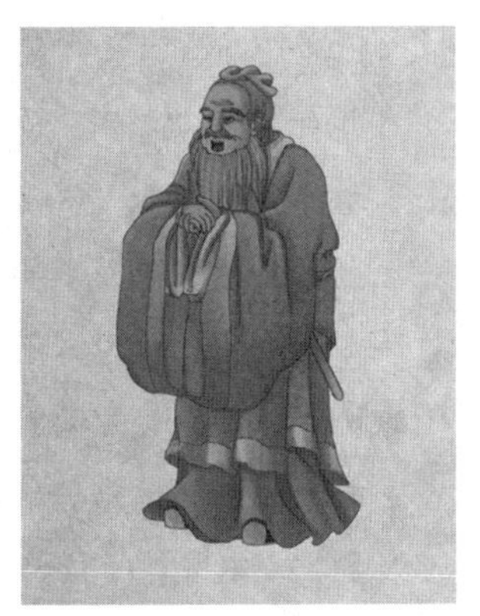

老子说："虚名和身体相比，哪一样重要？生命和财物相比，哪一样贵重？得到名利与丧失生命，哪一样有害？因此，过分地爱虚名就必定要付出重大代价，多藏财物就必定会招致重大损失。所以知道满足才不会遭受困辱，懂得适可而止就不会招致危害，这样才可以生活长久，延年益寿。"

原文

名与身孰[①]亲？身[②]与货[③]孰多？得[④]与亡[⑤]孰病[⑥]？是故甚爱必大费，多藏必厚亡。故知足不辱，知止不殆[⑦]，可以长久。

（节选自《老子[⑧]》第44章）

注释

①孰：哪个。②身：指生命。③货：指财物。④得：指得到名利。⑤亡：失，指失去生命。⑥病：有害。⑦殆：危害。⑧老子（约前571—前471）：名李耳，字伯阳，谥号聃，楚国苦县厉乡曲仁里（今河南省鹿邑县）人。道家始祖，被尊为道圣。是中国伟大的哲学家和思想家之一，也是世界文化名人。他的哲学思想和由他创立的道家学派，不但对中国古代思想文化的发展做出了重要贡献，而且对世界思想文化的发展也产生了一定的影响。老子的《老子》一书，又名《道德经》，或《道德真经》。分上下两篇，共81章。前37章为上篇《道经》，第38章以下属下篇《德经》。道是德之"体"，德是道之"用"。全文共计五千字左右。《道德经》《易经》和《论语》被认为是对中国人影响最深远的三部思想巨著。

按语

老子认为，身体比虚名和钱财更可贵，爱钱财和多藏钱财，必定招致重大损失，只有"知足"和"知止"，才能免于灾难而长生久视。成语"多藏厚亡"即源于此。

仁者寿

聪明的人爱水，有仁德的人爱山；聪明的人好动，有仁德的人好静；聪明的人心情快乐，有仁德的人健康长寿。

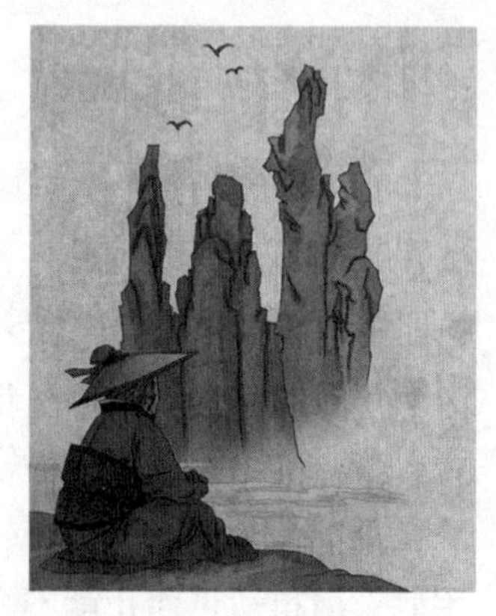

原文

"知[①]者乐[②]水，仁者乐山；知者动，仁者静；知者乐，仁者寿。"

（节选自《论语[③]·雍也》）

注释

①知：同"智"。②乐（yào 要）：爱好。下句"乐山"之"乐"同此。③《论语》：儒家学派的经典著作之一，由孔子的弟子及其再传弟子编撰而成。它以语录体和对话文体为主，记录了孔子及其弟子言行，集中体现了孔子的政治主张、道德观念及教育原则等。成书于战国初期，通行本《论语》共二十篇。《论语》的语言简洁精练，含义深刻，其中有许多言论至今仍被世人视为至理。它与《大学》《中庸》《孟子》《诗经》《尚书》《礼记》《易经》《春秋》并称"四书五经"。孔子是儒家思想的创始人，是我国历史上伟大的思想家、教育家和政治家。他被后世统治者尊为孔圣人、至圣先师、万世师表，被联合国教科文组织评选为"世界十大文化名人"之首。

按语

"仁者寿"表示有仁德的人健康长寿。也简称"仁寿"，后来成了"长寿"的代称。如唐·王冰在《素问·注序》中说："夫释缚脱艰，全真导气，拯黎元于仁寿，济羸劣以获安者，非三圣道，则不能致之矣。"意思是要解除疾病，摆脱痛苦，保全真精，通导元气，使百姓延年益寿，救助体质瘦弱的人获得平安，如果不是伏羲、神农、黄帝三圣王的学说，就不能达到这个目的。

"知者乐水，仁者乐山"，后来又形成一个成语"乐水乐山"或"乐山乐水"，比喻个人爱好不同。

君子三戒

孔子说："君子一生有三件事要警惕戒备：年少时，血气没有稳定，要警惕贪恋女色；到了壮年，血气正当旺盛，要警惕争强好斗；到了老年，血气已经衰退，要警惕贪得无厌。"

原文

孔子曰："君子有三戒[①]：少之时，血气未定，戒之在色；及其壮也，血气方刚，戒之在斗；及其老也，血气既衰，戒之在得[②]。"

（节选自《论语·季氏》）

◇◇◇ **注释** ◇◇◇

①戒：防备，警惕。②得：贪得。指贪求名誉、地位、财货等。

◇◇◇ **按语** ◇◇◇

孔子提出的“三戒”，是对按少、壮、老三个年龄阶段进行养生的理论总结，也是人生宝贵经验的结晶，对人生的每个阶段都有着深刻的指导意义。其实这“三戒”之事，正是人们在生命的少、壮、老三个重要阶段，最容易出现的问题。戒色、戒斗、戒得，是一个艰苦的修炼历程，只有做到这“三戒”，才是真正意义上的修身养性，那又何愁不能却老延年呢！

孔子饮食之道

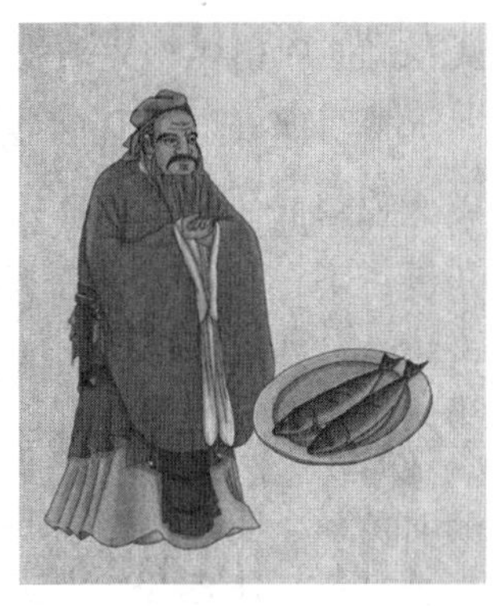

粮食不嫌磨得精，鱼肉不嫌切得细。食物经久变臭了，鱼肉腐烂了，不吃。食物的颜色变得难看了，不吃。食物的气味变得难闻了，不吃。烹调得不好，不吃。没到该吃饭的时间，不吃。不按一定的方法宰割的肉，不吃。没有一定的酱醋调味，不吃。饭席上的肉虽然很多，但吃的肉不能超过饭量。只有酒不限量，但不能喝醉，使神志惑乱。从市上买来的酒和熟肉，不吃。可以吃姜，但不多吃。参加国君的祭祀典礼，领得的祭肉拿回家不能再留着过夜。对祭肉的保存不得超过三天，超过三天的祭肉，就不吃了。吃饭时不交谈，睡觉时不说话。

◇◇◇ **原文** ◇◇◇

食不厌精，脍①不厌细。食饐而餲②，鱼馁③而肉败④，不食。色恶，不食。臭恶⑤，不食。失饪⑥，不食。不时，不食。割不正，不食。不得其酱，不食。肉虽多，不使胜食气⑦。唯酒无量，不及乱⑧。沽酒市脯⑨，不食。不撤姜食，不多食。祭于公，不宿肉⑩。祭肉不出三日，出三日，不食之矣。食不语，寝不言。

（节选自《论语·乡党》）

◇◇◇ **注释** ◇◇◇

①脍（kuài 快）：切细的肉丝。②食饐而餲：指食物经久而腐臭。③馁（něi）：指鱼腐烂。④败：指肉腐烂。⑤臭（xiù 秀）恶：气味难闻。⑥饪（rèn 任）：烹调。⑦食气（xì 戏）：饭料。气：同“饩”。本指送人的粮食或饲料，此指饮食。⑧乱：神志昏乱，此谓醉酒。⑨沽酒市脯（fǔ 府）：买酒买熟肉。脯，肉干。⑩不宿肉：不能把肉留着过夜。古代的大夫或士参加国君的祭祀之后，可以领到一份祭肉拿回家去，

但这些祭肉从宰杀到祭典，至少放了一两天，已经不新鲜了，所以拿回家不能再留着过夜了。

按语

孔子提出关于饮食的一系列注意事项，颇受后人重视，直到今天，仍然有借鉴意义。成语“食不厌精，脍不厌细”“食不语，寝不言”等均由此而来。

卫生之经

老子说：保养生命的常理：能持守真道，精一不二吗？能不失却天赋真性吗？能不求助于卜筮而知吉凶吗？对外物的追求能适可而止吗？能知足不贪吗？能舍弃仿效他人的心思而寻求自身的完善吗？能无拘无束、自由自在吗？能顺从外物，心无执念吗？能像初生的婴儿那样纯真无欲吗？

婴儿整天啼哭而喉咙却不会嘶哑，这是因为声音谐和自然而达到了顶点；婴儿整天握拳而手掌不弯曲，这是因为符合他阴阳淳和的本性；婴儿整天瞪着小眼睛而不眨一下，这是因为心不在外物。任意行走没有一定的去向；任意安坐而没有必做的事情；顺应外物，曲折委随，如同随波逐流，顺其自然。这就是“卫生之经”。

原文

老子曰：“卫生①之经，能抱一②乎？能勿失③乎？能无卜筮而知吉凶乎？能止④乎？能已乎？能舍诸人而求诸己乎？能翛然⑤乎？能侗然⑥乎？能儿子⑦乎？儿子终日嗥⑧而嗌⑨不嗄，和之至也；终日握而手不掜⑩，共⑪其德也；终日视而目不瞚⑫，偏不在外⑬也。行不知所之，居不知所为，与物委蛇⑭而同其波。是卫生之经已。”

（节选自《庄子⑮·庚桑楚》）

注释

①卫生：保养生命。②抱一：坚守纯一之道。③勿失：不丧失真性。④止：静止安定。⑤翛（xiāo 肖）然：无所牵挂，无拘无束的样子。⑥侗（dòng 洞）然：心怀开朗的样子。⑦儿子：指像婴儿那样天真。⑧嗥（háo 豪）：号叫。⑨嗌（yì 意）：咽喉。⑩掜（niè）：拳曲。⑪共：符合。⑫瞚（shùn 舜）：“瞬”的异体字。眼睛眨动。⑬偏不在外：不偏注于外物。⑭委蛇（yí 迤）：委随，随顺。⑮庄子（约前369—前286）：姓庄，名周，战国时期伟大的思想家、哲学家、文学家，宋国蒙（今河南商丘民权县）人，道家学说的主要创始人之一。庄子一生的物质生活虽然贫困，但精神生活却异常丰富，读书、漫游、观察、遐想，追求“至人无己”的自由境界。庄子是老子思想的继承者和发展者，后世将他与老子并称为“老庄”。他们的哲学思想体系，被思想学术界尊为“老庄哲学”。庄子的代表作品为《庄子》，名篇有《逍遥游》《齐物论》等。

按语

老子所说的“卫生之经”就是保养生命的常理。可以看出，老子、庄子的养生理论其核心就是顺乎自然，返璞归真，清静无为。主张弃除那种多欲而有害身心的生活，一切顺乎自然，去物欲以养形，致虚静以养神，形神不亏，便可长生。道家的这种养生思想对中医的养生理论产生了深远的影响。

凡食之道，无饥无饱

大凡饮食，不要吃强烈厚味的食物，不要饮味烈味浓的酒，因为这些是致病的开端。按时进食，人体必定没有病痛。大凡饮食原则，是不要过饥或过饱，这样五脏就会舒适安宁。一定要吃可口的食物，精神调和，容貌端正，要用精气来帮助纳入和运化食物。使周身关节都舒适愉快，都能接受精气的将养。饮食时，一定要小口细咽，坐要端正，不要狼吞虎咽。

原文

凡食无[①]强厚味[②]，无以烈味重酒，是以谓之疾首[③]。食能以时，身必无灾。凡食之道，无饥无饱，是之谓五藏之葆[④]。口必甘味[⑤]，和精端容，将[⑥]之以神气[⑦]。百节虞欢[⑧]，咸进[⑨]受气[⑩]。饮必小咽，端直无戾[⑪]。

（节选自《吕氏春秋·尽数》）

注释

①无：通“勿”，不要。下同。②强厚味：指强烈厚味的食物。③疾首：疾病的开端。④葆：安宁。⑤甘味：以所食之味为甘。⑥将：助。⑦神气：精气。⑧虞欢：舒适愉快。虞，通“娱”。⑨咸进：全部吸收。⑩受气：接受精气之养。⑪戾：暴戾。指暴饮。

按语

文中提出的“凡食之道，无饥无饱”，以及一系列饮食养生法则，诸如“无强厚味”“口必甘味，和精端容”“饮必小咽，端直无戾”等，是切实可行的养生方法，这同《论语》中孔子提出的“君子食无求饱，居无求安”思想，是一脉相承的。至今仍为养生家所推崇。

圣人适欲

使生命不能顺应天性的，是欲望。所以圣人一定首先要节制自己的欲望，使之适度。房屋过大，阴气就多。楼台过高，阳气就盛。阴气多就会生蹷疾，阳气盛就会得痿病。这是阴阳不适度带来的祸患。因此，古代帝王不住大房，不筑高台，饮食不求丰盛珍异，衣服不求过厚过暖。衣服过厚过暖，脉理就会闭结，脉理闭结，气机就不畅达。饮食丰盛珍异，肠胃就会过满，肠胃过满，胸腹就会闷胀，胸腹闷胀，气机同样不能畅达。以此而求长生，能办到吗？

从前，先辈圣王修建苑囿园池，只要能够游目眺望、活动身体就行了；他们兴造宫室台榭，只要能够避免干燥和潮湿就行了；他们制作车马衣裘，只要能够安身暖体就行了；他们备置饭菜酒浆，只要能够适口充饥就行了；他们创作音乐歌舞，只要能够安性自乐就行了。这五个方面，是圣王用来养生的基本内容。他们这样做，并非只是喜好节俭、讨厌浪费，而是为了调和性情。

原文

使生不顺者，欲也。故圣人必先适欲①。室大则多阴，台高则多阳。多阴则蹷②，多阳则痿③，此阴阳不适之患也。是故先王不处大室，不为高台，味不众珍，衣不燀④热。燀热则理塞，理塞则气不达；味众珍则胃充，胃充则中大鞔⑤，中大鞔而气不达。以此长生，可得乎？

昔先圣王之苑囿⑥园池也，足以观望劳形而已矣；其为宫室台榭⑦也，足以辟⑧燥湿而已矣；其为舆马衣裘也，足以逸身暖骸而已矣；共为饮食酏醴⑨也，足以适味充虚而已矣；其为声色音乐也，足以安性自娱而已矣。五者，圣王之所养性也。非好俭而恶费也，节⑩乎性也。

（节选自《吕氏春秋·重己》）

注释

①适欲：节欲。②蹷：一种手足逆冷的病症。③痿：一种肢体痿弱无力的病症。④燀（dǎn 胆）：厚。⑤鞔（mèn 闷）：通“懑”，闷胀。⑥苑囿：汉·高诱注：“畜禽兽所，大曰苑，小曰囿。”⑦台榭：高诱注：“土方而高曰台，有屋曰榭。”⑧辟：通“避”，避免。⑨酏醴（yǐ lǐ 倚礼）：黍酒，甜酒。⑩节：调和。

按语

人应该珍重自己的生命，而珍重生命、保养生命的根本方法在于遵循生命的规律而“适欲”。因而主张“不处大室，不为高台，味不众珍，衣不燀热”，只要能“观望劳形”“辟燥湿”“逸身暖骸”“适味充虚”即可。这种养生思想是可取的。

贵生之术

圣人深思熟虑天下的事，认为没有任何东西能比人的生命更宝贵。耳、目、鼻、口，都是为人服务的。嘴巴虽然想尝美味，但如果对生命有害，就应停止。对于这四种器官来说，即使它们不愿做的，但只要对生命有利，也该去做。由此看来，耳、目、口、鼻是不能擅自行动的，必须有所节制。这就如同各种职官，不能独断专行，必须要有所制约一样。这就是珍惜生命的方法。如今世俗的君子们，损害身体、不顾生命去追求外物，他们这样做是要达到什么目的呢？他们这样做又是为了什么呢？

原文

圣人深虑天下，莫贵于生。夫耳目鼻口，生之役[①]也。耳虽欲声，目虽欲色，鼻虽欲芬香，口虽欲滋味，害于生则止。在四官者不欲[②]，利于生者则为。由此观之，耳目鼻口不得擅行，必有所制。譬之若官职，不得擅为，必有所制。此贵生之术也。今世俗之君子，危身弃生以徇物[③]，彼且奚以此之也？彼且奚以此为也？

（节选自《吕氏春秋·贵生》）

注释

①役：服事于人。②不欲：不愿意做。③徇物：舍弃生命去追求外物。徇，通“殉”。

按语

文中指出天下没有什么比生命更宝贵，而声色滋味，“害于生则止”，“利于生者则为”，“耳目鼻口不得擅行，必有所制。”这就是“贵生之术”，即珍惜生命的方法。

修节制欲

人天生便有贪心欲望，有欲望就有感情，有感情就有节制。圣人明白节制从而控制欲望，所以不过分放纵自己的感情。耳朵是想听五声的，眼睛是想看五色的，口是想品尝五味的，这就是人之常情。声、色、味这三种欲望，对于富贵的人、贫贱的人、愚昧的人、有智慧的人、好人、坏人都是一样的，即使是神农、黄帝与暴君夏桀、商纣也是相同的。圣人之所以与普通人不同的原因，在于他们能控制自己的感情，使之适度而已。由保全生命而动其情就会使感情适度，不由保全生命而动其情，就会失去其适度之情。这二者，就是一个人生死存亡的根本。

原文

天生人而使有贪有欲，欲有情，情有节。圣人修[①]节以制欲，故不过行其情也。故耳之欲五声，目之欲五色，口之欲五味，情也。此三者，贵贱愚智贤不肖欲之若一[②]，虽神农、黄帝其与桀[③]、纣[④]同。圣人之所以异者，得其情[⑤]也。由贵生动[⑥]则得其情矣。不由贵生动则失其情矣。此二者，死生存亡之本也。

（节选自《吕氏春秋·情欲》）

注释

①修：明。②一：同等，一个样。③桀：夏朝末代君主，著名暴君。名履癸。后因商汤强大，发兵讨夏，他战败出奔而死。④纣：商朝末代君主，著名暴君，即帝辛，名受。其人对内重刑厚敛，对外黩武好战，荒于酒色，残害忠良。后为周武王发兵讨灭。⑤得其情：得其不过节之情，即知道适度之情。⑥由贵生动：即由贵生而动，由保全生命而动。

按语

文中从节欲的角度论述了养生的重要性。指出人的感情欲望是天生的，不论好人坏人、明君暴君，人人所具有，但圣人明白节制从而控制欲望，这就是“得其情”，即使情适度，故生命得以长寿。而世俗之人则往往“失其情”，即失去其适度之情，故往往受其害。

毕数之务，在乎去害

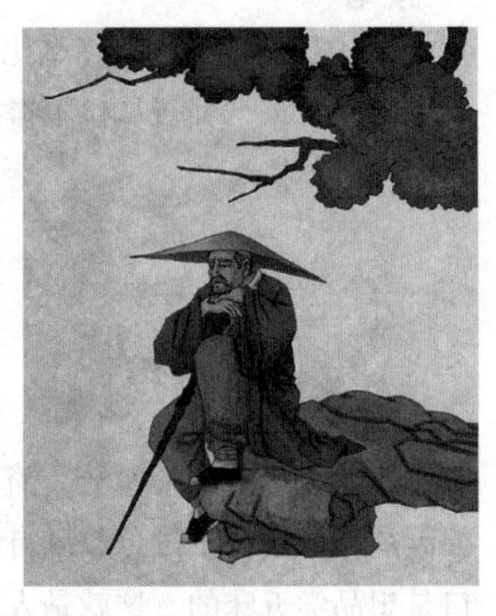

天生出阴阳、寒暑、燥湿，四时的更替，万物的变化，莫不有其有利之处，也莫不有其有害之处。圣人明察阴阳变化适宜之处，辨别万物有利之处以利于生，所以精神安守于形体之中，那么寿命就长。所讲的寿命长，不是寿命本来短而使之延长，而是指享尽自己天然的寿数。享尽自己天然寿数的要务，在避免危害。什么叫避免危害呢？过甜、过酸、过苦、过辣、过咸，这五种东西充塞在人的形体内，那就会产生危害。过喜、过怒、过忧、过恐、过哀，这五种情绪与人的精神接合，那就会产生危害。过冷、过热、过燥、过湿、大风、久雨、大雾，这七种东西动摇人体内的精气，那就会产生危害。所以说，凡是讲养生的，不如知道安形养生的根本，知道了安形养生的根本，那么疾病就无从而至了。

原文

天生[①]阴阳寒暑燥湿，四时之化，万物之变，莫不为利，莫不为害。圣人察阴阳之宜，辨万物之利以便生[②]，故精神安乎形[③]，而年寿得长焉。长也者，非短而续之也，毕其数[④]也。毕数之务，在乎去害[⑤]。何谓去害？大[⑥]甘、大酸、大苦、大辛、大咸，五者充形则生害矣。大喜、大怒、大忧、大恐、大哀，五者接神[⑦]则生害矣。大寒、大热、大燥、大湿、大风、大霖[⑧]、大雾，七者动精[⑨]则生害矣。故凡养生，莫若知本[⑩]，知本则疾无由至矣。

（节选自《吕氏春秋·尽数》）

注释

①生：生成。②便生：有利于生命。便，有利。③安乎形：安守于形体。乎，于。④毕其数：享尽天然的寿数。毕，活满，享尽。⑤去害：避免危害。去，去除。此谓避免。⑥大：通"太"。过分。⑦接神：与人的精神接合。⑧霖：久雨。⑨动精：扰动人体精气。⑩本：根本。此指"精神安乎形"。

按语

"毕数"即"尽数"，就是《黄帝内经》中所说的"终其天年"，活满自己天然的寿数。而终其天年的方法在于避免危害，所食五味、自身情志及外界所处的气候都不能太过，否则，就会扰动精气，产生危害。这就是养生的根本，掌握了这个根本，疾病就不会产生了。

养生三患

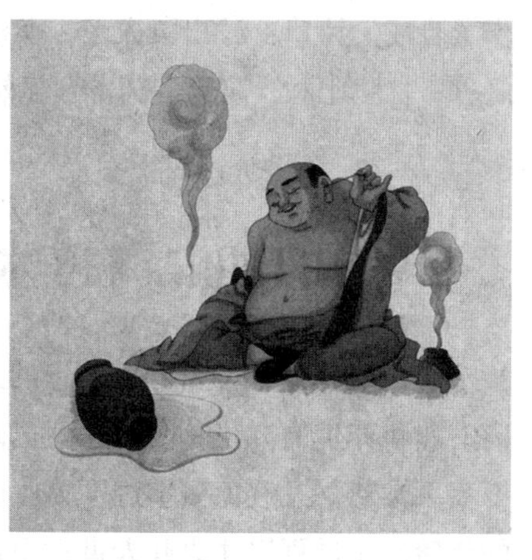

富贵之人却不懂得养生之道，足以成为病患，还不如贫贱之人。贫贱之人要获得物质很难，即使想要过度享受，但物质充裕从哪里得到呢？那些富贵者出门就乘车，进门就坐辇，一味追求骄逸享乐，人们认为这些车辇是招致痿蹶的关键；对肥肉美酒，一向只求享受，人们称之为腐烂肠胃的食物；对美貌女子，淫靡之音，一贯沉溺淫乐，人们称之为砍伐性命的斧头。这三种祸患，都是由富贵招致的。所以古代有不肯富贵的人，是重视生命的缘故。不是为了轻视富贵的虚名，而是为了得到养生延寿的实效。那么，上述这些道理就不可不明察了。

原文

富贵而不知道[①]，适[②]足以为患，不如贫贱。贫贱之致物[③]也难，虽欲过之[④]，奚由[⑤]？出则以车，入则以辇[⑥]，务以自佚[⑦]，命之曰招蹶[⑧]之机[⑨]；肥肉厚酒，务以自强[⑩]，命之曰烂肠之食；靡曼皓齿[⑪]郑卫之音[⑫]，务以自乐，命之曰伐性之斧。三患者，富贵之所致也。故古之人有不肯贵富者矣，由重生[⑬]故也。非夸以名也，为其实[⑭]也。则此论之不可不察也。

（节选自《吕氏春秋·本生》）

注释

①知道：通晓养生之道。②适：正；恰。③致物：获物。④过之：过分享受外物。⑤奚由：即“由奚”，从哪里得到？⑥辇（niǎn 捻）：古代用人推挽的车。⑦佚：通“逸”。逸乐。⑧蹶：痿蹶。⑨机：关键。⑩强：勉强；尽力。⑪靡曼皓齿：喻美色。靡曼，谓肌肤柔美。皓齿：雪白的牙齿。⑫郑卫之音：本指春秋战国时郑国、卫国的民间音乐，此指淫靡之音。⑬重生：重视生命。⑭实：指养生延寿的实效。

按语

本文批评富贵之人中的“惑者”，不懂养生之道，为外物所惑，日夜追求声色滋味的享乐，而最终导致伤害性命的恶果。文中把“出则以车，入则以辇”的好逸恶劳比作“招蹶之机”；把恣食“肥肉厚酒”比作“烂肠之食”；把沉溺于“靡曼皓齿，郑卫之音”比作“伐性之斧”。明确指出这是养生的“三患”，而导致这“三患”的原因，正是“富贵之所致也”。发人深思，不可不察。

《吕氏春秋·本生》对养生“三患”的这一形象的比喻，曾被后人广泛引述。如汉代枚乘的《七发》：“且夫出舆入辇，命曰蹶痿之机；洞房清宫，命曰寒热之媒；皓齿娥眉，命曰伐性之斧；甘脆肥脓，命曰腐肠之药。”宋代大文豪苏东坡曾作《自戒》诗曰：“出舆入辇，蹶痿之机；洞房清宫，寒热之媒；皓齿娥眉，伐性之斧；甘脆肥脓，腐肠之药。”显然都是由此化裁而来。

法于阴阳，和于术数

上古时代那些懂得养生之道的人，能够取法于天地阴阳自然变化之理而加以适应，调和养生的方法，使之达到正确的标准。饮食有所节制，作息有一定规律，既不妄事操劳，又避免房事过度，所以能够形神俱旺，协调统一，活到自然寿命终结的年龄，超过百岁才离开人世；现在的人就不是这样了，把酒当水浆，滥饮无度，使反常的生活成为习惯，醉酒行房，因恣情纵欲而使阴精竭绝，因满足嗜好而使真气耗散，不知谨慎地保持精气的充满，不善于统驭精神，而专求心志的一时之快，违逆人生乐趣，起居作息，毫无规律，所以到半百之年就衰老了。

原文

上古之人其知道者[①]，法于阴阳，和于术数[②]，食饮有节，起居有常，不妄作劳[③]，故能形与神俱[④]，而尽终其天年[⑤]，度百岁乃去。今时之人不然也，以酒为浆[⑥]，以妄为常，醉以入房，以欲竭其精，以耗散其真[⑦]，不知持满[⑧]，不时御神[⑨]，务快其心，逆于生乐，起居无节，故半百而衰也。

（节选自《素问·上古天真论》）

◇◇◇ **注释** ◇◇◇

①知道者：懂得养生之道的人。②法于阴阳，和于术数：取法于天地自然的规律，调和各种养生的方法。法，取法，效法。和，调和。术数，此指养生的正确方法。③劳：此指过度的劳累和房事。④形与神俱：形体与精神和谐，整个生命力得以旺盛。俱，偕同。⑤天年：人的自然寿命。⑥浆：此指米汤。⑦真：指先天的真气。⑧持满：保持精气的充满。⑨不时御神：不善于统驭精神，即妄耗神气。时：善也。

◇◇◇ **按语** ◇◇◇

以上古之善养生者（即“知道者”）和今世之不善养生者作对比，论述了养生的意义。强调效法天地自然的规律，调和各种养生的方法，以求“终其天年”。“法于阴阳”即取法于天地变化的常规。“和于术数”就是调和修身养性之法。再加上饮食有节制，起居有常规，不妄事操劳，就能使形体和精神都健康，活到他们应该享受的年岁。这可以说是《内经》养生思想的总纲。

德全不危

人们无论吃什么食物都觉得甘美，随便穿什么衣服也都感到满意，大家喜爱自己的风俗习尚，愉快地生活，社会地位无论高低，都不相倾慕，所以这些人称得上朴实无华。因而任何不正当的嗜欲都不会引起他们注目，任何淫乱邪僻的事物也都不能惑乱他们的心志。无论是愚笨的、聪明的、能力大的还是能力小的，都不因外界事物的变化而动心焦虑，所以符合养生之道。他们之所以能够年龄超过百岁而动作不显得衰老，正是由于领会和掌握了修身养性的方法，身体才不被内外邪气干扰和危害。

◇◇◇ **原文** ◇◇◇

故美其食，任其服，乐其俗①，高下不相慕，其民故曰朴。是以嗜欲不能劳其目，淫邪不能惑其心，愚智贤不肖不惧于物②，故合于道。所以能年皆度百岁而动作不衰者，以其德全不危③也。

（节选自《素问·上古天真论》）

◇◇◇ **注释** ◇◇◇

①故美其食，任其服，乐其俗：取义于《老子》，《老子·八十章》作：“甘其食，美其服，安其居，乐其俗。”任其服：衣着随便，任，随意。②不惧于物：不因为外物而动心思虑，患得患失。③德全不危：心中领会了养性修身之道并加以实行，从而不受内外病因危害。全，具备。

◇◇◇ **按语** ◇◇◇

“美其食，任其服，乐其俗”这种朴实无华的生活状态，恰恰符合养生之道。

正是由于他们领会和掌握了修身养性的方法并加以实行，所以身体才能不被内外邪气干扰和危害。

春夏养阳，秋冬养阴

四时阴阳的变化是万物生命的根本，所以圣人在春夏季节保养阳气以适应生长的需要，在秋冬季节保养阴气以适应收藏的需要，顺从了生命发展的根本规律，就能与万物一样，在生、长、收、藏的生命过程中运动发展。如果违逆了这个规律，就会戕伐生命力，破坏真元之气。

原文

夫四时阴阳①者，万物之根本也，所以圣人春夏养阳，秋冬养阴②，以从其根，故与万物沉浮③于生长之门④。逆其根，则伐其本，坏其真矣。

（节选自《素问·四气调神大论》）

注释

①四时阴阳：四时，即四季，因春夏属阳，秋冬属阴，阴阳之气随四季变化而消长，故称四时阴阳。②春夏养阳，秋冬养阴：当春夏之时，蓄养阳气；秋冬之时，蓄养阴气。这是因为春夏外界阳盛，自然万物处于生发盛长阶段，人体必养阳气方能与万物生长之势相应；秋冬外界阴盛，自然万物处于敛藏阶段，人体必养阴气方能与万物敛藏之气相应。所以说春夏养阳，秋冬养阴。③沉浮：指随着生长收藏的规律而运动。④生长之门：即生命活动的生长收藏的途径。

按语

“春夏养阳，秋冬养阴”的道理，与春生、夏长、秋收、冬藏的自然规律是一致的。这是从“法于阴阳”“顺应四时”的角度，提出的摄生原则。强调在春夏季节要注意保养阳气以适应生长的需要，在秋冬季节要注意保养阴气以适应收藏的需要，这就顺从了生命发展的根本规律。

春月养生

春季的三个月，谓之发陈，是推陈出新、生命萌发的时令，天地自然富有生气，万物显得欣欣向荣。此时，人们应该入夜即睡眠，早些起身，披散开头发，解开衣带，使形体舒缓，放宽步子，在庭院中漫步，使精神愉快，胸怀开畅，保持万物的生机；不要滥行杀伐，多施与，少敛夺，多奖励，少惩罚。这是适应春季的时令，保养生发之气的方法。如果违逆了春生之气，便会损伤肝脏，提供给夏长之气的条件不足，到夏季就会发生寒性病变。

原文

春三月，此谓发陈[①]。天地俱生，万物以荣。夜卧早起，广步于庭，被发缓行[②]，以使志生[③]；生而勿杀，予而勿夺，赏而勿罚。此春气之应，养生之道[④]也。逆之则伤肝，夏为寒变，奉长者少[⑤]。

（节选自《素问·四气调神大论》）

注释

①发陈：推陈出新。②被发缓行：古人平时头发束起，衣服也用带子系紧，为了适应春生之气，而披开束发，舒松衣带。被，同“披”。③以使志生：指通过调摄精神起居，保持情志愉快，以适应春生之气。④养生之道：谓上面所说方法是保养春生之气的规范。⑤夏为寒变，奉长者少：夏长以春生为条件，若春天逆于养生之道，则肝气受损，提供给夏长的条件不良，至夏季则长养之气不足，而易发生寒性病变。奉：供给。

按语

春季是推陈出新，万物生发的季节，根据“顺四时而适寒暑”的养生原则，人应适应春季的气候，调摄精神起居，保养生发之气，这就是春季的“养生之道”。

夏月养长

夏季的三个月，谓之蕃秀，是自然界万物繁茂秀美的时令。此时，天气下降，地气上腾，天地之气相交，植物开花结实，长势旺盛。人们应该在夜晚睡眠，早早起身，不要厌恶长日；情志应保持愉快，切勿发怒，要使精神之英华适应夏气以成其秀美，使气机宣畅，通泄自如，精神外向，对外界事物要有浓厚的兴趣。这是适应夏季的气候，保护长养之气的方法。如果违逆了夏长之气，就会损伤心脏，提供给秋收之气的条件不足，到秋天容易发生疟疾，至冬天会再次发生疾病。

原文

夏三月，此谓蕃秀[①]，天地气交，万物华实。夜卧早起，无厌于日[②]，使志无怒，使华英成秀[③]，使气得泄，若所爱在外[④]。此夏气之应，养长之道[⑤]也。逆之则伤心，秋为痎疟[⑥]，奉收者少，冬至重病。

（节选自《素问·四气调神大论》）

注释

①蕃秀：繁茂秀美。②无厌于日：不要讨厌天长。③使华英成秀：使万物精华皆得秀长。④若所爱在外：形容精神外向，意气舒展，对周围事物兴趣浓厚。⑤养长之道：夏季自然万物长势旺盛，根据这个季节及生物发展阶段的特征，来调摄精神起居，即为“养长之道”。⑥痎（jiē 节）疟：泛指疟疾而言。

◇◇◇**按语**◇◇◇

夏季万物长势旺盛，繁茂秀美，根据“顺四时而适寒暑”的养生原则，人应适应夏季气候，调摄精神起居，保护长养之气，这就是夏季的“养长之道”。

秋月养收

秋季的三个月，谓之容平。自然景象因万物成熟而平定收敛。此时，天高风急，地气清肃，人应早睡早起，与鸡的活动时间相仿，以保持神志的安宁，减缓秋季肃杀之气对人体的影响；收敛神气，以适应秋季容平的特征，不使神思外驰，以保持肺气的清肃功能，这就是适应秋季的特点而保养人体收敛之气的方法。若违逆了秋收之气，就会伤及肺脏，提供给冬藏之气的条件不足，冬天就要发生飧泄病。

◇◇◇**原文**◇◇◇

秋三月，此谓容平①，天气以急，地气以明②。早卧早起，与鸡俱兴③，使志安宁，以缓秋刑④；收敛神气，使秋气平，无外其志，使肺气清，此秋气之应，养收之道⑤也。逆之则伤肺，冬为飧泄⑥，奉藏者少。

（节选自《素问·四气调神大论》）

◇◇◇**注释**◇◇◇

①容平：指自然界万物形态平定，不再繁盛生长。②天气以急，地气以明：天空的风气劲急，地面的景象清肃。③与鸡俱兴：比喻人的起卧，与鸡的活动时间相同。家鸡在黄昏时即入舍归宿，天亮时就开始活动，人随之，即为早卧早起。④秋刑：指秋令收敛、肃杀之气。⑤养收之道：秋气收敛，人与之相应，随顺秋令的特点，保养机体的收敛之气，即为“养收之道”。⑥飧（sūn 孙）泄：完谷未化的泄泻，多属寒症。

◇◇◇**按语**◇◇◇

秋气收敛，人与之相应，气机逐渐肃收。根据“顺四时而适寒暑”的养生原则，人应适应秋季气候，调摄精神起居，以随顺秋季的特点，保养机体的收敛之气，这就是秋季的“养收之道”。

冬月养藏

冬季的三个月，谓之闭藏，是生机潜伏，万物蛰藏的时令。当此时节，水寒成冰，大地龟裂。人应该早睡晚起，待到日光照耀时起床才好；不要轻易地扰动阳气，妄事操劳，要使神志深藏于内，安静自若，好像有所隐秘，严守而不外泄，又像得到了渴望得到的东西，把它密藏起来一样；要躲避寒冷，求取温暖，不要使皮肤开泄而令阳气不断地损失；这是适应冬季气候而保养人体闭藏之气的方法。违逆了冬令的闭藏之气，就要损伤肾脏，提供给春生之气的条件不足，春天就会发生痿厥之疾。

原文

冬三月，此谓闭藏[①]。水冰地坼[②]，无扰乎阳。早卧晚起，必待日光；使志若伏若匿，若有私意，若已有得；去寒就温，无泄皮肤，使气亟夺[③]。此冬气之应，养藏之道[④]也。逆之则伤肾，春为痿厥[⑤]。奉生者少。

（节选自《素问·四气调神大论》）

注释

①闭藏：生机潜伏，阳气内藏。②坼（chè 彻）：裂开。③使气亟夺：使阳气频频丧失。亟，频数。夺，失。④养藏之道：冬令闭藏，人与之相适应而使气机内伏，以保养人体闭藏之气的方法，即为“养藏之道”。⑤痿厥：手足软弱无力称为痿，逆冷称为厥。

按语

冬令闭藏，是万物生机潜伏的季节，根据“顺四时而适寒暑”的养生原则，人应与之相适应，而使气机内伏，调摄精神起居，以保养人体的闭藏之气，这就是冬季的“养藏之道”。

顺时安处

明智的人养生，必须顺应四时季节的更替，适应气候的寒暖变化，在情志上使喜怒情绪调和，在生活上使起居安定而有规律，调节身体的阴阳刚柔，避免偏盛偏衰。这样病邪才不能入身，就能延年益寿了。

原文

故智者之养生也，必顺四时而适寒暑，和喜怒而安居处，节阴阳而调刚柔[①]。如是则僻邪[②]不至，长生久视[③]。

（节选自《灵枢·本神》）

注释

①节阴阳而调刚柔：《太素》卷六首篇注：“阴以至刚，阳以起柔，两者有节，则刚柔得矣。”②僻邪：致病的邪气。③长生久视：谓寿命长久。视，活的意思。

按语

“顺四时而适寒暑，和喜怒而安居处，节阴阳而调刚柔”，这是《内经》反复强调的养生原则。其中最重要的是调和情绪。使精神始终保持一种平和的状态。

耇老接阴食气之道

殷帝盘庚向耇老问道："听说您通过性交而使身体健壮，吸收天的精气以达到长寿的目的，我该怎样才能符合养生之道？"耇老回答说："最重要的是，您要珍重那与身体同生但却比身体先行衰老的生殖器官。注意了这一点，就可以使体弱的人变得强健，短命的人年寿延长，贫苦的人衣食增多。房事之事，有泻有补，要掌握好其中的方法步骤：一是垂直肢体，伸直脊背，按摩臀部；二是放松大腿，活动前阴，收缩肛门；三是合上睫毛，闭目养神，不听杂音，吸引天地之气充满脑部；四是合口含津，自觉酸、苦、甘、辛、咸五味俱备，并且吞咽入腹：五是各种精气皆上聚于脑，以收敛全身诸阳之气。交媾到五个回合而止，或者闭精勿泄，可以使人精神愉快。"这就是耇老处理房事生活和吸引精气的原则。

原文

帝盘庚[①]问于耇老[②]曰："闻子接阴以为强，翕[③]天之精以为寿长，吾将何处而道可行？"耇老答曰："君必贵夫与身俱生而先身老者，弱者使之强，短者使之长，贫者使多粮。其事壹虚[④]亦实[⑤]，治之有节：一曰垂肢，直脊，挠尻；二曰疏股，动阴，缩州[⑥]；三曰合睫毋听，翕气以充脑[⑦]；四曰含其五味，饮夫泉英[⑧]；五曰群精皆上[⑨]，翕其大明[⑩]。至五而止，精神日怡。"耇老接阴食神气之道。

（节选自马王堆汉墓医书[⑪]《十问》）

注释

①盘庚：商代君主，汤九世孙祖丁之子。时王室衰乱，盘庚率众自奄（今山东曲阜）迁都于殷（今河南安阳），使商朝中兴。②耇（gǒu 苟）老：高寿的老者。③翕（xī 息）：合，聚敛。④虚：指泻。⑤实：指补。⑥州：窍。这里指肛门。⑦脑：当作"脑"。⑧泉英：古人称唾液为"玉泉"，认为是人身的精华。英，精华。⑨群精皆上：全身精气皆上聚于头部，即道家"还精补脑"之说。⑩大明：指全身的阳气。⑪马王堆汉墓医书：指1973年底出土于湖南长沙马王堆三号汉墓的14种古代医书。其中帛书10种，竹木简4种。经帛书整理小组整理出版。据专家考证，其中竹简《十问》《合阴阳方》《天下至道谈》及帛书《养生方》《杂疗方》的主体，属古代房中类著作。这些帛书、竹木简抄写的年代，当在秦汉之际。为研究我国古代养生学、性医学和性保健，提供了重要文献资料。

按语

本文认为，房中之事有泻有补，如欲达到长寿的目的，必须正确掌握其中的方法和步骤。文中提出的五个要点，均有一定的参考价值。

舜之接阴治气之道

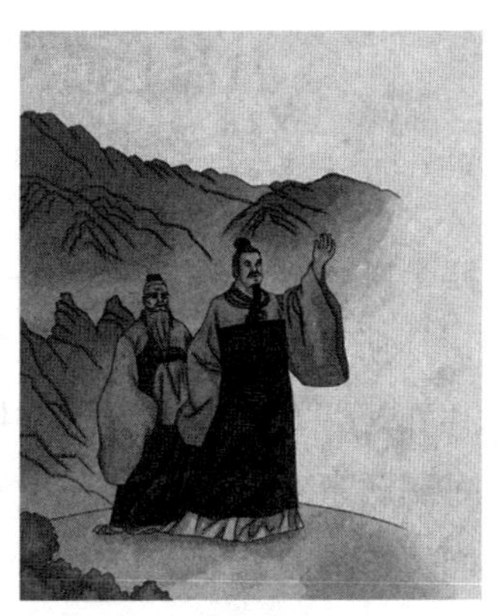

尧问舜道："天下什么东西最宝贵？"舜回答说："生命最宝贵。"尧说："应该怎样养生呢？"舜回答："要审察阴阳交接之道。"尧说："人有九窍、十二节，都各自被安排在一定的位置上。为什么生殖器与其他人体器官同时产生，而它的功能却最先衰败呢？"舜回答道："喝水吃饭用不上它，思考问题也用不着它，它隐藏在身体的下部，人们忌讳直接称呼它的名字。但在两性交合之中，它却经常被使用，甚至不加宽缓和节制，所以，它虽然和人体的其他器官同时诞生，但是功能却最先丧失。"尧又问："应当怎样保护它呢？"舜回答说："一定要爱护它，喜欢它，学习和研究保护它的方法，用饮食滋养它，使阴茎坚强而又节制房事，即便产生了性欲也不要轻率地交接，就是性交快感最强的时候也不泄精。这样，精液将会积聚，真气将会储存，年过百岁，体质反而更强健。"这就是舜的接阴治气之道。

原文

尧问于舜曰："天下孰最贵？"舜曰："生最贵。"尧曰："治生奈何？"舜曰："审乎阴阳。"尧曰："人有九窍十二节，皆设而居①，何故而阴与人俱生而先身去？"舜曰："饮食弗以②，谋虑弗使，讳其名而匿其体，其使甚多，而无宽礼③，故与身俱生而先身死。"尧曰："治之奈何？"舜曰："必爱而喜之，教而谋之，饮而食之，使其题颓④坚强而缓事之，必盬之而勿予⑤，必乐矣而勿泻，材将积，气将褚⑥，行年百岁，贤⑦于往者。"舜之接阴治气之道。

（节选自马王堆汉墓医书《十问》）

注释

①皆设而居：人体各种器官的设置皆有一定位置。②以：用。③无宽礼：谓房事过于频繁而不加宽缓与节制。④题颓（cui）：指阴茎。此句意谓使生殖器官健壮，而又节制房事生活。⑤必盬（gǔ 古）之而勿予：谓即使产生了性欲也不要轻率地交合。盬，啖食之意。此指性欲。⑥褚：蓄积。⑦贤：胜。

按语

马王堆出土的《十问》及《合阴阳》《天下至道谈》等三种竹简，是迄今所见世界上最早的房中学专著。形式与《黄帝内经》颇为相近。本篇通过尧与舜互相问答的形式，论述了养生一定要审察阴阳交接之道的道理。并强调注意饮食滋补、节制房事和交而不泄，是实行阴阳交接之道的要点。

八益七损

人体精气的盈虚，有八益，又有七损。倘不能利用八益，除去七损，那么人到四十岁时生理机能就只剩一半了。

所谓八益，一叫“治气”（调治精气），二叫“致沫”（致其津液），三叫“知时”（知道适宜的交接时机），四叫“蓄气”（蓄养精气），五叫“和沫”（调和阴液），六叫“窃气”（呼吸天的精气），七叫“持赢”（保持盈满），八叫“定倾”（防止宣泄）。

七损：一叫“闭”（精道闭塞），二叫“泄”（精气早泄），三叫“竭”（精气短竭），四叫“勿”（阳痿不举），五叫“烦”（心烦意乱），六叫“绝”（陷入绝境），七叫“费”（耗费精力）。

运用八益的方法：清晨起床打坐，伸直脊背，放松臀部，收敛肛门，导气下行，这叫“治气”；吞服津液，垂下尾闾，伸直脊背，收敛肛门，通其精气，这叫“致沫”；男女互相嬉戏，待到彼此情浓意笃，双方都有了强烈的性欲冲动时方才交合，这叫“知时”；交合时放松脊背，收敛肛门，导气下行，这叫“蓄气”；交合时不粗暴，不急促，出入动作轻柔，这叫“和沫”；动作不已，直达高潮，当阴茎尚能勃起之时就很快脱离交接，这叫“积气”；房事将要结束的时候，纳气运行于脊背，停止不动，吸引天气，导气下行，静静等待，这叫“持赢”；房事结束时加以洗涤，阴茎尚能勃起便离去，这叫“定倾”。以上就叫作八益。

七损：交合时生殖器官不适或疼痛，这叫“内闭”；交合时出汗不止，这叫“外泄”；行房没有节制，这叫“竭”；到了想要交合的时候却又阳痿不举，这叫“帠”；交接时呼吸喘促，心慌意乱，这叫“烦”；女方毫无性欲，男方却粗暴地强行交合，这叫“绝”；动作太快，这叫“费”。这些就是七损。

所以，善于运用八益而除去七损的人，就会耳聪目明，身体轻快便利，性功能日益增强；就能延年益寿，生活快乐而长久。

原文

气有八益，又有七损。不能用八益去七损，则行年[①]四十而阴气[②]自半也。

八益：一曰治气[③]，二曰致沫[④]，三曰知时[⑤]，四曰畜[⑥]气，五曰和沫[⑦]，六曰窃气[⑧]，七曰寺[⑨]赢[⑩]，八曰定倾[⑪]。

七损：一曰闭，二曰泄，三曰竭，四曰勿，五曰烦，六曰绝[⑫]，七曰费[⑬]。

治八益：旦起起坐，直脊，开尻，翕州[⑭]，抑下[⑮]之，曰治气；饮食[⑯]，垂尻[17]，直脊，翕州，通气焉，曰致沫；先戏两乐[18]，交[19]欲为之，曰知时；为而耎脊[20]，翕州，抑下之，曰蓄气；为而勿亟勿数[21]，出入和治，曰和沫；出卧，令人起之，怒[22]释[23]之，曰积气；几已[24]，内脊[25]，毋动，翕气，抑下之，静身须之，曰侍赢；已而洒[26]之，怒而舍之[27]，曰定倾。此谓八益。

七损：为之而疾痛，曰内闭；为之出汗，曰外泄；为之不已，曰竭；臻欲之而不能，曰帇[28]；为之喘息中乱，曰烦；弗欲强之，曰绝；为之泰疾[29]，曰费。此谓七损。

故善用八益，去七损，耳目聪明，身体轻利，阴气益强[30]，延年益寿，居处乐长。

（节选自马王堆汉墓医书《天下至道谈》）

注释

①行年：历年。②阴气：这里指人体的生理功能。③治气：导气运行，调治精气。④致沫：使口中多生津液。⑤知时：知道最适宜的交合时机。⑥畜：通“蓄”。⑦和沫：指男女双方互相亲吻而津液互通。⑧窃气：指盗取天地之气以自养。⑨寺：寺当为“持”。⑩赢：盈。⑪定倾：谓稳定情志，勿使泄泻。⑫绝：指女方如无性欲，男方强行交合，有损身心健康，亦即陷入绝境。⑬费：指交合时急求快速，就会耗损体力。⑭翕州：收敛肛门，如忍大便之状。古人以此作为巩固精关的动作。翕，收敛。州，窍，这里指肛门。⑮抑下：按下，导气下行之意。⑯饮食：这里指咽津。⑰垂尻：垂尾闾。⑱先戏两乐：意谓男女双方在交合之前，先应互相嬉戏伸绸缱绻之，做到情浓意笃；精神轻松愉快。⑲交：皆。指男女双方都有了行房的要求。⑳为而耎（ruǎn 软）脊：交合时放松腰脊部位，避免强用力。耎，软，柔。㉑勿亟勿数：交合时不要粗暴急躁，草率图快。数，频繁，急促。㉒怒：指阴茎勃起。㉓释：舍弃，离去。意谓交合过程中，当阴茎尚能勃起之时就得中止。㉔几已：房事快要结束的时候。几，将近。㉕内脊：即“纳脊”，指进行深呼吸，纳气运行于脊背。㉖洒：落、涤。㉗怒而舍之：与“怒释之”义近。㉘帇：当为“弗”。指阳痿不举。全句意谓到了想要过性生活时却因阳痿而不能进行。㉙泰疾：太快。泰，通“太”。㉚阴气益强：指性器官不衰，性功能日益增强。

按语

所谓“八益七损”，是指在房事中八种有益于健康的方法和七种有害于人体的情况。班固在《汉书·艺文志》中说：“房中者，情性之极，至道之际。”意思是说房中术是人的情性的极点，男女最高之道的会合。两千多年前的这篇竹简，就全面探讨了如何使房中生活既美满和谐，又有益健康而且能养生延寿的奥秘。颇有可取之处。关于“七损八益”之说，也曾见于《黄帝内经》，但是其说语焉不详，历代注家蜂起，众说纷纭，莫衷一是。长沙马王堆三号汉墓出土的这篇竹简，使得千古疑训涣然冰释。

生命犹燃烛

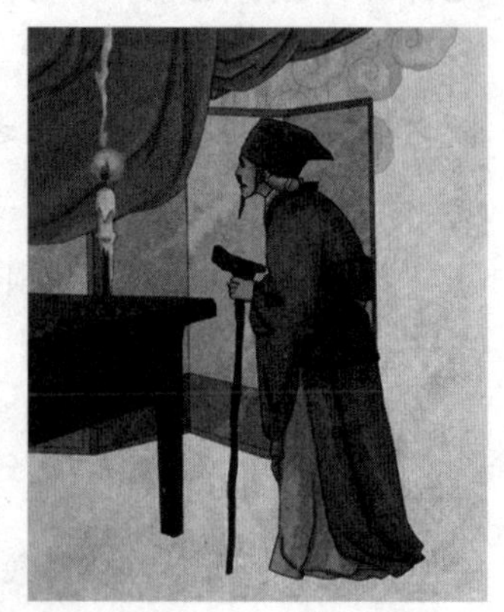

我看见旁边有一支燃烧着的麻烛，而烛的灰烬垂下一尺多长，就借助它来喻说事理。我说：人的精神存在于形体之中，像火在烛上燃烧一样。如果善于保护，顺着火势转动它，就可以不熄灭而一直把整根烛烧完。若是没有烛，火也不可能单独在空中燃烧，又不能使烛烬死灰复燃，烛的灰烬，好比人衰老了，牙齿掉落，头发变白，肌肉干枯，那么精神决不能使肌体重新润泽。到了全身普遍衰败干枯，就会气绝而死，就像火和烛同归于尽一样。人身遭受外邪，受伤致病，得不到养护和良好的医疗，就可能会在壮年时死去。死时肌肉筋骨往往没有完全干枯，如同烛火突然被疾风吹倒而没有得到救护，在半道熄灭了，可是烛干并没有烧完，还剩下很长一段。

我曾经夜里在内室中坐着饮酒，点燃麻烛，烛火被压住了一半，将要熄灭。我立即仔细查看，只见烛皮有脱落之处，火延烧不过去，于是扶持着烛转动，烛火就从剥落处延烧过去而恢复了正常。那么我想，人的身体有了亏损，如果能很快注意慎重保养，善加调理，也可以得度平安，恢复健康。

原文

余见其旁有麻烛[①]，而灺[②]垂一尺所，则因以喻事[③]。言：精神居形体，犹火之然[④]烛矣。如善扶持，随火而侧之[⑤]，可毋灭而竟烛[⑥]。烛无，火亦不能独行于虚空，又不能后[⑦]然[⑧]其灺。灺犹人之耆老[⑨]，齿堕发白[⑩]，肌肉枯腊[⑪]，而精神弗为之能润泽。内外周徧[⑫]，则气索[⑬]而死，如火烛之俱尽矣。人之遭邪伤病而不遇[⑭]供养良医者或强死[⑮]，死则肌肉筋骨常若火之倾刺风[⑯]而不获救护，亦道灭[⑰]，而肤馀[⑱]干长[⑲]焉。

余尝夜坐饮内中[⑳]，然麻烛，烛半压[㉑]欲灭，即自曰敕观[㉒]，见其皮有剥錇[㉓]，乃扶持转侧[㉔]，火遂度而复[㉕]，则维[㉖]人身或有亏剥[㉗]，剧[㉘]能养慎善持[㉙]，亦可以得度。

（节选自《新论[㉚]·形神篇》）

注释

①麻烛：古人在麻秆中灌入油脂，点燃照明，称为麻烛。②灺（xiè 谢）：烛灰，烛烬。③因：凭借。喻事：说明事理。④然：同“燃”。点燃。⑤侧之：转动它。⑥竟烛：燃烧完一根烛。竟：动词，烧尽。⑦后：疑是“复”之讹。⑧然：同“燃”。

⑨耆（qí 齐）老：同义词复用，衰老。⑩齿堕发白：牙齿掉落，头发变白。⑪枯腊（xī 西）：枯干。腊，干肉。⑫周徧：普遍，全部。徧，“遍”的异体字。⑬索：尽，绝。⑭不遇：得不到。⑮强死：谓在强壮之年死去，即非年老寿终而死。⑯倾刺风：被强风吹倒。刺风，疾风。⑰道灭：在半途中熄灭。⑱肤馀：指肌肤没有完全干枯。⑲干长：指麻烛还剩下很长一段。⑳内中：内室之中。㉑半压：指烛火被压住一半。㉒敕（chì 赤）观：仔细查看。㉓剥乾（xì 戏）：剥落，脱落。㉔转侧：转动。同义词复用。㉕度而复：谓烛越过（延烧过去），而恢复正常。㉖维：思，想。㉗亏剥：亏损。㉘剧：迅速。㉙善持：善于调理。㉚《新论》：东汉时期的政论著作，共29篇。原书早佚，今存系后人辑本。作者桓谭（约前23—50），字君山，东汉沛国相（今安徽宿州市）人。他擅长经学和音乐，有文才。东汉光武帝时，任给事中（掌谏言、监察的官职名），曾因进谏皇帝不应以谶纬来决断事情，而被罢官流放，病死于途中。

按语

作者认为，人的生命是由形体和精神相结合而成的，并以烛火喻事，做了一个形象的比喻：“精神居形体，犹火之然烛”。对烛火扶持得当，能使火不灭，直到把烛烧尽，就像人寿终而死；反之就使中道火灭，好比人中途夭折。如果烛体燃烧完毕，灯火则无法复燃；人的形体衰老死亡，精神也随之消灭。人老如灯枯，人死如烟灭。桓谭提出的“以烛火喻形神”的命题，后来成为无神论者用来反对灵魂不死和有鬼论的思想武器。

神龟虽寿

神龟虽然长寿，
还是最终要死亡；
腾蛇会乘云驾雾，
最终也化为灰土飞扬。
千里马老了伏在槽边，
心中还想驰骋千里疆场；
壮士到了晚年，
雄心不会消亡。
人的寿命长短，
并不全由天定；
养身怡性，保持心情愉快，
就可以延年寿长。
倘能如此，实在幸运之极。

特作此诗，唱出我心中的志向。

原文

神龟[①]虽寿，犹有竟时。
腾蛇[②]乘雾，终为土灰。
老骥[③]伏枥[④]，志在千里；
烈士[⑤]暮年，壮心不已；
盈缩[⑥]之期，不但在天；
养怡[⑦]之福，可得永年。
幸甚至哉，歌以咏志。

（选自《乐府诗集》）

注释

①神龟：古代将龟作为长寿动物的代表，传说能活几千岁。②腾蛇：传说中能够驾雾飞行的龙类动物。③骥：千里马。④枥（lì 历）：马槽。⑤烈士：怀有雄心壮志而有所作为的人。⑥盈缩：指生命的长短。盈，满；缩，亏。⑦养怡：养身怡性，指保养身心健康愉快。

按语

曹操在53岁时写下的这首诗，千百年来脍炙人口，一直为人们津津乐道。“神龟虽寿，犹有竟时”，可是“养怡之福，可得永年”，充满了哲理和辩证法；而“烈士暮年，壮心不已”的吟叹，更让世人传唱不绝，它深刻地揭示了养生与事业的正确关系，表达了一种气势磅礴的激情和积极进取的精神。

三叟

古有行路人，路见三老叟。
都有百余岁，共同锄禾秀。
停车问三叟，为何得长寿？
上叟前致词：家中妻貌丑。
中叟前致词：量腹节食受。
下叟前致词：夜卧不蒙头。
要哉三叟言，所以能长久！

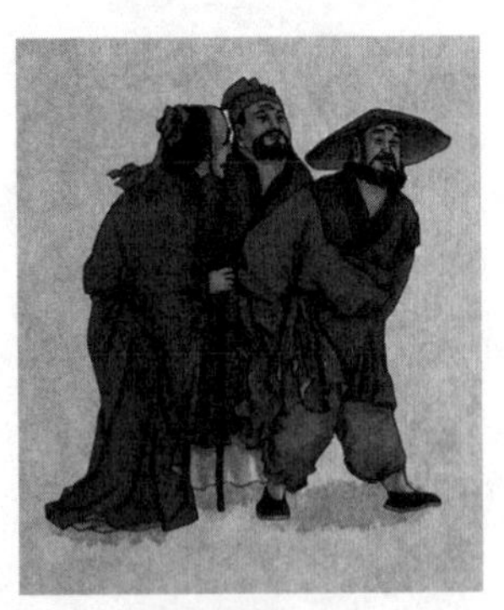

原文

古有行道人，陌上见三叟。
年各百岁馀，相与[①]锄禾秀[②]。
住车问三叟，何以得长寿？

上叟前致词：内中妪[3]貌丑。
中叟前致词：量腹节所受[4]。
下叟前致词：夜卧不覆首[5]。
要哉三叟言，所以能长久！

（选自《应休琏集[6]·三叟》）

注释

①相与：共同。②禾秀：禾苗，庄稼。③内中妪：家中。妪：妇人。④节所受：节制饮食。⑤覆首：蒙头。⑥《应休琏集》：明代张溥辑。应璩（190—252）：三国时汝南（今属河南省）人，字休琏。官至侍中（掌朝中机要，负责审查诏令，签署章奏），著《百一诗》，后佚。

按语

本诗通过一位行道人与三位田间老者的问答，借三老之口，总结出了节情欲、节饮食、慎起居三条重要的长寿经验。另外，诗中说三位百岁老人仍在田间“相与锄禾秀”，也说明坚持适量劳动或运动，保持心情轻松舒畅，对养生长寿十分重要。

养生五难

养生有五难：追求名利之心不灭，这是第一难；喜怒无常的情绪不除，这是第二难；沉溺声色不能舍弃，这是第三难；佳肴美味不绝于口，这是第四难；神气亏虚精气耗散，这是第五难。

原文

养生有五难：名利不灭，此一难也；喜怒不除，此二难也；声色不去[1]，此三难也；滋味[2]不绝，此四难也；神虚[3]精散，此五难也。

（节选自《嵇中散集[4]·答难养生论》）

注释

①去：舍弃。②滋味：指佳肴美味。③神虚：神气亏虚。④《嵇中散集》：嵇康著。嵇康（224—263）：字叔夜，三国时期魏国谯郡铚县（今安徽省宿州市）人。著名思想家、音乐家和文学家。与阮籍等名士共倡玄学新风，主张“越名教而任自然”，为“竹林七贤”的精神领袖。曾任曹魏中散大夫，世称“嵇中散”。他著《养生论》来阐明自己的养生之道。向往出世的生活，不愿做官。后因得罪权贵钟会，为其构陷，而被大将军司马昭处死。

按语

嵇康提出的“养生五难”与《吕氏春秋·本生》中论述的养生“三患”是一脉

相承的。意在批评那些富贵之人，不懂养生之道，整日追求名利，沉溺在声色美味之中，最终导致神虚情散、伤害性命的恶果。

守之以一，养之以和

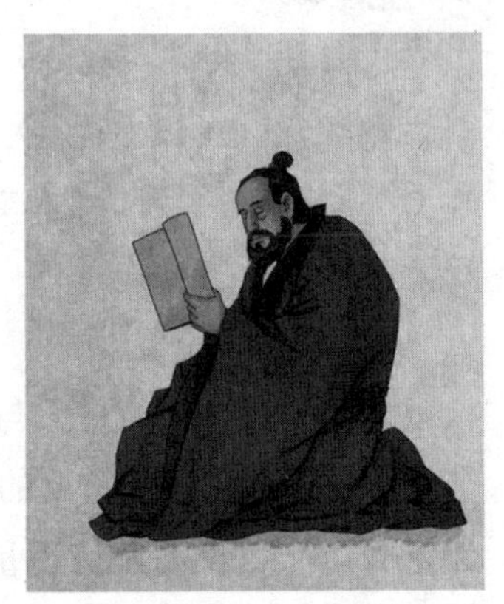

善于养生的人心地清净虚无，精神专注安宁，减少私情欲望。知道名利地位伤害精神，所以忽视不求，并非在思想上贪求而在行动上强行克制；晓得厚味危害生机，所以弃置不顾，并非内心贪恋然后抑制。名位厚味这些身外之物由于伤害心灵就不留存在心，精神气魄由于淳朴恬静而特别饱满，胸怀坦荡没有忧患，心地宁静没有焦虑。又用“道”来约束自己，用和谐之气来调养自己，和谐之理一天天起作用，与自然相统一。然后用灵芝熏蒸，用甘泉滋润，用朝阳沐浴，用音乐安神，无所作为，自有所得，身体轻捷，心境沉静。忘掉物质的欢乐，然后愉悦长足；摆脱形体的劳累，然后身体长存。像这样坚持下去，几乎可同羡门、王乔比较年寿短长，怎么说没有这种可能呢！

原文

善养生者，清虚静泰[①]，少私寡欲。知名位之伤德，故忽而不营，非欲而彊禁也；识厚味之害性，故弃而弗顾，非贪而后抑也。外物以累[②]心不存，神气以醇泊[③]独著，旷然[④]无忧患，寂然[⑤]无思虑。又守之以一[⑥]，养之以和，和理日济，同乎大顺[⑦]。然后蒸以灵芝，润以醴泉[⑧]，晞[⑨]以朝阳，绥[⑩]以五弦[⑪]，无为自得，体妙心玄，忘欢而后乐足，遗生而后身存。若此以往，庶可与羡门[⑫]比寿，王乔[⑬]争年，何为其无有哉！

（节选自《嵇中散集·卷三·养生论》）

注释

①清虚静泰：心地清净，行动安和。②累：连累。此谓损害。③醇泊：淳朴恬静。④旷然：开朗的样子。⑤寂然：心静的样子。⑥一：指老子学说中的“道”。⑦大顺：指自然。⑧醴泉：甘美的泉水。⑨晞：晒。⑩绥：安定。⑪五弦：乐器名。稍小于琵琶。⑫羡门：神话人物。⑬王乔：即王子乔。神话人物。

按语

“守之以一，养之以和”是养生的佳境。嵇康继承道家的养生思想，强调“清虚静泰，少私寡欲”，顺应自然，修性养身，用至高无上的“道”来约束自己，用和谐之气来调养自己，从而达到“无为自得，体妙心玄”的高妙境界，颇令人神往。而面对美味佳肴、名誉地位等外物的诱惑，文中提出“知名位之伤德，故忽而不营，非欲而强禁也；识厚味之害性，故弃而弗顾，非贪而后抑也”，更是发人深思。

修性保神，形神相亲

有才德的人知道形体依赖精神而形成，精神凭借形体而存在，领悟生机容易被丧失，明晓过失损害生命。所以陶冶性情用来保养精神，安定心志用来健全形体，爱憎忧喜不留存在心中，清静淡泊，没有贪恋，从而体和气平；再加上呼吸吐纳，服食丹药，调养身体，使形体和精神相结合，表里完全贯通。

原文

是以君子知形恃神以立，神须形以存，悟生理①之易失，知一过之害生。故修性以保神，安心以全身②，爱憎不栖③于情，忧喜不留于意，泊然④无感⑤，而体气和平⑥，又呼吸吐纳⑦，服食养身，使形神相亲，表里俱济也。

（节选自《嵇中散集》·卷三·养生论》）

注释

①生理：生机。②全身：保全身体。③栖：停留。④泊然：淡泊的样子。⑤无感：无杂念。⑥体气和平：即体平气和。身体健康，气血调和。⑦呼吸吐纳：“吹呴（xǔ 许）呼吸，吐故纳新”的缩写，语出《庄子·刻意》。指呼出浊气，吸入清气，为道家炼气之术。

按语

形体依靠精神才能形成，而精神需要形体才能存在。基于此，嵇康在文中提出了一整套养生方法。首先要“修性以保神，安心以全身”，其次是“呼吸吐纳，服食养身”，进而使精神与形体融为一体。这是切实可行的，一直被后人所称道。

一人之身，一国之象

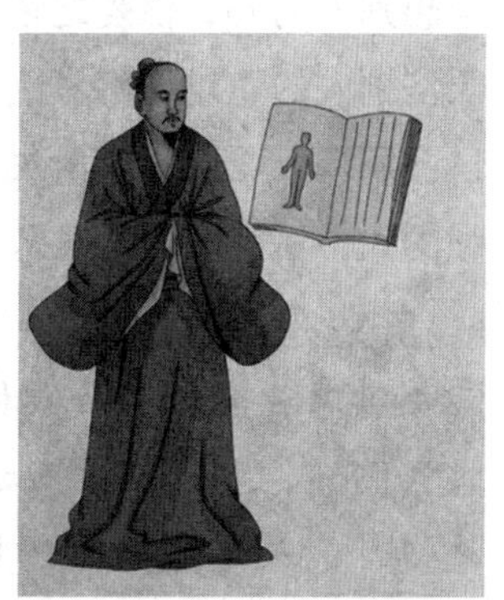

一个人的身体，就好像是一个国家。胸腹的设置，好比官室；四肢的排列，好比四郊边境；骨节的分布，好比百官；皮肤肌肉之间的纹理，好比四通八达的道路；精神好比是君主，血液好比是臣子，元气好比是百姓。所以，道德修养高尚的人，懂得调治自己的身体，也就像圣明的君主能够治理好国家一样。爱护民众，是安定国家的根本；珍爱元气，是保全身体的首务。民众疲弊，国家就会灭亡；元气衰败，身体就会衰亡。因此，至人高士，能在疾病尚未严重之前就施治用药，而不是在已经衰败的情况下才追加治疗。所以认识到生命难保而容易散亡，元气很难清纯却容易混浊。假如能够详察其中的细微变化，就可以控制嗜欲，保全性命。

原文

抱朴子曰："一人之身，一国之象也。胸腹之设，犹宫室也；支体[①]之位，犹郊境[②]也；骨节之分，犹百官也；腠理之间，犹四衢[③]也；神犹君也，血犹臣也，气犹民也。故至人[④]能治其身，亦如明主能治其国。夫爱其民，所以安其国；爱其气，所以全其身。民弊国亡，气衰身谢。是以至人上士，能施药于未病之前，不追修于既败之后。故知生难保而易散，气难清而易浊。若能审[⑤]机权[⑥]，可以制嗜欲，保全性命。

（节选自《养生论》）

注释

①支体：即"肢体"。支，同"肢"。②郊境：即边境，国境。③四衢：四通八达的道路。④至人：道德修养高尚的人。此指能够掌握天地阴阳变化规律，善于养生的人。⑤审：详察。⑥机权：事物的细微迹象与变化。权，变化。

按语

古人常说，治病犹治国，正是因为"一人之身，一国之象也"。正如文中所言"神犹君也，血犹臣也，气犹民也"，对一个人来说，只有爱其血气，才能保全其身；对一国之君来说，只有爱其臣民，才能安定其国。其道理是相同的。因此，"圣人上士，能施药于未病之前，不追修于既败之后"，自然就能达到养生长寿的目的。

欲求长生，积善立功

想要求得长生的人，必须要积善事行功德，对万物有慈悲之情，用自己的心去推想别人的心，仁爱之情施及昆虫；为他人的吉祥而高兴，为他人的痛苦而怜悯；赈济别人的急难，解救别人的穷困；不伤害生灵，不鼓励作恶；看到他人所得如同自己所得，看到他人所失如同自己所失；不自视高贵，不自我夸耀；不嫉妒比自己强的人，不谄媚阴险残忍的人。这样才算有德行。

原文

欲求长生者，必欲积善立功，慈心于物，恕己及人[①]，仁逮[②]昆虫；乐人之吉，愍[③]人之苦；赒[④]人之急，救人之穷；手不伤生，口不劝祸[⑤]；见人之得如己之得，见人之失如己之失；不自贵，不自誉；不嫉妒胜己，不佞谄[⑥]阴贼[⑦]。如此乃为有德。

（节选自《抱朴子内篇·微旨》）

注释

①恕己及人：用自己的心推想到人的心。②逮：及。③愍：怜悯。④赒（zhōu周）：赈救。⑤劝祸：鼓励他人做祸事。劝，鼓励。⑥佞谄：奸巧谄谀。⑦阴贼：阴险残忍。

按语

有德之人养生，绝非只追求个人身体的长寿，而是注重修德养性，宅心仁厚。所以奉行“欲求长生，积善立功”这种积极的养生态度，才是养生的高妙境界。

善养生，除六害

晋代葛洪在《抱朴子内篇》中说：至于说到善于养生的人，应先消除六害，然后才能够延年益寿，以享百年，好比百官；皮肤、肌肉之间的纹理，好比四通八达的道路；年驻颜活到百岁。什么是除六害呢？一是要淡泊名利，二是要禁溺声色，三是不贪财货，四是清淡饮食，五是要消除花言巧语和无知妄为之举，六是要抛弃沮丧和嫉妒之心。这六害不除，修身养性的方法等于虚设。因为没有见到养生的好处而任意放纵，即使内心仰慕养生的妙道，口中诵念着养生的真经；反复咀嚼着其中的精华，呼吸着自然界的元气，也不能弥补六害造成的寿命短促。这是舍弃了养生的根本，忘记了六害的危害，深深地值得警惕啊！

原文

且夫善养生者，先除六害，然后可以延驻[①]于百年。何者是邪？一曰薄名利，二曰禁声色，三曰廉[②]财货，四曰损[③]滋味，五曰除佞妄[④]，六曰去沮嫉[⑤]。六者不除，修养之道徒设尔。盖缘未见其益，虽心希[⑥]妙道，口念真经，咀嚼英华[⑦]，呼吸景象[⑧]，不能补其短促。诚缘舍其本而忘其末，深可诫[⑨]哉！

（节选自《养生论》）

注释

①延驻：即延年驻颜。②廉：不贪。③损：减少。④佞妄：指奸佞和无知妄为。佞，花言巧语，阿谀奉承。⑤沮嫉：沮丧和嫉妒。⑥希：仰慕。⑦英华：此指道家真经中的精华。⑧景象：指自然界的景物气象。⑨诫：警惕。

按语

大凡善养生者必先去除“名利”“声色”“财货”“滋味”“佞妄”和“沮嫉”六害，葛洪此语，实乃要言妙道，值得借鉴。

健身拜

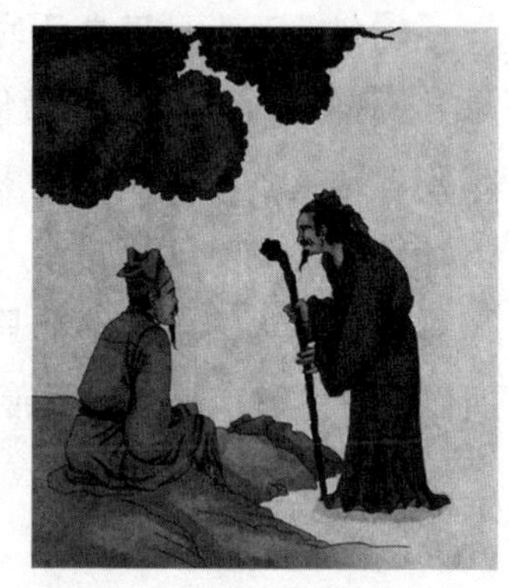

有一位名叫张珙的老人，是唐安江原人。虽然已经七十多岁了，但走路灵活，行动敏捷，身体非常健康。人们向他请教健康长寿的秘诀，张老先生说：我就是每天早晨一起来，便拱手长“拜”数十次。因为老年人的气血总会有些阻滞，而“拜”的动作刚好能使肢体屈伸，让全身的真气和血脉顺畅流通，终身可避免手足之疾。

原文

张廷老名珙，唐安江原人。年七十余，步趋[①]拜起健甚。自言夙兴[②]必拜数十，老人血气多滞，拜则支[③]体屈伸，气血流畅，可终身无手足之疾。

（节选自《老学庵笔记[④]·卷二》）

注释

①步趋：谓走路快捷，行动灵活。趋，快步而行。②夙兴：早起。夙，早晨。③支：同“肢”。④《老学庵笔记》：书中大量篇幅是记载当时的名物典章制度和各种逸闻趣事。多是作者陆游亲历、亲见、亲闻之事，或读书考察之心得。“老学庵”是陆游晚年蛰居故乡山阴时书斋的名字。这就是《老学庵笔记》命名的由来。陆游（1125—1210）：南宋著名诗人，字务观，号放翁，越州山阴（今浙江绍兴）人。一生创作诗歌很多，今存九千多首，内容极为丰富。抒发政治抱负，反映人民疾苦，风格雄浑豪放；抒写日常生活，也多清新之作。著有《剑南诗稿》《渭南文集》《南唐书》等。陆游不仅是一个才华横溢的爱国诗人，而且是一个见识广博的学者。

按语

在古代文人的笔记著作中，记载了不少值得后人借鉴的强身延年之术。陆游所记的“健身拜”就是其中之一。这种类似徒手操的“健身拜”，其中拔背、含胸、弯腰的动作，可以暖其背、护其胸、健其腰。看似简单，但效果颇佳，可“无手足之疾”。何乐而不为呢？

丹溪论治未病

与其在有疾之后才治疗，不如在无病之先就养生；因为在疾病已养成后医治，白白浪费了力气。因此，有了病然后治疗，是医家的办法；在没有病前就预防，才

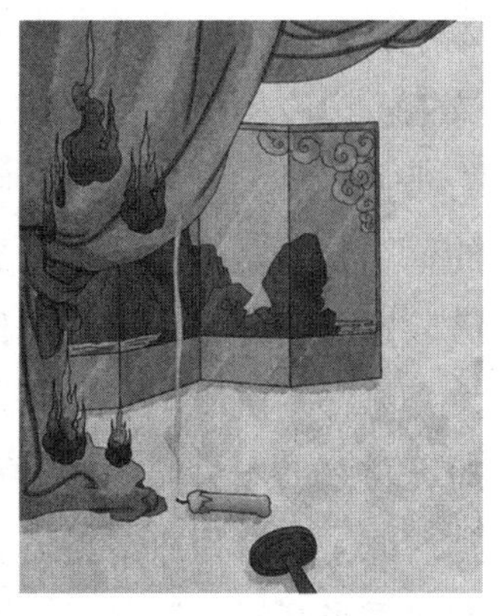

是明白了养生的道理的做法。在有疾病之前就预防的人，还有什么忧患呢？这就是圣人不主张治已病而主张治未病的道理。

人们常说，准备泥土用来防止水灾。如果不堵塞细小的流水，那么就不能制止滔滔洪水的泛滥；准备水用来防止火灾，如果不扑灭微弱的火苗，那么就不能阻止熊熊烈火的蔓延。水势已大，尚且不能堵塞，火势已猛，尚且不能扑灭；何况重病已染成，难道能易治疗吗？

原文

与其救疗于有疾之后，不若摄[1]养于无疾之先；盖疾成而后药[2]者，徒劳而已。是故已病而后治，所以为医家之法；未病而先治，所以明摄生之理。夫如是，则思患而预防之者，何患之有哉？此圣人不治已病治未病[3]之意也。

尝[4]谓备土以防水也，苟[5]不以闭塞其涓涓[6]之流，则滔滔之势不能遏；备水以防火也，若不以扑灭其荧荧[7]之光，则燎原之焰不能止。其水火既[8]盛，尚不能止遏，况病之已成，岂能治欤？

（节选自《丹溪心法[9]》卷前《不治已病治未病论》）

注释

①摄：保养。②药：治疗。用作动词。③不治已病治未病：语出《素问·四气调神大论》。见本书“不治已病治未病”条。④尝：通“常”。⑤苟：如果。⑥涓涓：细水慢流的样子。⑦荧荧：微弱的光。⑧既：已经。⑨《丹溪心法》：系丹溪学派后人整理而成。全书五卷，分列以内科杂病为主的各科疾病一百门，较全面地反映了朱丹溪的学术思想和临证经验。该书卷前有医论六篇，卷后附传文两篇。

按语

本文对《内经》中“不治已病治未病”的思想加以发挥，强调“思患而预防之”，以求无患。并以“备土以防水”和“备水以防火”为例，形象地说明了预防疾病，保障健康的道理。

因马念车，因车念盖

岁月悠悠，青壮年时代已经过去，人生进入了老年，属于自己的岁月已经不多。孔子说：“到了老年，血气已经衰弱，要警惕贪得无厌。”往往因为有了马，又想配辆车，因为有了车，又想配上遮阳御雨的车盖。若未能得到，便想方设法得之；已经得到了，又担心失去。结果进退两难，欲言又止，而犹豫不决，于是心神

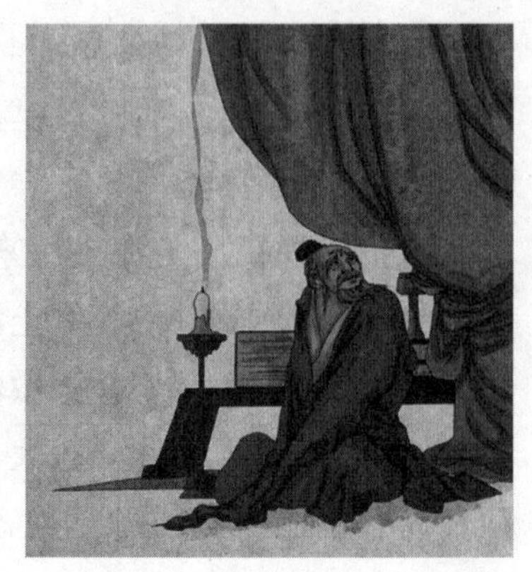

不定，梦醒惊悸而寝食难安。……北宋道士张紫阳诗云："人生虽有百年期，寿夭穷通莫预知。昨日街头方走马，今朝棺内已眠尸。"所以老年人养生的原则，不是贵在寻求奇异之法，而应当先以前贤破除迷幻之诗，洗涤胸中郁结，不苛求名利，不妄发喜怒，不沉溺声色，不迷嗜美味，不邪思乱想。对无益之书不去阅读，对不太急迫之事不要无端劳神。北宋学者邵康节诗云："美酒饮教微醉后，好花须看半开时。"又云："爽口物多终作疾，快心事过必为殃。与其病后求良药，孰若病前能自防。"

原文

少壮既往，岁不我与。孔子曰："及其老也，血气既衰，戒之在得[①]。"盖因马念车，因车念盖。未得之，虑得之；既得之，虑失之。趑趄[②]嗫嚅[③]而未决，寤寐惊悸而不安。……张紫阳[④]诗曰："人生虽有百年期，寿夭穷通[⑤]莫预知。昨日街头方走马，今朝棺内已眠尸。"盖年老养生之道不贵求奇，先当以前贤破幻之诗洗涤胸中忧结，而名利不苛求，喜怒不妄发，声色不因循，滋味不耽嗜，神虑不邪思。无益之书莫读，不急之务莫劳。邵康节[⑥]云："美酒饮教微醉后，好花须看半开时。"又云："爽口物多终作疾，快心事过必为殃。与其病后求良药，孰若病前能自防。"

（节选自《泰定养生主论[⑦]·论衰老》）

注释

①及其老也，血气既衰，戒之在得：语出《论语·季氏》。②趑趄（zī jū 资居）：且进且退，犹豫不进。③嗫嚅（niè rú 聂如）：要说话而又顿住的样子。④张紫阳（984—1082）原名伯端，字平叔，天台（今属浙江）人。北宋道士，著名内丹学家。道教奉为南宗五祖之首，称"紫阳真人"。⑤穷通：贫困与显达。⑥邵康节（1011—1077）：即邵雍，字尧夫，谥号康节。北宋理学家，好《易》理，有象数之学。⑦《泰定养生主论》：王珪著，全书共16卷，是一部医道结合论述养生祛病的著作。对养生祛病之法做了较为详尽的叙述，并涉及导引、按摩之法。他认为人之摄养必须自幼及壮到老。长期坚持，而且应根据不同时期的特点拟定摄养方法，选用摄养方药。王珪：字逸人，又字中阳，号洞虚子。元代文人，生平不详。

按语

本文旨在论述老年养生之道。人到了老年，血气已经衰弱，身心逐步疲惫，养生的基本要求就是"戒之在得"。这里的"得"，包括名誉、地位和财富等，应当警惕贪得无厌。正如文中所引邵康节诗所云："爽口物多终作疾，快心事过必为殃。"若是"因马念车，因车念盖"，如此贪婪不已，患得患失，以致心神浮躁，寝食不安，必然有害于身心健康。所以应当遵行“年老养生之道”，“洗涤胸中忧结，而名利不苛求，喜怒不妄发，声色不因循，滋味不耽嗜，神虑不邪思”，过着宁静淡泊的生活。做到这些，自然就能健康长寿。

医具三昧

医学和儒学比起来虽称小道，但实际上却是具有精深要义的学问。从事医学必须守定自己的内心精神，陶冶、涵养自己的心性，在行动中练习固守内心，在忙碌中修炼定力。这样身体的外部肢体就健康和谐，内部的精神、心境就宁静安泰。这之后再进行望气色、听声音、闻气味、问病情、诊脉象等，自然而然就能掌握疾病的本质，从而就能进行恰当正确的治疗了。

原文

医虽小道，实具甚深三昧①。须收摄心体②，涵泳③性灵，动中习存，忙中习定④。外则四体常和，内则元神常寂。然后望色闻声，问病切脉，自然得其精，而施治得宜也。

（节选自《医灯续焰⑤·医范·袁氏医家十事》）

注释

①三昧（mèi）：来源于梵语的音译，意思是止息杂念，使心神平静，本是佛教的重要修行方法，后借指事物的要领、真谛。②收摄心体：调摄身心。收，守定。③涵泳：深入体会，陶冶滋养。④习定：修炼定力。⑤《医灯续焰》：脉学著作，21卷。明·王绍隆撰，清·潘楫增注。初刊于1652年。潘氏注文多据《内经》《难经》《伤寒杂病论》《脉经》，以及张洁古、刘完素、朱丹溪、李东垣等诸家学说，并能结合潘氏业师王绍隆所传授的脉学见解，联系各科病症，阐述脉理和治法。内容比较详备。王绍隆（1565—1624），名继鼎，号负笈先生，原籍徽州，后徙居武林（今浙江杭州）。世代业医，与名医卢复过往甚密。收徒甚多，王氏教学得法，颇得好评。其医论在《医灯续焰》中所阐述。

按语

医学是具有精深要义的学问，从事医学的人必须调摄身心，陶冶情志，以宁静安泰的心境去诊治病人，才能真正知其“三昧”，从而掌握疾病的本质，进行恰当正确的治疗。

无价之药

我爱谈论医学知识，时间久了就厌倦了。有一次一位客人谈到这个话题的时候，我告诉他说："用减少欲望作为四物汤服用，用吃淡食作为二陈汤服用，用清心省事作为四君子汤服用。这是无法估量价值的药，也是没有名称的良方，这些都是取之于自己的亲身领悟。"

原文

愚[①]爱谈医，久则厌之。客言及者，告之曰："以寡欲为四物[②]，以食淡为二陈[③]，以清心省事为四君子[④]。无价之药，不名之医，取诸[⑤]身而已。"

（节选自《养生三要[⑥]·无价之药》）

注释

①愚：谦词。②四物：即中药汤剂"四物汤"，功用补血、和气、调经。③二陈：即"二陈汤"，功用理气、化痰、和中。④四君子：即"四君子汤"，功用健脾、益气。⑤诸：之于。兼词。⑥《养生三要》：清末医家袁开昌所著，分别从养怡、调摄、治疾三方面论述了老年养生之道，辑录了《内经》《庄子》《抱朴子》《千金方》《本草纲目》《医门法律》《褚氏遗书》《冷卢医话》等二十余种书籍，及葛洪、李时珍、张景岳、李东垣、张子和、徐大椿、喻嘉言等近三十位医家的有关论述。给后人以有益的启示。

按语

健康长寿要靠自身去努力，不可迷恋药物。而"寡欲""食淡""清心"就是"无价之药"。

伤食伤饮

人在病中固然应当节食，但尤其应当节饮。食物伤害人是容易被人知晓的，而饮物伤人却很少被人知晓。（所谓伤饮）不只茶、汤、浆、酒，冰块、泉水、瓜果对人的伤害也叫作伤饮；即使是服药过多，也叫作伤饮。

伤饮的症状，轻的腹满肠鸣，或呕或吐；重的腹大如鼓，或喘或呃；甚至紧闭牙关，口水流出，糊涂不明人事，其状很像中风。患这种病的，到处都是。有的人不认识其危害，故此不得不为后来人说明。

原文

病中固宜节食，尤宜节饮。食伤人所易知，饮伤人都不觉。不惟茶汤浆酒，以及冰泉瓜果之伤，谓之伤饮，即服药过多，亦谓之伤饮。其见证也，轻则腹满肠鸣，为呕为吐；重则腹急如鼓，为喘为呃[①]。甚则紧闭牙关，涎[②]流口角，昏聩不醒人事，状类中风。患此症者，滔滔皆是。或[③]未有识，不得不为来者言之。

（节选自《养生三要·节饮节食》）

注释

①呃：即打嗝儿。②涎（xián）：口水。③或：有人。

按语

人们在讲到节制饮食时，往往强调节食而忽略节饮，大概因为“食伤人所易知，饮伤人都不觉”。本文提出了“病中固宜节食，尤宜节饮”的观点，并对“饮伤”的概念做了全面陈述，让人耳目一新。

过得七月半，便是铁罗汉

人有喜怒哀乐，天有春夏秋冬。一年当中比较难过的关口，只有三伏天，精气的消耗，疾病的产生，死亡的到来，都是在这个时节产生的。所以俗话说：“过得七月半，便是铁罗汉。”这并非一句空话。

原文

人有喜怒哀乐，天有春夏秋冬。盖一岁难过之关，惟有三伏，精神之耗，疾病之生，死亡之至，皆由于此[①]。故俗话云：“过得七月半，便是铁罗汉。”非虚语也。

（节选自《闲情偶寄[②]·颐养部》）

注释

①皆由于此：都因此在这时节发生。于，在。②《闲情偶寄》：又名《笠翁偶集》，为李渔重要著作之一。内容包含戏曲理论、饮食、园艺、养生等。在中国传统雅文化中享有很高声誉，被誉为古代生活艺术大全。李渔，字笠鸿，谪凡，号笠翁，浙江兰溪人，明末清初著名文学家、戏曲家，学识渊博，一生著述甚丰。

按语

三伏天最消耗人的精气，容易产生各种疾病，所以要特别注意养生，预防疾病。过了七月半，三伏天结束，各种危险因素大大减弱，身体自然会好起来。

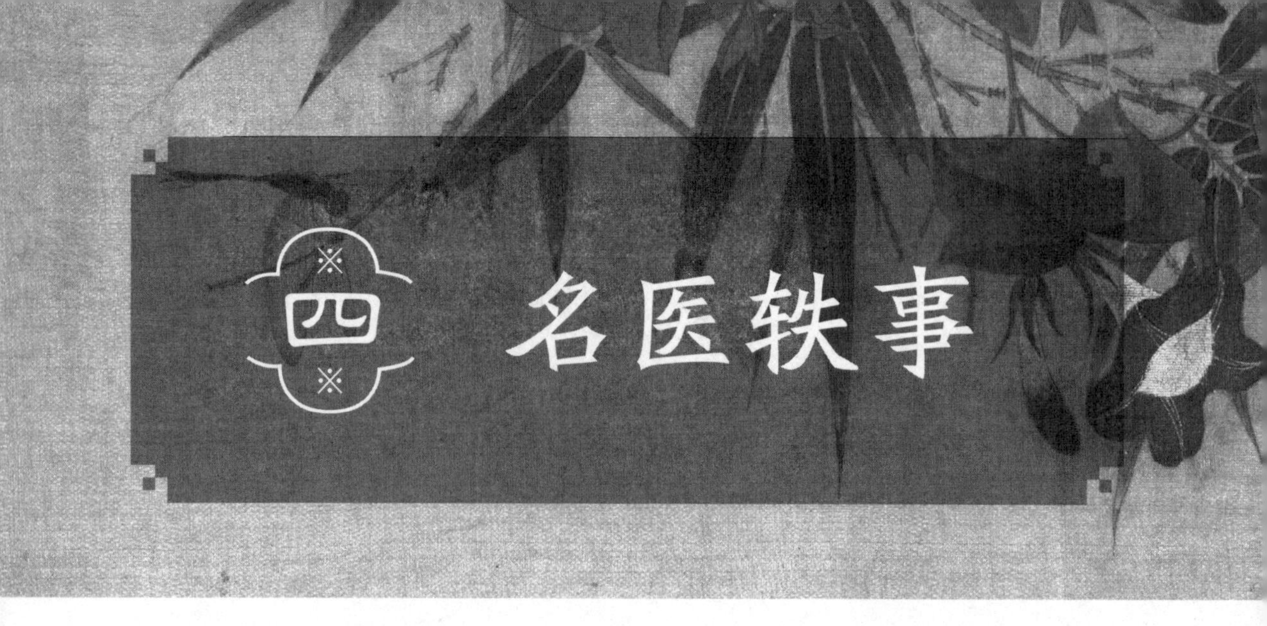

扁鹊见秦武王

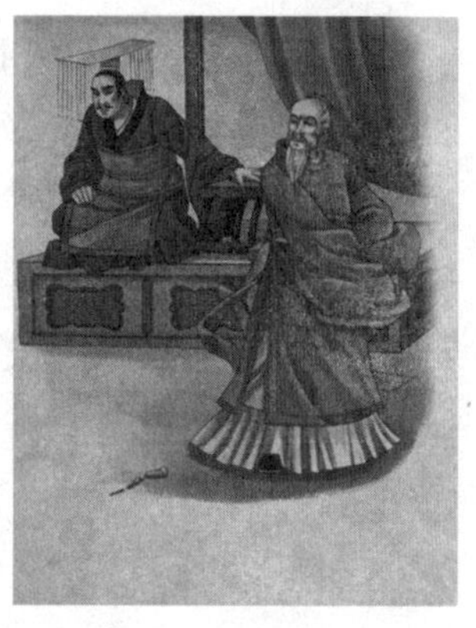

名医扁鹊拜见秦武王。秦武王把自己的病情告诉了扁鹊，扁鹊愿给他治疗。武王的近臣说：“大王您的病在耳朵和眼睛之间，即使治疗也不一定能治愈，弄不好还可能使耳朵聋，眼睛不明。”武王把这些话告诉了扁鹊。扁鹊听了大怒，把治病的石针丢在地上，说：“大王您跟懂得医理的人商量治病，却又听信不懂医理之人的话而搞坏这件事。假使这样管理秦国，只要在一次重大的举动上迟疑不决，秦国就会灭亡的！”

原文

医扁鹊见秦武王①。武王示之病，扁鹊请除②。左右曰：“君之病，在耳之前，目之下，除之未必已也，将使耳不聪，目不明。”君以告扁鹊。扁鹊怒而投其石③，曰：“君与知之者谋之，而与不知之者败之。使④此知⑤秦国之政也，则一举而亡国矣！”

（节选自《战国策⑥·秦策二》）

注释

①秦武王：战国时秦国国君，前310—前307年在位。②除：治疗。③石：砭石。古代用来治病的石针。④使：假使。⑤知：主管。⑥《战国策》：战国时期各国史官所作的杂记，是一部国别体史书。主要记述了战国时期的纵横家的政治主张和策略，展示了战国时代的历史特点和社会风貌，是研究战国历史的重要典籍。西汉末由著名学者刘向编定为三十三篇，书名亦为刘向所拟定。书中记载的谋士言论雄辩尖锐，往往穿插生动形象的寓言故事来说明事理。

按语

医学是精微之事，只有用心精微者，方可与言之。明代大医张介宾在《病家两要说》一文中，一再强调要忌浮言，择真医，而且任医要专一。他感慨地说：“夫如是，是医之于医尚不能知，而矧夫非医者！”意思是说，对于高明医生的治法，一般医生尚且不能理解，何况那些不是医生的人呢。推而广之，做任何事情都是如此。本文通过扁鹊为秦武王诊病的故事，告诫治国者要“与知之者谋之”，不要“与不知之者败之”，以免贻误国家。

扁鹊随俗为变

扁鹊的名声传遍天下。到邯郸，听说当地的人们尊重妇女，就做妇科医生；到洛阳，听说周都之人敬爱老人，就做专治耳、目、痹疾的老年病医生；来到咸阳，听说秦地之人疼爱儿童，就做儿科医生。随着各地的习俗而改变行医的科别。

原文

扁鹊名闻天下。过邯郸，闻贵①妇人，即为带下医②；过雒阳③，闻周人爱老人，即为耳目痹医④；来入咸阳，闻秦人爱小儿，即为小儿医。随俗为⑤变。

（节选自《史记·扁鹊仓公列传》）

注释

①贵：重视、尊重。②带下医：妇科医生。妇科诸病多属带脉以下，故又称“带下病”。③雒（luò 洛）阳：即洛阳，东周王都所在地。雒，同“洛”。④耳目痹医：治耳、目、痹病的医生，即专治老年病的医生。⑤为：而。连词。

按语

扁鹊能“随俗为变”，说明他的医术既精湛又全面，又能适应社会的需要，因而深受人民的爱戴。

扁鹊诊赵简子疾

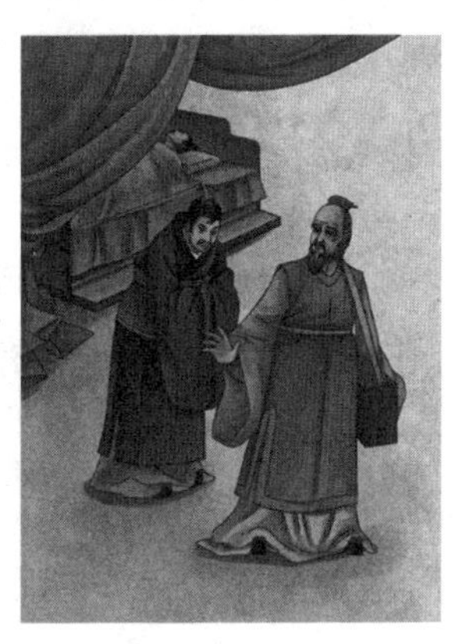

晋昭公在位的时候，众大夫的势力强大，而国君家族的势力弱小。赵简子做大夫，独揽国家政事。赵简子生病，五天不省人事，大夫都很害怕，于是召见扁鹊诊治。扁鹊进入宫廷，诊察赵简子的病。简子家臣董安于向扁鹊询问，扁鹊回答说：“血脉正常，你惊怪什么呢！从前秦穆公也曾经像这样，七日就醒过来了。现在您的主人的病跟秦穆公相同，不超过三日一定痊愈。”过了二日半，赵简子果真醒过来了。

原文

当晋昭公[①]时，诸大夫强而公族[②]弱，赵简子[③]为大夫，专[④]国事。简子疾，五日不知人，大夫皆惧，于是召扁鹊。扁鹊入，视病，出，董安于[⑤]问扁鹊，扁鹊曰：“血脉治[⑥]也，而[⑦]何怪！昔秦穆公[⑧]尝如此，七日而寤。今主君之病与之同，不出三日必间[⑨]。”居二日半，简子寤。

（节选自《史记·扁鹊仓公列传》）

注释

①晋昭公：春秋时晋国国君。姓姬名夷，在位六年（前531～前526年）。②公族：又称“公姓”。这里指晋国国君的家族。③赵简子：赵鞅，亦称赵孟，简子是谥号。④专：专擅，独掌。⑤董安于：赵简子的家臣。⑥治：正常。⑦而：你，代词。⑧秦穆公：春秋时秦国国君，姓嬴，名任好。前659～前621年在位。⑨间（jiàn 见）：病愈。

按语

通过记述扁鹊给赵简子诊病的故事，说明扁鹊不仅精于切脉，诊断准确，而且富于历史知识。

仓公望诊

齐王姓黄的妃子之兄黄长卿家设酒席会客，也邀请了我（淳于意），与众客就坐，尚未上食。我看见了王后之弟宋建，就告诉他说：“您有病，前四五天，您的腰胁痛得不能俯仰，小便又不通畅。不赶快治疗，病就要向内侵染肾脏。应趁它未入侵五脏时赶快治疗它。今病将侵入肾而影响小便，这就是所说的肾痹之病。”宋建说：“对。我确实有腰脊痛。前四五天，天下着雨，黄家众女婿看到我家粮仓下面有块方石，就搬弄它，我也想模仿他们，学他们搬弄方石，但不能举起，就又放下它。傍晚时，腰脊痛，不能小便，到如今也不见好。”宋建的病从喜好持取重物而得。我之所以知道宋建患病的原因，是因为望见他的面色，在太阳经所经部位颜色干枯、肾部向上至太阳部位交界处和腰肾以下部位的面色干枯四分左右，所以又知道他发病在前四五天。我立即制作温补的汤药使他服下，十八天左右病就好了。

原文

齐王黄姬[①]兄黄长卿家有酒召客，召臣意。诸客坐，未上食。臣意望见王后弟宋建，告曰：“君有病，往[②]四五日；君要[③]胁痛，不可俯仰，又不得小溲。不亟治，病即入濡肾[④]。及其未舍五脏，急治之。病方今客肾濡[⑤]，此所谓肾痹[⑥]也。”宋建曰：“然。建故[⑦]有要脊痛。往四五日，天雨，黄氏诸倩[⑧]见建家京下[⑨]方石，即弄之，建亦欲效之，效之不能起[⑩]，即复置之。暮，要脊痛，不得溺[11]，至今不愈。”建病得之好持重[12]。所以知建病者，臣意见其色，太阳色干[13]，肾部上及界[14]要以下者枯四分所[15]，故以往四五日知其发也。臣意即为柔汤[16]使服之，十八日所而病愈。

（节选自《史记·扁鹊仓公列传》）

注释

①姬：帝王之妃嫔。②往：以往，过去。③要：同“腰”。下同。④濡肾：染及肾脏。濡，侵染。⑤客肾濡：病正侵入肾脏，因而影响小便。客，寄居，指病邪自外侵入。⑥肾痹：古病名。指肾气闭塞不通。⑦故：通“固”，确实。⑧倩：女婿。⑨京下：粮仓下边。京，谷仓。⑩起：举起。⑪溺：通“尿”。⑫好持重：喜欢拿举重物。⑬太阳色干：太阳经所经部位的面色干枯。其位在眼眶外后方，即颞颥（niè rú）。一说，太阳似为“大肠”，大肠经的色诊部位在面部中央。⑭上及界：指肾部向上直到与太阳部位的交界处。⑮要以下：指肾部下端。所：许，左右。⑯柔汤：温补之汤剂。与“刚剂”相对。

按语

仓公淳于意通过望面色，准确地诊断了宋建的肾痹病，并用“柔汤”治愈之。为后人留下了一个典型病例。

蒜齑治咽塞

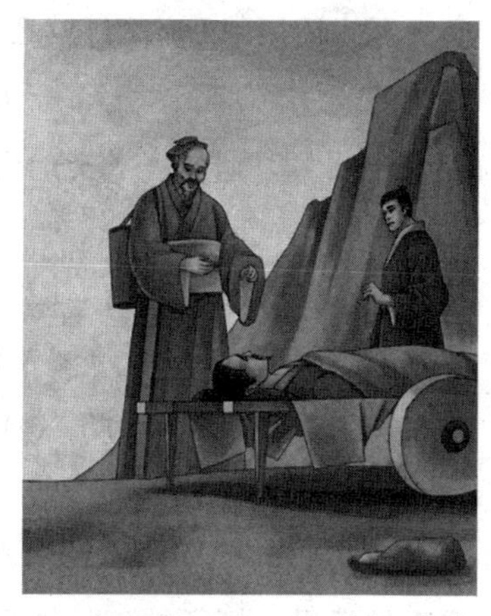

华佗在路上行走，看见一人患咽部阻塞，想进食可是不能咽下，他的家人用车子拉着前往就医。华佗听到病人的呻吟，让车子停下前往诊视，告诉病人说：“刚才过来的路边有卖饼的人，他有蒜汁和醋，向他求取三升饮服，病自然就会好。”病人就按华佗所说的去做，立刻吐出一条蛇一样的寄生虫，便把它悬挂在车边，然后打算到华佗家去拜谢。华佗还没有回来，他的小儿在门前戏玩，迎面见到来人，就自言自语地说：“好像遇到了我的父亲，车边挂的病物就是证明。”病人进屋入坐，看见华佗家中北墙上挂的这一类寄生虫，大约有几十条。

原文

佗行道，见一人病咽塞[1]，嗜食而不得下。家人车载欲往就医。佗闻其呻吟，驻车[2]往视，语之曰：“向[3]来道边有卖饼家，蒜齑[4]大酢[5]，从取三升饮之，病自当去。”即如佗言，立吐蛇[6]一枚，县[7]车边，欲造佗。佗尚未还，小儿戏门前，逆见[8]，自相谓[9]曰："似逢我公[10]，车边病[11]是也。"疾者前入坐，见佗北壁县此虵辈约以十数[12]。

（节选自《三国志·魏书·华佗传》）

注释

①咽塞：咽喉阻塞。②驻车：停下车。③向：方才。④蒜齑：蒜汁。⑤大酢：很酸。酢，"醋"的异体字。⑥虵："蛇"的异体字。此指蛔虫一类的寄生虫。⑦县："悬"的古字。⑧逆见：迎面看到。⑨自相谓：自己对自己说，即自言自语。相，称代性副词。⑩公：此指父亲。⑪车边病：指车边挂着的寄生虫。⑫十数：即数十条。

按语

从这段记载可以看出，饮服足量醋调蒜汁可治疗咽塞病，催吐腹中寄生虫，是华佗的成功经验。他家中北墙上挂的几十条蛇一样的寄生虫，就是有力的证明。

华佗为顿子献诊病

原督邮顿子献患病已经好了，来请华佗诊察脉象。华佗说："你的身体还很虚弱，没有完全康复，不要行房事，如果行房事就要死去。临死的时候会吐出几寸长舌。"他的妻子听说他的病已经好了，就从一百多里外来看望他，夜里歇息时夫妻行房事，相隔三天后顿子献发病，正如华佗预言的那样。

原文

故[1]督邮[2]顿子献得病已差，诣佗视脉。曰："尚虚，未得复，勿为劳事[3]，御内即死。临死，当吐舌数寸。"其妻闻其病除，从百余里来省之，止宿交接，中间[4]三日发病，一如佗言。

（节选自《三国志·魏书·华佗传》）

注释

①故：原来的。②督邮：官名。汉置。为郡守佐吏，掌督察纠举所辖县违法之事。③劳事：房劳之事。下文"御内""交接"，义同此。④间：间隔。

按语

这段记载说明，有些病在未康复之前，是须要禁房事的，如若不禁，将会导致严重的后果。顿子献不听华佗的劝告，导致病发而死，就是一个例证。

四十眉落

张仲景遇见侍中王仲宣，当时仲宣只有二十多岁，仲景对他说："你有病，到四十岁眉毛会脱落，眉毛脱落半年之后就将死亡。”然后叫他服五石汤，说可以治愈此病，免除死亡。王仲宣嫌张仲景的话逆耳不恭，接受药方却不服药。过了三天，张仲景又见到王仲宣，问他说：“汤药服了没有？”仲宣回答说：“已经服过了。”张仲景说：“从您的面色证候来看，根本不像服过五石汤的样子，您为什么这样轻视自己的生命呢？”王仲宣仍是避而不答。二十年后，像张仲景预言的那样，仲宣的眉毛果然脱落，眉落后一百八十七天便死去了。

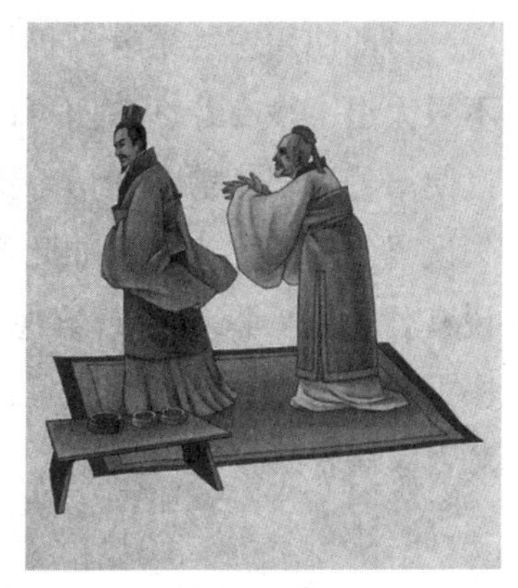

原文

仲景见侍中[①]王仲宣，时年二十余，谓曰：“君有病，四十当眉落，眉落半年而死。”令服五石汤[②]可免。仲宣嫌其言忤[③]，受汤勿服。居三日，见仲宣，谓曰：“服汤否？”曰：“已服。”仲景曰：“色候固非服汤之诊，君何轻命也！”仲宣犹不言。后二十年果眉落，后一百八十七日而死，终如其言。

（节选自《针灸甲乙经》[④]序）

注释

①侍中：汉代侍从皇帝左右，出入宫廷的官。王仲宣：名粲（177—217），山阳高平（今山东邹城市）人。建安七子之一。②五石汤：由阳起石、钟乳石、灵磁石、空青石、金刚石等组成。③忤：逆耳。④《针灸甲乙经》：皇甫谧所撰，总结了晋代以前的针灸成就，是现存最早的针灸学专著。皇甫谧（215—282）：魏晋医家、文学家。字士安，幼名静，自号玄晏先生，安定朝那（今甘肃省灵台县，一说平凉市）人。中年患风痹症，后专心攻读医书。晋代还著有《帝王世纪》《玄晏春秋》等多种著作。

按语

仲景望诊王仲宣，同越人入虢之诊、望齐侯之色一样，皆谓之神奇。虽说不免有夸张的色彩，但它反映了人们对名医高超的望诊技术的推崇。而这种望诊技术，正是中医的奥妙所在。这则故事还启示人们，要知微见著，为了避免疾病的发生，应当接受真医的良言相劝，哪怕有些逆耳。假若王仲宣不“嫌其言忤”，服用了仲景所给之药，就不会出现“眉落半年而死”的悲剧。

谧母泣教

皇甫谧，字士安，幼年时名静，安定郡朝那县人，是汉太尉皇甫嵩的曾孙。皇甫谧被过继给叔父做儿子，迁居到新安郡。年纪已二十岁，仍不爱学习，放荡不羁，有人认为他痴呆。有一次摘了瓜果，进献给叔母任氏。任氏说：“《孝经》中说：‘即使用三牲奉养，仍然是不孝。’你现在二十多岁了，眼中不存教化，心中不入大道，没有什么东西可以安慰我的。”于是感叹：“从前孟子的母亲三次迁居以便培养孟子，曾参守信杀猪教育儿子，难道是我居处没选择好邻居，教育有什么失误吗？不然你为什么如此鲁莽愚钝！修身勤学，自然是你自己得到益处，对我来说有什么呢？”于是对着他痛哭。皇甫谧感动不已，从此跟从同乡人席坦学习经书，勤奋努力，从不懈怠。他生活清贫，常常带着经书做农活，最终博通经典古籍和百家著作。

原文

皇甫谧，字士安，幼名静，安定[①]朝[②]那人，汉太尉嵩[③]之曾孙也。出后叔父[④]，徙[⑤]居新安[⑥]。年二十，不好学，游荡无度，或以为痴。尝得瓜果，辄进所后叔母任氏。任氏曰：“《孝经》云：‘三牲[⑦]之养，犹为不孝。’汝今年余二十，目不存教，心不入道，无以慰我。”因叹曰：“昔孟母三徙[⑧]以成仁，曾父烹豕[⑨]以存教，岂我居不卜[⑩]邻，教有所阙[⑪]？何尔鲁钝之甚也！修身笃学[⑫]，自汝得之，于我何有？”因对之流涕。谧乃感激[⑬]，就乡人席坦受书，勤力不怠。居贫，躬[⑭]自稼穑[⑮]，带经而农，遂博综典籍百家之言。

（节选自《晋书[⑯]·皇甫谧传》）

注释

①安定：郡名。汉置，在今甘肃灵台。②朝（zhū 朱）那：县名。③太尉嵩：东汉灵帝时太尉皇甫嵩，太尉，汉时中央最高军事长官。④出后叔父：过继给叔父。出后，犹“出继”，即过继。⑤徙：迁居。⑥新安：郡名。汉丹阳郡地，三国吴分置新都郡，晋太康元年（280年）改名新安郡。在今浙江省淳安西。一说是今河南省新安县。⑦三牲：牛、羊、猪。《孝经·纪孝行章》：“事亲者，居上不骄，为下不乱，在丑（众）不争……三者不除，虽日用三牲之养，犹为不孝。”⑧孟母三徙：相传孟轲年幼时，所居环境不好，孟母为教育孟轲，三次迁居。事见《列女传·母仪》和赵岐《孟子题辞》。后喻母教之德。⑨曾父烹豕（shǐ 史）：曾参携子到市场，其子啼哭，母亲说回家后为子杀猪。回家后，曾子将杀猪，其妻说与儿戏言，曾参认为不能失信于子，终杀猪以取信。事见《韩非子·外储说左上》。⑩卜：选择。⑪阙：通“缺”。⑫笃学：专心学习。⑬感激：感动奋发。⑭躬：亲自。⑮稼穑：种庄稼，干农活。⑯《晋书》：共一百三十卷，记载了从司马懿开始到晋恭帝元熙二年为止，包括西晋和东晋的历史，并用“载记”的形式兼述了十六国割据政权的兴亡。《晋书》为二十四史之一，编者共二十一人，主持监修者为唐朝初年名相房玄龄等。

按语

历史上有成就的人，不管是年少早慧，还是大器晚成，良好的家教往往起着重要的作用。“孟母三迁”是如此，“曾父烹豕”亦是如此，“谧母泣教”更是如此。“年二十，不好学，游荡无度”的青年皇甫谧，正是在养母情真意切流涕教诲的感召下，才幡然悔悟的。在以后的岁月里，他树立了“高尚之志”“勤力不怠，手不辍卷”，最终成为举世闻名的文学家、史学家和医学家。真应了那句俗话：浪子回头金不换。

书淫

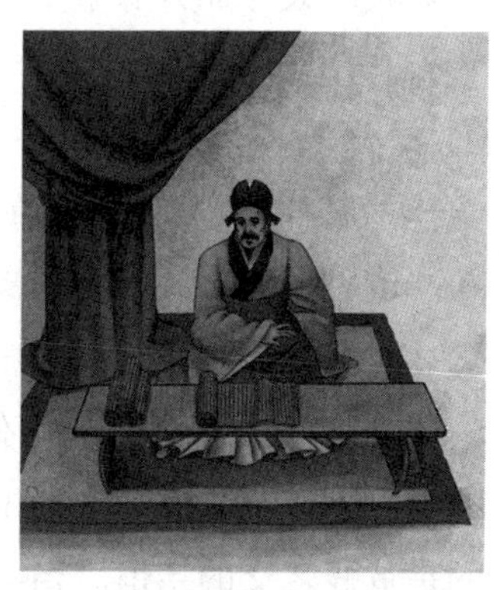

皇甫谧性情沉静，少私寡欲，很早就立下了高洁自守的志向，把著书立说当作己任，自己取号为玄晏先生。……于是不出仕做官。他酷爱阅读经典古籍，废寝忘食，当时的人称他为“书淫”。有人规劝他过于爱读书著述，将会损伤精神。皇甫谧说：“早晨得知真理，就算晚间死去也满足了，更何况寿命的长短定数是由上天决定呢！”

原文

（谧）沈[①]静寡欲，始有高尚之志[②]，以著述为务，自号玄晏先生。……遂不仕。耽翫[③]典籍，忘寝与食，时人谓之“书淫”。或有箴[④]其过笃，将损耗精神，谧曰：“朝闻道，夕死可矣[⑤]，况命之修短[⑥]分定[⑦]悬天乎！”

（节选自《晋书·皇甫谧传》）

注释

①沈：“沉”的异体字。②高尚之志：高洁自守，不愿卑屈求仕的志向。此指著述之志。③耽翫：酷爱。翫：“玩”的异体字。喜爱。④箴（zhēn 针）：规劝。⑤朝闻道，夕死可矣：语出《论语·里仁》。⑥修短：长短。⑦分（fèn 奋）定：寿分确定。分，宿分，寿分。

按语

大凡医学名家，都是酷爱读书的。张仲景“勤求古训，博采众方”；华佗“兼通数经”；孙思邈论《大医习业》指出“凡欲为大医，又须涉猎群书”；李时珍“博学无所弗觑”等，无一例外。皇甫谧正是因为立下了高洁自守、不愿卑屈求仕的志向，决心一生以“著述为务”。无怪乎人们称他“书淫”了。

不以酒肉为礼

被任命为城阳太守的梁柳，是皇甫谧堂姑的儿子，要去赴任就职时，有人劝皇甫谧为他饯行。皇甫谧说：“梁柳未做官时来拜访我，我迎送他从不出门，饭食不外是咸菜而已，清贫的人不用酒肉招待。现在他做了郡守就为他饯行，这是看重城阳太守这个职务而轻视了梁柳本人，难道符合古人做人的原则吗？那样做，我的心会不安的。”

原文

城阳[①]太守梁柳，谧从姑[②]子也，当之[③]官，人劝谧饯之[④]。谧曰：“柳为布衣时过[⑤]吾，吾送迎不出门，食不过盐菜，贫者不以酒肉为礼。今作郡而送之，是贵城阳太守而贱梁柳，岂中[⑥]古人之道？是非吾心所安也。”

（节选自《晋书·皇甫谧传》）

注释

①城阳：郡名。故址在今山东莒县。②从姑：父亲的堂姊妹。③之：前往。④饯之：为他饯行。饯，用酒食送行。⑤过：拜访。⑥中（zhòng 众）：符合。

按语

在一般人看来，能为做官的亲友饯行或接风，这是很惬意的事。因为这是一种身份的显示，故不少人乐此不疲。而在皇甫谧眼里，“官帽”并不重要，他看重的是贫贱之交的亲情。当年他的姑表兄弟梁柳为布衣时，他“送迎不出门，食不过盐菜”，而今梁柳升官做了城阳太守，他不愿为之饯行，仍然坚持“不以酒肉为礼”。这才是古人所说的君子做人之道。

不封不树

皇甫谧晚年时一再强调，死后要节葬，反对厚葬。他说：葬，就是埋藏的意思，不让人看见尸体。如果大造坟墓棺椁，详备生前豪华之物以陪葬，这就等于把金银埋在路边而在地面做上标注，引诱别人来盗取。即使非常愚蠢的人，也一定会耻笑这种做法。《周易》说：“古时埋葬死人，只用柴草覆盖尸体，葬在荒野之中，不封土造坟，不种树以标其处。”死后返璞归真，性命亡了，不至于损伤身体。所以我想，如果早晨死，晚上就埋葬；如果晚上死，第二天早晨就埋葬。不设内棺外棺，对尸身不加缠裹而入殓，不修整遗容、不沐浴，不缝制新的丧葬服装，殡殓时口含珠玉之事，一概摒绝。我本来想裸露身体入墓坑，用身体亲近泥土，又恐怕人情受世俗影响已久，立时改变，情理难容。所以如今粗略地定个原则，奢侈不过使用套棺，俭约不至裸露身体。墓上的土要与地面持平，还原地面的青草，使它们继续生长。墓上不要种树，铲除通向道

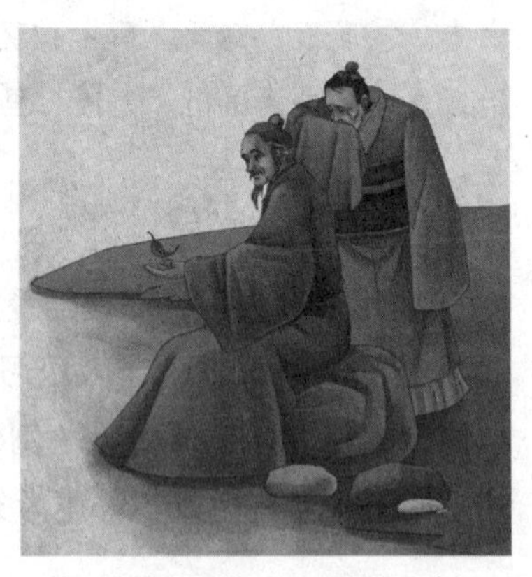

路。不留下痕迹，我自求人们不在意我，不必知道我埋葬的地方。让我的身体与大地合二为一，让魂灵与大自然的元气融为一体，这才真是对我的厚爱之至。

原文

夫葬者，藏也[1]，藏也者，欲人之不得见也。而大为棺椁[2]，备赠存物[3]，无异于埋金路隅而表于上也。虽甚愚之人，必将笑之。……《易》称：“古之葬者，衣之以薪[4]，葬之中野，不封不树[5]。”是以死得归真，亡不损生。故吾欲朝死夕葬，夕死朝葬，不设棺椁，不加缠敛[6]，不修[7]沐浴，不造新服，殡唅[8]之物，一皆绝之。吾本欲露形入坑，以身亲土，或[9]恐人情染俗来久[10]，顿革[11]理难。今故觕[12]为之制。奢不石椁，俭不露形。……土与地平，还其故草，使生其上。无[13]种树木、削除[14]，使生迹[15]无处，自求不知。……形骸与后土[16]同体，魂爽与元气合灵，真笃爱[17]之至也。

（节选自《晋书·皇甫谧传》）

注释

①藏也：《说文》：“葬，藏也。从死在茻中。”葬就是埋葬尸体。以示意死在草丛中。②棺椁（guǒ 果）：内棺和外棺。椁，棺外的套棺。③备赠存物：把活着时的物品大量用来陪葬。④衣之以薪：语出《周易·系辞下》，一本作“厚衣之以薪”。意思是用柴草厚厚地覆盖尸体。衣，覆盖。活用作动词。⑤不封不树：不封土为坟，不种树以标其处。反映了上古时期薄葬的思想。⑥缠敛：缠裹尸身以入殓。敛，通“殓”。⑦修：建造。⑧殡唅（hàn 撼）：古代殡殓时，在死者口中放置珠玉。唅，通“琀”。含于死者口中的珠玉之类。⑨或：又。⑩染俗来久：受世俗影响由来已久。⑪顿革：立时改变。⑫觕：“粗”的异体字。⑬无：通“勿”。不要。⑭削除：铲除通向墓地的道路。除，道路。⑮生迹：生前的痕迹。⑯后土：大地。⑰笃爱：厚爱。

按语

在封建时代，帝王将相，达官贵人，往往豪建墓地，大为棺椁。上行下效，于是形成了一种奢汰的厚葬习俗。而著名的文学家、史学家和医学家皇甫谧却拔出流俗，坚决反对厚葬，主张薄葬。他倡导上古圣人之风，“衣之以薪，葬之中野，不封不树，是以死得归真”。他认为只有这样，才能使身体与大地同体，灵魂与大自然的元气融合在一起，此乃“真笃爱之至也”。这绝非简单的节约葬礼，而是充分展示了这位大儒大医博大的胸怀。今天，仍给我们有益的启示。

医道至重

一个人禀受父母赐给的躯体，长着高大的个子，却不懂得医学，这就是所说的没有头脑的人呀！假如对医学不精通，即使有忠君孝亲之心，有仁爱慈善的本性，当君主或父母病重，百姓遭灾受难之时，也没有办法救助他们。这实在是圣贤们深入思考，透彻论述，详尽探究医学道理的原因。如此说来，怎么可以忽视医学呢？

原文

夫受先人[①]之体，有八尺之躯，而不知医事，此所谓游魂[②]耳！若不精通于医道，虽有忠孝之心，仁慈之性，君父危困，赤子[③]涂地[④]，无以济之。此固圣贤所以精思极论[⑤]尽其理也。由此言之。焉可忽乎？

（节选自《甲乙经序》）

注释

①先人：指亡故的父母。②游魂：汉魏之际的熟语，指苟延残喘毫无定见之人。张仲景在《伤寒论序》中，曾指责那些不懂得医道的人“遇灾值祸，身居厄地，蒙蒙昧昧，蠢若游魂”。③赤子：本指初生婴儿，此泛指百姓。④涂地：犹“涂炭”。涂，泥潭。喻遭受灾难困苦。⑤精思极论：精密思考，透彻论述。

按语

上自天子贵人，下至庶民百姓，谁能保证一生无恙？所以说医道至重，它关系着天下民生。这也正是后人反复引用皇甫谧这段名言的原因。医道是什么？医圣张仲景在《伤寒论序》中说：“上以疗君亲之疾，下以救贫贱之厄，中以保身长全，以养其生。”信然。

段医简封

东晋干宝在《搜神记》中记载：段医，字符章，广汉郡新都县人，精通《易经》，懂得以五音占四方之风而定凶吉的占卜之术。有一个学生来学了好几年，自以为已经掌握了关键的道术，便辞别师傅回老家去。段医给他配了些膏药，并用竹简写了封信一起封在竹筒里，告诉这学生说：“碰上急事，就打开这竹筒看看。”这学生来到葭萌县白水江边，与官吏抢着渡河。管渡口的官吏打破了他随从的头。他打开竹筒看信，上面写着：“到葭萌县，与官吏争斗，头被打破受伤，就用这膏药敷在伤口上。”他就按这话办了，受伤的人马上就痊愈了。

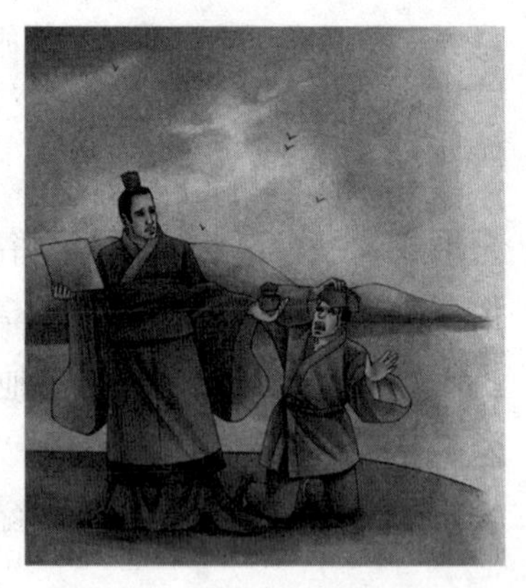

原文

段医[①]字符章，广汉[②]新都人也。习《易经》，明风角。有一生来学，积年，自谓略究要术，辞归乡里。医为合膏药，并以简书封于筒中，告生曰：“有急，发视之。”生到葭萌[③]，与吏争度。津吏挝[④]破从者头。生开筒得书，言：“到葭萌，与吏斗，头破者，以此膏裹之。”生用其言，创者即愈。

（节选自《搜神记·卷三·段医》）

注释

①段医：《后汉书·段翳传》等均作“段翳”，据1979年中华书局本《搜神记》改。②广汉：古广汉郡，今属四川广汉。③葭（jiā 家）萌：广汉郡有葭萌县。④挝（zhuā 抓）：击，打。

按语

从本文中可以看出段医的高超医术，告诫人们，学无止境，不要浅尝辄止。清代名医吴尚先在他的名著《理瀹骈文》中，曾引用此典“寄诸远道，偶同段翳之缄封”，意思是把它送给长途求医的患者，作用也许与段医封在竹筒里的简书相同。

诊脉惊帝

郭玉是广汉郡雒县人……东汉和帝时，任太医丞，治病多有疗效。和帝感到他的医术很神奇，就试着叫手腕长得白嫩的宠臣，与宫女混杂置身在帷幕中，让郭玉分别诊察宠臣和宫女各一只手的脉象，问患病的情况。郭玉诊脉后说：“左手是阳性脉，右手是阴性脉，脉象有男有女，其情状好像是性别不同的人。我怀疑其中别有缘故。”和帝听后感到惊讶，连声赞叹称好。

原文

郭玉①者，广汉雒②人也……和帝③时，为太医丞④，多有效应。帝奇之，仍⑤试令嬖臣⑥美手腕者，与女子杂处帷中⑦，使玉各诊一手，问所疾苦。玉曰：“左阳右阴，脉有男女，状若异人⑧，臣疑其故⑨。”帝叹息⑩称善⑪。

（节选自《后汉书·方术列传》）

注释

①郭玉：东汉时针灸家。广汉（今四川广汉市）人。师承涪翁、程高。曾提出为富贵人治病有四难之说。②雒（luò 洛）：东汉县名，今四川广汉北部。③和帝：刘肇。89～105年在位。④太医丞：太医令的下属官。⑤仍：因而，乃。⑥嬖（bì 避）臣：皇帝宠爱的近侍。⑦杂处帷中：指男女混杂置身于帷帐之中。古代礼俗。男医生给贵族女子诊脉，设一帷幕，让病人从帷幕中伸手出来，医生诊其脉而不睹其面。⑧异人：指性别不同的人。⑨故：有缘故，有问题。⑩叹息：赞叹。⑪称善：称好。

按语

东汉名医郭玉神奇的诊脉技术，使皇帝感到惊讶，连声“叹息称善”。这一故事曾在民间广为流传。据说清代乾隆皇帝也曾用此法测试当时的名医黄坤载，坤载以“龙得风脉”而惊走，其神妙脉法，深受乾隆的赏识。

谧序三都

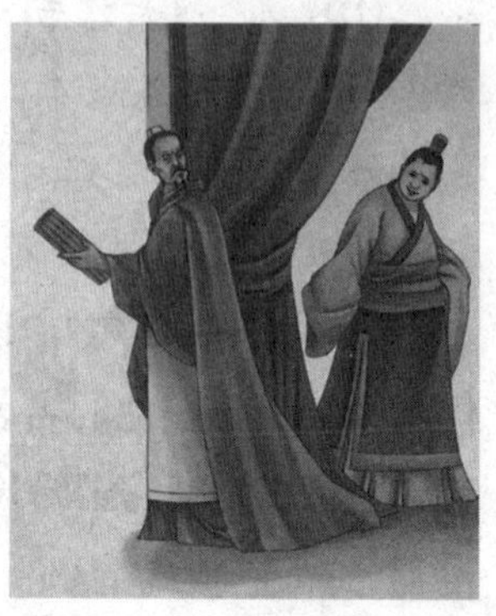

左太冲（左思）刚写成《三都赋》时，被当时的人嘲讽诋毁，左思心中不快。后拿给大学者张华看，张华说："这可以和张衡的《二京赋》相媲美了。然而你的文章还未被世人推崇，应当找德高望重的名士推荐一下。"左思便去求教于皇甫谧，皇甫谧看了《三都赋》赞叹不已，便为之作序。这样一来，原来诋毁并怀疑他的人，无不恭敬地表示赞叹。

原文

左太冲[①]作《三都[②]赋》初成，时人互有讥訾[③]，思意不惬。后示张公[④]，张曰："此《二京[⑤]》可三[⑥]。然君文未重于世，宜以经高名[⑦]之士。"思乃询求于皇甫谧，谧见之嗟叹，遂为作叙。于是先相非贰[⑧]者，莫不敛衽[⑨]述焉。

（节选自《世说新语·文学第四》）

注释

①太冲：左思的字。②三都：指蜀都、吴都、魏都。③訾（zǐ 紫）：毁谤非议。④张公：即张华。西晋著名的学者，著有《博物志》十卷。⑤二京：指东汉张衡的《二京赋》。⑥可三：可鼎足三立。⑦高名：指德高望重的名士。⑧非贰：非难怀疑。⑨敛衽：（rèn 任）：整一整衣襟，表示尊敬。衽，衣襟。

按语

关于皇甫谧为左思《三都赋》写叙之事，在《晋书·皇甫谧传》中早有记载，因谧作叙，左思的这篇杰作，很快流传开来。"于是豪贵之家，竞相传写，洛阳为之纸贵。"成语"洛阳纸贵"即由此而来。由此可见，皇甫谧当时在文坛中的威望和影响。古人说：大医者必大儒。从皇甫谧身上，再次印证了这一点。

武后谢医

唐高宗得了眩晕病，头晕目眩，不想睁眼，召太医秦鸣鹤前来诊治。秦鸣鹤诊后说："风热之毒上攻头目，若用针点刺头部出血即能痊愈。"皇后在帘内怒气冲冲地说："你这个医生该杀头！皇帝的头能放血吗？"秦鸣鹤惊慌地磕头请求饶命。皇上说："医生谈论如何治病，按道理不应该治罪。况且我的头目沉重烦闷，几乎不能忍受，针刺头上出血未必不好。我的主意已定。"便命令医生扎针。鸣鹤针刺“百会”及“脑户”二穴出血。皇上说：“我感觉眼睛清亮多了。”话还没有说完，皇后在帘内以最尊敬的礼节表示感谢说：“这是老天爷的恩赐呀！”说罢，亲自将精制的丝织品和珠宝赠送给秦鸣鹤医生。

原文

唐高宗[①]苦风头眩[②]，目不能视，召侍医[③]秦鸣鹤诊之，秦曰：“风毒上攻，若刺头出少血愈矣。”天后[④]自帘中怒曰：“此可斩也！天子头上岂是出血处耶？”鸣鹤叩头请命。上曰：“医人议病，理不加罪。且我头重闷，殆[⑤]不能忍，出血未必不佳。朕[⑥]意决矣。”命刺之。鸣鹤刺百会[⑦]及脑户[⑧]出血，上曰：“我眼明矣。”言未毕，后自帘中顶礼[⑨]以谢之，曰：“此天赐我师也！”躬[⑩]负缯[⑪]宝以遗[⑫]之。

（节选自《谭宾录[⑬]》）

注释

①唐高宗：即李世民之子李治，650～683年在位。②苦风头眩：患头眩晕。症见头晕眼花，呕逆发作无常，甚则厥逆。③侍医：封建皇帝的保健医生。即御医。④天后：指武则天。⑤殆：几乎。⑥朕（zhèn 振）：封建皇帝的自称。⑦百会：穴名。在头顶中央。⑧脑户：穴名。在枕骨上强间后一寸五分处。⑨顶礼：以最尊敬的礼节表示谢意。⑩躬：亲自。⑪缯：古时对丝织品的总称。⑫遗（wèi 畏）：赠予，致送。⑬《谭宾录》多存唐一代朝野遗事，于玄宗、肃宗、代宗、德宗四朝名臣轶事所记尤翔。多征实可信，有较高史料价值。作者胡璩：字子温，为唐文宗、武宗时人。

按语

本文生动地记述了唐代御医秦鸣鹤为唐高宗治疗眩晕病的故事。从中可以看出古代御医的艰险。虽然武后“顶礼以谢医”，使秦鸣鹤受到恩赐，但已是死里逃生，侥幸至此了。而武则天对御医前后两种截然不同的态度，充分显示了她的机敏和狡诈。不免让人发出“武后谢医，心怀叵测”的感慨。

刘张轶事

河间医家刘完素患伤寒病已经八天了，头痛脉紧，呕吐呃逆不愿吃东西，自己不知怎样治疗才好。张元素听说后前去看望，刘完素面壁而卧，不予理睬。张元素说，“为什么这样看不起人呢？”他为刘完素诊完脉，便把其脉象症状情况说了一遍。完素说：“是这样的。”元素又接着说：“你以前一定是服了某种药吧？”刘完素说：“是呀。”张元素说：“你错了，某药性寒，下降走太阴脾经，容易伤害脾气，而阳气衰微，汗不得出。现在脉象如此，应当服用另一种药物才能奏效啊。”刘完素被张元素这番话说得心服口服，就按张元素的意见服了药，病就好了。从此以后，张元素的医名就显赫起来。

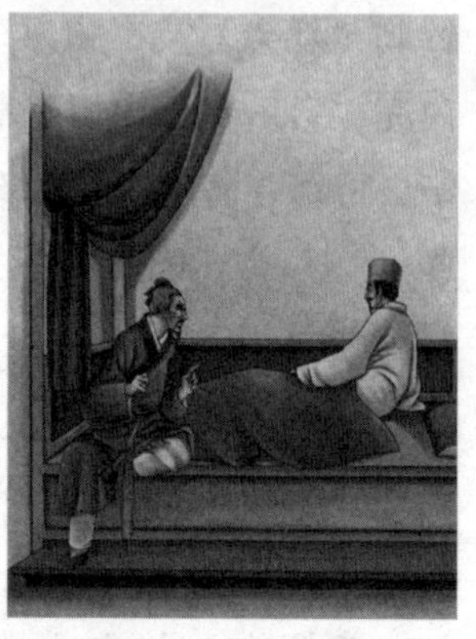

原文

河间[①]刘完素[②]病伤寒八日，头痛脉紧，呕逆不食，不知所为。元素[③]往候，完素面壁不顾[④]。元素曰："何见待之卑[⑤]如此哉！"既为诊脉，谓之曰："脉病云云[⑥]。"曰："然。""初服某药用某味乎？"曰："然。"元素曰："子误矣！某味性寒，下降走太阴，阳亡汗不能出。今脉如此，当服某药则效矣。"完素大服，如其言遂愈。元素自此显名。

（节选自《金史[⑦]·张元素传》）

注释

①河间：县名，今河北省河间市。②刘完素（约1120—1200）：字守真，号通玄处士，金元四大医家之一。善用寒凉药，以降心火益肾水为主，称寒凉派。著有《素问玄机原病式》《宣明论方》《伤寒直格》《伤寒标本心法类萃》《三消论》等。③元素：即张元素，字洁古，易州（今河北省易县）人。金代著名医家。其治学善化古方，自制新方，对药性归经、气味、升降独有创见。著有《医学启源》《脏腑标本药式》《药注难经》《珍珠囊》等。④面壁不顾：面朝着墙壁，不予理睬。⑤见待之卑：谓对客人瞧不起、不礼貌。⑥云云：犹言如此如此。⑦《金史》：是二十四史之一。撰成于元代，元朝脱脱等主持编修。全书一百三十五卷，是反映女真族所建金朝的兴衰始末的重要史籍。

按语

以前人们常说："同行是冤家。"金代医家张元素，面对同行刘完素一时的傲慢，不计小节，以宽容的胸襟，抱着深厚的同道感情，为完素治病。正是他的坦诚之心以及对病情的准确分析，打动了刘完素，才使刘顺利地服其药，而把病治愈。最终"完素大服……元素自此显名"。成就了杏林的一段佳话。

东垣收徒

经过战乱，李东垣返回乡里后，有一天，他对友人周德父都运说："我老了，想把医术传给后人，可是难寻到合适的人，怎么办呢？"德父说："廉州罗天益谦父，性情敦厚朴实，常常感叹自己的医道不精，有志学习，您想传授医道，这个人大概可以吧。"他日，周德父陪同罗天益一块儿来拜见李东垣，李先生一见面就问："你是来学赚钱的医生呢，还是学传扬医道的医生呢？"罗天益回答："只是传扬医道罢了。"于是罗天益便得以跟从李东垣学医，日用饮食，全依赖李先生供给。

原文

一日，谓友人周都运德父[1]曰："吾老，欲道传后世，艰其人[2]奈何？"德父曰："廉台[3]罗天益谦父，性行敦朴，尝[4]恨[5]所业未精，有志于学，君欲传道，斯人其[6]可也。"他日偕往拜之。君一见曰："汝来学觅钱医人乎？学传道医人乎？"谦父曰："亦[7]传道耳。"遂就学，日用饮食，仰给[8]于君。

（节选自《医史·东垣老人传》）

注释

①德父：周都运的字。下文"谦父"是罗天益的字。②艰其人：难寻到合适的人。艰，难寻。用作动词。③廉台：廉州。今河北省石家庄市藁城区。④尝：通"常"。常常。⑤恨：遗憾。⑥其：大概。⑦亦：只是。⑧仰给：依赖。

按语

按常理说，医生教学生，只要学生认真学习医术，遵守规章制度，并按时交纳学费就行了。至于学生将来想干什么，老师大可不去过问。而大医李东垣则不然，他要求所收的弟子，必须有远大的抱负，要做一个"传道"的医生，绝不收要做"觅钱医生"的人为弟子。这也正是他向友人周都运感叹"欲道传后世，艰其人奈何"的原因。而一旦选到合适的弟子，他不仅分文学费不收，而且对弟子的"日用饮食"全部承担。从这里，我们可以看到大师的博大情怀和崇高的境界。而今，东垣询问弟子罗天益的话："汝来学觅钱医人乎？学传道医人乎？"已经成了医界名言。

朱谦葛雄

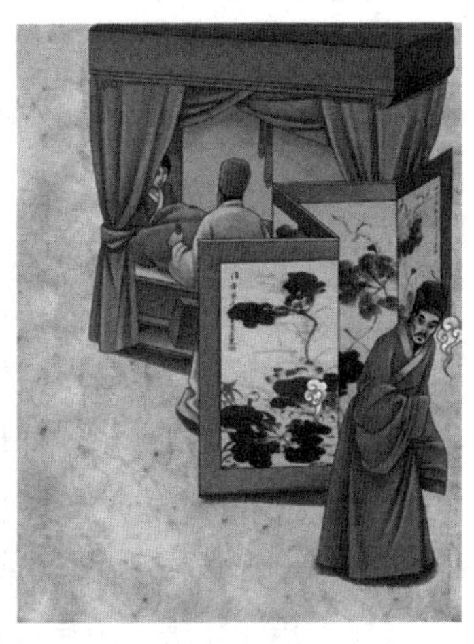

朱彦修曾给浙江中部的一位女子治疗痨病，痨病将愈，只是面颊有两处红晕不消。彦修把办法用尽，仍未去除。便对病家说："必须邀请苏州葛可久先生才能治疗。但是葛先生的性格豪放不受拘束，你是请不来的，我写封信你们带去，他必然前来诊治。"病家甚喜，于是划着备有幔帐的小船，前往迎请。

送信的人到了苏州，看见葛可久先生正和多人赌博，大叫大嚷，便站在院中恭候。葛先生瞪眼看着来人说："你是干什么的？"来人急忙两膝跪地，捧信递上，葛先生看完书信，没有告辞众客，也没顾得回屋，就立即乘船前往。

等到葛可久来到病家，彦修立即介绍了治疗情况，并唤出病人，让葛先生诊视。葛可久诊后说："按法，应当针刺两乳。"病家听了，感到为难。葛先生说："请给病人盖上一件衣服。"于是拿起针来，按穴刺入，病人两颊红晕立即消失。病家赠送很多礼物表示感激。葛先生笑着说："我是为朱彦修先生来的，难道还责求你酬报吗？"全部礼物放置原处，概不接受。

原文

朱彦修[①]尝治浙中一女子病瘵[②]，且愈，颊上两丹点不灭。彦修技穷，谓主人曰："须吴中[③]葛公[④]耳。然其人雄迈不羁[⑤]，非子所致也。吾遣书往彼必来。"主人悦，具[⑥]供帐[⑦]舟楫[⑧]以迎。

使至，葛公方与众博[⑨]大叫，使者侍立中庭。葛公瞪目视之曰："尔何为者？"使者奉牍跪上[⑩]之，葛公省书，不谢客行，亦不返舍，遂登舟。

比至，彦修语其故，出女子视之。可久曰："法可刺两乳。"主人难之。可久曰："请覆以衣。"援针[⑪]刺之，应手而灭。主人赠遗[⑫]甚丰。可久笑曰："吾为朱先生来，岂责[⑬]尔报耶？"悉置不受。

（节选自《异林》[⑭]）

注释

①朱彦修（1281—1358）：名震亨，浙江义乌人。元代著名医家。②瘵（zhài 寨）：痨病。③吴中：苏州的别称。④葛公，即葛可久。见《葛可久击案催产》一文注释。⑤雄迈不羁：性情豪放，不受拘束。⑥具：置备。⑦供帐：供客人使用的幔帐等物。⑧舟楫：船和桨。楫，划船的桨。⑨众博：众人赌博。⑩奉牍跪上：跪地捧信递上。⑪援针：拿起针。⑫遗（wèi 畏）：赠予。⑬责：责求。⑭《异林》：作者徐祯卿（1479—1511），字昌谷，一字昌国，祖籍常熟梅李镇，后迁居吴县（今江苏苏州）。明代文学家，被人称为"吴中诗冠"，与祝允明、唐寅、文征明齐名，号称"吴中四才子（亦称江南四大才子）"。其诗格调高雅，有名句"文章江左家家玉，烟月扬州树树花"而为人称誉。徐祯卿后期信仰道教，研习养生。惜英年早逝，年仅33岁。著有《异林》《谈艺录》《迪功集》等。

按语

众所周知，朱彦修为金元四大家之一。据元·戴良《丹溪翁传》记载：朱彦修曾跟随大理学家朱熹的四传弟子许文懿，学习道德性命学说，深受熏陶。他医德高尚，"执心以正，立身以诚"，性情静谧，谦虚谨慎，善取他人之长。而葛可久出自中医世家，艺精技绝，性格豪放，雄迈不羁，治病辄有奇效。他交朋友重道义，为救患者而不计名利。朱氏谦谨，葛氏雄迈，二人的不同性格交相辉映，在本文中得到了形象的展示。而朱葛之间的深情厚谊，更令人钦敬。

二人相互切磋，相互督促，互相敬重，在医界传为佳话。

东垣附柬

湖南的一位读书人，进京应选路过泗州，有位精通《太素脉》的人为他诊断说："先生将有官运，但得病不易治疗。"读书人恐惧地问道："要得什么病啊？"诊者说："要患痈疽。"读书人请求药方，诊者查阅了很多医书，又考虑了一天一夜，最终也没想出医治的方法。读书人等了五天，辞别而去。诊者送行时对读书人说："先生到了京城，可拜访李东垣，他或许能将您治好。"第二年，读书人果然科举考试得中，就去拜访李东垣，当时李东垣尚不知名，一诊脉，便惊讶地说："你的脉促跃而急，毒气侵于内脏，恐怕吃不上新粮食了！"这位读书人便把泗州之事告诉了李东垣，东垣笑着说："他怎么了解我呢？暂且试治一下吧。"于是考虑了好久，告诉读书人说："现在梨正熟，快去买来，尽量吃，十天后再来找我。"读书人遵着东垣的话尽量吃梨，过了十天又去拜访东垣，东垣一见面就说："病情好了一半。"又问："吃了多少梨呀？"读书人说："二百个。"东垣说："病还没痊愈。"又过了十天，东垣高兴地说："今幸而无大碍，只是会出现疮疹罢了。"没过三天，读书人全身生疥，很快就好了。读书人离开京城回家，李东垣顺便写了一封书信交给他，让他路过泗州时送交予精《太素脉》的医者。精《太素脉》者收悉信后，便面向北方拱手作揖说："东垣先生的医术，我是不能比的，不要说天下没有能人呀！"

原文

湖南士人以谒选①过泗州②，有通《太素脉》③者诊之，云："公将来得官，然有病不治。"士竦④然曰："何病？"曰："病疽⑤。"士求示药方。脉者翻覆群书，凝思昼夜，竟不得其法。留五日别去，脉者送之曰："到京访东垣⑥或有生理。"明年，士果得第⑦，即谒东垣，时东垣尚未知名，才按指，骇曰："公脉啐数⑧，毒气中藏，将不食新⑨矣！"士具告以泗州之语，东垣笑曰："渠⑩知我，且以相试也。"亦停思数刻，谓士人："此时梨正熟，君能啖⑪几许？速买，率意啖之，旬日后报我。"士如言恣啖，复往谒东垣，望见即言："病已减半矣。"因问："啖几何？"曰："二百。"曰："尚未。"更旬日，东垣喜曰："今幸无恙，但发疮耳。"未三日，遍体生疥，亦寻⑫愈，遂出都门⑬。东垣附柬⑭报泗州，泗州北向拜曰："非吾所及，莫谓天下无人也。"

（节选自《识小录》⑮）

注释

①谒选：赴京进见，等待选拔。谒，进见。②泗州：今江苏东北部和安徽北部一

带，相当于宿迁、泗阳、泗县等地。③《太素脉》：诊脉专书。④竦：通"悚"。恐惧。⑤疽：痈疮。⑥东垣：即李杲（1180—1251），字明之，自号东垣老人。真定（今河北正定县）人，金元四大家之一。从师张元素，创内伤学说，誉为"补土派"。著有《脾胃论》《内外伤辨惑论》《兰室秘藏》等。⑦得第：科举考中。⑧脉哮数：脉象促跃而速。⑨不食新：吃不上新粮食了。⑩渠：他，彼。⑪啖（dàn 淡）：同"啖"。吃。⑫寻：很快。⑬都门：京都的城门。此指北京。⑭柬：书信。⑮《识小录》：明清之际徐树丕著的笔记。徐树丕，明末学者，号活埋庵道人。生平不详。

按语

本文通过治愈湖南士人痈疽病的事例，表现了李东垣的精妙医术和泗州医生推荐贤能的美德。泗州医生诚心推荐东垣，东垣附柬又谢意泗州医生，全是为病人着想。这充分展现了我中华民族文明的礼仪风范。

桐叶催生

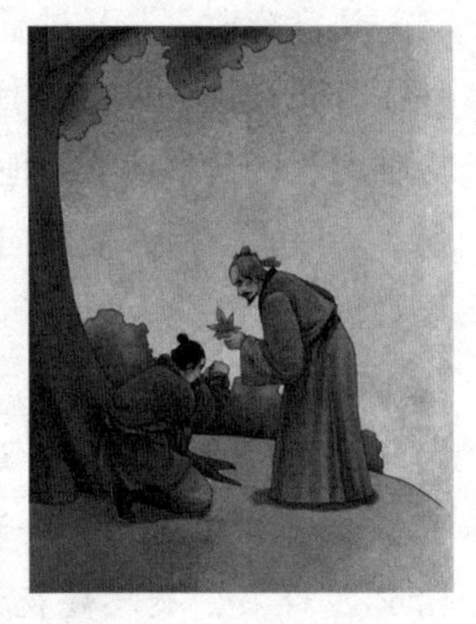

滑寿，字伯仁，晚号撄宁生，自幼好学，攻习文词，后精医学……他给人治病，不拘泥古方，而是根据病情灵活立方，用药无不显效。有一年秋天，苏州一些做官的人，邀请滑寿先生同游虎丘山。有一富家孕妇难产，想让他回家诊治，同游的人们不让他走。这时滑寿先生走到石台阶上，正当一片梧桐叶落地，于是他拾起来交给病家说："拿回去赶快用水煎梧桐叶做汤喝下。"游山的人们还没有坐下宴饮，病家回来说小儿生下来了。同游的人都惊奇地询问滑寿此方出于何书，滑寿先生说："医就是'意'的意思，以意度之，哪有一定之方啊。凡妇女怀孕，超过十个月临产，是气虚的缘故。梧桐叶得金秋肃降之气而落，煎汤借其肃降之气以辅助产妇之正气，产妇正气足了，哪有不顺利生产的道理呢？"

原文

滑寿[①]字伯仁，号撄宁，工古文词，善医。……其治人疾，不拘于方书，而以意处剂，投无不立效。秋日，姑苏[②]诸仕人[③]邀游虎丘山[④]。一富家有产难，挽回[⑤]，诸仕人不可。先生登阶[⑥]，见新落梧桐叶，拾与之曰："归急以水煎而饮之。"未登席[⑦]，报儿产矣。皆问此出何方，撄宁曰："医者意也，何方之有？夫妊已十月而未产者，气不足也。桐叶得秋气而坠，用以助之，其气足，宁[⑧]不产乎？"

（节选自《复斋日记》[⑨]）

注释

①滑寿：元代医家，祖籍襄城（今河南襄城县）人。后迁仪真（今江苏仪征）和余姚（今浙江余姚市）。有《读素问钞》《难经本义》《诊家枢要》《十四经发挥》等著作传世。②姑苏：今苏州市。因苏州西南有姑苏山而得名。③仕人：做官的人。④虎丘山：在苏州市西北。相传吴王阖闾葬于此。有虎丘塔、云岩寺、剑池、千人石等古迹。⑤挽回：拉他回去。⑥阶：石台阶。⑦未登席：尚未就坐宴饮。⑧宁：怎么，难道。⑨《复斋日记》：二卷，记叙明初以来朝野事迹的笔记。明代许浩撰，其生平不详。

按语

秋气肃降，万物凋零。滑寿借用桐叶得金秋肃降之气而催产。其用之妙，让人叹服。而后人用桐叶催产而不效者，是因为脱离了特定的时间和环境，即“非其时也”。

薛雪妙术

清代学者袁枚《随园诗话》记载：吴县城里的名医薛雪，自号叫一瓢，个性孤僻高傲，三公九卿等大官请他不肯前往，但是我有病，不用邀请他也会来。乙亥年春天，我在苏州。厨师王小余患疫病一病不起，快要闭棺时他到来。当时天色已晚，他点蜡烛照看王小余，笑着说：“死啦！但是我喜欢跟疫鬼作战，恐怕取得胜利也未可知。”遂拿出一丸药，用石菖蒲磨成的汁调和，叫有力气的轿夫，用铁筷撬开他的牙齿灌药。王小余双目紧闭气已断绝，喉咙中汩汩作响，似咽非咽、似吐非吐。薛雪嘱咐说：“好生派人看护他，鸡叫天亮时应当会有声息。”到了天明果真如此。又服两剂药，病就痊愈了。

乙酉年冬天，我又到苏州。有个叫张庆的厨师，得了精神病，误认日光是雪，吃一点点东西，肠子痛得像裂开一样。众医治疗无效。薛雪赶到，袖着手向张庆上下观察说：“这是冷痧，刮一刮就会好，用不着切脉。”果真如其所说，身上刮出手掌般大的黑瘢，病也就很快好了。我非常赞赏他的医术。薛先生说：“我治病，好比你写诗，纯熟到家后就能运用自如。所说的‘人居屋中，我来天外’就是这个意思。”

原文

吴门名医薛雪[①]，自号一瓢，性孤傲，公卿延之不肯往，而予有疾，则不招自至。乙亥[②]春，余在苏州，庖人王小余病疫不起，将掩棺而君来。天已晚，烧烛照之，笑曰：“死矣！然吾好与疫鬼战，恐得胜亦未可知。”出药一丸，捣石菖蒲汁调和，命舆夫[③]有力者用铁箸[④]锲其齿灌之。小余目闭气绝，喉汩汩然[⑤]似咽似吐。薛嘱曰：“好遣人视之，鸡鸣时当有声。”已而果然。再服二剂，而病起。

乙酉冬，余又往苏州，有厨人张庆者，得狂易之疾，认日光为雪，啖少许，肠痛欲裂，诸医不效。薛至，袖手向张脸上下视曰："此冷痧也，一刮而愈，不必诊脉。"如其言，身现黑瘢如掌大，亦即霍然[6]。余奇赏[7]之。先生曰："我之医即君之诗，纯以神行[8]，所谓人居屋中，我来天外是也。"

（节选自《随园诗话》[9]卷五）

注释

①薛雪：字生白，晚号一瓢，清代著名的温病学家，与袁枚交往甚深。②乙亥：1755年。③舆夫：轿夫。④箸：筷子。⑤汩汩然：水响声。⑥霍然：消散的样子。多用以形容病愈之速。⑦赏：称赞。⑧神行：精神运作。此谓运用自如。⑨《随园诗话》：清代文学家袁枚创作的诗歌美学和诗歌理论著作。袁枚（1716—1798）：字子才，号简斋，世称随园主人，钱塘（今浙江杭州）人。清代著名文学家，乾隆进士。三十三岁辞官退居于南京附近的小仓山自建的随园，直至逝世。著有《小仓山房集》等。

按语

本文通过袁枚亲见的两则病例，表现了清代大医薛雪炉火纯青的高妙医术和圆通睿智、诙谐幽默的性格。从中我们可以深切地感受到清代文学大家袁枚与医学大师薛雪两位朋友之间的深情厚谊，同时也能体会到医学和文学的异曲同工之妙。

叶薛结怨

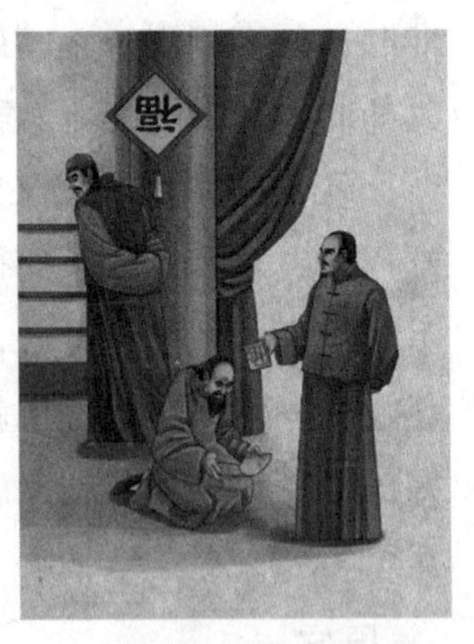

清朝乾隆年间，苏州一带疫病流行，当地政府设置医局以免费救治贫苦百姓，当地名医每天都必去应诊一次。有一打更的人，身面浮肿，浑身发黄，前来医局求医。薛生白先生先诊其脉，断为不治之症，摆了摆手说："你这水肿病已经很重了，不好治了。"更夫出门，正巧碰上叶天士，天士在轿中远远看见便问道："你不是那位打更的人吗？你这病是燃烧柴薪熏蚊时受毒所致，服两剂药就会好的。"说罢立即给他开了药方。薛生白见此情景，大为失色。后来因嫉妒叶天士，把书房改名为"扫叶庄"。叶天士听说后，就把自己的书房改名"踏雪斋"。叶、薛二人都是名医，而互相排挤，乃始于此。

原文

乾隆[1]间，吴门[2]大疫，郡[3]设医局以济贫者，诸名医日一造[4]也。有更夫[5]某者，身面浮肿，遍体作黄白色，诣[6]局求治。薛生白[7]先至，诊其脉，挥[8]之去，曰：“水肿已剧，不治。”病者出，而叶天士[9]至，从肩舆[10]中遥视之，曰：“尔非更夫耶？此爇[11]驱蚊带受毒所致，二剂可已[12]。”遂处方与之。薛为之失色[13]。因有“扫叶庄”“踏雪斋”之举。二人以盛名相轧[14]盖由于此。

（节选自《冷庐医话》[15]）

注释

①乾隆：清高宗弘历的年号，1736～1795年在位。②吴门：江苏省苏州的别称。③郡：城。地方行政区域。④日一造：每天去一次。⑤更夫：旧时负责打更的人。⑥诣：到。⑦薛生白：名雪，号一瓢，清代著名医家，江苏吴县（今苏州）人，与叶天士齐名。⑧挥：摆手。⑨叶天士：名桂，号香岩，苏州人，清代著名医家。⑩肩舆：两人抬的轿子，形同圈椅。⑪爇（ruò　若）：点燃。⑫已：痊愈。⑬失色：变了脸色。⑭相轧：互相排挤。⑮《冷庐医话》：成书于1858年，全书分五卷。作者陆以湉，清代桐乡（今浙江嘉兴市）人，晚清著名医家。陆氏所载医史文献资料丰富，论述精广，并多个人识见，故在医话著作中素负盛誉。

按语

叶桂和薛雪结怨，“扫叶庄”“踏雪斋”之举，是否确有其事，也可能是人云亦云之讹传，姑且不去考究。这个故事本身则给人以深刻的启示。三国时曹丕在《典论·论文》中说过一段意味深长的活：“文人相轻，自古而然……是以各以所长，相轻所短。俚语曰：‘家有弊帚，享之千金。’斯不自见之患也。”所谓“不自见”，就是不能正确对待自己。那么，怎样才能避免这种情况呢？曹丕又说：“盖君子审己以度人，故能免于斯累。”此语发人深思。只有“审己以度人”，才能正视自己的短处，发现别人的长处。医生之间，不也是同样道理吗？

唐大黄

我们县城有位唐介庵先生，性情仁慈，为人厚道，在医学上他潜心研究张仲景学说，对其他各家也能认真学习。中年以后，因善用大黄而著名，人们称他“唐大黄”。不论是土大夫，还是穷乡僻壤的百姓，得了热结不解的病症，必是延请唐大黄治疗。于是，先生的“介庵”这一名字，竟然被“大黄”一名所掩盖了。其实，唐先生遇外感表证就用发汗药，治虚证用补养药，治寒证用温热药，又何尝只拘泥大黄一药来治疗众人的病呢？本来是病人患了须用大黄泄下的病证才好延请先生的，并不是唐先生偏用大黄一药呀。

原文

我邑唐介庵[1]先生，抱性[2]慈厚，于医学深究南阳之旨[3]，各家亦能探讨，中年后以用大黄著名。凡士大夫与穷巷僻乡，遇有热结不解者，必延唐大黄焉。于是乎先生之字，竟为大黄之名掩矣。先生遇表证则汗之，虚则补之，寒则温之，亦何尝执大黄而疗人之疾哉？乃人遇欲下之证，延先生耳，非先生之偏用大黄也。

（节选自《友渔斋医话》[4]）

注释

①唐介庵：浙江嘉善人，清代乾嘉年间名医。②抱性：怀抱品性。③南阳之旨：指张仲景学说的含义。因张仲景的籍贯在南阳，故以南阳借代仲景。④《友渔斋医话》：是清代医家黄凯钧（号退庵）所著的一部医话，刊于1812年。本书以笔记的形式，记录了作者在辨证治疗、辨药等方面的心得，内容广泛，有一定的参考价值。

按语

由于唐介庵善用大黄治疾，便得了个“唐大黄”的雅号。于是出现了凡“遇有热结不解者，必延唐大黄”的现象，这正表明了病人对唐先生医术的敬重和信赖。其实唐大黄并非偏用大黄，而是深究医理，辨证施治，“遇表证则汗之，虚则补之，寒则温之，亦何尝执大黄而疗人之疾哉？”

金代大家刘河间有一穆姓弟子，也因善用大黄，人们尊之为“穆大黄”，其真名早已被人忘记；明代大医张介宾，因善用熟地，人们称之为“张熟地”；民国期间伤寒大家曹颖甫，因喜作梅花诗，人们便称之为“曹梅花”等。这些雅号、美名，是一种有趣的文化现象，它从一个侧面反映了中医药文化的丰富多彩。

望色知溺

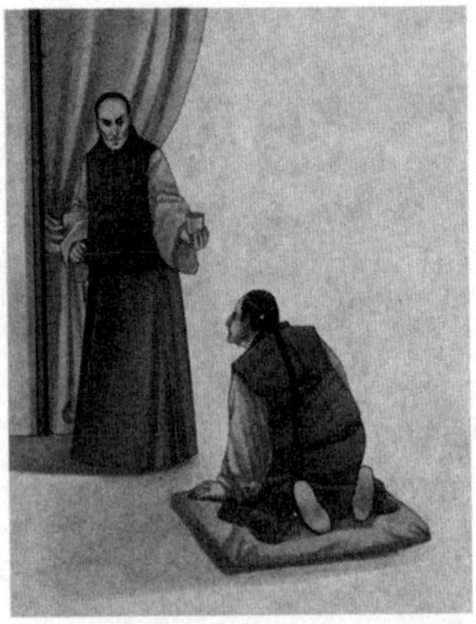

青浦县何元长医生很有名气，他对望诊和闻诊尤其有精深的研究。金山县有个病人来求诊，元长诊毕说：“你曾被水淹着过吗？”病人说：“是啊。”何元长让他饮了几杯酒，病就好了。病人问：“您怎么知道我被水淹过呢？”何元长说：“看你的面色，有水色的标志，诊你的脉象，沉实弦长，这是阴寒袭及内脏，所以知道你被水淹着过啊。”

原文

青浦何元长[1]有医名，尤擅望闻之术。有金山[2]人某来求诊，元长曰：“尔曾溺于水乎？”其人曰：“然。”与之灌[3]，即愈。问：“何以知其溺？”曰：“望其色，黑而号[4]；切其脉，沉而牢。此阴寒内袭，是以知其溺也。”

（节选自《初月楼闻见录》[5]）

注释

①何元长（1752—1806）：名世仁，号澹安，又号福泉山人。今上海市青浦区重古镇人。清代乾嘉年间名医。出身于中医世家，长于望闻之术，甚为民众所称道。②金山：县名。今属上海市。③灌：饮酒。④黑而号：水色的标志。⑤《初月楼闻见录》：清代笔记，成书于嘉庆二十三年（1818年）。作者吴德旋（1767—1840），字仲伦，清代学者，江苏宜兴人。

按语

何元长通过望面色，一眼看出了病人的溺水之象，可见其望诊技术之精妙。四诊之中，望诊为首，古人多依据望诊而定病之浅深。故今之为医者当重之!

五 名句箴言

药弗瞑眩，厥疾弗瘳

如果用药不出现头晕目眩的感觉，那顽疾重症就不会根除。如果赤脚行走而不看路，那脚因此就会受伤。

原文

若药弗瞑眩[①]，厥[②]疾弗瘳[③]。若跣[④]弗视地，厥足用[⑤]伤。

（节选自《尚书[⑥]·说命上》）

注释

①瞑眩：指服了猛烈的药物，产生头晕眼花的感觉。②厥：其。代词。③瘳（chōu　抽）：病愈。④跣（xiǎn　显）：赤脚。⑤用：因此。⑥《尚书》：一部多体裁文献汇编，被认为是中国现存最早的史书，又被称为中国最早的散文总集。战国时期总称《书》，汉代改称《尚书》，即“上古之书”。因是儒家五经之一，又称《书经》。“尚书”一词是指中国上古皇家档案文件的汇编。该书分为《虞书》《夏书》《商书》《周书》等。《尚书》记载的是王和贵族讲的话。

按语

这应该是关于用药后产生不适感觉的最早记录。中医称之为“瞑眩反应”，后人称药性峻猛的方剂为“瞑眩之剂”。服用药物往往都会或多或少有些“反应”，只是有的人感觉不明显。其实，这种反应是对人体进行调节所产生的一种现象，不能单纯理解成副作用。

上医医国

春秋时期，晋平公生病，秦景公派名医医和给他看病，诊毕出来后，医和说："此病已治不好了。这是远离男人而亲近女人，迷惑女色而生了蛊病；既不是由于鬼神降灾，也不是由于饮食不调，而是由于沉迷女色而丧失心志。良臣不能使他永生，上天也不能使他长在。如果君主不死，晋国也肯定要失掉诸侯的拥护。"……晋国大夫赵文子说："医生也涉及国政吗？"医和回答说："上等医生首先能医国，其次是医治病人，本来医生就是一种官职。"

原文

平公[①]有疾，秦景公[②]使医和视[③]之，出曰："不可为[④]也。是谓远男而近女，惑以生蛊[⑤]；非鬼非食，惑以丧志。良臣[⑥]不生，天命不祐。若君不死，必失诸侯。"……文子曰："医及国家乎？"对曰："上医医国，其次疾人[⑦]，固医官也。"

（节选自《国语[⑧]·晋语八》）

注释

①平公：即晋平公，前557~前532年在位，是一位荒淫无度的昏君。②秦景公：前576～前537年在位。③视：谓诊察。④为：治疗。⑤蛊：蛊疾。指心志沉迷惑乱的疾病。⑥良臣：指当时晋国大夫赵孟，即下文的"文子"。⑦疾人：医治病人。疾，治疗。用作动词。⑧《国语》：中国最早的一部国别体著作。约成书于战国初年，作者迄今未有定论。全书二十一卷，记录了周朝王室和鲁国、齐国、晋国、郑国、楚国、吴国、越国等诸侯国的历史。上起周穆王十二年（前990年）西征犬戎（约前947年），下至智伯被灭（前453年）。包括各国贵族间朝聘、宴飨、讽谏、辩说、应对之辞以及部分历史事件与传说。

按语

"上医"是人们对那些医术精湛又医德高尚之人的称谓。"上医医国"是医者的最高境界，他们首先想到的是治理国家的疾患，然后才是治疗人身的疾病。像医和、医缓、扁鹊、华佗、张仲景、孙思邈、李时珍等皆如此。

随着这一典故的普及，人们也往往称赞那些能治理国家政治弊端的贤臣为"医国"。因此，治病犹治国的道理早已深入人心。汉代王符在《潜夫论》中说："上医医国，其次下医医疾。夫人治国，固治身之象。疾者身之病，乱者国之病也。身之病待医而愈，国之乱待贤而治。"辛弃疾"万金不换囊中术，上医元自能医国"的诗句，陆游"胸次岂无医国策，囊中幸有活人方"的诗句，都是对这一典故的灵活运用。

良药苦口，忠言逆耳

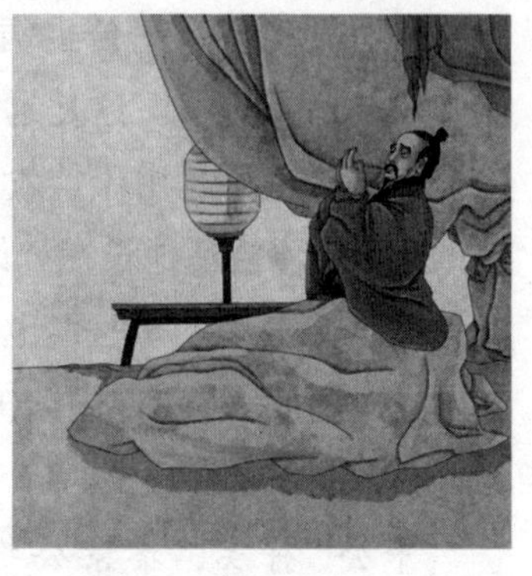

好药喝起来苦口，可是聪明的人听劝而饮之，因为他知道药入体内可以治好病；忠言听起来逆耳，可是英明的君主愿意听，因为他知道这可以促使他建功立业。

原文

夫良药苦于口，而智者劝而饮之，知其入而已[①]疾也；忠言拂[②]于耳，而明主听之，知其可以致功也。

（节选自《韩非子·外储说左上》）

注释

①已：治愈。②拂：逆。

按语

“良药苦口，忠言逆耳”，这是千百年来脍炙人口的名句，它体现了深刻的人生哲理。其中虽然还保留着医药的含义，但早已延伸到更广的社会领域，具备了广泛的社会学意义。

这一成语有多种说法。《孔子家语·六本》为：“良药苦于口而利于病，忠言逆于耳而利于行。”后来有的简缩为“良药苦口，忠言逆耳”或“苦药利病，忠言逆耳”；又简缩为“苦口良言”“良药忠言”等。也有时单用为“忠言逆耳”或“良药苦口”；有时向别人提出批评的意见，又自谦为“逆耳之言”“苦口之药”等。

非其人勿教

善于诊察脉象的医生，能够小心谨慎地诊察五脏六腑的气血顺逆，并联系阴阳、表里、雌雄的对应关系，认真思索，才有独到的心得。这些心得至为宝贵，不是合适的人不要轻易教他们，不是诚心学习的人不要轻易传授，这才是掌握珍惜宝贵学问的原则。

原文

故善为脉者，谨察五脏六腑，一逆一从[①]，阴阳、表里、雌雄之纪[②]，藏之心意，合心于精。非其人[③]勿教，非其真勿授，是谓得道。

（节选自《素问·金匮真言论》）

◇◇◇ **注释** ◇◇◇

①一逆一从：指五脏六腑气血变化中的顺逆情况。②纪：规则，规律。③其人：适合的人。即那种具备习医素质又能诚心学习肯为大众服务的人。

◇◇◇ **按语** ◇◇◇

文中论述了诊脉的奥妙理论，强调要把这些至为宝贵的精妙理论珍藏于心中，如果不是合适的人，就不要轻易传授给他们。在《内经》和其他古典医籍中，曾多次阐述了这一思想。如《灵枢·官能》论述到九针之法时说“得其人乃传，非其人勿言”，唐代王冰在《素词注》序中说“惧非其人，而时有所隐”等，都是一脉相承的。这里的“其人”是指适合的人，即那种不仅具备习医素质，又能诚心学习肯为大众服务的人。

精神内守，病安从来

古代深懂养生之道的人在教导普通人的时候，总要讲到对虚邪贼风等致病因素，应及时避开，心情要清静安闲排除杂念妄想，以使真气顺畅。精神守持于内，这样疾病就无从发生。因此，人们就可以心志安闲，少有欲望，情绪安定而没有焦虑，形体劳作而不使疲倦，真气因而调顺，各人都能随其所欲而满足自己的愿望。

◇◇◇ **原文** ◇◇◇

夫上古圣人之教下也，皆谓之虚邪贼风①，避之有时，恬惔虚无②，真气从之。精神内守，病安从来③？是以志闲而少欲，心安而不惧，形劳而不倦，气从以顺，各从其欲，皆得所愿。

（节选自《素问·上古天真论》）

◇◇◇ **注释** ◇◇◇

①虚邪贼风：此指一切反常的气候及外在的致病因素。因邪气常乘人体之虚而入侵，故称“虚邪”；六淫之害，亦常于不知不觉中偷袭人体，故称“贼风”。②虚无：无杂念和妄想。③病安从来：病从哪里来？安，哪里。

◇◇◇ **按语** ◇◇◇

本文在提出避免外界致病因素——“虚邪贼风”的同时，进一步强调，要“恬惔虚无”“精神内守”，保养精气神，避免内部情志的不良刺激，这样才能“皆得所愿”，益寿延年。这一养生原则，是非常可取的。从文中“恬惔虚无”等语可以看出，与道家思想有着一定的关系。

不治已病治未病

顺从阴阳的消长，就能生存，违逆了就会死亡，顺从了它，就会正常，违逆了它，就会乖乱。如背道而行，就会使机体与自然环境相格拒。所以圣人不等病已经发生再去治疗，而是在疾病发生之前注意预防，不等到乱事已经发生再去治理，而是在它发生之前就进行防治。如果疾病已发生，然后再去治疗；乱子已经形成，然后再去治理，那就如同临渴而掘井，战乱发生了再去制造兵器，不是太晚了吗？

原文

从阴阳则生，逆之则死。从之则治，逆之则乱，反顺为逆，是谓内格①。是故圣人不治已病治未病，不治已乱治未乱，此之谓也。夫病已成而后药之，乱已成而后治之，譬犹渴而穿井，斗而铸锥②，不亦晚乎！

（节选自《素问·四气调神大论》）

注释

①内格：指体内的生理性能与四时阴阳格拒，不相适应。②锥：泛指兵器。

按语

《内经》的“不治已病治未病”之论，明确提出了防胜于治的医学思想，为后世的预防医学发展打下了基础。这一思想，早已深入人心，被广泛应用。

神圣工巧（仁圣工巧）

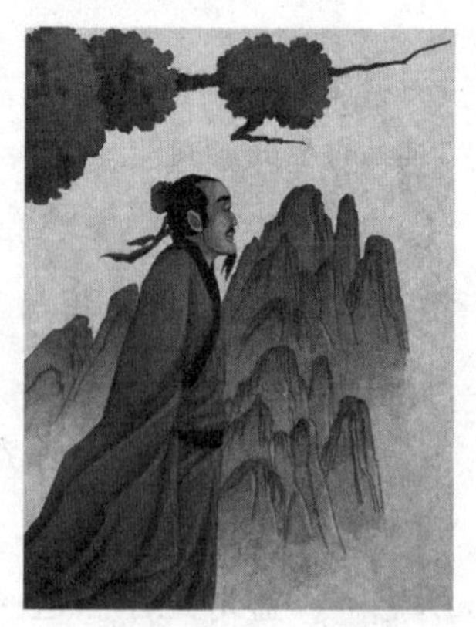

通过望诊而知道疾病的称作神，通过闻诊而知道疾病的称作圣，通过问诊而知道疾病的称作工，通过切脉而知道疾病的称作巧。医经上说：根据外部症状能察知其疾病的称圣，内有病而症状未显现于外，此时能诊知其疾病的称为神，也是这个意思。

原文

望而知之谓之神，闻而知之谓之圣，问而知之谓之工，切脉而知之谓之巧。经言以外知之曰圣，以内知之曰神，此之谓也①。

（节选自《难经②·六十一难》）

注释

①此之谓也：即“谓此也”的倒装。②《难经》：以问答解释疑难的形式编撰而

成，旧题秦越人撰。研究者多认为，当成书西汉末期至东汉之间。《难经》共讨论了81个问题，故又称《八十一难》。全书所述以基础理论知识为主，并分析了一些病证。内容简要，辨析精微，尤其对脉学有详细而精当的阐释。该书对历代医学家理论思维和医理研究有着广泛而深远的影响。

按语

神圣工巧，也称仁圣工巧，就是望闻问切四诊。用来综合患者各方面的情况，从而确定诊断治疗。这是中医诊治疾病的关键之一，为常用成语。早在《素问·至真要大论》中已有“犹拔刺雪污，工巧神圣”之语，意思是希望如拔刺洗污那样方便，能正确地运用诊察技巧。而详细说明“神圣工巧”含义的，还是《难经》第六十一难。之后，医家引用均取《难经》之义。

有病不治，常得中医

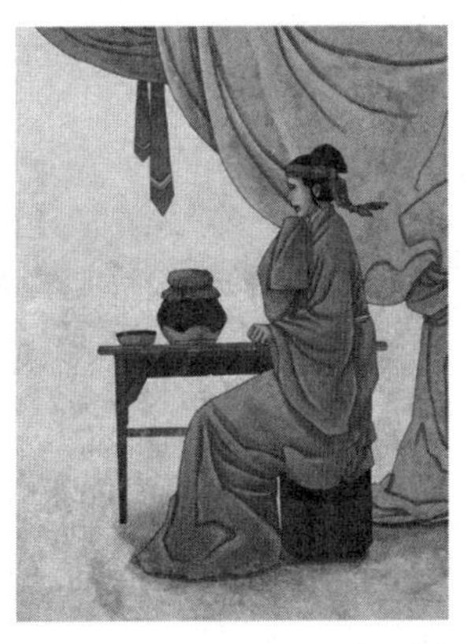

经方是根据药物的寒温之性，衡量疾病的轻重，凭借药物的功用，依照四时气候感应的适宜用药方法，辨别五脏六腑所适用的各种性味的药物，制成寒凉与温热的药剂，用来疏通郁闭，解除蕴结，使身体恢复正常。至于那些治疗失当的医生，用热药加重热证，用寒药加重寒证，使精气内伤，不显现在外表，这是庸医严重失误的治法。所以谚语说：“有病不去（找庸医）治疗，常常如得到一个中等水平的医生。”

原文

经方者，本①草石之寒温，量②疾病之浅深。假③药味之滋④，因⑤气感之宜⑥，辩⑦五苦六辛⑧，致水火之齐⑨，以通闭解结，反之于平⑩。及失其宜者，以热益热，以寒增寒，精气内伤，不见⑪于外，是所独失也。故谚曰：“有病不治，常得中医⑫。”

（节选自《汉书·艺文志·方技略》）

注释

①本：根据。②量：衡量。③假：凭借。④滋：汁液。此指药物作用。⑤因：依照；遵循。⑥气感之宜：指四时气候下适宜的用药方法。⑦辩：通“辨”。⑧五苦六辛：指五脏六腑所适用的各种性味的药物。⑨水火之齐：指寒凉与温热的药剂。齐，同“剂”。⑩反之：使病人恢复。反，同“返”。平：正常。⑪见：同“现”。⑫中医：指中等水平的医生。一说“中（zhòng 众）医”，谓符合医理。

按语

此段文字是《汉书·艺文志》中《方技略》“经方”的小序。阐明了经方的含义和作用。说明用药得当，则能使病恢复正常；失其所宜，则使人精气内伤。最后引用了民间谚语：“有病不治，常得中医。”意在强调，有病不要乱治，与其被庸医误治，导致“精气内伤”，倒不如不治疗，有时还可以自愈，得个平稳安全。

医者意也

“医”所说的就是“意”。皮肤纹理极为纤细，用砭石针灸，要随着气息使用娴熟的技巧，相差一毫一厘便会出现差错。用针的微妙精义存在于心与手的配合，可以理解体会却无法用言语表达呀！

原文

医之为言[①]意也。腠理至微，随气用巧[②]，针石之间，毫芒即乖[③]。神[④]存于心手之际，可得解而不可得言也。

（节选自《后汉书·郭玉传》）

注释

①之为言：声训术语，表示被释词与释词音近义通。②巧：指精妙的针刺技巧。③乖：错乱。④神：针刺的神妙。

按语

“医之为言意也”，即医者意也。早已成为中医的常用语。“意”，就是用心思考，认真领悟。神妙的医术“存于心手之际”，这是可理解体会而无法用语言表达的。

用药如用兵，用医如用将

用药如用兵，用医如用将。善于用兵的人，步兵可以取得战车作战的作用；善于用药的人，姜能发挥桂的功效。知道他才智卓越，就把军队交给他，这是用将之道；知道他医道出色，把人的生命交给他，这是用医之道。世界上没有难治的疾病，只有不善治病的医生。药物没有难以代替的物品，只有不善于代替的人。老百姓患了绝命的病症，一定能够认识。

原文

用药如用兵，用医如用将。善用兵者，徒[①]有车[②]之功；善用药者，姜[③]有桂[④]之效。知其才智，以军付之，用将之道也；知其方伎[⑤]，以生付之，用医之道也。世无难治之病，有不善治之医；药无难代之品，有不善代之人。民中绝命[⑥]，断可识[⑦]也。

（节选自《褚氏遗书[⑧]·除疾》）

注释

①徒：步兵。②车，兵车，这里指乘坐战车的军队。③姜：指干姜。④桂：桂枝。⑤方伎：即方技，指医疗技术。伎：同“技”。⑥绝命：绝命之症，即死症。⑦断可识：一定能够认识。断，一定。⑧《褚氏遗书》：作者褚澄，此书是继《内经》《难经》之后，较早的一部基础理论著作，也是我国最早的石刻医学论著。是在唐末黄巢起义时发现的石刻碑文，于宋代嘉泰年间刊行。此书共十篇，分述受形、本气、平脉、津润、分体、精血、除疾、审微、辨书、问子等。全书不足三千字，但内容丰富，具有真知灼见。多据《内经》理论加以阐述发挥，作者重视精血、津液学说，其中对血证及妇科病证治的见解，为后世医家所重视。褚澄：字彦道，阳翟（今河南禹州）人，出生时间不详。据《南齐书·褚澄传》载，褚澄医术高明，善诊病。有人赞誉他“望色辨证，投剂如神，与卢扁、华佗比肩”。褚氏著有《杂药方七录》二十卷及《褚氏遗书》，前者散佚。

按语

“用药如用兵，用医如用将”这一生动形象的比喻，早已成为中医界的熟语，被广为使用。而且已运用到广大群众的生活之中。清代名医徐大椿曾写了一篇《用药如用兵论》，通篇采取类比的手法，以用兵之道来推论用药之法，阐明了一系列用药治病的原则。别开生面，寓意深远，广为流传。

静者寿，躁者夭

《中经》说：“安静的人能长寿，躁动的人易短命。但是如果安静的人不善于养生，也会减少寿命；躁动的人而能善于养生，寿命也会有所延长。而安静容易驾驭，躁动难以把持，应当尽量顺应自然，注意护养。做得适宜的人，则安静也可以养生，躁动也可以养生。”

原文

《中经》[①]曰：“静者寿，躁者夭。静而[②]不能养，减寿；躁而能养，延年。然静易御，躁难将[③]，尽顺养之，宜者则静亦可养，躁亦可养。”

（选自《养性延命录[④]·教诫》）

注释

①《中经》：即《老子中经》。道教摄生著作，一名《珠宫玉历》，撰者不详。一卷，凡五十五篇。②而：如果。下句“而”同。③将：做。④《养性延命录》：二卷，

系作者陶弘景采摭前人养生要语，加以删弃繁芜，归纳提要而成。对道教的养生理论和方法做了较系统的论述，特别强调“我命在我不在天”，即通过人的主体能动性发挥，可以延年益寿乃至长生。是南北朝道教养生学的重要著作。陶弘景（456—536）：字通明，自号华阳隐居，丹阳秣陵（现江苏南京）人。著名的医药家、炼丹家、文学家，人称“山中宰相”。作品尚有《本草经集注》《集金丹黄白方》《二牛图》等。

按语

一般来说，安静的人能长寿，躁动的人易短命。但是如果安静的人不善于养生，也会减少寿命；躁动的人而能善于养生，寿命也会延长。其关键在于顺应自然，做得适宜。

服药百裹，不如独卧

彭祖说上士与妻子分床睡觉，中士与妻子各盖一床被子。服药百帖，不如自己单独睡眠。

原文

彭祖曰：上士别床①，中士异被②。服药百裹③，不如独卧。

（节选自《养性延命录·御女损益》）

注释

①别床：与妻子分床睡觉。②异被：与妻子各盖一被子。③裹：中药一剂也叫一裹，又叫一帖。

按语

白天纷纷扰扰，全凭夜里香甜一觉，才能恢复元气。这里所说的“别床”“异被”以致“独卧”，旨在强调要注意养身养神，切莫恣情纵欲。

治病三年，无方可用

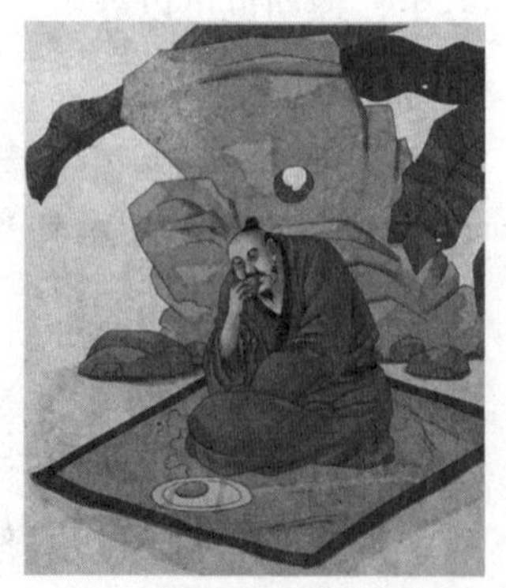

医学与占卜，都是难以精通的技艺，既然不是神仙传授，怎么能轻易掌握其中幽深精微的道理呢？社会上有些愚蠢的人，读了几年医书，就说天下没有治不了的疾病；治了几年疾病之后，才知道天下没有一个现成的医方可供使用。所以学医的人，一定要广泛地穷尽医学的本源，专心勤奋，毫不懈怠，不能道听途说几句传闻，就说医学已经全部掌握，这是深深贻误自己啊！

原文

故医方卜筮[1]，艺能之难精者也，既非神授，何以得其幽微？世有愚者，读方三年，便谓天下无病可治；及治病三年，乃知天下无方可用。故学者必须博极医源，精勤不倦，不得道听途说，而言医道已了[2]，深自误哉！

（节选自《备急千金要方》卷一《大医精诚》）

注释

①卜筮（shì 誓）：占卜。古时占卜吉凶，用龟甲称卜，用蓍草称筮，合称卜筮。②了：尽；毕。

按语

治病三年，乃知天下无方可用，这句充满哲理的话，正是大医的心得之言。因为医道是“至精至微之事”，习医之人必须“博极医源，精勤不倦”，才能得其真谛。万万不可浅尝辄止。

小大方圆

作为医生，在具备胆量的同时还要谨慎小心，考虑问题要周详并随机应变，行为举止要端正，洁身自好。《诗经》说“如在万丈深渊之侧站立，如同在结了一层薄冰的河面上行走”，说的就是要心细；《诗经》说“勇敢英武的军人，是王侯将相的守护捍卫者”，说的就是胆量大；《左传》说“不会因为物质利益而扭曲意志，不会因为道义的问题而心生惭愧”，说的就是行为端正；《易经》说：“看到事物发生变化，就要跟着随时做出调整，不能终日坐等”，说的就是考虑问题要周详并随机应变。

原文

胆欲大而心欲小，智欲圆而行欲方。诗曰：“如临深渊，如履薄冰[1]”，谓小心也；“赳赳武夫，公侯干城[2]”，谓大胆也；“不为利回，不为义疚[3]”，行之方[4]也；“见机而作，不俟终日[5]”，智之圆[6]也。

（节选自《旧唐书[7]·孙思邈传》）

注释

①如临深渊，如履薄冰：见《诗经·小雅·小旻》。②赳赳武夫，公侯干城：见《诗经·周南·兔罝》。干城：喻御敌立功的将领。干是盾牌，城是城郭，都有防御作用。③不为利回，不为义疚：见《左传·昭公三十一年》。不为利回意为不会因为谋利而违礼。回，违背。不为义疚意为（君子应见义勇为，所以）不会有未行义事而感到内疚的情况。④方：端正。⑤见机而作，不俟终日：见《周易·系辞下》。机：事物细微的迹象。俟（sì）：等待。⑥圆：完备，周到。此指思虑周密。⑦《旧唐书》：五

代后晋时官修的《旧唐书》，是现存最早的系统记录唐代历史的一部史籍，是二十四史之一。它原名《唐书》，宋代欧阳修、宋祁等编写的《新唐书》问世后，才改称《旧唐书》。《旧唐书》共二百卷，刘昫负责编纂。刘昫（887—946），字耀远，涿州归义（今属河北雄县）人，五代时期历史学家，后晋政治家。

按语

小大方圆，是孙思邈所说的“心欲小、胆欲大、行欲方、智欲圆”的缩写。强调一个高明的医生应当心细胆大、行为端正、思虑周密。早已成为中医常用成语，多被后人引用。如明代大医张介宾在《病家两要说》中说：“然必也小大方圆全其才，仁圣工巧全其用，能会精神于相与之际，烛幽隐于玄冥之间者，斯足谓之真医。”

病从口入，祸从口出

福气的到来是有征兆的，祸害的到来也有它的缘由。不要放纵自己的情感做不适当的事情，也不要放松自己的嘴巴说没用的话。小小的蚁穴能使河堤崩溃，小股的水流能够冲倒高山。疾病是由于饮食不慎引起的，灾祸是因为说话不妥招来的。

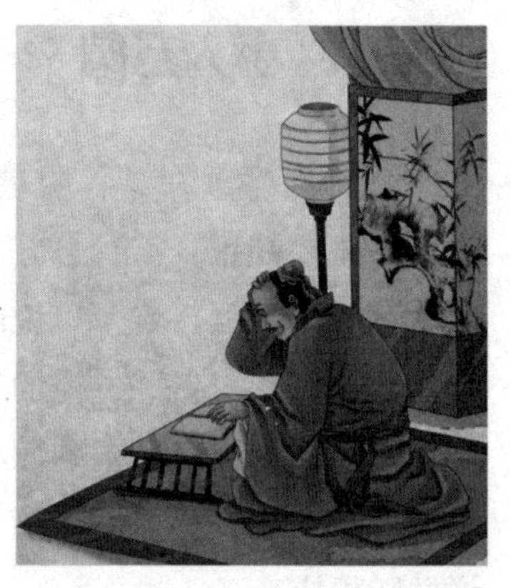

原文

福生有兆，祸来有端①。情莫多妄，口莫多言。蚁孔溃河，溜②沈③倾山。病从口入，祸从口出。

（节选自《太平御览④·人事·口》）

注释

①端：缘由。②溜（liù）：小股水流。③沈：“沉”的异体字。落。④《太平御览》：宋代一部著名的类书，为北宋李昉等学者奉敕编纂。该书采以群书，按类集之，以天、地、人、事、物为序，分成五十五部，五百五十门，共计一千卷。可谓包罗古今万象。书中共引用古书一千多种，保存了大量宋代以前的文献资料，但其中十之七八已经亡佚，更使本书显得弥足珍贵。李昉（925—996），字明远，深州饶阳（今河北饶阳县）人，宋代著名学者。他主编了三部巨著——《太平御览》《太平广记》和《文苑英华》，还曾参加编撰《旧五代史》。

按语

疾病是由于饮食不慎引起，灾祸是因为说话不妥招来。“病从口入，祸从口出”的典故，最早出自晋代文学家傅玄《口铭》一文，文字略有出入。如今，这句话早已成为人们处世的格言。

不为良相，愿为良医

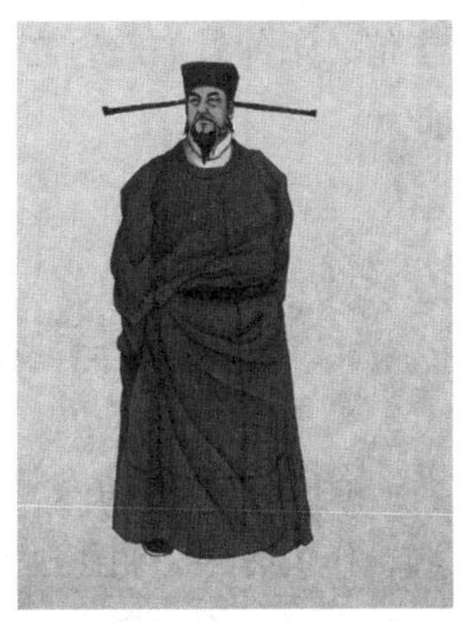

范仲淹贫贱之时，曾到神祠里求祷说："将来能得国相之位吗？"神灵不语。又祷告说："不能得相位，愿为良医。"神灵也不应。随之，范仲淹感叹地说："不能给百姓谋取利益，施行恩泽，就不是大丈夫平生的志向。"

某一天，有人对范公说："大丈夫立志做国相，理所当然；而良医这样的技艺之类，您为什么倾慕于此？岂不是失于地位低下吗？"

范公说："哎呀，难道是为了这些吗？……恩及天下百姓，当然国相是可以如此；然而当不能得相位时，能施行救助人民，为天下谋取利益志向的，没有什么能比得上良医了。若能当良医的话，对上可以治疗国君和父母双亲的疾病，对下可救治百姓的病痛，中间用来保养身体，长久健康。处下位而能恩及天下百姓的，除去良医，其他也未必能做到了。"

原文

范文正[①]公微[②]时，尝诣[③]灵祠[④]求祷曰："他时得位相乎？"不许。复祷之曰："不然，愿为良医。"亦不许。既而叹曰："夫不能利泽生民[⑤]，非大丈夫平生之志。"

他日，有人谓公曰："大丈夫之志于相，理则当然；良医之技，君何愿焉[⑥]？无乃失之卑[⑦]邪？"公曰："嗟乎！岂为是哉！……能及小大生民者，固惟[⑧]相为然；既不可得矣，夫能行救人利物之心者，莫如良医。果能为良医也，上以疗君亲之疾，下以救贫贱之厄，中以保身长年。在下而能及小大生民者，舍夫[⑨]良医，则未之有也。"

（节选自《能改斋漫录》[⑩]卷十三）

注释

①范文正：北宋著名政治家、文学家范仲淹。文正是他的谥号。②微：贫贱。③诣：到，往。④灵祠：即神祠。⑤利泽生民：为百姓谋取利益，施行恩泽。⑥愿焉：倾慕于此。焉，兼词，于此。⑦卑：地位低下。⑧惟：语中助词，无义。⑨夫：那。⑩《能改斋漫录》：作者吴曾，此书记载史事异闻，辩证诗文典故，解析名物制度，引述重要作家的逸诗、逸文，保存了若干有关唐宋两代文学史的资料，援引广博。对研究唐宋文史有重要参考价值，在南宋笔记著作中堪称佳本。一直为后世学者所重视。吴

曾，字虑臣，江西省崇仁县人，南宋笔记文学作家。平生博学，能文能诗，多有著述。

按语

这一则历史琐闻，记述了范仲淹年轻时“不为良相，愿为良医”的抱负。一个人在为官时，能恩泽于民；不为官时，能行救人利物之心，并把二者统一于一身，则实在不易。“不为良相，愿为良医”早已成为中国古代医家的格言。范氏之前的华佗、张仲景如此，之后的李杲、朱丹溪、李时珍、张介宾等许多杰出的医家亦如此。

医人有限，教人无穷

能给人看病的人很多，能让大家都能给人看病的却不多。用医疗技术为人治病，作用有限；用医学知识教人治病，其作用却不可限量。施桂堂先生著有诊察病证的书叫《察病指南》，研究药物的书叫《本草辨异》，还有《续易简方论》，更是有医方、有医论。桂堂先生的意图是，让大家都懂得这类书、这类医方和这类医理，不但自己能为人看病，而且要让大家没有不会为人看病的。再看看那些靠垄断所谓秘方、家藏方，靠小聪明来谋私利的庸人之辈，他们吝啬而秘不示人，思想境界的广狭可显而易见了。

原文

能医人多矣，能使人皆能医人不多也。盖以医医人有限，以医教人无穷。施桂堂[①]察病证有书曰《指南》，考本草有书曰《辨异》，而《续易简》又有方有论。桂堂之心，使人人知有此书、此方、此论也。不特[②]自能医人，且欲人莫不能医人。示[③]碌碌辈[④]曰秘方，曰家藏方，小智自私[⑤]，靳[⑥]不示人，心之广狭盖可见。

（选自《察病指南》[⑦]序）

注释

①施桂堂（1190—？）：名施发，字政卿，因其寓室名“桂堂”，故称“施桂堂”。南宋医家，永嘉（今浙江温州）人。素喜医，习儒之余攻医学。著有《察病指南》《续易简方论》《本草辨异》等。②不特：不仅，不只。③示：同“视”。④碌碌辈：庸人之辈。⑤小智自私：靠小聪明谋私利。⑥靳：吝惜。⑦《察病指南》：全书共3卷。施桂堂编著。书中所论以脉学为主，兼及听声、察色、考味等诊法，为现存较早的诊法学专著。还绘有33幅“脉象图”，在《脉经》脉图亡佚的情况下，则成为现存最早的脉图。

按语

医者仁术也。文中“以医医人有限，以医教人无穷”之语，充分体现了医者悬壶救世的大爱之心。张仲景在《伤寒论》和《金匮要略》中留下的医方，至今已近2000年，据原方辨证施用，依然有显效。这说明是货真价实的精品，显示了医圣仲景无私博大的胸怀。这也正是经方的魅力所在。历史上那些精诚大医均如此。仅仅能用医疗技术为人治病，这还是在“术”的层面，只能称为“小智”；若能用医学知识教人养生治病，其作用将不可限量，这才合乎“道”，进入了崇高的境界。

这同“授人以鱼不如授人以渔”道理是一样的。送鱼给人吃，还不如教会他捕鱼的本领。可是真正明白这个道理的人并不多。不单是“赠鱼者”不明白，而“被赠鱼者”也不明白。因为绝大部分的人都喜欢“鱼”，却不一定喜欢学习捕鱼的本领。

与是气俱生者，必有用于是气

世界上既然有这么多人，那么世界上的事人们肯定能办好。总的来说，人们自身的力量足以解决问题，无须依靠外来力量。岭南一带多毒雾，当地就有金蛇、白药用来治其毒；湖南多瘴气，而当地就有姜、桔、茱萸来治它们。治湿气的鱼、鳖、螺、蚬就生在水里；治石毒的麝香、羚羊就长在山上。没有可以战胜这种病害的精气，就不能生活在这个病气环境之中。物类与某种病害并生，自然就一定有对付这种病害的办法。朱熹说：天将降下祸乱，就一定会产生平息祸乱的人来规划其后。按这个道理来观察问题，社会本来没有无用之人，对人来说，也必定没有不可应对的环境。

原文

天生此一世人，而一世事固能办也。盖亦足乎已而无待于外也。岭南[①]多毒，而有金蛇、白药以治毒；湖南多气[②]，而有姜、桔、茱萸以治气。鱼、鳖、螺、蚬[③]治湿气而生于水；麝香、羚羊治石毒而生于山。盖不能有以胜彼之气[④]，则不能生于其气[⑤]之中。而物之与是气俱生者，夫固必使有用于是气也。朱子[⑥]谓：天降降乱，必生弥[⑦]乱之人以拟其后。以此观之，世固无无用之人，人固无不可处之世也。

（选自《静修集[⑧]·卷二十三·读药书漫记》）

注释

①岭南：广东等地。②气：此指瘴气。③蚬（xiǎn）：俗称沙蜊、蜊潦，瓣腮动物，生长于淡水水域内。④气：此指精气。⑤气：此指病气。以下两个“气”义同。⑥朱子：指南宋理学家朱熹。⑦弥：消除。⑧《静修集》：三十卷。刘因所撰诗文集。刘因（1249—1293），是元代著名理学家、诗人。字梦吉，号静修。因爱诸葛亮“静以修身”之语，题所居为“静修”，故又以之名诗文集。雄州容城（今河北容城县）人。

刘因推崇程朱理学，能文且落笔惊人。元世祖至元十九年（1282年）应召入朝，为承德郎、右赞善大夫。不久借母病辞官归，后又以疾辞官。死后追赠翰林学士、资政大夫等，谥“文靖”。

按语

本文列举众多例证，揭示了自然界一种具有规律性的现象，即物类与某种病害并生，自然就一定有对付这种病害的办法。强调人类社会的事情，人们自身的力量足以解决问题，无须依靠外来力量。由此类推，社会上出现了某种疾病，就一定会有治疗这种病的药物。即有是病必有是药也。这必然给人们有益的启示。

脏腑而能语，医师色如土

医学难道是可以轻易谈论的吗？药物难道是随便使用的吗？病在心，却对肺用药；病为寒证，反而认为是热证；病机为实证，反而认为是虚证。病者不能自己说明情况，吃了庸医的药而送命，却没有地方可以控诉。因此庸医得以使用其术，却很难有人提出质疑。有句谚语说：“山川如果能说话，风水先生就没有混饭吃的地方了；脏腑如果能说话，庸医会因无人求诊而饿得面如土色。”这就是在讲治病用药之难。

原文

医岂易言[①]乎？药岂易用乎？其病在乎心也，而[②]药其肺；在乎寒也，而以为热；病乎实也，而以为虚。病不能自言，受药而死者，无所控诉。故医得用其术，而莫之诘[③]也。谚有之曰：“山川而能语，葬师[④]食无所；藏府而能语，医师色如土。”此言用药之难也。

（节选自《逊志斋集》[⑤]卷十二《医原》）

注释

①言：这里有“研究”的意思。②而：反而。③诘（jié　节）：质疑。④葬师：风水先生。⑤《逊志斋集》：作者方孝孺（1357—1402），字希直，又字希古，宁海（今属浙江）人。明代文学家、政治家。方孝孺曾师从“开国文臣之首”宋濂习儒，他的文章、学问为宋濂诸弟子之冠。他重教化，以明王道、致太平为己任，曾担任建文帝的老师，主持京试，推行新政，颇受信任。建文元年（1399年），燕王朱棣发动争夺皇位的战争，夺得皇位后要他投降并命他起草诏书，他却写了“燕贼篡位”四字，于是被杀，灭十族，宗族亲友受株连者八百余人。方孝孺曾以“逊志”名其书斋，其著作后人收入《逊志斋集》。

按语

中医靠望闻问切进行辨证论治，立方用药，至精至微，绝非易事。而庸医虚知妄说，往往失诊误治，害人性命。故为医者当鉴之！

宁治十妇人，莫治一小儿

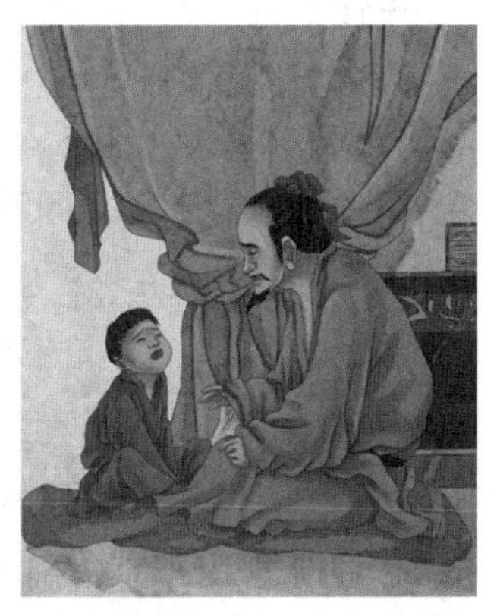

小儿病，古人称之为哑科。由于用言语与小儿沟通非常困难，病情不易诊断，因此医界有一种说法："宁可诊治十个成年男子，也比治愈一位妇人要容易；宁愿治疗十个妇人，也不愿治疗一个小儿。"这是强调小儿病的难治呀。

原文

小儿之病，古人谓之哑科。以其言语不能通①，病情不易测②，故曰："宁治十男子，莫治一妇人；宁治十妇人，莫治一小儿。"此甚言③小儿之难也。

（节选自《景岳全书》④卷四十）

注释

①通：通晓，沟通。②测：此谓诊断。③甚言：极言，这里引申为"强调"。④《景岳全书》：一部综合性医学著作，记录了张景岳毕生治病经验和中医学术成果。共64卷，100多万字。将中医基本理论、诊断辨证、内外妇儿各科临床、治法方剂、本草药性等内容囊括无遗，全面而精详。张介宾（1563—1640）：字会卿，号景岳，别号通一子，明代杰出医学家。祖籍四川绵竹，后迁会稽（今浙江绍兴）。他非常重视《内经》，用将近四十年的精力进行研究，著《类经》32卷及《类经图翼》11卷、《类经附翼》4卷等。张景岳是中医温补学派的代表人物，喜用熟地和温补方药，故人又称"张熟地"。他的学术思想和医学成就，在中国医学史上占有重要的地位。

按语

这是张景岳在《小儿则总论》开头引述的一段话。由于小儿不能如成人那样准确描述自己的病情，沟通不便，导致诊病的困难。因此一般医生多愿治疗成人，不愿轻易治疗小儿。其实小儿病的病因病机比较单纯，只要诊断准确，还是容易治疗的。所以张景岳在同篇中说："（男人、妇人和小儿）三者之中，又惟小儿为最易。"又说："第人谓其难，谓其难辨也；余谓其易，谓其易治也。"

学医不精，不若不学

病人因为庸医误诊误治而死，请这样的医生看病真是不如不找医生看病！学习医学不能精通，那就不如不学医啊！

原文

其死于医，是有医不若无医也！学医不精，不若不学医也。

（节选自《温病条辨[①]·自序》）

注释

①《温病条辨》：作者吴瑭（约1758—1836），字鞠通，江苏淮阴人。清代著名的温病学家。年轻时，因家人患病，医治无效，遂发愤习医。经过多年的探索研究，参古博今，结合临证经验，于1798年著成系统的温病学著作《温病条辨》。该书创立了“三焦辨证”学说，是在中医理论和辨证方法上的又一创举，并为后人留下了许多优秀的实用方剂，使中医的基本治法在外感病和热性病方面得到进一步的完善。对后世影响很大。

按语

医乃仁术，而学医不精，贻害病家，那学医有什么用呢？真“不若不学医也”。明末医家萧京曾撰《察弊》一文，在痛斥庸医劣迹之后，感慨地说：“初亦何事不可度话，乃至轻易冒医，杀人无算乎！”确是如此。当初干什么事不可以糊口度日，却偏要当庸医而害人无数呢！

人有三宝精气神

老子说：“天有三宝，是日、月、星；人有三宝，是精、气、神。”这其中的宗旨人们都能理解。我从小羡慕道教，素来就有因缘。幸喜遇见了高贤异士，能够读到古代圣贤的法言，才知道性命的道理，简单明了又渊深精微，明白舍去精、气、神，就再也无法找到了解道教的法门。而读了老子的这段精辟之言，就已经全部明白了。

人自从离开母亲的腹内，上中下三丹田里的真气，每日都可生发。到后来，被情欲所蒙蔽，不懂得好好保养，被情欲所伤的人很多。于是，古代的圣人传授并教人学会修炼、补养的方法，进行呼吸吐纳、存神运想、闭息按摩。虽然不是大道，然而只要能经常坚持进行修炼，仍然可以祛病延寿。

原文

老子曰[①]：“天有三宝日月星，人有三宝精气神。”此其旨可得而知也。余自少慕道，夙有因缘。幸遇高贤异士，得读古圣法言[②]，乃知性命之理，简易渊微，舍精气神，则别无了[③]道之门。而老子一言，固已悉[④]之矣。

人自离母腹，三元[⑤]真气，日可生发，后为情欲所蔽，不知保养，斲[⑥]伤者多，于是古圣传授教人修补[⑦]之法，呼吸吐纳，存神运想，闭息按摩。虽非大道，然能勤行积久，乃可却病延年。

（节选自《寿世青编[8]·卷上·导引却病法》）

注释

①老子曰：今本《老子》无此语。《丹经》云：“天有三宝日月星，地有三宝水火风。人有三宝精气神，会有三宝天地通（或‘善用三宝可长生’）。”②法言：有神奇法力的文字。③了：了解。④悉：全知道。⑤三元：指上中下三丹田。⑥斵（zhuó酌）：“斫”的异体字。砍，削。⑦修补：指修炼、补养身体的方法。⑧《寿世青编》：凡两卷，是一部养生专著，又名《寿世编》。清康熙六年（1667年）以附于丛书《士材三书》的形式刊刻问世。作者尤乘，字生洲，号无求子，吴县（今江苏苏州市）人，清代医家。早年习儒，弱冠时拜名医李中梓（士材）为师学医，后遍访良师，得针灸之传。曾任太医院御前侍直，三年后回归乡里，在虎丘悬壶行医，求治者甚众。著有《寿世青编》《勿药须知》《脏腑性鉴》《喉科秘书》《食治秘方》等，并对老师所撰的《诊家正眼》《本草通玄》《病机沙篆》等著作进行增补，为传播士材学派做出了贡献。

按语

本文论述了“人有三宝精气神”的重要性，强调要去除情欲的危害，坚持进行修炼保养身体，从而达到却病延年的目的。本文内容属医学气功的范畴，这种既重视养形更注重养精气神的养生方法是可取的。

宁可食无馔，不可饭无汤

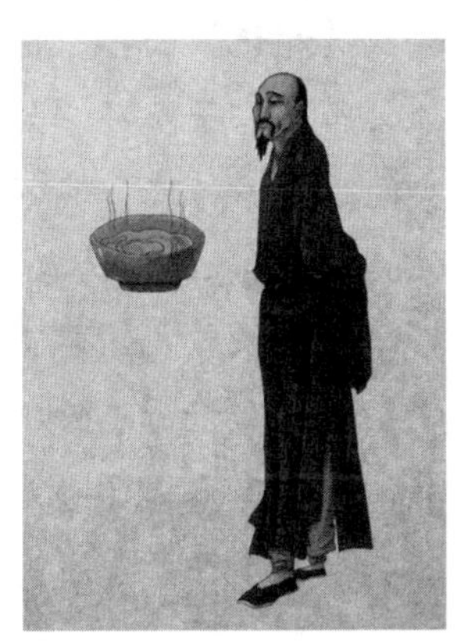

近来吴、越等地摆宴席，每顿饭里面都要有汤，正是了解了汤在饮食中的重要性。我认为平常自家吃饭，最好也是这样。宁可吃饭没有菜，也不能吃饭没有汤。有汤下饭，即使没有小菜，也能吃得痛快；没有汤下饭，即使眼前摆满了美味佳肴，有时也会食不下咽。我这个贫苦书生，要养活一家五十口，虽然有时不免挨饿，但总不至于闹饥荒，靠的就是这一方法。

原文

近来吴越张筵，每馔[1]必注以汤，大得此法。吾谓家常自膳，亦莫妙于此。宁可食无馔，不可饭无汤。有汤下饭，即小菜不设，亦可使哺啜[2]如流；无汤下饭，即美味盈前，亦有时食不下咽。予以一赤贫之士，而养半百口之家，有饥时而无馑[3]日者，遵是道也。

（节选自《闲情偶寄·饮馔部·汤》）

◇◇◇ **注释** ◇◇◇

①馔：食物，饭菜。②哺啜：吃喝。③馑：饥荒。

◇◇◇ **按语** ◇◇◇

汤，古人雅称为“羹”，汤能下饭，滋润肠胃，便于消化，营养身体。李渔在同篇中还说：“善养生者，吃饭不可无羹。”因此，有饭即应有汤，设汤以下饭，确是良好的饮食习惯。

医不三世，不服其药

《礼记》说：“医不三世，不服其药。”后来注释的人多认为医道是世代相传的事业，这是错误的。父亲将医术传给儿子，儿子传给孙子，像这样他的医道就高明，方才服用他的药，如果传到曾孙、玄孙，便成为名医了。其中有才德的子孙不用说，那没有才德的子孙怎么办呢？因为是世代相传的事业，就放心地服用他的药物，如果被他误诊，生死相关，即使愚蠢的人也不愿意服用。况且医道可以通达仙道，相隔几十年、上百年，偶尔出现一位才智出众的人，聪明好学，通晓精妙的医道，可是他的上代并不是医生，便舍弃此人而必定寻求所谓世代相传的医生，有这样的道理吗？凡是医生必要阅读上古《神农本草》《黄帝素问灵枢经》以及张仲景《伤寒论》这三世之书，方才是具有根基的学问，从而服用他的药物，也许不会耽误病人。三世是三世之书的意思。汉代的经学家说《神农本草》《黄帝素问》《素女脉诀》为三世之书。姑且记载用来请博学的君子评定。

◇◇◇ **原文** ◇◇◇

《礼记》云：“医不三世，不服其药[①]。”后注者多以世业之谓，非也。医必父而子，子而孙，如是其业则精，始服其药，若传至曾、元[②]，更为名医矣。其间贤者不待言，其不肖[③]者若何？因其世业，而安心服其药，设为所误，生死攸关[④]，虽愚者不为也。况医道可通仙道，远数十百年，偶出一豪杰之士，聪明好学，贯微彻幽，然而上世并非医者，舍是人而必求所谓三世者，有是理乎？凡医者必读上古《神农本草》《黄帝素问灵枢经》及仲景《伤寒论》三世之书，方为有本之学，从而服药，庶无误人。三世者，三世之书也。汉儒谓《神农本草》《黄帝素问》《元女脉诀》为三世之书[⑤]。聊记以质博学之君子。

（节选自《友渔斋医话》第二种《橘旁杂论》）

◇◇◇ **注释** ◇◇◇

①医不三世，不服其药：语出《礼记·曲礼下》。②元：“玄”的避讳字。指玄孙。以自身为第一代，玄孙则为第五代。③不肖：不才；不正派。④攸关：相关的事。攸，所。⑤汉儒谓《神农本草》《黄帝素问》《元女脉诀》为三世之书：唐代孔颖达

为此句作疏时，曾引用前人的一种说法：三世者，一曰《黄帝针灸》，二曰《神农本草》，三曰《素女脉诀》，又云《夫子脉诀》。《黄帝针灸》与《素女脉诀》或《夫子脉诀》已亡佚。元女，当为“素女”。

按语

文章对著名医学成语“医不三世，不服其药”，提出一家之言，给人以深刻的启示。明代著名文人宋濂曾撰《赠医师葛某序》一文（见《宋学士全集》卷四十四），通过对“三世业医”的严生和“始习为之”的朱聘君（朱丹溪），共同诊治三个病例的优劣对比，驳斥了“父子相承三世”必为良医的流行看法。值得一读。

学医犹学奕，医书犹奕谱

学医就好像学下棋，医书就好像棋谱。世上善于下棋的人，没有不专心致志研究棋谱的，这样棋艺才能达到得心应手的火候。但如果在对局的时候，还翻检棋谱以应付对手，如此拘泥不知变通，将走向必败之路。医生治病何尝不是如此呢！拿着死方用来治活病，勉强让病人适合于自己的药方，病人怎么受得了呢？所以先哲有言：“靠翻检棋谱下棋，棋一定要输；拘泥于药方去治病，病人一定危险。”朱丹溪也说：“古方和新病，怎么能相符合？若拘泥于此将会害人。”由此说来，世上所传经验单方，往往仅仅是标明治某一种病，却不辨别脉象和症状；其中清和平淡的药，就是不对症，试用一下尚无大碍；如果是刚暴猛烈的药，用的人可要慎重啊！

原文

学医犹学奕也，医书犹奕谱[①]也。世之善奕者，未有不专心致志于奕谱，而后始有得心应手之一候。然对局之际，检谱以应敌，则胶柱鼓瑟[②]，必败之道也。医何独不然？执死方以治活病，强题就我[③]，人命其何堪哉！故先哲有言曰：“检谱对奕奕必败，拘方治病病必殆[④]。”丹溪朱氏亦曰：“古方新病，安有能相值[⑤]者？泥是且[⑥]杀人。”由是言之，世所传经验单方，往往仅标治某病，而不辨别脉证；其间清和平淡之品，即不对证，试用尚无大碍；若刚暴猛烈之药，用者尚其[⑦]慎之！

（节选自《存存斋医话稿[⑧]·十八》）

注释

①奕谱：棋谱。②胶柱鼓瑟：瑟上有柱张弦，若用胶把柱粘住后奏琴，就无法调弦。喻拘泥不知变通。出自《史记·廉颇蔺相如列传》。③强题就我：勉强让病人适合于我的药方。④殆：危险。⑤相值：相符合。⑥且：将。⑦其：表希望的语气。⑧《存

存斋医话稿》：赵晴初撰写的医话著作，原五卷，现存二卷。全书共74则医话，不分类别，不拘体例，不立标题。记其所见所闻及心得，文字简明，雄辩风趣。赵晴初（1823—1895），字彦晖，晚号存存老人，会稽（浙江绍兴）人，清末浙江名医。幼攻举业，后因兵乱，家境中落，遂潜心精研医理而立身于杏林。博阐医籍，著有《存存斋医话稿》《药性辨微》《医案》等10余种著作。

按语

“学医犹学奕，医书犹奕谱”这一生动形象的比喻，体现了中医学的精深奥妙，给人以深刻的启示。同下棋一样，病情是随时变化的。医者必须审时度势，因人制宜，辨证用药。若拘泥于成方不知变通，勉强让病人适合于自己的药方，治疗必然失败。

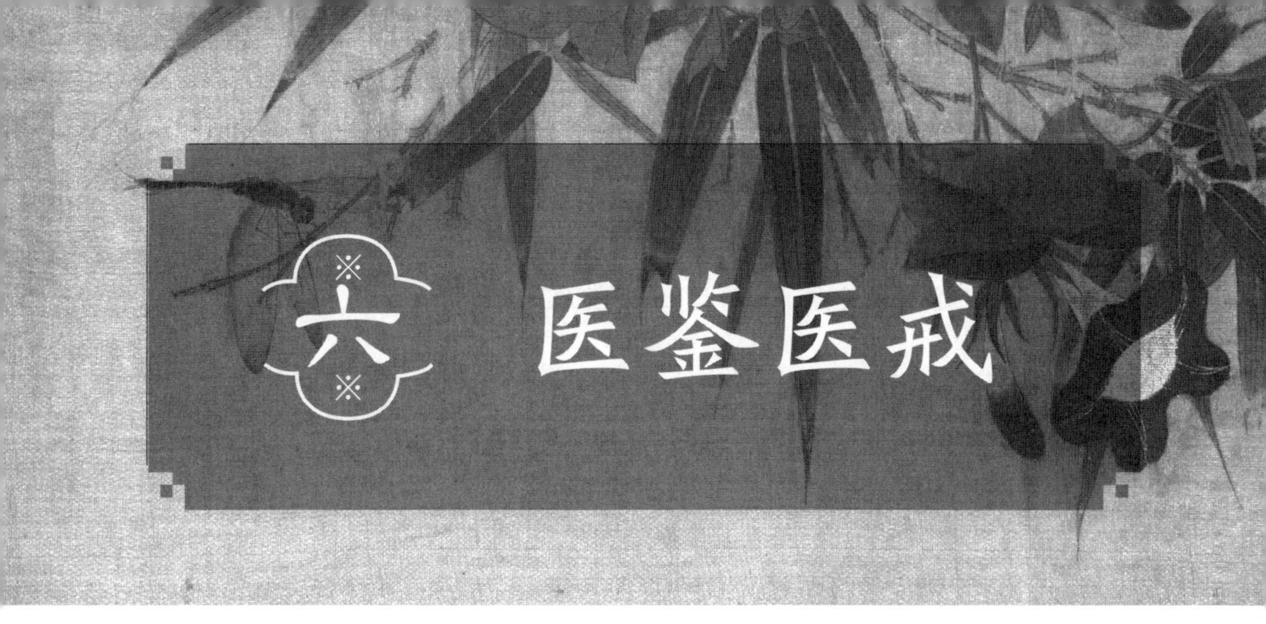

公孙绰治偏枯

鲁国有个叫公孙绰的人，他告诉人说："我能把死人治活。"别人问他的原因，他回答说："我本来就能治疗半身不遂的病，现在我把治半身不遂的药加倍，就可以把死人治活了。"然而，世界上有些东西本来就只可以做小用，不可以做大用的；有的可以在局部起作用，却不能对全局起作用。

原文

鲁人有公孙绰者，告人曰："我能起①死人。"人问其故，对曰："我固能治偏枯②，今吾倍③所以为④偏枯之药，则可以起死人矣。"物固有可以为小，不可以为大；可以为半，不可以为全者也。

（节选自《吕氏春秋·似顺论·别类》）

注释

①起：治活。②偏枯：病名，即今半身不遂。③倍：加倍。④为：治。

按语

这则寓言告诉人们，对任何事物的判断总是有一定限度的，决不可机械地类推，混淆量与质的界限。

至孝感医

殷中军（殷浩）精通人体经脉，到中年就抛开不研究了。他有一个常使唤的仆人，忽然给他叩头叩出了血。殷浩问他其中的缘故，他说："有件人命关天的事，一直无法说出口。"殷浩追问了很久，他这才说道："小人的母亲快一百岁了，患

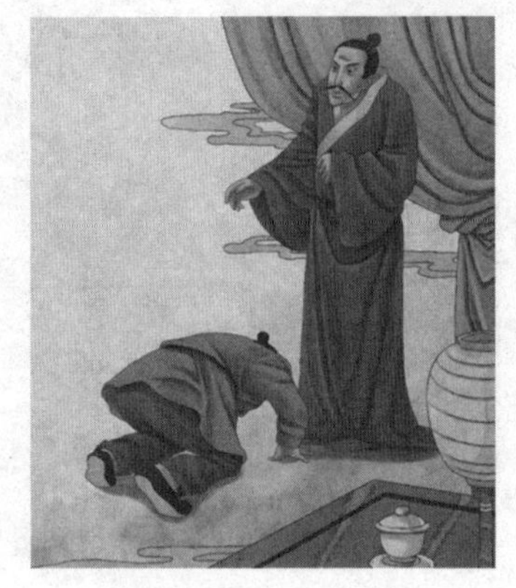

病很长时间了，如果承蒙大人诊一次脉，就有办法活下去。治完后，您杀了我也不感到遗憾。”殷浩为他至诚的孝心感动，就让他把母亲抬来，给她诊脉开药方。刚吃了一剂汤药就痊愈了。从此，殷浩把医书全部烧掉了。

原文

殷中军[①]妙解经脉，中年都废。有常所给使[②]，忽叩头流血。浩问其故，云：“有死事，终不可说。”诘问良久，乃云：“小人母年垂[③]百岁，抱疾来久，若蒙官一脉，便有活理，讫就[④]屠戮无恨。”浩感其至性，遂令舁[⑤]来，为诊脉处方，始服一剂汤便愈，于是悉焚经方。

（节选自《世说新语·术解》）

注释

①殷中军：即殷浩（303—356），字渊源，又称阿源、殷扬州、殷侯。晋陈郡长平（今河南西华县东北）人，殷羡（洪乔）之子。弱冠有美名，识度清远，尤善玄言，为风流议论者所宗尚。时人把他看作管仲、孔明。后被桓温弹劾，废为庶人，徙东阳信安县。②常所给使：常供使唤的人。③垂：将近。④讫就：完毕。此指治完了病。⑤舁（yú 于）：抬。

按语

俗话说：“精诚所至，金石为开。”仆人的至诚孝心，终于感动了精通人体经脉但早已不愿行医的殷浩，治好了他母亲的病。

荆林毒饭

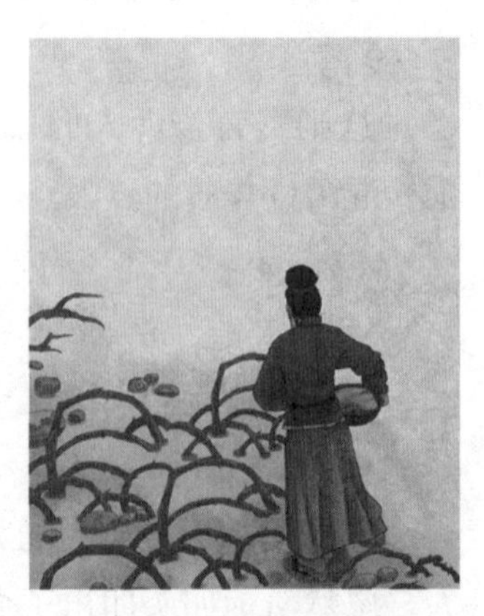

单县有一个农民在田野耕作，一天他的妻子给他送饭，他刚吃完就死了。公婆认为这是媳妇有意害死的，就向官府告状。那妇女经受不住拷打，含冤认罪。当时，天旱很久没下雨，有位姓许的到山东来做官，他说：“莫非监狱里有冤案吗？”就亲自到当地，把监狱里囚犯的案件普遍进行审查。查到这个妇女的案件时，觉得有问题。便说：“夫妻相爱，相守到老，这是人们最美好的愿望；即使她要用毒药杀死丈夫，也是在非常秘密的情况下计谋，怎么会把毒药放进饭里，又亲自往田里送饭而毒死丈夫呢？”于是就问她送的是什么饭食和饮料，沿途经过哪些道路。妇女说："送的是鱼汤米饭，从荆林经过，没有别的什么情况。"许某就买鱼做饭，把荆花投放进去，然后让猪和狗来吃，结果猪和狗全都死了。妇女的冤案才得以申雪。当日，大雨如注。

原文

单县有田作者，其妇饷[①]之，食毕，死。翁姑[②]曰妇意也。陈于官，不胜棰楚[③]，遂诬服[④]。是时天久不雨，许某时官山东，曰："狱其有冤乎[⑤]？"乃亲历其地，出狱囚，遍审之。于饷妇，乃曰："夫妇相守，人之至愿；鸩毒[⑥]杀人，计之至密者也，焉有自饷于田而鸩之者哉？"遂询其所馈饮食，所经道路。妇曰："鱼汤米饭，度自荆[⑦]林，无他异也。"许乃买鱼作饭，投荆花于中，试之狗彘[⑧]，无不死者。妇冤遂白[⑨]。即日大雨如注[⑩]。

（节选自《洗冤集录》[⑪]卷三）

注释

①饷（xiǎng 享）：用食物款待。②翁姑：即公公婆婆。③棰楚：杖刑的通称。棰，木棍；楚，荆杖。均为古代打人工具。④诬服：含冤认罪。⑤狱其有冤乎：因"天久不雨"，即认为有冤狱，这是古代的一种迷信说法。其，表揣测的语气。⑥鸩（zhèn 镇）毒：毒药。⑦荆：落叶灌木，其花蓝紫色。⑧彘（zhì 智）：猪。⑨白：清楚。此谓冤情昭雪。⑩注：倒入，灌入。⑪《洗冤集录》：宋慈著，刊于宋淳祐七年（1247年），是中国古代现存最早的法医学著作，比意大利人菲德里斯于1602年所写的法医著作要早355年。《洗冤集录》内容丰富，记述了人体解剖、检验尸体、勘察现场、鉴定死伤原因、自杀或谋杀的各种现象、各种毒物和急救、解毒方法等。多有科学之理，有些方法，至今还在应用。宋慈（1186—1249）：字惠父，南宋福建建阳（今属福建）人，法医学家。他居官清廉刚正，体恤民情，不畏权豪，决事果断。20余年官宦生涯中，大部分时间与刑狱方面有关，深知检验乃是整个案件之关键。于是博采世传诸书，荟萃厘正，参以自己的实践经验，总为一编，名曰《洗冤集录》，以指导狱事的检验，达到"洗冤泽物"的目的。

按语

本篇是宋代著名的法医学家宋慈给我们讲述的一个断案故事。如果不是那位姓许的官员知识渊博，且深入实际调查研究，恐怕那位农民的妻子早就成为刀下的冤魂了。不仅如此，这则故事还向人们提出了一个值得注意的问题，即食物的禁忌。由此又可推及药物的禁忌，发人深思。这里需要说明的是，文末所云"妇冤遂白。即日大雨如注"，显然是偶然性的巧合，并无科学的内在联系。

孕作病治

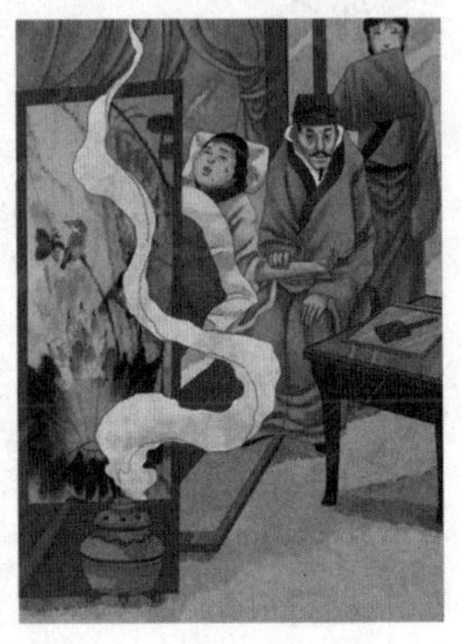

一位妇人，年龄四十余岁怀孕。她本人并不知晓，自以为是年衰多病，旧疾复发，便以此告诉医生。医生也未认真辨察，便在脐两旁施加针灸，又用药物攻伐刺激，来回反复，造成病人腹痛，食欲减退，形体瘦弱，已卧倒在床，这时才来向张戴人求治。戴人诊其脉象，说："六脉皆平和，只有右手尺脉洪大有力，这是怀孕脉象。加上挑食，为怀孕无疑。"周围的人都笑他。可不到几个月，那妇人果然生下一女婴，两目下还各有针刺痕迹，几乎丧失视力。大凡治疗病妇，当先询问妊娠情况，不可仓促用药。

原文

一妇人，年四十余得孕。自以为年衰多病，故疾复作，以告医氏。医者不察，加燔针于脐两旁，又以毒药攻磨①，转转②腹痛，食减形羸③，已在床枕，来问戴人。戴人诊其脉，曰："六脉皆平，惟右尺洪大有力，此孕脉也。兼择食，为孕无疑。"左右皆笑之。不数月，生一女子，两目下各有燔针痕，几④丧其明。凡治病妇，当先问娠，不可仓卒矣。

（节选自《儒门事亲⑤·卷七·内伤形》）

注释

①攻磨：攻伐折磨。②转转：来回反复。③羸：瘦弱。④几：几乎。⑤《儒门事亲》：张子和著，是一部中医理论与临床实践紧密结合的著作。全面介绍了张子和汗、吐、下三法的学术见解和临证经验，并列举了各类病症二百多例。张子和（约1156—1228）：名从正，字子和，号戴人，金代睢州考城（今河南兰考县，一说民权县）人。为金元四大家之一，是攻邪派的代表。在学术思想上深受刘完素影响，用药多主寒凉，主张祛邪以扶正，治病善用汗、吐、下三法，每多取效。一反滥用温补之时弊，对后世颇有影响。又曾用心理疗法治愈因惊得病的顽症。其门人麻知几、常仲明等辑其草稿，整理其经验，编成《儒门事亲》15卷。

按语

对于育龄妇女，"凡治病妇，当先问娠"，张子和的这句经验之谈，值得借鉴。不然，妄加治疗，将会造成恶果。

割瘿

夷门地方有一个脖子上长大肉瘤的人，脑袋隐没在肩膀里，那个大肉瘤取代脑袋成了头，嘴、眼睛、鼻子、耳朵都不能使用。郢封人可怜他，要给他割掉这个肉瘤，别人都说："这个大肉瘤是不能割的。"他不听，还是割下了肉瘤，那个人过了两夜就死了。都城里的人都怪罪他，他辩解说："我只知道去掉他的病害，现在他虽然死了，但是肉瘤也除去啦。"城里人听了，都捂着嘴笑着走开了。

原文

夷门[①]之瘿人[②]，头没于胛[③]而瘿代为之元[④]，口、目、鼻，耳俱不能为用。郢[⑤]封人[⑥]怜而为之割之。人曰："瘿不可割也。"弗听，卒割之。信宿[⑦]而死。国人尤焉[⑧]，辞[⑨]曰："吾知去其害耳。今虽死，瘿亦亡[⑩]矣。"国人掩口[⑪]而退。

（节选自《郁离子[⑫]·卷下》）

注释

①夷门：战国时魏国都城大梁东门称夷门，因山势平的夷山而名。在今河南开封东。②瘿人：颈部长大肉瘤的人。③胛（jiǎ 甲）：肩胛骨。④元：头。⑤郢（yǐng 影）：地名，在今湖北江陵境内。⑥封人：古代官名，掌管社坛和疆界。⑦信宿：过了两夜。⑧尤焉：责怪他。⑨辞：辩辞，辩解。⑩亡：通"无"。⑪掩口：指用手掩住嘴讥笑。⑫《郁离子》：一本寓言集，全书共195则故事，一个叫郁离子的人物贯穿全书，作为故事的当事人和评判者，作者以此来阐述自己的政治思想主张。该书继承和发展了先秦以来我国寓言文学的优良传统和创作方法，内容深刻犀利，是刘基渊博学识与富有创造性思想的结晶。刘基（1311—1375）：明初大臣，著名文学家。字伯温，处州青田（今浙江省青田县）人。元末进士，因屡次受人排挤，遂弃官归隐青田，写下愤世嫉俗的作品《郁离子》。明太祖朱元璋进兵金华，慕名请他出山，此后，即随朱元璋驰驱征战，并成为其主要智囊人物，对于明王朝的建立起了重要作用。明太祖即位后，又主持历法编订、政体整顿等工作，凡重要的规章典制，大都出于其手。晚年以弘文馆学士致仕，封诚意伯。其著作有《诚意伯文集》二十卷等行世。

按语

想帮助他人改正缺陷，但无真实本领，只知一味蛮干，反而弄巧成拙，造成恶果。

饧锡不辨

金华戴元礼是明初的名医，有一次被朝廷诏回南京，曾见一医家，求医的病人拥塞门庭，应酬不过来。戴元礼心想，这个医生必定技术精湛，于是就仔细观察。他看到全是按照古代成方定剂，并没有什么与众不同的地方，离开以后，心里仍感到有些奇怪。次日，又前往那个医生门前进行观察。偶然发现一人求药后已离去，医生又追上告诉说："临煎药的时候放一块锡。"然后挥手把病人打发走。戴元礼对此感到非常诧异，左思右想没有加锡块的煎药法，特意去询问其中的缘由。医生回答说："这是古方的规定。"戴元礼求得那古方书，却原来是"糖"的古字"餳"字。戴当即为此做了纠正。哎呀！对这种不辨"餳锡"就随便开方用药的医生，社会上的人们怎么能不谨慎小心呢！

原文

金华戴元礼，国初[①]名医。尝被召至南京，见一医家，迎求溢户[②]。酬应不闲。戴意必深于术者，注目焉[③]。按方发剂，皆无他异。退而怪之，日往视焉。偶一人求药者既去[④]，追而告之曰："临煎时下锡一块。"麾[⑤]之去。戴始大异之，念无以锡入煎剂法，特叩之。答曰："是古方。"戴求得其书，乃"餳"[⑥]字耳。戴急为正之。呜呼！不辨名锡而医者，世胡可以弗谨哉？

（节选自《古今谭概》[⑦]）

注释

①国初：指明代初期。②迎求溢户：求医的病人拥满门庭。③注目焉：对其医术注意观察。焉，于此，兼词。④既去：已离开。⑤麾：通"挥"，挥手。⑥餳（xíng 形，又读táng 堂）：古"糖"字，即饴糖。⑦《古今谭概》：冯梦龙的一部笑话集，也是一部幽默小品集，共分36部。作者从历代正史及野史笔记中搜集了上千则故事传说，揭露了社会丑恶现象，涵盖了世间百态。往往于诙谐中充满机智，幽默中不乏哲理。既可使读者消遣自娱，也可益智自警，是一部很具启发意义的读物。冯梦龙：明代著名文学家、戏曲家。字犹龙，又字子犹，别号龙子犹、墨憨斋主人、顾曲散人、词奴等。长洲（今江苏苏州）人，出身士大夫家庭。以创作通俗文学著称。流传于世最著名的是"三言"，即《喻世明言》《警世通言》和《醒世恒言》三部白话短篇小说集的合称。

按语

这则故事，在清人陆定圃的《冷庐医话补编》中也有记载。文中的所谓"名医"，竟然把"糖"的古字"餳"当作"锡"，确实可笑。那些读书不讲善本，对文义不求甚解，妄加训释的人应当以此为戒。对于一般的古典作品，有时错加解释而成为笑谈，不过一笑也就了之；而医学乃性命所系，人命关天，岂可一笑了之！试想，那种“餳锡不辨”而错用锡做药引子的医生，则不知误治多少病人矣。世人怎能不谨慎小心呢！

仲光窃书

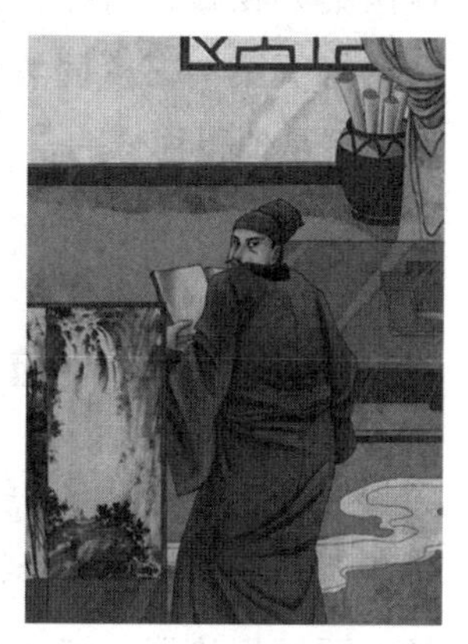

金华戴原礼，师从朱彦修，继承了老师的医术，后来到苏州做伐木人。苏州人求他诊病，每开一张处方，规定诊银五两。王仲光是位有学问的读书人，虽不懂医学，但非常羡慕戴原礼的高明医术，因而拜访询求学医门径。戴原礼说：“熟读《素问》一书呀！”于是王仲光回家专心攻读《素问》，过了三年，戴原礼又来会见王仲光，二人互相谈论医学，戴原礼大吃一惊，感到自己的理论水平次于王仲光，但是又怕王仲光的医术影响自己的声望，于是登门拜王母为义母，并与王仲光结拜兄弟。这时的王仲光虽然熟读《素问》，却是纸上谈兵，不会用药。戴原礼藏有《彦修医案》十卷，秘藏而不肯传授仲光。仲光便暗地窥探，得知《医案》的藏处，见原礼外出走远后，便直接把《医案》拿回家中。戴原礼回来发现丢失《医案》，便十分懊悔，叹息说：“太可惜了！我再也得不到这本书的好处了。”后来王仲光的医名传遍吴地，吴地一带的医学也随着兴盛起来。

原文

金华①戴原礼②学于朱彦修③，既尽其术，来吴④为木客⑤。吴人以病谒者，每制一方，率⑥银五两。王仲光为儒，未知医也，慕而谒焉，因咨学医之道。原礼曰：“熟读《素问》耳。”仲光归而习之三年。原礼复来见仲光，议论大骇⑦，以为不如，恐坏其技，于是登堂拜母以定交。仲光虽得纸上语，未能用药。原礼有《彦修医案》十卷，秘不肯授仲光。仲光私窥之，知其藏处，俟其出也，径取之归⑧。原礼还而失《医案》，悔甚。叹曰：“惜哉，吾不能终为此惠⑨也！”于是仲光之医名吴下，吴下之医，由此盛矣！

（节选自《苏谈⑩·吴中医派》）

注释

①金华：今属浙江金华市。②戴原礼：即戴元礼，名思恭（1324—1405），洪武年间被征诏御医。任太医院使。永乐初年（1403年），以老辞归。撰《证治要诀》《证治要诀类方》《推求师意》等书。③朱彦修：即朱丹溪。④吴：今苏州市。⑤木客：伐木人。⑥率（lǜ 律）：指诊费标准。⑦议论大骇；交谈医理感到吃惊。⑧径取之归：直

接将《彦修医案》拿回家去。⑨惠：指依《彦修医案》诊病得到的好处。⑩《苏谈》：明代的一部笔记小说。明代学者杨循吉著。杨循吉（1456—1544）：字君谦，自号南峰，吴县（今江苏苏州）人，成化二十年（1484年）进士。平生著述颇丰，多史志著作，如《辽小史》《金小史》《吴邑志》等。

按语

历代医术多秘传而不轻易泄给外人，戴原礼为了保持自己的声誉地位，将《彦修医案》秘藏不肯授王仲光，虽然显露了私心，但还是可以理解的。而王仲光窃《彦修医案》书，固然也欠妥，但是他能广传其术，使吴地之医学亦随之昌盛起来，倒是值得称赞的。

欲全一命，反戕两命

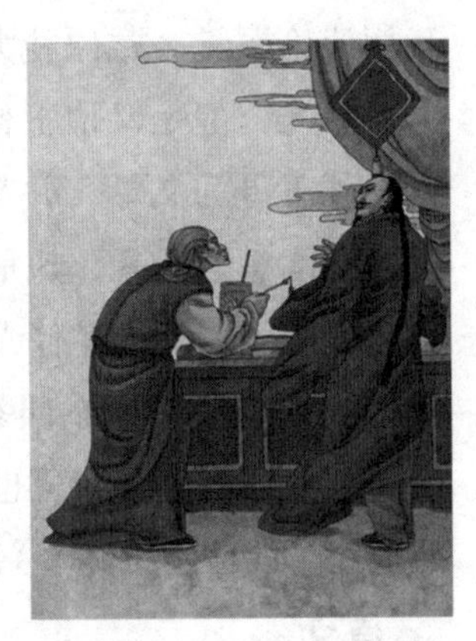

吴惠叔说：有一位医生，平素极为谨慎忠厚。一天晚上，有位老太太拿着一对金钏来买堕胎药。医生甚为害怕，严词拒绝了。第二天晚上，老太太又添了两朵珠花，拿来给医生，医生更加害怕，把她赶走了。半年后，他忽然梦见被阴间的小吏捉去，说有人告他杀人。到了那儿，便看见一位女子披头散发，脖子上勒着红巾，哭泣着陈述当初求医生卖堕胎药而不得的情形。医生说："医药是用来治病救人的，怎么敢用来杀人而获取钱财呢？你自杀是因为自己的奸情暴露，跟我有何关系？"女子说："我向你求药时，胎儿还没有成形，如果把他打掉，我就可以不死。这等于是毁一个无知觉的血块而保全一条临危的生命。我得不到药，只好生产，结果导致孩子被扼死，受尽痛苦，我也被逼得上吊自杀了。本来你想保全一条生命，反而害了两条生命，这不是你的罪过，又是谁之罪呢？"阴间的官员叹惜道："你所说的，是要根据时势变化而灵活处理实际情况，他所坚持的却是常理。从宋朝以来，就固执拘泥于一个理而不考虑事情的利害关系，难道只有医生一个人吗？就算了吧。"说完官员拍响了案桌，医生这才被吓醒。

原文

吴惠叔言：医者某生，素谨厚。一夜有老媪持金钏一双，就[①]买堕胎药。医者大骇，峻拒之。次夕，又添持珠花两枝来。医者益骇，力挥去。越半载余，忽梦为冥司所拘，言有诉其杀人者。至则一披发女子，项勒红巾，泣陈乞药不与状。医者曰："药以活人，岂敢杀人以渔利？汝自以奸败，于我何有[②]？"女子曰："我乞药时，孕未成形，倘得堕之，我可不死。是破一无知之血块，而全[③]一待尽之命也。既不得药，不能不产，以致于遭扼杀，受诸痛苦，我亦见[④]逼而就缢。是汝欲全一命，反戕两命矣。罪不归汝，反归谁乎？”冥官喟[⑤]然[⑥]曰：“汝所言，酌乎时势；彼所执者，则理也。宋以来，固执一理而不揆[⑦]事势之利害，独此人也哉！汝且休矣！”拊几[⑧]有声，医者悚然而悟。

（节选自《阅微草堂笔记[⑨]·卷九·如是我闻三》）

注释

①就：趋，到。②何有：有何。③全：保全。④见：被。⑤喟（kùi 溃）：叹气。⑥然：感叹。⑦揆（kuí 魁）：度量，考察。⑧拊几：击案。拊，拍，敲。⑨《阅微草堂笔记》：纪晓岚所著的随笔体杂记小说，有5种24卷。此书内容杂博，以记述狐鬼故事为主，兼记旧闻逸事、经历琐谈、器物古董考证，并记时事。上下古今，三教九流无所不谈。纪晓岚（1724—1805）：名纪昀，清代著名学者，一代文宗。直隶献县（今属河北）人。自幼聪明，乾隆十二年（1747年），中乡试第一名举人，乾隆十九年（1754年）中进士，官至礼部尚书、协办大学士。他学问渊博，长于考证训诂。乾隆年间辑修《四库全书》，他任总纂官，并主持写定《四库全书总目提要》200卷，又编《四库全书简明目录》一书。

按语

那位医生本来想保全一条生命，反而害了两条生命。这则寓言说明，要根据时势变化而灵活处理实际情况，不能拘泥于一理而不考虑事情的利害关系。

诊宗三昧

当世行医的人有三种大病：一种是凭借家传世医的名声，拒绝学习别人的经验和学问，固守自己的家传，并且随意抛弃剔除，不顾医学的本源，这都是不闻大道的缘故。二是放弃儒学行医，只是知道博览书籍，没有完整的师传，只知道一味地用温补，反对应用苦寒药物，这都是不知道权变的缘故。三是欺世盗名，巧言谄媚，凭借一点声名交结权贵，大张旗鼓地炫耀自己的医术，卑躬屈膝追随世故，经常治死无辜，用来取财，竭尽心力博得家人的笑脸，这都是为将来下地狱做准备，正是医德沦丧的缘故。这三种病不是用药可以治疗的。

原文

当世之名于医者，有三种大病：一种籍世医之名，绝志圣学，株守家传，恣行削伐[①]，罔顾本元[②]，斯皆未闻大道之故。一种弃儒业医，徒务博览，不卒师传，专事温补，极诋苦寒，斯皆不达权变之故。一种欺世盗名，借口给[③]之便佞[④]，赖声气[⑤]之交通[⑥]，高车炫术，曲体趋时[⑦]，日杀无辜，以充食客之肠，竭厥心力，以博妻孥[⑧]之笑，斯皆地狱种子，沉沦业识[⑨]之故。此三种病，非药可除。

（节选自《诊宗三昧⑩·宗旨》）

注释

①削伐：指任意抛弃剔除前人的经验。②元：本源。③口给（jī 机）：口才敏捷。给，足，谓言辞不穷。④便佞（pián nìng）：花言巧语，取媚于人。⑤声气：声名。⑥交通：交往，勾结。⑦曲体趋时：谓卑躬屈膝追随世俗。⑧孥：儿女。⑨沉沦业识：喻医德沦丧。⑩《诊宗三昧》：又名《石顽老人诊宗三昧》，系张璐撰写的诊法专著。全书一卷，十二篇。文辞隽永，论理透彻。张璐（1617—1699）：字路玉，自号石顽老人，明末清初著名医家。江苏长洲（今江苏省苏州市）人，生于官宦之家，少年时习儒兼医。明崇祯十七年（1644年）明亡，遂隐居于太湖之中的洞庭山，专以行医著书自娱。于清顺治十六年（1659年）回归故里，整理其隐居十五年间的医学笔记，名曰《医归》，意寓隐居归来。此后四十年，继以行医著书，医人无数，著书不倦。主要著作有《伤寒绪论》《伤寒缵论》《诊宗三昧》《本经逢原》《医通》《千金方衍义》等。

按语

文中批评了医者“未闻大道”“不达权变”“沉沦业识（即医德沦丧）”三种大病，言辞犀利，入木三分，发人深省。

兵以除暴，药以攻疾

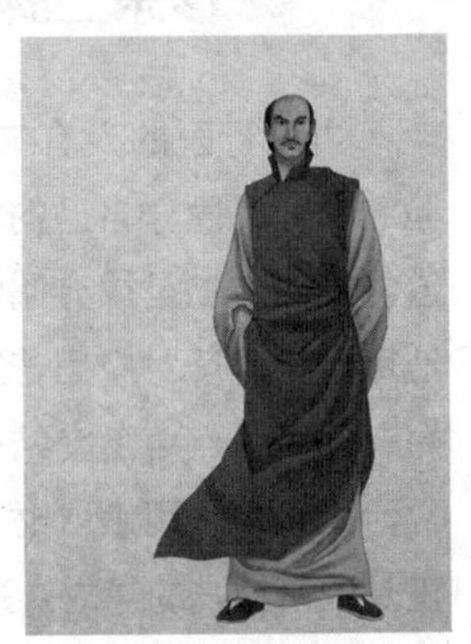

圣人用来保全人民生命的方法，是把谷物作为养料，用果品作为补助的食品，用畜类作为滋补的食物，用蔬菜作为补充食品，而只将药物用来治病。即使是甘草、人参，滥用也会招致祸害，它们都是有毒药物一类的东西。喜好服食丹药的古人，必然会生大病，如同好争斗逞强的人，必然会有大祸。所以，建立军队为的是驱除强暴，不得已才动用；药物是用来治病的，也是在不得已的情况下才使用。它们的道理是一样的。

原文

圣人之所以[1]全[2]民生也，五谷为养[3]，五果为助[4]，五畜为益[5]，五菜为充[6]，而毒药[7]则以之攻邪。故虽甘草、人参，误用致害，皆毒药之类也。古人好服食者[8]，必有奇疾[9]，犹之好战胜者，必有奇殃。是故兵之设也以除暴，不得已而后兴[10]；药之设也以攻疾，亦不得已而后用。其道同也。

（节选自《医学源流论[11]·卷上·用药如用兵论》）

注释

①所以：特指代词“所”置于介词“以”前组成固定结构，表示方法，即“用来……的方法。”②全：保全。③养：养料。④助：辅助。⑤益：滋补。⑥充：给养。⑦毒药：治病的药物。⑧古人好服食者：喜好服食丹药的古人。⑨奇疾：重病。⑩兴：起，发动。⑪《医学源流论》：一部流传甚广且颇有影响的医论著作。作者徐大椿针对当时医界的现状和某些弊端，结合《黄帝内经》《伤寒论》等经典著作及其历代中医名家贤言，从不同方面予以阐述，目的是以正异说，明其渊源，故称《医学源流论》。书中所论内容广泛，观点鲜明，富含哲理。纵横捭阖，针砭时弊，每有新见。充分体现了徐氏博学识广与丰厚的临证经验。徐大椿（1693—1771）：原名大业，字灵胎，晚年自号洄溪，清代著名医学家。江苏吴江人。一生著述颇多，除《医学源流论》外，尚有《神农本草经百种录》《难经经释》《兰台轨范》《医贯砭》《伤寒类方》《慎疾刍言》《洄溪医案》等。

按语

本文用生动的比喻，说明建立军队是用来驱除强暴的，不得已然后才动用；而药物是用来治病的，也是不得已才使用。其道理是相同的。坚决反对滥用药物，因为“虽甘草、人参，误用致害”。这些观点，颇值得借鉴。徐大椿的《用药如用兵论》通篇采用类比的手法，以用兵之道来推论用药之法，阐明了一系列用药治病的原则，别开生面，广为流传。这里仅节选其中第一小段。

医须周察

太平县崔默庵治病多有神奇的效验。有一位年轻人刚刚结婚，时间不久就出疹，全身都肿了，头面部肿得像斗一样大。很多医生都束手无策，请崔默庵来诊治。崔默庵诊断病症，如果找不出病因，就每天对着病人沉思，反复诊断察看，一定要找到病因然后才肯罢休。诊断这个年轻人的疾病时，六部脉象从容和缓，只是稍微虚弱一点罢了，一下子找不出病因。当时由于坐轿子路途远肚子饥饿，崔默庵就在病人床前吃饭。看到病人用手把眼睛掰开，看着他吃饭，因为眼眶都肿了，不能自然睁开。崔默庵问他：“想不想吃东西？”病人回答说：“很想吃东西，可医生劝诫我不要吃东西怎么办呢？”崔默庵说：“这种病对饮食有什么妨碍？”于是让他吃东西。看到病人食欲很强，崔默庵对这个病就更不理解了。时间长了，发现病人的洞房里，床榻桌椅的漆气呛人，忽然完全明白过来，说：“我找到病因了！”急忙让病人迁

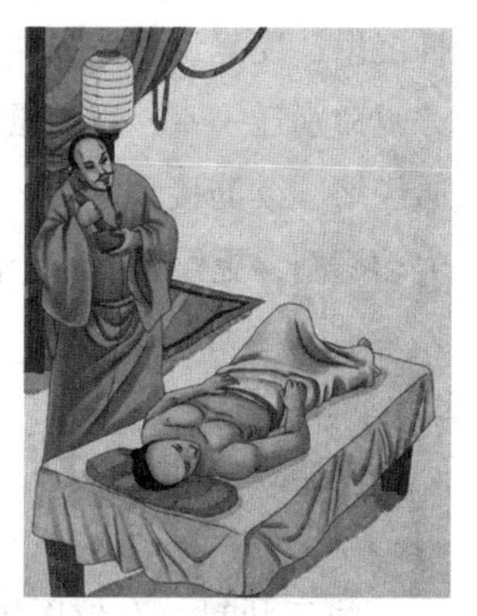

到另一个房里去住，把几斤螃蟹捣烂，全敷到病人身上。不到一两天工夫，肿势消退，疹子透现出来，正是预后良好的症状。原来年轻人是被漆气伤害，其他医生都不曾辨识出来。

原文

太平[①]崔默庵医多神验。有一少年新娶，未几出痘，遍身皆肿，头面如斗。诸医束手，延[②]默庵诊之。默庵诊症，苟不得其情，必相对数日沉思，反复诊视，必得其因而后已。诊此少年时，六脉[③]平和，惟稍虚耳，骤不得其故。时因肩舆[④]道远腹饿，即在病者榻前进食。见病者以手擘[⑤]目，观其饮啖[⑥]，盖目眶尽肿，不可开合也。问："思食否？"曰："甚思之，奈为医者戒余勿食何？"崔曰："此症何碍于食？"遂命之食。饮啖甚健，愈不解。

久之，视其室中，床榻桌椅漆气熏人，忽大悟，曰："余得之矣！"亟命别迁一室，以螃蟹数斤生捣，遍敷全身。不一二日，肿消痘现，则极顺之症也。盖其人为漆所咬[⑦]，他医皆不识云[⑧]。

（节选自《冷庐医话》卷二）

注释

①太平：地名。今属安徽。②延：请。③六脉：两手寸、关、尺之脉，合称六脉。④肩舆：轿子。这里用作动词，意为坐轿子。⑤擘（bò）：剖，分开。⑥啖（dàn 淡）：吃。⑦为漆所咬：被漆伤害。指对漆气的过敏反应。⑧云：句末助词，无义。

按语

这一医案充分说明，医生诊病，必须详察病因，才能辨证施治。原来那些为患者治病的医生们，只看到这一新娶少年，"遍身皆肿，头面如斗"的表象，就开方用药，甚至让病人禁食，最终毫无效果而"诸医束手"。而崔默庵则不然，他"数日沉思，反复诊视"，终于找到病根，"盖其人为漆所咬，他医皆不识云"。随之"亟命别迁一室，以螃蟹数斤生捣，遍敷全身，不一二日"即病愈。蟹有散瘀血、通经络、续筋接骨之功，故能解漆毒。这篇医话不仅记载了一个用螃蟹治愈漆疮的生动病例，更给后人一个深刻的启示，即治病必求其本。

剖腹验孕

河南开封，有位医生胡某，医疗技术精湛，有权有势的人都仰慕他的名望而请求治病。有位都督的女儿与人私通，有一次突然受风寒而病，便邀请胡某诊断治疗。胡医生说："这是怀孕的脉象啊！"这位都督说："先生的话真实吗？"胡医生说："若非诊断确切，怎敢胡乱说话呢？"这位都督立即叫出他的女儿，用刀剖开了女儿之腹，见她确实怀孕。胡医生见此情景，竟然惊吓昏倒，好长时间才清醒过来。回家后病了数月就死去了。

原文

祥符县[①]医生胡某，操技精良，当道[②]皆慕名延致。都督[③]某之女，与人私[④]。偶感寒疾，招胡诊之，胡曰："此孕脉也。"某曰："先生之言信乎[⑤]？"胡曰："非识之真，不敢妄言也。"某督乃呼女出，以刀剖其腹，视之信然[⑥]，胡医大骇晕仆[⑦]，良久始苏。归病数月即卒[⑧]。

（节选自《冷庐医话·卷一》）

注释

①祥符县：汉置浚仪县，宋改浚仪县为祥符县。民国期间又改为开封县。今改为开封市祥符区。②当道：当权人士。③都督：官名，明清时统辖京卫及外卫的长官。④与人私：此指发生不正当的两性关系。⑤信乎：真实吗？⑥信然：确实这样。⑦晕仆：昏迷晕倒。⑧卒：死亡。

按语

这位都督为了顾及自己的脸面，对其女儿剖腹验孕，实在太残忍了。但那位"操技精良"的胡医生也应当吸取言语不慎的教训。固然，医生诊病应当一丝不苟，力求正确无误，可是在病人面前，应当言语谨慎，有时候是需要善意的"谎言"的。

名医难当

当医生固然难，而当名医更难。为什么呢？名医声望身价很高，聘请不易，因此人们得了小病一般不会立即请名医看病；一定是病重危急，普通的医生都束手无策，全家都认为病情危急时，才请求名医出诊。于是对名医寄予的期望就更殷切，对名医的要求也就更高，好像名医真的是能够掌握生死大权的人，但担当这样的角色实在为难。如果知道病人无药可救，必死无疑，那么向病人家属说明不能治疗的原因，推定病人的死期后离去，尚且还能够免于担责。如果遇到病人还有一线生机，在医生没有万全把握的情况下，若用不关痛痒的轻剂来敷衍塞责，这样虽然可免于外界非议，但是会导致病人身亡，那么医生会于心不安；若冒着风险用猛烈的重剂与疾病做最后一搏，这样虽然可以争取最后的希望，但一旦病人出现不好的变化，那么外界的诽谤指责就会蜂拥而至。此时，前面平庸医生误诊误治延误病情的责任也都会推到这位名医的头上。所以，名医治病比普通医生要难上数倍呀。知道艰难，那么作为名医必须慎之又慎，而作为病家及旁观者也应当原谅他们。

原文

为医固难，而为名医尤难。何则？名医者，声价甚高，敦[①]请不易……故病家凡属轻小之疾，不即延治；必病势危笃，近医束手，举家以为危，然后求之。……于是望[②]之甚切，责[③]之甚重。若真能操[④]人生死之权者，则当之者难为情矣。若此病断然必死，则明示以不治之故，定之死期，飘然而去，犹可免责。倘此症万死之中，犹有生机一线，若用轻剂以塞责，致病人万无生理，则于心不安；若用重剂，以背城一战，万一有变，则谤议蜂起，前人误治之责，尽归一人。……故名医之治病，较之常医倍难也。知其难，则医者固宜慎之又慎；而病家及旁观之人，亦宜曲谅[⑤]也。

（节选自《医学源流论·名医不可为论》）

注释

①敦：诚恳。②望：期望。③责：要求。④操：掌握。⑤曲谅：原谅。

按语

医学是性命相关之大事。“为医固难，而为名医尤难。”这句话字字入理，早已成为医界名言。徐大椿在本文中深刻论证这句话，正是他内心的深切感受。无怪乎清代名医陆以湉在《冷庐医话·卷一·医范》中，引述徐氏这篇《名医不可为论》后，感慨地说：“此盖现身说法，犹为真名医言也。”

本文末尾的话更值得深思：“知其难，则医者固宜慎之又慎，而病家及旁观之人，亦宜曲谅也。”望天下医者、病者及旁观者共鉴之！

曹医被殴

苏州有一姓曹的医生，身材高大魁伟，长着络腮胡子，医疗名声也显著一时，因而高傲自大起来。贫苦人家有病请他时，常常不去。某富翁有个女儿，待在家中尚未出嫁，因为有病，富翁派人去请曹医生。这个仆人素来厌恶曹医生，因而就欺骗他说：此女已经出嫁，现在已经怀孕好几个月了。吴地风俗，大家女子多不面见客人，医生来诊脉时就从床帏中伸出手来。曹医生按着女子的脉随便地说：“这是孕脉。”富翁甚为惊骇。第二天，又请曹医生复诊，并使其子伪装成他的女儿让曹医生诊脉，曹医生还说是孕脉。富翁的儿子便撩起床帏，露出下身，愤怒地看着曹医生说：“我是个男人，能怀孕吗？欺辱我尚可，欺辱我妹妹是不能原谅的！”随即喊仆人把曹医生殴打了一顿，并用粪汤灌他。曹医生跪地哭着求饶。于是，富翁的儿子就叫人剃掉他的胡子，又用妇女化妆的粉笔涂抹他的脸面，然后放他回家。曹医生回家后闭门谢客，半年不应诊看病，声望很快衰落下去。

原文

苏州曹某，状修伟多髯[①]，医名著一时，而声价自高。贫家延请每不至。巨室[②]某翁有女，待字闺中[③]，因病遣仆延[④]曹。仆素憎[⑤]曹，绐[⑥]以女已出嫁，今孕数月矣。吴俗大家妇女避客，医至则于床帏中出手使诊。曹按女脉，漫云[⑦]是孕，翁大骇异[⑧]。次日，延医至，使其子伪女诊之，复云是孕。其子褰帏启袴[⑨]视之曰："我，男也，而有孕乎？诬[⑩]我犹可，诬我妹不可恕[⑪]也！"叱仆殴之[⑫]，并饮以粪。跪泣求免。乃薙其髯[⑬]，以粉笔[⑭]涂其面，纵[⑮]之去。归家谢客[⑯]，半载不出，声望顿衰[⑰]。

（节选自《冷庐医话·卷一》）

注释

①修伟多髯：身材魁伟，两颊多长须。②巨室：富户。③待字闺中：待嫁的女子，深居内室。④延：请。⑤憎：恨，厌恶。⑥绐（dài 待）：欺骗。⑦漫云：随便说。⑧骇异：惊骇，诧异。⑨褰（qiān 牵）帏启袴：撩起床帏，露出下身。⑩诬：污辱。⑪恕：原谅，宽容。⑫叱（chì）仆殴之：呼喊仆人殴打他。⑬薙（tì 剃）其髯：把他的胡子剃掉。⑭粉笔：指妇女化妆用的彩色笔。⑮纵：放，释放。⑯谢客：拒绝一切人的邀请。⑰顿衰：立刻衰落。

按语

医者，仁术也。清代大儒袁枚在《与薛寿鱼书》一文中说："医之为艺，尤非易言，神农始之，黄帝昌之，周公使冢宰领之，其道通于神圣。"隋唐名医孙思邈在《大医精诚》中说："凡大医治病必当安神定志，无欲无求，先发大慈恻隐之心，誓愿普救含灵之苦。""省病诊疾，至意深心，详察形候，纤毫勿失。"而这位曹医生诊病，竟然漫不经心，胡言乱语，草菅人命，难免落一个被人殴打，"并饮以粪"的可悲下场。

榜方通衢

山东莱阳刘某，遇到一个和尚，传给他《海上方》一书，治病有奇效，尤其是解砒霜毒方，更是效验如神。当时有一戚某，曾多次向刘某索求解砒毒药方，刘某吝惜不给。戚某对此含恨于心，为了得到这一药方，就置办酒席，邀请刘某做客。酒饭已毕，戚某把屋门关上，对刘某说："你已中砒霜毒了。快把解砒毒药方说给我吧，我好救你的命啊！"刘某不相信，不一会儿，便觉得腹中翻动，疼痛难忍，于是就说："你怎能搞这样的恶作剧，拿性命开玩笑呢？快拿三钱白矾来！"戚某急速照数取来，用水调和服下，砒霜之毒立时解除。戚某因为厌恶刘某自私，不肯把解毒的药方外传，便把解砒毒方，贴在四通八达的路口予以公布。

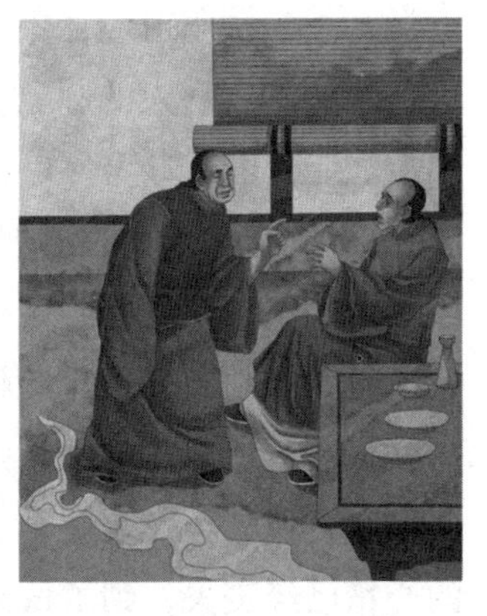

原文

莱郡[①]刘某，遇僧授《海上方》[②]，多效，其解砒毒[③]，尤为神验。戚某屡求不与，衔之[④]，乃置酒延[⑤]刘。食毕，扃其户[⑥]，谓曰："尔已中砒毒矣，速语我方为尔疗。"刘不信，顷觉腹中溃动[⑦]，乃曰："何恶作剧如是？可速取白矾三钱来。"戚如言取至，调水饮之，立解。因恶其吝也，榜其方于通衢[⑧]。

（节选自《秋灯丛话》[⑨]）

注释

①莱郡：今山东省莱阳市。②《海上方》：方书名。托名唐·孙思邈撰。据《郑堂读书记》载，系宋代乾道年间处州知事钱竿编。③砒毒：即信石，又名红矾。④衔之：对此含恨于心。衔，含。⑤延：邀请。⑥扃（jiōng）其户：关上门。扃，门闩。此处用作动词，关闭。⑦溃动：谓腹中翻动，灼热疼痛难忍之状。⑧榜：张贴。通衢（qú渠）：四通八达的道口。⑨《秋灯丛话》：王槭所著短篇笔记（与戴延年的《秋灯丛话》同名而内容殊异），共十八卷，轶闻遗事多所摄录。王槭（jiān 监）：史籍无传，清代乾隆时山东省福山县人。

按语

单方、验方能治大病，这是祖国医学宝库中重要的一部分。本例就是证明。刘某出于自私，封锁妙方，以此作为治病索取财物的资本，显然是错误的。而戚某采取极端的做法索取妙方，更为不当。不过，他能榜方通衢，让妙方公之于众，应当赞扬。

脉理不可臆断

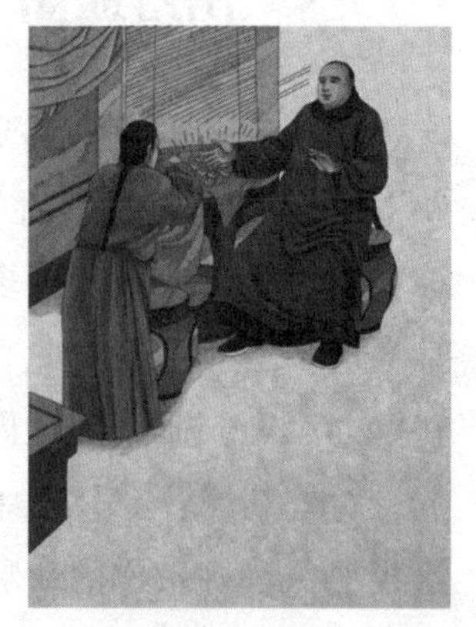

我着手研读《灵枢》《素问》等医书，逐渐通晓了五运六气、阴阳对应征象的理论。每每调整好自己的呼吸后，切按测度病人的脉象，随便地判定病人的可治之症与不治之症，也有时候会有效验。

哪里知道脉学的道理微妙深奥，且有不能凭主观想象判断的情况。我有个亲戚来到我的住所，形容困顿，神色疲惫，问他才知道患咳嗽病已经一个多月了，走路、活动就气喘，所以来请我治疗。诊察他的脉象，脉行手下却不稳定，像柴火燃烧一样，光焰摇摇晃晃。我暗自惊讶他的心精已经丧失，到了秋天就会死亡。这个亲戚本来是个清贫的读书人，我因此不便明说，特意送给他二两银子，只是想让他安心保养。当时已经是中秋时令，到了深秋天寒树木落叶的时候，我到他那里去探望他，可是他的病已经痊愈了。我仔细思考其中的原因，莫非是来就诊时太阳已经西下，路上走得太快并且咳嗽也更加厉害，因此气机被阻，脉象紊乱，才有这些征象吧！然而想到这件事就更不敢相信自己了。

原文

余初读《灵》《素》[①]诸书，乃渐通五运六气[②]、阴阳应象之理。每调气度脉，浪[③]决人死生[④]，亦时或[⑤]有验。岂知脉理微茫，又有不可臆断者。余有戚某过余斋，形色困惫，询知患咳经月，行动气喘，故来求治。诊其脉至而不定，如火薪然[⑥]。窃[⑦]讶其心精已夺，草枯当死。戚固寒士，余以不便明言，特赠二金，惟令安养。时已秋半，及霜寒木落[⑧]，往探之，而病已痊。细思其故，得毋来诊时日已西沉，行急而咳亦甚，因之气塞脉乱，乃有此象欤[⑨]！然惟于此而愈不敢自信矣。

（节选自《对山医话》[⑩]卷一）

注释

①《灵》《素》：即《黄帝内经》中的《灵枢》与《素问》。②五运六气：简称运气。古代运用阴阳相反相成和五行生克的理论，研究气候规律与发病关系的学说。③浪：轻率，随便。④死生：指不治之症与可治之症。⑤时或：有时。⑥如火薪然：如柴火燃烧光焰摇晃不定。喻心精已脱之脉象。然，同“燃”。《素问·大奇论》：“脉见如火薪燃，是心精之予夺也，草干而死。”⑦窃：谦辞。私下。⑧木落：树叶脱落。⑨“得毋……欤”四句：表示测度语气的固定句式。⑩《对山医话》：四卷，补篇一卷。书中记述了医药典故、医林逸事、民间疗法、用药心得等，并对诊治中因循执方等弊病予以批评。作者毛祥麟，字瑞文，号对山，上海人，清代医家。工诗书画，亦精医术，著《对山医话》《增注达生篇》等。

按语

毛祥麟的这篇医话，通过自身经历，说明凭脉决证虽是诊病手段之一，但若对脉象不加分析，主观臆断，则不免失误。此给世人以深刻的警示。

宁愿脚踢

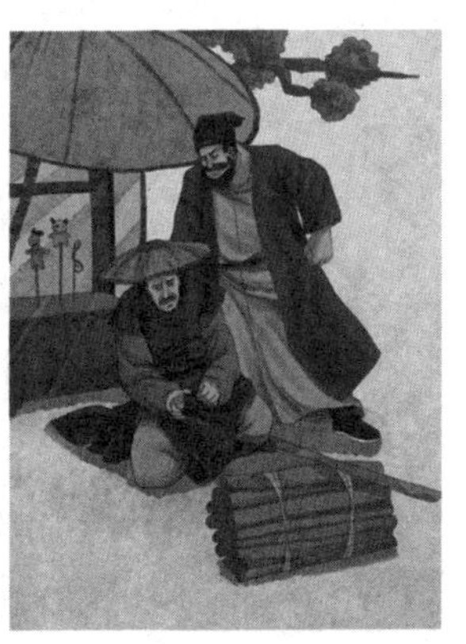

一个打柴的樵夫担着柴火，不小心撞到了医生，医生很生气，想要挥拳打他。樵夫说：“宁受脚踢，不要动手。”旁边的人听了感到很惊讶，樵夫说：“脚踢未必就死，如果经了他的手，就一定难活了。”

原文

樵夫担柴，误触医士，医怒，欲挥拳。樵夫曰：

“宁受脚踢，勿动尊手！”傍人讶[①]之，樵者曰：“脚踢未必就死，经了他手，定然难活。”

（节选自《笑林广记[②]·卷之三·术业部》）

注释

①讶：惊讶。②《笑林广记》：一部笑话集，可以说是古代笑话的集大成者，由清代署名“游戏主人”收集而成。此书分十二部，每部皆有其独特的主题。其语言风趣，文字简练，表现手法也十分成熟。其素材多取自明清笑话集，在形式上，以短小精悍者为主。全书对于芸芸众生里常见的贪淫、鄙吝、虚伪、昏昧、失言、惧内等现象，多所嘲讽。颇能反映世情，振聋发聩，值得玩味。《笑林广记》前身是明代的冯梦龙的《笑府》，原本有十三卷，后改编为《笑林广记》，原本遂不传。

按语

这则笑话，同下文“医官之店”一样，都是讽刺庸医的。那些庸医不知坑害了多少人命，以至于老百姓宁可受他脚踢，也不愿意经他手治病。寥寥数语，力透纸背，入木三分。明末医家萧京在《轩岐救正论·察弊》中，曾经愤怒地谴责那些庸医说：“呜呼！如此竞逐邪流，心如青黑之混，指若锋刃之险，初亦何事不可度活，乃至轻易冒医，杀人无算乎！”唉！像这样追求旁门邪道、内心如同青黑一样的昏暗、手指如同刀剑一样的危险者，当初干什么职业不可以生活，却非得这么轻易地冒充医生，以至害人无数啊！

医官之店

有个医生买到了医官的文书，戴着官帽、穿着官服坐在店里。过路的人惊恐地说：“这是什么店，怎么有官员在里边？”旁边的人回答说：“这是医官之店（玷）。”

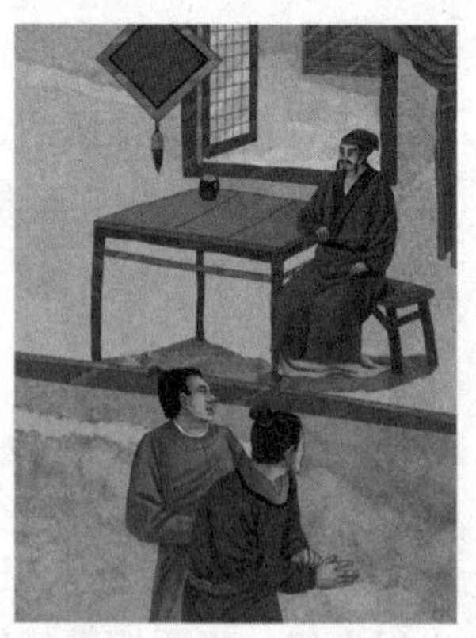

原文

医人买得医官札付[①]者，冠带而坐于店中。过者骇曰：“此何店？而有官在内！”旁人答曰：“此医官之店[②]。”

（节选自《笑林广记·卷之三·术业部》）

注释

①札付：官府上对下的文书。②店：与“玷污”之“玷”谐音。

按语

这则笑话，以诙谐的笔调，讽刺那些靠买假证而行医的庸医，是对医生称号的玷污。辛辣有趣，耐人寻味。

智诊樟毒识真凶

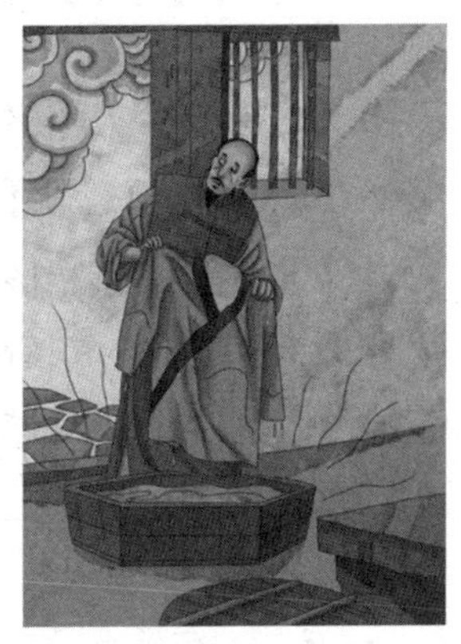

粤东有一吕姓女子，为后母尹氏所嫉恨。后母假装疼爱女儿，亲自为女儿浆洗衣服，暗地把樟木粉末掺入米浆，揉搓在女儿的衣裤之中。女儿穿了这身衣服，便刺痒难忍，抓搔不止，并且周身起疙瘩而浮肿，非常像麻风病。邀请医生治疗一年，不见好转，那些说媒的人一个也不上门提亲了。于是要将女子送进麻风病院，但是女子的父亲舍不得，又请来名医程先生予以治疗。程医生察脉观色，看她面部无有斑痕，又见她手搔肌肤不停。因而心有所悟说："这一定是衣服有毒造成的。"于是拿来女子的衣服洗涤，见有浆糊及樟木粉末沉于盆底，颜色黄黑，樟脑烈味熏人。程医生说："病是樟木磨成的粉末损坏人的肌肉所引起。这樟木粉一定是洗衣人放入的药，不是什么麻风。快扔掉此衣，不能再穿，病自可痊愈。"果然像程医生所说一样。此后吕某问明情况，便赶走了其后母尹氏。

原文

粤东①吕某女，为后母尹氏所忌。佯②爱之，亲为濯③衣，潜④以樟木磨如粉，入米浆糊女衣袴⑤。女服之⑥搔痒不止，全身浮突，酷类麻风。延医疗治，经年不瘳，问名⑦者绝踵不至⑧。将送入风林，吕不忍，复请名医程某治之。程察脉辨色，见其面无浊痕，手搔肌肤不辍⑨。曰："此必衣服有毒所致。"令取其衣涤之，浆澄水底，色黄黑而味烈。程曰："樟屑舂粉，坏人肌肉所致。此必为浣⑩衣者所药，非风也，弃其衣勿服，病自可已。"如其言果然。吕询得其情，遂出尹氏。

（节选自《蜃楼剩览》⑪）

注释

①粤东：今广东省东部。②佯：假装。③濯：洗涤。④潜：暗地。⑤袴："裤"的异体字。⑥服之：穿这身衣服。⑦问名：古代六礼之一，即男方请媒人问女方的名字和生月。⑧绝踵不至：（说媒者）一个也不到来。⑨不辍：不停止。⑩浣（huàn 换）：洗涤。⑪《蜃楼剩览》：最早刊于清代乾隆五十九年（1794年），6卷，175则，是一部记载本土社会生活的小说集。作者欧苏，莞邑（今广东省东莞市）人，清代岭南作家。

按语

程医生经过缜密的察脉辨色、鉴别诊断，找到了少女的病因，原来是所穿衣服有樟粉之毒所致。从而挽救了一个宝贵的生命，并且使背后作恶的真凶——后母尹氏现出了原形。不禁让人拍手称快。

高年有娠

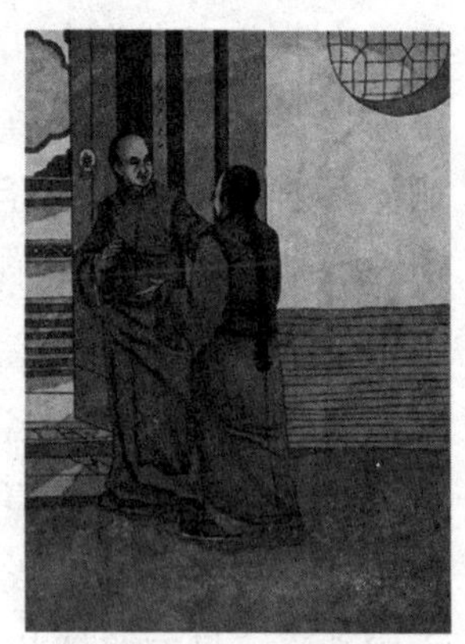

县城有一大人年老辞官家居，他的夫人已经五十岁，突然出现呕吐不思饮食的现象，众医会诊，调治不愈。特邀喻嘉言先生前来诊脉。喻先生诊着脉，侧着头静默深思，好久才出来，拍着老大人的肩膀说："高年之人还有童心啊！您的夫人不是有病而是怀孕了，我所以想了好久，是在辨别生男还是生女啊。根据夫人的脉象判断，阳脉较盛，定产一男。"不久，果然应验。

原文

邑有大老某致仕[①]家居，其夫人年已五十，忽然呕吐不饮食。诸医群集[②]，投剂俱不效。邀嘉言[③]视脉，侧首沉思，迟久而出，拍大老[④]肩曰："高年人犹有童心耶！是妊非病，吾所以沉思者，欲以辨其男女耳。以脉决之，其象为阳裹阴[⑤]，定是男也。"已而果验。

（节选自《牧斋遗事》[⑥]）

注释

①致仕：退休离职。②群集：指众医会诊。③嘉言：即喻嘉言。④大老：旧称年老品德高尚的人。⑤阳裹阴：阳精裹阴血，即阳胜阴之意。⑥《牧斋遗事》：一卷，高士奇所著的一部笔记。牧斋是清代著名文人钱谦益的号。高士奇（1645—1703），字澹人，号瓶庐，又号江村。钱塘（今浙江杭州）人。清初著名文人。他学识渊博，多才多艺，能诗文，擅书法，精考证，善鉴赏。生平著作甚富，有《春秋地名考略》《左传纪事本末》《春秋讲义》《毛诗讲义》《江村消夏录》等。他的画今大多留于故宫，他的字，可看"西湖十景"的碑题。

按语

《黄帝内经》有女七七（四十九岁）、男八八（六十四岁）而天癸竭之说，故五十岁的孕妇应属少见。这也正是文中，诸医群集，为大老夫人会诊，皆不以孕断的原因。而喻嘉言先生知常达变，诊脉入微，决断为妊，展现了高超的诊断之术。

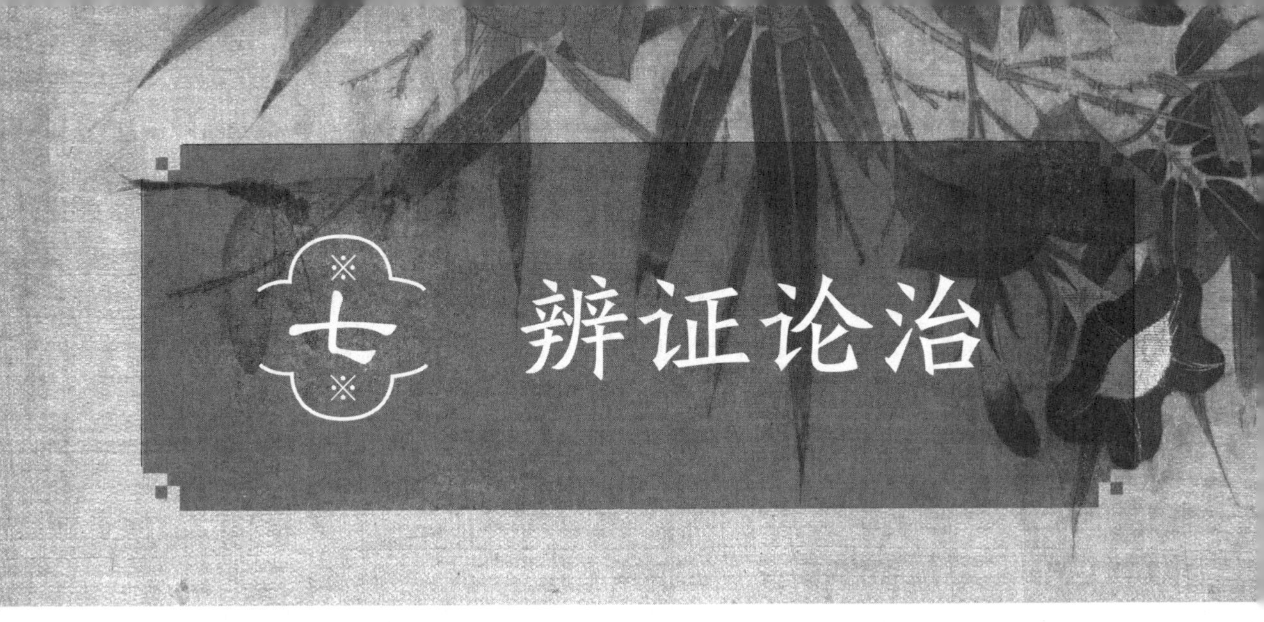

华子病忘

宋国阳里的华先生中年时患了健忘症，早上取的东西晚上就忘了，晚上给人家的东西次日早上就忘了；在途中忘了行走，在家里忘了坐；不识先后，不识今古。全家人都厌恶他。拜请祭祀官为他占卜，没有效验；请巫来祷告，不能制止病情；请医生治疗，不能痊愈。

鲁国有个儒生自我介绍说能治这个病，华先生的妻子愿意拿出家产的一半求其治疗之方。儒生说："这本来不是卜蓍占卦能有效验的事情，也不是向神求福能求到的事情，也不是药物针刺所能治疗的病。我试着改变他的心思，打消他的顾虑，或许能够治愈。"于是使他裸露身子，他就要求穿衣；让他挨饿，他就要求吃饭；让他处在黑暗的地方，他就要求见到光明。儒生欣慰地告诉他的儿子说："这个病可治了。然而我的方子保密，施用时不能告诉别人。请屏退左右，我单独与他在居室七天。"其子听从了儒生的话。没有人知道他施用的具体方法，而多年的疾病一下子全都消除。

原文

宋[1]阳里[2]华子[3]中年病忘[4]，朝取而夕忘，夕与[5]而朝忘；在涂[6]则忘行，在室而忘坐；今不识先，后不识今[7]。阖室毒之[8]。谒史[9]而卜之，弗占[10]；谒巫而祷之，弗禁；谒医而攻之，弗已[11]。

鲁有儒生自媒[12]能治之，华子之妻以居[13]产之半请其方。儒生曰："此固非卦兆[14]之所占[15]，非祈请之所祷[16]，非药石之所攻。吾试化其心[17]，变其虑，庶几其瘳[18]乎！"于是试露之[19]，而求衣；饥之，而求食；幽之[20]，而求明。儒生欣然告其子曰："疾可已也。然吾之方密，传世不以告人。试屏左右，独与居室七日。"从之。莫知其所施为也，而积年之疾一朝都除。

（节选自《列子[21]·周穆王篇》）

注释

①宋：宋国，今河南省商丘一带。②阳里：宋国的地名。③华子：虚构的人物。④病忘：患健忘症。⑤夕与：晚上给人家的东西。⑥涂：同“途”。⑦今不识先，后不识今：《太平御览》卷七三八引作“不识先后，不识今古”。⑧阖（hé 合）室毒之：全家厌恶他。⑨史：古官名，掌管祭祀和记事等。⑩弗占：不效验。⑪弗已：不能治愈。⑫自媒：自我介绍。⑬居：积蓄。⑭卦兆：八卦和龟卜。兆，古代占卜时，凭观看龟甲烧灼形成的裂纹来判断吉凶，这种裂纹就叫作兆。⑮所占：能效验的事情。⑯祷：向神求福之意。⑰化其心：改变他的心思。化，改变。⑱瘳：病愈。⑲露之：使他裸露身子。⑳幽之：让他处在黑暗的地方。以上露、饥、幽，均为使动用法。㉑《列子》：又名《冲虚真经》，是列子、列子弟子以及列子后学著作的汇编。是道家重要典籍。今本《列子》八卷，共载寓言故事、神话传说等一百多则，为东晋人张湛辑录增补而成。列子，战国前期思想家，与郑缪公同时，圃田（今属郑州市）人。是老子和庄子之外的又一位道家思想代表人物。其学本于黄帝老子，主张清静无为。

按语

这是作者虚构的故事。本意在宣扬老庄的“无为”思想，但客观上却说明了治病必求其本和对证用方的道理。华子的“中年病忘”，既非“七情”所伤，也非“六淫”所致，而是由于学“无为”之道而忘掉了一切。因此卜巫不能禁，药石不能攻。那位儒生深知其情，既不求卜巫，也不用药石，而是采取了“露之”“饥之”“幽之”的断然措施，“化其心，变其虑”，多方相诱，终于使华子的心又回到了尘世，积年之疾一朝而除。

病万变，药亦万变

治理国家没有法制就混乱，墨守成法不变就谬误，而谬误和混乱是不能安定国家的。社会改变了，时代发展了，变法是应该的。这就像良医治病一样，病是千变万化的，用药也应随之千变万化。若病变了，而用药不变，那么先前能使人长寿的药，如今只能害人或使人早死了。

原文

故治国无法则乱，守法而弗变则悖[①]，悖乱不可以持国。世易[②]时移，变法宜矣。譬之若良医，病万变，药亦万变。病变而药不变，向[③]之寿民，今为殇[④]子矣。

（节选自《吕氏春秋·慎大览·察今》）

◇◇◇ **注释** ◇◇◇

①悖：（bèi 背）：谬误。②易：改变。③向：先前。④殇：未成年而死。

◇◇◇ **按语** ◇◇◇

本文旨在强调治理国家要因时顺势，论述了“世易时移，变法宜矣”的道理。古人常说：“治病犹治国，用药如用兵。”因为其中的道理是相同的。“病万变，药亦万变”，正是文中论述治国之道时所做的比喻，而这一比喻，则形象地揭示了良医治病的深刻道理。历代名医正是遵循这一原则，敢于创新，不拘泥于成方，因时而变，因病制宜，才各自取得了杰出的成就。如汉代的仓公淳于意，提出“别百病以异之”，金元四大家之一的朱丹溪，强调“操古方以治今病，其势不能以尽合”，这些观点都是一脉相承的。

仓公治难产

菑川王的美人怀孕而不能生产，前来请我，我前往诊治，用一撮莨菪药让她喝，并用酒调服，胎儿随即产下。我又诊察她的脉象，其脉躁动。躁脉主邪实有余之病，就用一剂硝石汤让她服下，排泄出瘀血恶露，其血块如盘状，有五六枚。

◇◇◇ **原文** ◇◇◇

菑川王[①]美人[②]怀子而不乳[③]，来召臣意[④]。臣意往，饮以莨菪[⑤]药一撮，以酒饮之，旋[⑥]乳。臣意复诊其脉，而脉躁。躁者，有余病[⑦]，即饮以硝石[⑧]一齐[⑨]，出血，血如豆[⑩]，比[⑪]五六枚。

（节选自《史记·扁鹊仓公列传》）

◇◇◇ **注释** ◇◇◇

①菑川王：菑川国王。②美人：汉代嫔妃的称号。③不乳：难产。乳，产子。④意：西汉名医淳于意的自称。⑤莨菪（làng dàng 浪档）：药名，有解痉、镇痛作用。⑥旋：立即。⑦有余病：此指产后瘀血留滞。⑧硝石：朴硝，能破瘀通滞。⑨齐：同“剂”。⑩豆：古代一种盛食物的器皿，状如高脚盘。⑪比，接近，大约。一说，“豆”“比”当连读，即“豆比”，为蜀地方言，指豆粒。

◇◇◇ **按语** ◇◇◇

西汉名医淳于意用酒调服莨菪药，治好了菑川王妃子的难产，这大概是用莨菪药治难产的最早病例。又用一剂硝石汤治好了她的产后瘀血恶露，显示了淳于意高超的医术。

千般疢难

疾病种类多种多样，但究其原因，不外三条：一是经络受邪，传入脏腑，这属于内因；二是体表中了外邪，引起四肢九窍、血脉发生障碍，导致壅滞阻塞，这属于外因；三是房室劳伤，金刃虫兽所伤，这属于不内外因。用这种方法来归纳，一切疾病的病因，都可以概括在内了。

如果人能慎重养生，内养真气，外慎风邪，不使风邪侵袭经络，便可健康无病。在风邪刚刚侵袭经络的时候，要趁病邪尚未侵入脏腑，抓紧治疗；当四肢刚觉着重滞不适时，便可用导引、针灸、膏摩等治疗方法，使四肢血脉流通，九窍不致闭塞；更要注意不犯王法，避免虫兽伤害，节制房事，不使精气竭乏；在衣着饮食方面，注意寒温适宜，不要偏嗜五味，以免造成形体衰败，那么病邪就无从进入腠理了。腠是三焦真气的通路，为气血灌注的地方；理是皮肤脏腑之间纹理，腠理是人体御邪护正的屏障。

原文

千般疢难①，不越三条：一者，经络受邪，入脏腑，为内所因②也；二者，四肢九窍③，血脉相传，壅塞不通，为外皮肤所中④也；三者，房室、金刃、虫兽所伤。以此详⑤之，病由⑥都尽⑦。

若人能养慎⑧，不令邪风干忤⑨经络；适⑩中经络，未流传脏腑，即医治之；四肢才觉重滞⑪，即导引⑫吐纳⑬，针灸膏摩⑭，勿令九窍闭塞；更能无犯王法⑮、禽兽灾伤，房室勿令竭乏，服食⑯节⑰其冷、热、苦、酸、辛、甘，不遗⑱形体有衰，病则无由⑲入其腠理。腠者，是三焦通会⑳元真之处，为血气所注；理者，是皮肤脏腑之文理㉑也。

（节选自《金匮要略㉒·脏腑经络先后病脉证》）

注释

①疢（chèn 趁）难：疾病。②内所因：意为内部（经络、脏腑）受邪而得的疾病。因，受。动词。③九窍：头部七窍加前后阴。④所中（zhòng 众）：遭受的邪气。⑤详：详细推求。⑥病由：病因。⑦都尽：总括全了。都，总括。动词。⑧养慎：慎重养生。⑨干忤（wǔ 武）：触犯，犯逆。⑩适：刚。⑪重滞：重着，呆滞。⑫导引：古代摇动筋骨肢节的体育疗法。⑬吐纳：道家调节呼吸的练气术。⑭膏摩：一种外治法。用药膏摩擦一定的部位。⑮王法：指封建王朝的法律。⑯服食：衣着饮食。⑰节：调节。⑱遗：遗留。此作“造成”讲。⑲无由：无从。⑳通会：交通会合。㉑文理：纹理。文：同“纹”。㉒《金匮要略》：中医经典古籍之一，是汉代张仲景原撰《伤寒杂病论》十六卷中的“杂病”部分。经晋代王叔和整理后，分为《伤寒论》和《金匮要

略》两书。《金匮要略》所述病证以内科杂病为主，兼有部分外科、妇产科等病证。

按语

张仲景提出了明确的病因学说："千般疢难，不越三条"（宋代陈无择《三因极一病证方论·三因论》一书，把这三条致病原因归纳为"内因""外因""不内外因"三种），成了千古名言。仲景还强调指出，"若人能养慎"，注重预防，一旦患病，要及时治疗，防止传变，才能保障人身健康。这些论述，直到今天仍有指导意义。

对症下药

郡府中小吏倪寻、李延一起到华佗那里治病，都头痛身热，患的病正好相同。华佗说："倪寻当泻下，李延当让他发汗。"有人对他的不同治法提出疑问，华佗说："倪寻是内实，李延是外实，所以治疗他们应当不同。"随即分别给药，第二天一早他二人的病都痊愈了。

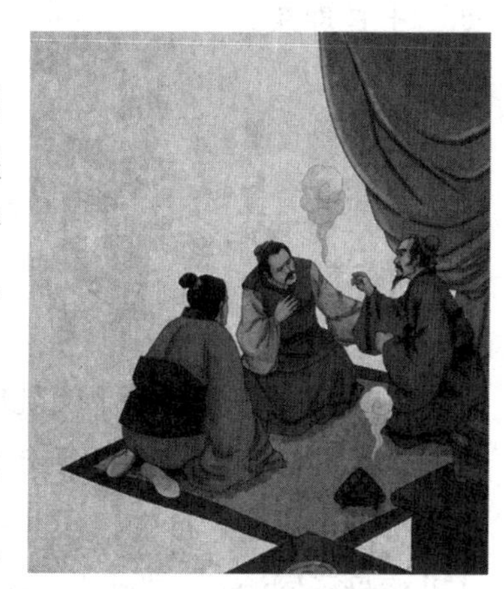

原文

府吏[①]兒[②]寻、李延共止[③]，俱头痛身热，所苦正同。佗曰："寻当下[④]之，延当发汗。"或难其异，佗曰："寻外实，延内实[⑤]，故治之宜殊。"即各与药[⑥]，明旦并起[⑦]。

（节选自《三国志·华佗传》）

注释

①府吏：郡府中的小吏。②兒："倪"的古字。③止：至，来到。④下：使泻下。⑤寻外实，延内实：据元刻《类证普济本事方》卷九《伤寒时役》引此文作"寻内实，延外实"，宋代以后的医家，据《黄帝内经》的理论，多认为"陈寿误用内外字，非华佗本意"。⑥各与药：分别给药。⑦起：此指病愈。

按语

虽然倪寻、李延二人的外表症状相同，"俱头痛身热"，但是二人的内在病机不同，所以华佗采取了不同治法，分别给药，结果一同治愈。表现了华佗的精湛医术，也体现了中医辨证施治的原则。应该说这才是成语"对症下药"的起源。后来多用来比喻针对客观事物的具体情况，制定解决问题的办法。

华佗巧治婴儿泻痢

东阳陈叔山的两岁小儿子患病，泻痢前常常先哭叫，一天天地瘦弱。请华佗医治，华佗说："孩子母亲又怀孕了，阳气内养胎儿，母乳虚冷，孩子吃奶时受到母乳寒气，所以使他的病不能按时治愈。"华佗给孩子母亲四物女宛丸服用，孩子的泻痢十天就痊愈了。

原文

东阳[①]陈叔山小男二岁得疾，下利常先啼，日[②]以羸困[③]。问佗，佗曰："其母怀躯，阳气内养[④]，乳中虚冷，儿得母寒，故令不时愈。"佗与四物女宛丸，十日即除。

（节选自《三国志·华佗传》）

注释

①东阳：县名。治所在今安徽天长西北。②日：一天天地。③羸困：瘦弱。④内养：指内养胎儿。

按语

这大概是文献中关于哺乳期妊娠而导致小儿营养性腹泻的最早记录。华佗治疗陈叔山小儿泻痢，不是只诊察小儿自身病情，而是从母乳着手寻找病根，结果治好了其母的"乳中虚冷"，小儿泻痢自愈。这给后人以深刻的启示。事实证明，一些小儿病母子同治，一些妇科病夫妻同治，是行之有效的方法。

华佗切脉诊死胎

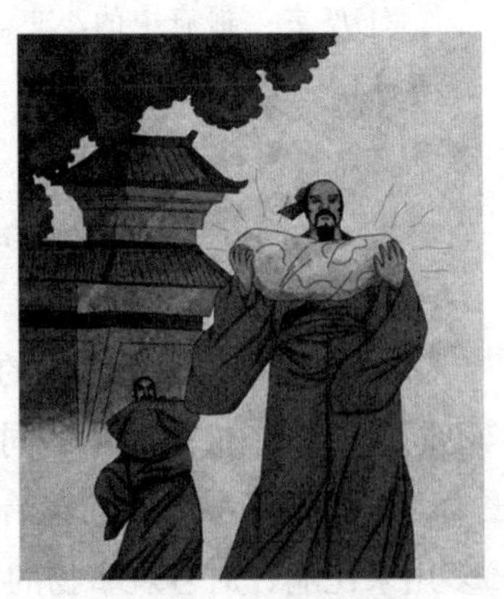

李将军的妻子病得很重，召请华佗诊脉，华佗说："妊娠伤了胎气，但胎儿没有产出。"将军说："听说确实是妊娠受伤，但胎儿已产出。"华佗说："根据脉象，胎儿未离开母体。"将军认为不对。华佗离开后，李将军的妻子渐渐有所好转。一百多天之后又发作，又请华佗诊治。华佗说："这种脉象按惯例有胎。前次流产时本当产出双胎，一个胎儿先产出，血流得很多，后一个胎儿来不及降生，母亲自己不知觉，旁人也不明白，不再接产，就没能生下。胎儿死后，母亲的血脉不再濡养胎儿，一定会干枯附着在母亲的后腰部，所以使她常感到腰脊痛。现在应给汤药，并针刺一处，这死胎一定产出。”汤药和针刺施用了以后，李妻腹痛急迫像要生产似的。华佗说：“这具死胎干枯已久，不能自然产出，应使人探取。”果然取得一具死的男胎，手足完备，其色黯黑，长一尺左右。

原文

李将军妻病甚，呼佗视脉，曰：“伤娠①而胎不去。”将军言：“闻实伤娠，胎已去矣。”佗曰：“案脉②，胎未去也。”将军以为不然。佗舍去，妇稍③小差④。百余日复动，更呼佗，佗曰：“此脉故事⑤有胎。前当生两儿，一儿先出，血出甚多，后儿不及生；母不自觉，旁人亦不寤，不复迎⑥，遂不得生。胎死，血脉不复归，必燥⑦著⑧母脊，故使多脊痛。今当与汤，并针一处，此死胎必出。”汤针既加，妇痛急如欲生者。佗曰：“此死胎久枯，不能自出⑨，宜使人探⑩之。”果得一死男，手足完具，色黑，长可⑪尺所⑫。

（节选自《三国志·华佗传》）

注释

①伤娠：伤于妊娠，即小产。②案脉：根据脉象。案，根据。③稍：渐渐，逐渐。④差：“瘥”的古字。病愈。⑤故事：按惯例。⑥迎：接生助产。⑦燥：干枯。⑧著：附着。⑨自出：自然地生出。⑩探：探取。⑪可：大约。⑫所：左右。“可”“所”均表约数。

按语

华佗通过切脉确诊李将军妻“伤娠而胎不去”，然后用汤药和针刺使病人顺利地产下死胎，整个诊疗过程井井有条，准确而熟练。表现了华佗高超的诊脉技术和丰富的临床经验。

华佗治咳

军吏李成患咳嗽，昼夜不能入睡，常吐脓血，就来请教华佗。华佗说：“您患了肠痈病，咳嗽吐出的东西，不是从肺中来的。给您两钱匕散药，服后当吐出两升多脓血，吐完后会感到舒畅些。好自调养，一个月就能略微好转，然后好好地自我调理保养，过一年就能恢复健康。十八年之后会有一次小发作，再服此散剂，也会很快痊愈。如果得不到此药，定要病死。”又给了他两钱散剂。李成得药离去，五六年后，亲戚中有人患了像李成一样的病，对李成说：“您现在身体强健，我将要病死，您怎么能忍心没有急病却收藏着药物，而等待不祥的事？先把药拿来借给我，我病愈后，替您向华佗讨取。”李成把药给了他。不久特地前往谯县，正好遇上华佗被拘捕，仓促之际不忍心向华佗讨药。十八年后，李成的病终于复发，没有药可服用，以至于病死。

原文

初，军吏李成苦咳嗽，昼夜不寤[1]，时[2]吐脓血，以问佗。佗言："君病肠痈[3]，咳之所吐，非从肺来也。与君散两钱，当吐二升余脓血讫，快[4]，自养，一月可小起，好自将[5]爱[6]，一年便健。十八岁当一小发，服此散，亦行[7]复差。若不得此药，故[8]当死。"复与两钱散，成得药去，五六岁，亲中人有病如成者，谓成曰："卿今强健，我欲死，何忍无急去[9]药，以待不祥？先持贷[10]我，我差，为卿从华佗更索。"成与之。已[11]故[12]到谯，适值佗见收[13]，匆匆不忍从求。后十八岁，成病竟发[14]，无药可服，以至于死。

（节选自《三国志[15]·华佗传》）

注释

①寤：《后汉书·华佗传》作"寐"。当以"寐"为是。②时：常常。③肠痈：肠内的痈疮。④快：畅快。指吐了脓血后病势转轻感到舒畅些。⑤将：将息；调养。⑥爱：保重。⑦行：将；快要。⑧故：通"固"，一定。⑨去（jǔ 举）：收藏。⑩持贷：拿出借给。⑪已：不久。⑫故：特地。⑬见收：被逮捕。⑭竟发：终于复发。

按语

华佗有丰富的临床实践经验，他准确判断李成患咳嗽，常吐脓血不是从肺中来的，而是患了肠痈病，结果用两钱匕散药即治愈。华佗精通"五脏六腑皆令人咳，非独肺也"之医理，所以不是看到咳嗽就治疗肺，而是通过辨证来探求病因，以达到治病求本的目的。这是颇值得学习和借鉴的。

还值得一提的是，作者把这个病例放在华佗被害之后，强调李成因"无药可服，以至于死"，可以想见，因华佗之死，有多少像李成这样的病人由于得不到及时的治疗，只有无奈地死去。让人更加意识到华佗被杀的严重后果。

华佗治内疽

广陵太守陈登得了病，胸中烦躁郁闷，面红不想进食。华佗为他诊脉，说："阁下胃中有几升寄生虫，将在腹中形成毒疮，这是吃了生鱼肉等腥物所造成的。"就配制二升汤药，让病人先饮一升，稍隔一会儿全部服掉。约一顿饭工夫，吐出三升左右的虫，虫头色赤皆能活动，看上去像是切细的生鱼肉，病痛就好了。华佗说："这病三年后还会发作，遇上良医才能有救。"过了三年时间，正如华佗所说的那样，陈登之病果然发作，当时华佗不在，病人就死了。

原文

广陵[1]太守陈登[2]得病，胸中烦懑[3]，面赤不食。佗脉之曰："府君胃中有虫数升，欲成内疽[4]，食腥物所为也。"即作汤二升，先服一升，斯须尽服之。

食顷[⑤]，吐出三升许[⑥]虫，赤头皆动，半身是生鱼脍[⑦]也，所苦便愈。佗曰：“此病后三期[⑧]当发，遇良医乃可济救。”依期果发动[⑨]，时佗不在，如言而死。

（节选自《三国志·华佗传》）

注释

①广陵：汉代郡名。治今江苏扬州一带。②陈登：沛相陈珪之子，建安二年，曹操授以广陵太守。③烦懑：烦躁郁闷。④内疽：生于人体内部的毒疮。⑤食顷：一顿饭工夫。⑥许：左右。⑦生鱼脍：切细的肉丝。⑧期（jī 基）：一周年。⑨发动：发作。

按语

这是因食腥物而成内疽的典型病例，由于遇到了良医华佗，给予精心治疗而得以病愈。可是，三年后复发，“时佗不在”，无良医济救，只得死去。可见一个良医对社会多么重要。

除疾之道

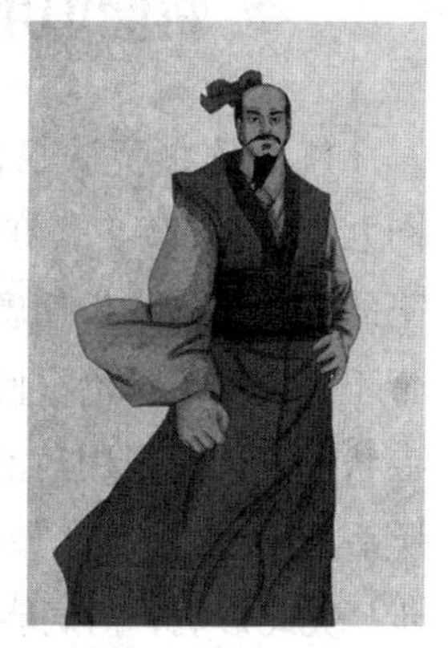

治病除疾的原则，要彻底了解患者的证候表现，询问他的嗜好，探查他得病的根由，观察当时人们所患的疾病是什么，那么就把患者得病的由来及结果彻底探究清楚。摸清了患病的情况，对体表的病，可从内脏着手治疗；对上部的病，可从下部救治。辨别清楚病脏的虚实，通晓病脏的母子关系，观察其年龄的老壮，斟酌其病变部位是深是浅，就可制配药剂了。那么，可达到上等医生医治的完美疗效。

制剂以一味药为最好，二味药次之，用多味药就是最差的。酸性可通骨骼，甜味可以解毒，苦味可以祛热，咸味可以通导泻下，辛辣之味可以发散凝滞。应当验证了药效再用药，没有检验切忌急急忙忙投药。重病的大势已去，余下微势就不适宜再投药去治了。身体高而肥胖的人服药剂量大，瘦而弱的人受药量应当减少。

原文

除疾之道，极[①]其候证[②]，询其嗜好，察致疾之由来，观时人之所患，则穷其病之始终[③]矣。穷其病矣，外病疗内[④]，上病救下。辨病脏之虚实，通病脏之母子[⑤]，相[⑥]其老壮，酌其浅深，以制其剂。而十全上工[⑦]至焉。

制剂独味为上，二味次之，多品为下。酸通骨，甘解毒，苦去热，咸导下，辛发滞。当验之药[⑧]，未验切戒急投。大势[⑨]既去[⑩]，余势不宜再药。修而肥[⑪]者饮剂丰[⑫]，羸[⑬]而弱者受药减。

（节选自《褚氏遗书·除疾》）

注释

①极：尽，引申为透彻了解。②候证：证候表现。③始终：指病的来龙去脉。④外病疗内：即通过调整内脏的功能去治疗体表的病。下句“上病救下”类推。⑤母子：指脏腑间的生克关系。如脾土生肺金，脾是母，肺即为子等。⑥相：观察。⑦十全上工：疗效完美的上等医生。⑧当验之药：应当验证其效用的药物。⑨大势：指主要病证。⑩既去：已祛除。⑪修而肥：（身体）高大而肥胖。⑫饮剂丰：服药剂量大。⑬羸（léi 雷）：瘦弱。

按语

南朝齐褚澄的《褚氏遗书》十篇，内容丰富，颇有独到见解，是继《内经》《难经》之后，又一部较早的重要医学基础理论著作。本文论述了一系列治病用药的原则，诸如“察致疾之由来”“穷其病之始终”“外病疗内，上病救下”“当验之药，未验切戒急投”等，切实可行，对临床颇有指导意义，故受到后人推崇。

姚僧垣用大黄

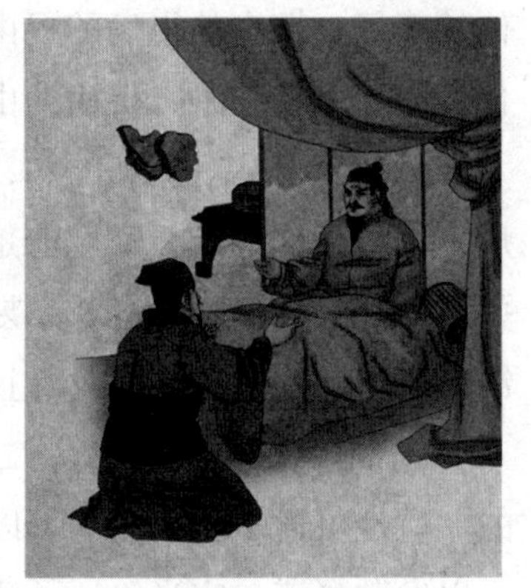

姚僧垣，字法卫，吴兴郡武康县人。梁武帝大同九年（543年），在宫中担任殿中医师。当时武陵王的生母葛修华长期患积滞病，多方治疗无效。梁武帝于是让僧垣诊治。回宫后，僧垣详细述说了病人的症状，并记录了用药治疗后症候变化的情况。梁武帝听后，感叹地说：“爱卿用意详慎绵密，竟到这种地步！凭此诊病，何病能逃脱？”

梁武帝曾因为患发热病，想服用大黄。姚僧垣诊后说：“大黄乃是下利之药，然皇上年事已高，不宜服用。”武帝不从，结果导致病危重。

梁元帝曾患有心腹疾病，于是召众医商议治疗之方。医生们都认为皇上至尊至贵，不可轻率，宜用平和之药，可慢慢地使脏腑宣通。僧垣诊断后说：“脉象洪大而坚实，这是有积食之证。若不用大黄，定无痊愈之理。”元帝听从了他的话，进食大黄汤已毕，果然使积食下利，于是病就痊愈了。

原文

姚僧垣①，字法卫，吴兴②武康③人。九年④，还领殿中医师⑤。时武陵王⑥所生⑦葛修华，宿患积时，方术莫效。梁武帝⑧乃令僧垣视之。还，具说其状，并记增损时候，梁武帝叹曰：“卿用意绵密，乃至于此，以此候疾，何疾可逃？”

梁武帝因发热，欲服大黄。僧垣曰：“大黄乃是快药[9]，然至尊[10]年高，不宜服用。”帝弗从，遂至危笃[11]。

梁元帝[12]尝有心腹疾，乃召诸医议治疗之方。咸谓至尊至贵，不可轻脱[13]，宜用平药，可渐宣通。僧垣曰：“脉洪而实，此有宿食。非用大黄，必无差[14]理。”元帝从之。进汤讫，果下宿食，因而疾愈。

（节选自《周书》[15]卷四十七《姚僧垣传》）

注释

①姚僧垣：南朝梁代名医。隋·开皇三年（583年）去世。②吴兴：郡名，治所在今浙江省湖州市吴兴区。③武康：即浙江省德清县武康区，后并入桐庐县。④九年：即大同（梁武帝年号）九年，543年。⑤殿中医师：太医令属官。⑥武陵王：名纪，梁武帝第八子。⑦所生：谓己身所自生者，此当指武陵王生母。⑧梁武帝（464—549）：即萧衍，南朝梁的建立者。502～549年在位。⑨快药：即利药。⑩至尊：指皇帝。⑪危笃：危重。⑫梁元帝：即萧绎，武帝第七子，552～554年在位。⑬轻脱：轻率。⑭差：通“瘥”，病愈。⑮《周书》：中国古代二十四史之一，唐代令狐德棻主编。成书于贞观十年（636年），共50卷。本书记载了北周宇文氏建立的周朝（557—581）的历史。是纪传体史书。虽然只是记述西魏、北周史事的史书，但所记内容兼顾了同时代的东魏与北齐、梁与陈等四朝的重大史事，如帝位更迭、重大动乱，皆一一载明，因而在一定程度上反映了当时全国历史发展的大势及纷繁的历史事件。

按语

姚僧坦对梁武帝的“发热”之疾禁用大黄，而对元帝的“心腹疾”却力主用大黄，后均被事实所验证是正确的。说明姚氏善于辨证施治，对症下药。梁武帝自谓颇通医术，且曾对姚僧垣赞赏有加，称姚氏“用意绵密，乃至于此，以此候疾，何疾可逃？”但当疾病在身时却乱了方寸，“自用意而不任臣”，导致病情危笃。可见知医固难，而任医更不易。而梁元帝在群议用“平药”之时，偏能力排众议，听从僧垣而服用大黄，“因而疾愈”。父子行事相反而结果大不同。明代大医张介宾在《景岳全书》卷三《病家两要说》中说：“病家之要，虽在择医，然而择医非难也，而难于任医；任医非难也，而难于临事不惑，确有主持，而不致朱紫混淆者之为更难也。”观乎古今，信然。

钱乙巧用黄土汤

钱乙最初是以小儿科在山东闻名。宋神宗元丰年间，皇帝姐妹的女儿有病，召令钱乙来为她诊治，很有功效。长公主上奏神宗，授予钱乙翰林医学的官职，特例赐给他大红色丝帛的六品官服。第二年，神宗皇帝第九子仪国公患手足痉挛之疾，国医不能治愈。长公主入朝见神宗时，于是禀报了钱乙出身民间，有奇异的医术。皇帝就立刻召钱乙入宫，钱乙就给皇子服用黄土汤而痊愈了。神宗皇帝召见钱乙，当众夸奖钱乙的医术，而且又询问他用黄土汤治愈疾病的原因和情况。钱乙回答说："瘛疭病（手足痉挛之疾）多属于风邪，因为肝木犯脾所致，故在治疗上须平肝木。黄土汤的作用主要是温阳健脾，脾属土，脾土旺即能制胜肾水，肾水受制，则水生木的力量减弱，于是肝木自平，风邪自已。况且以前几位医家的治疗已经接近痊愈，我来治疗，是恰逢皇子的病快要好的时候。"皇帝很满意他的回答，提拔他担任太医丞的官职，赐给他紫色官服和金鱼袋。从此，上自皇亲国戚、贵族之家，下至下层官吏、百姓人家，都希望邀请钱乙来治疗疾病，钱乙没有闲暇的日子。

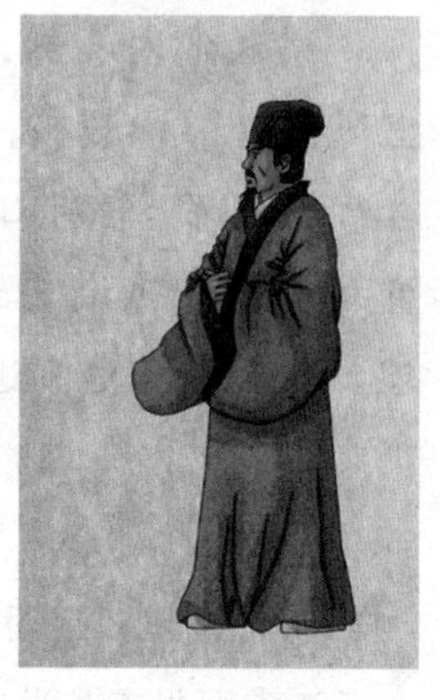

原文

乙[①]始以《颅囟方》[②]著山东。元丰[③]中，长公主[④]女有疾，召使视之有功，奏翰林医学[⑤]，赐绯[⑥]。明年，皇子仪国公病瘛疭[⑦]，国医未能治。长公主朝，因言钱乙起草野[⑧]，有异能。立召入，进黄土汤[⑨]而愈。神宗皇帝诏见褒谕[⑩]，且问黄土汤所以愈疾状。乙对曰："以土胜水，水得其平，则风自止[⑪]；且诸医所治垂愈[⑫]，小臣适当其愈。"天子悦其对，擢[⑬]太医丞[⑭]。赐紫衣金鱼[⑮]。自此戚里贵室[⑯]，逮士庶[⑰]之家，愿致[⑱]之，无虚日。

（节选自《钱乙传》[⑲]）

注释

①乙：即钱乙（约1032—1113），字仲阳，北宋郓州（今山东省东平县）人，儿科医家。②《颅囟方》：即《颅囟经》，二卷，是最早的儿科专著。今传《颅囟经》，系《四库全书》辑自《永乐大典》，又题为《师巫颅囟经》。首骨为颅，脑盖为囟，因小儿出生，颅囟未合，故中医以颅囟作小儿的代称。③元丰：宋神宗赵顼（xū）的年号（1078—1085）。④长公主：皇帝的姐妹称长公主。⑤翰林医学：医官名。属翰林医官院，等级为从九品。⑥赐绯（fēi 非）：赐给赤色丝帛官服。神宗时，官至六品才能服绯，因钱乙未至六品特赐绯服。⑦瘛疭（chì zòng 赤纵）：即抽搐，俗名抽风。⑧草野：民间。⑨黄土汤：《金匮要略》方，功能温阳健脾，养血止血。⑩褒谕：夸奖并告知众人。⑪以土胜水，水得其平，则风自止：根据五行生克的理论，土能克水，故曰土胜水。瘛疭病多属于风，须平肝木。黄土汤补脾阳，脾属土，土旺则制水，水受制，则肝木自平而风止。⑫垂愈：将近痊愈。⑬擢（zhuó 镯）：提拔。⑭太医丞：太医局行政长官的助手。⑮紫衣金鱼：宋代的官服。四品以上者穿紫袍，佩饰的金鱼用黄金制成，悬挂玉带之上。故名紫衣金鱼。⑯戚里贵室：指皇亲国戚和贵族之家。⑰逮士庶：到一般官吏和百姓人家。逮，到。⑱致：请。⑲《钱乙传》：刘跂著。钱乙的《小

儿药证直诀》，是我国现存的第一部儿科专著，系统地总结了对小儿的辨证施治法，使儿科自此发展成为独立的一门学科。后人视之为儿科的经典著作，把钱乙尊称为“儿科之圣”“幼科之鼻祖”。现存《小儿药证直诀》是钱乙逝世后六年，由他的学生阎季忠（一作孝忠）加以搜集整理，于1119年编成的。刘跂：字斯立，号学易老人，河北东光人，北宋元丰年间进士，官至朝奉郎。著有《学易集》等。

按语

本文赞扬了北宋名医钱乙的精妙医术和高尚医德。钱乙不仅治愈了长公主女儿的病，而且用黄土汤治愈了神宗皇帝九皇子的瘛疭之疾（这也是运用《金匮》黄土汤方的典型病例），受到皇帝的赞赏和奖励自在情理之中。而钱乙不自满，不标功，能正确对待自己，是难能可贵的。

这则故事在《宋史·钱乙传》中也有记载。

君臣佐使

过去有处方用一味君药、二味臣药、三味佐药、五味使药的说法，其用意是想说用药虽然有多种，但主治病证的专在一种药物，其他的药物按主次发挥效用，大体上相互统属、制约。这样是恰当的，但不一定都是如此。所谓君药，是主导这一处方的药物，原本就没有固定的对象，《药性论》却把各种药物中药性平和淳厚者确定为君药，差一些的定为臣药、佐药，有毒的大多定为使药，这是错误的说法。假如要攻治顽固的食积阻滞证，像巴豆之类的药物难道不能作为君药吗？

原文

旧说用药有一君二臣三佐五使[①]之说，其意以为药虽众，主病者专在一物，其他则节级[②]相为用，大略相统制[③]。如此为宜，不必尽然也。所谓君者，主此一方者，固无定物也。《药性论》[④]乃以众药之和厚者[⑤]定以为君，其次为臣为佐，有毒者多为使，此谬说也。设若欲攻坚积[⑥]，如巴豆[⑦]辈岂得不为君哉？

（节选自《梦溪笔谈·卷二十六·药议》）

注释

①一君二臣三佐五使：这是传统医学组成方剂的配伍方法。《神农本草》有“一君二臣五佐”之说，《素问·至真要大论》谓“主病之谓君，佐君之谓臣，应臣之谓使”。君指处方中的主药；臣指处方中协助君药治疗主要病症的药物；佐指处方中协助君药治疗兼证的药物，或用以制约君药、臣药消除其副作用的药物；使指处方中具有引导诸药直达病处的药物，俗称药引。②节级：按主次。③统制：统属、制约。④《药性论》：隋唐间名医甄权所撰，三卷，今已佚。⑤和厚者：药性平和淳厚者。⑥坚积：顽固的食积阻滞证。⑦巴豆：常绿乔木，其籽实有大毒，入药多用巴豆霜，有泻下逐水之功。

按语

在辨证审因，确立治法以后，就要根据病情，选择合适的药物，酌定剂量，遵循君、臣、佐、使的制方原则组合成方剂。这是不争的道理。但如何确定君药，则认识并不一致。隋唐间名医甄权所撰的《药性论》，“乃以众药之和厚者定以为君，其次为臣为佐”，沈括认为这是错误的说法。强调指出，所谓君药，是主导这一处方的药物，原本就没有固定的对象，若欲攻治坚积之病，有毒的巴豆也可作君药。

以意处方

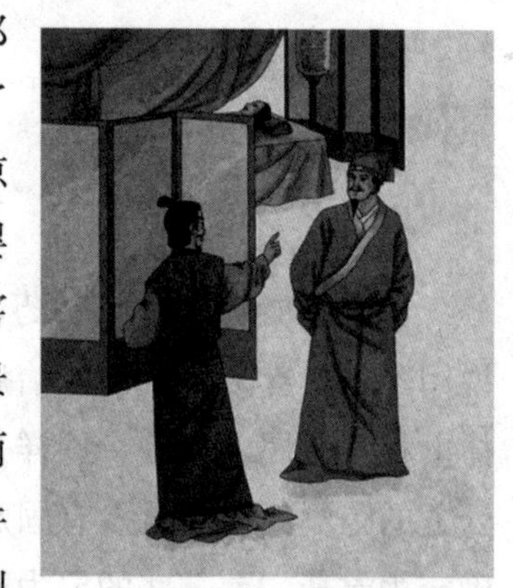

成州团练使张锐，字子刚，以医术闻名，居住郑州。政和年间，蔡鲁公的孙媳有孕，到了产期却患了病，国医都认为是阳证伤寒，担心伤胎而不敢投用凉剂。鲁公秘密去信邀请张锐来诊治。张锐诊后说：“婴儿处在胎胞中已十个月，将要生了，什么凉药能伤害他！”仍按常规给药，并且让病人加倍服用，半天光景胎儿生下，病状也去除了。第二天，产妇大泄不止，而且患喉痹不能入食。众医交相指责张锐治疗的错误，并且说大泄和喉痹这两种病如冰炭不相容，病人又是刚刚生育过，即使是扁鹊复生，也没有救活的道理。张锐说：“不用忧虑，我将使她今日痊愈。”便取出药丸数十粒，让病人吞服，咽喉随即平复，大泻也停止。等到满月，鲁公设宴，从儿子、孙子到女儿、媳妇以及外甥、女婿等共六十人，请张锐做客。鲁公亲自斟酒为他祝寿，说：“您医术通神，我实在不敢多打听，只是冒昧地问问，一服药而治愈两种病是怎么回事？”张锐说：“这在医经上没有记载，只是根据我的心得体会而处方用药。先前我用的药是附子理中丸外裹紫雪丹，当时正值喉闭不通，不是大寒药不能产生作用，下咽以后，就消释无余了。其中得以到腹中发挥作用的，是附子的力量，所以一服药就治愈了两种病。”鲁公大加赞叹，收拾宴席上用的金匕金筷，赠给了张锐。

原文

成州[①]团练使[②]张锐，字子刚，以医知名，居郑州。政和[③]中，蔡鲁公之孙妇有娠，及期而病，国医皆以为阳证伤寒，惧胎之堕，不敢投凉剂。鲁公密信邀锐来，锐曰：“儿处胞十月，将生矣，何药之能败！”如常法与药，且使倍服，半日儿生，病亦失去。明日，妇大泄不止，而喉痹不入食。众医交[④]指其疵，且曰二疾如冰炭，又产蓐[⑤]甫[⑥]尔，虽扁鹊复生，无活理也。锐曰：“无庸忧，将使即日愈。”取药数十粒，使吞之，咽喉即平，泄亦止。逮[7]满月，鲁公开宴，自诸子诸孙及女妇甥婿[8]合六十人，请锐为客。公亲酌酒为寿，曰：“君之术通神，吾不敢知。敢[9]问一药而治两疾，何也？”锐曰：“此于经无所载，特以意处之。向者[10]所用乃附子理中圆[11]，裹以紫雪耳。方喉闭不通，非至寒药不为用，既已下咽，则消释无余。其得至腹中者，附子力也，故一服而两疾愈。”公大加叹异，尽敛席上金匕箸遗[12]之。

（节选自《夷坚志·乙志》卷十）

注释

①成州：今甘肃成县。②团练使：官名。宋崇宁元年（1102年）诏，医官有功，服务十年以上者可称团练使。③政和：宋徽宗年号。④交：交互，交相。⑤产蓐（rù）：生育。⑥甫：刚刚。⑦逮：到。⑧女妇甥婿：指女儿、媳妇、外甥、女婿。⑨敢：自言冒昧之词，表谦敬语气。⑩向者：先前。⑪圆：通“丸”。⑫遗（wèi 畏）：赠送。

按语

本文记述了北宋时代郑州名医张锐的精湛技艺。他勇于创新，力排众议，在“于经无所载”的情况下，能“以意处之”，随证变化，灵活用药，终于取得了异常的疗效。古人云：“医之为言意也。”（《后汉书·郭玉传》）医生看病，就是用心思考，但绝不是突发奇想，更不是胡思乱想，而是以正确的理论为指导，在丰富的临床实践基础上积极认真地思考。张锐正是做到了这一点，所以才能做出一个完美的治疗方案，出现“一服而两疾愈”的效果，使他的治疗达到出神入化的境界。

溺井怨伯益，失火怨燧人

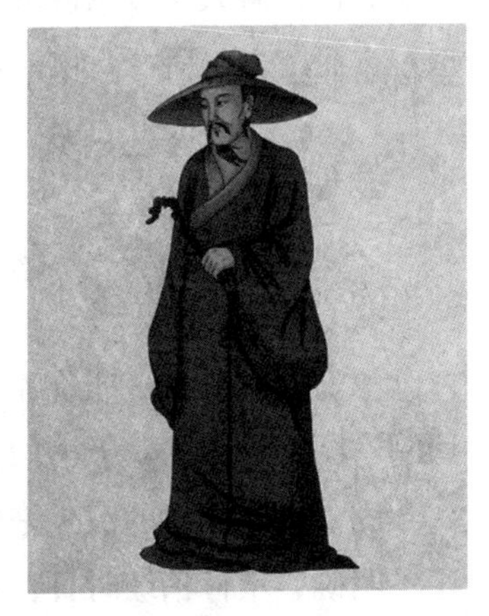

冬日被寒邪伤害，有当即发病的，有当时不发病的。当即发病的，在感受寒邪的时候发作；不当即发病的，过了冬季而在春天和夏天发作。当即发病的称它为伤寒，不当即发病的称为温病与暑病。伤寒病、温暑病，它们的类别虽然不同，但它们的病源却没有什么不同。正是由于它们的病源无异，所以都用伤寒来称谓；由于它们的类别不同，所以进行治疗时不能混同一法。若凭名称而混同它们的治法，自然会给后人留下祸害，并归罪于仲景之法而废弃它的大部分。……后人竟不归罪于自己见解不全面，却归罪于伤寒立法的圣贤，可以说是淹在井里就怨恨发明井的伯益，失了火就怨恨钻木取火的发明者燧人氏了。

原文

夫伤于寒，有即病者焉，有不即病者焉。即病者，发于所感之时；不即病者，过时而发于春夏也。即病谓之伤寒，不即病谓之温与暑。夫伤寒、温暑，其类虽殊，其所受之原①，则不殊也。由其原之不殊，故一②以伤寒而为称③；由其类之殊，故施治不得以相混。以所称而混其治，宜乎贻祸后人，以归咎于仲景之法，而委废④其太半⑤也。后人乃不归咎于己见之未至，而归咎于立法之大贤，可谓溺井怨伯益⑥、失火怨燧人⑦矣！

（节选自《医经溯洄集⑧·张仲景伤寒立法考》）

注释

①原：指病源。②一：都，全部。③称：名称。④委废：废弃。委，抛弃。⑤太半：大半。⑥伯益：又作“伯翳”，亦称大费。嬴姓之祖先，为舜帝时掌山泽之官，善治水，曾助禹治水有功。相传为井的发明者。《说文·井》：“古者伯益初作井。”⑦燧人：即燧人氏，相传他发明钻木取火，使人熟食。⑧《医经溯洄集》：继金元四大家之后的一部短小精悍的中医论文专集。全书共分二卷，阐发了不少的精辟见解，特别是对四气发病的分析、对阴阳虚实补泻的发挥等都有独到之处。是研习医经及金元医家医术思想理论的重要文献。作者王履，字安道，号畸叟，生活于元末明初，江苏昆山人。元代著名医家。

按语

掘井取水，给人以生命之本；钻木取火，使人熟食，保障了人类健康。此乃圣贤之举。然而“万物之变，莫不为利，莫不为害”，人之不慎，可能“溺井”；用火不当，可能“失火”。若因此而怨恨井的发明者伯益和火的发明者燧人氏，自然是荒唐可笑的。本文用这一形象的比喻，说明伤寒病与温暑病，两者病源虽同，而治法有异。张仲景《伤寒论》的立法旨意是专为伤寒而设的，不可因为通称伤寒而混其治。后人用以治温暑之病而不效，非仲景之过，而应“归咎于己见之未至”也。推而广之，用之万物，其理同也。

贵乎精一

大凡看病施治，贵在精当不杂。天下的疾病，病情的表现千变万化，但探求疾病的本源是一致的；天下的药方，灵活运用的方法虽然很多，但力求切合病情却是一致的。对于诊病的医生来讲，首先要探明疾病的本源，然后才可用药。如果诊断还不明确，宁肯稍缓时日，再进行仔细诊察，一旦掌握病本，只用一两味药就可解除病情。即或是病久难愈之病，用五六味、七八味药已经很多。然而即使用到七八味药，也不过用来辅助和引导主药，而用药的意图是一致的，这才是高明的医生。

◇◇◇ **原文** ◇◇◇

凡看病施治，贵乎精一[①]。盖天下之病，变态[②]虽多，其本则一；天下之方，活法[③]虽多，对证则一。是以凡诊病者，必须先探病本，然后用药。若见有未的[④]，宁为少待，再加详察，既得其要，但[⑤]用一味两味，便可拔之；即或深固[⑥]，则五六味七八味，亦已多矣。然虽[⑦]用至七八味。亦不过帮助之[⑧]、导引之，而其意则一也，方为高手。

（节选自《景岳全书》卷一）

◇◇◇ **注释** ◇◇◇

①精一：指诊断准确，用药精当。②变态：指疾病变化的表现。③活法：指方剂的加减变化。④见：诊断。的：准确。⑤但：只。⑥深固：经久难以治愈的病。⑦然虽：然而即使。⑧之：指主药。

◇◇◇ **按语** ◇◇◇

张景岳提出“看病施治，贵乎精一”的观点，强调抓住病本，对证用药，药味少而精。“用一味两味，便可拔之；即或深固，则五六味七八味，亦已多矣。”这种用药之法颇值得借鉴。今天那些喜开大处方者更应反思。

儿号即儿歌

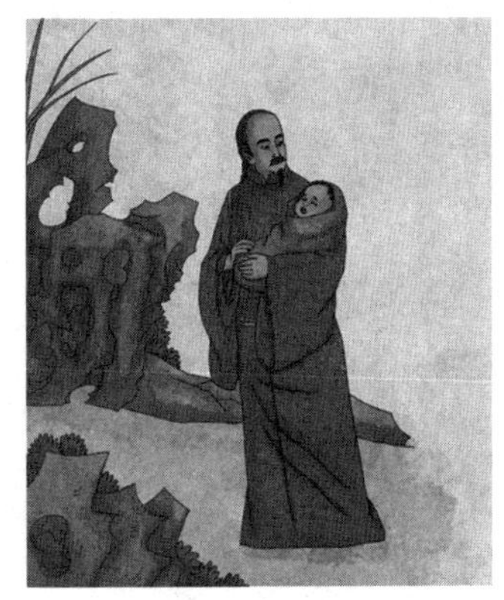

第四是“遏号”。谚语说：“儿号即是儿歌。”老子说：终日号哭而不哑。由此可知小儿的啼号，是出于自己不知，自己不明白，不是哪个人让他这样的，这就好像天籁之音一般。岂有把他遏止住的道理！况且阳气是小儿偏盛的东西，小儿最多的是上火病，借号哭来发泄它，不是没有益处的。而富家做父母的，对小儿号哭反生不忍之心，动不动用食物安慰孩子，遏止其号哭，于是郁积结滞等各种病，从而就产生了变化。而贫家之子，则听见其号哭，其父母也无暇体恤，这正符合顺通自然和谐之气的最高道理。

◇◇◇ **原文** ◇◇◇

四曰遏[①]号。谚云：儿号即儿歌。老子云：终日号而不哑。则知儿之号，出于不自知，不自识，莫或使然，犹天籁[②]也。岂有遏之之理！况阳气为小儿偏隆[③]，最多火病，藉此呼号以泄之，不为无益。而富家之父若母者，反生不忍，动以食慰，而遏其号，郁滞诸病，从此变生；贫家之子，则听呼号而勿恤[④]，正得顺通天和之至理。

（节选自《养生三要·贫家有暗合养子之道》）

注释

①遏：阻止，禁止。②天籁：自然界的声音。如风声、雨声、流水声等。籁，声音。③隆：盛大。④恤：顾念，怜悯。

按语

天下的父母都是爱自己的孩子的，但是关于育儿一事，贫家和富家的做法自有不同，而“遏号”就是其中的一个例证。医家袁开昌专门撰文就这一问题进行多方面的分析比较，得出的结论是，贫家的做法往往暗合养子之道。“儿号即儿歌”，小儿借号哭来发泄过盛之气，不无益处。若像富家那样，动不动就用食物安慰孩子，而遏止其号哭，那么“郁滞诸病，从此变生”了。

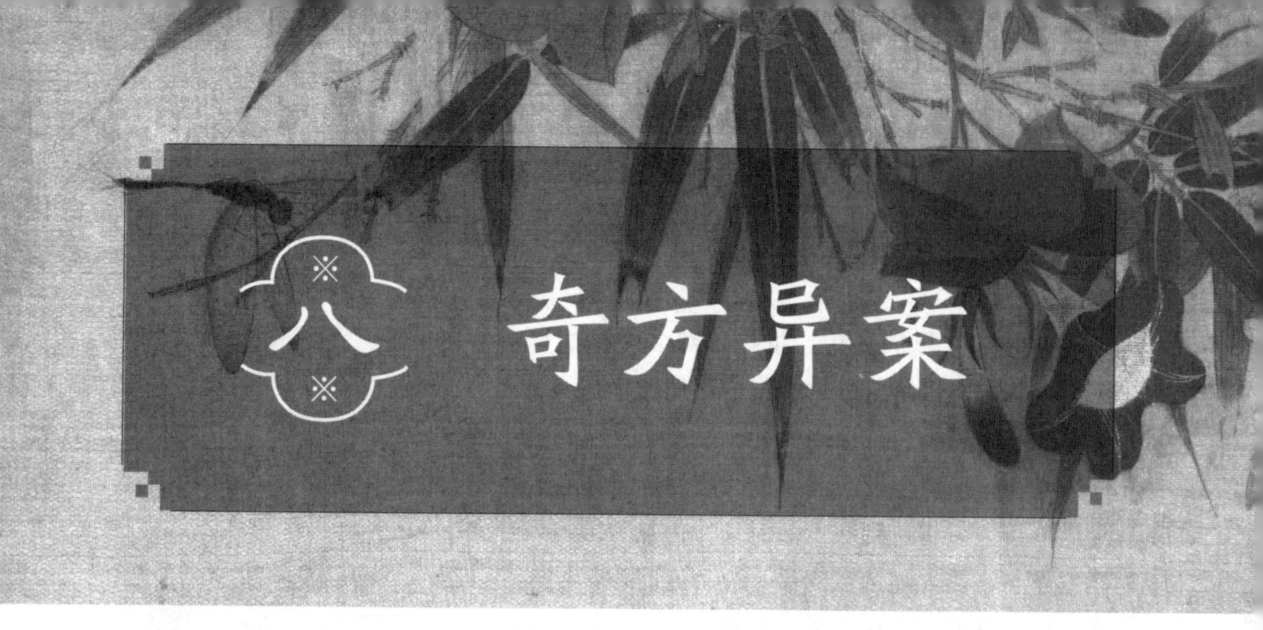

华佗愈躄

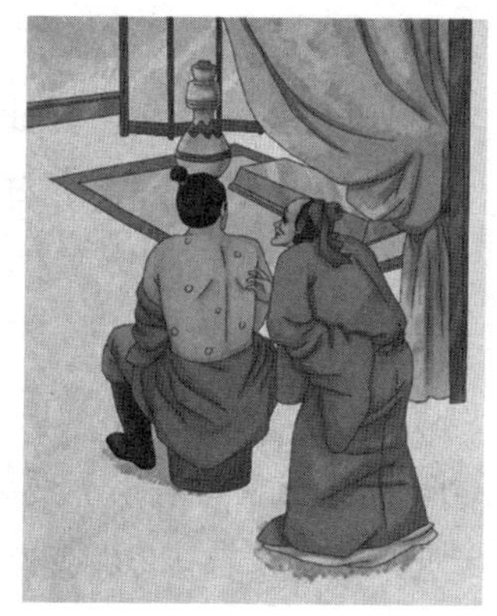

有人患两腿跛足的病，不能行走，乘车前往华佗处求治。华佗望诊以后说：“针灸服药已经足够多了。”不再需诊脉，便使人解开病人的衣服，在背部点穴数十处，每穴相距有的一寸，有的五寸，纵横倾斜不对称。说：“这些穴位各灸十壮，等到所灸的创口痊愈即可。”最后又灸夹脊穴一寸上下。经过治疗，病人行走端直，步态均匀，像拉直的绳子。

原文

有人病两脚躄[1]，不能行，舆[2]诣佗。佗望见云：“已饱针灸服药矣。”不复须[3]看脉，便使解衣，点背数十处，相去[4]或一寸，或五寸，纵邪[5]不相当。言：“灸此各十壮，灸创愈即行。”后灸处夹脊一寸上下，行端直均调如引绳也。

（节选自《三国志·华佗传》注引《华佗别传》）

注释

①躄：跛足。②舆：车子。此谓乘车。③须：等待。④相去：相距，相离。⑤邪：通“斜”。

按语

华佗治愈跛足之事，展示了华佗高妙的针灸技术，多被后人称颂。《太平广记》卷二一八“医类”全文引用了这段文字。北宋仁宗时翰林学士夏竦，在《铜人腧穴针灸图经》序中，论述针灸的作用时说：“若越人起死，华佗愈躄，非有神哉，皆此法（指针灸）也。”

寒水百灌

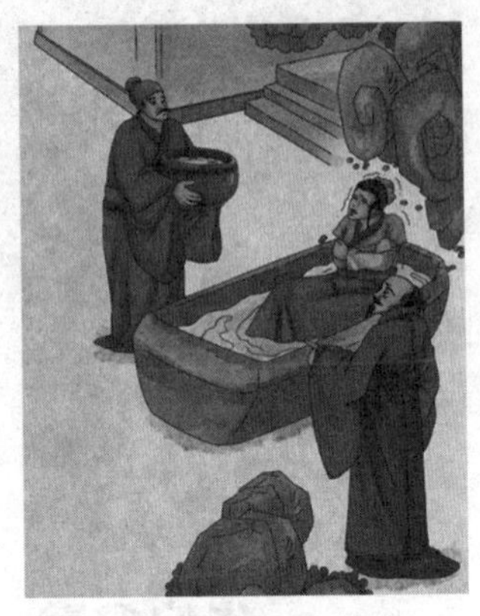

有一妇女患病多年，世称寒热会聚的病。一年冬天十一月间，由华佗诊治。华佗让病人坐在石槽内，一大早用寒水汲灌，说应当灌满一百下。才进行七八灌，病人发抖，冷得要死，灌水的人害怕，想停止。华佗让灌满一百下。将达到八十灌时，体内热气才蒸发出来，嚣嚣作声，热气高达二三尺。满百灌时，华佗于是让燃火，使床升温，给病人盖上厚厚的被子，许久汗出，身上湿润，扑上粉，汗一干燥便痊愈了。

原文

有妇人长病经年，世谓寒热注[①]病者。冬十一月中，佗令坐石槽中，平旦[②]用寒水汲[③]灌，云当满百。始七八灌，会战[④]欲死，灌者惧，欲止。佗令满数。将至八十灌，热气乃蒸出，嚣嚣[⑤]高二三尺。满百灌，佗乃使然[⑥]火温床，厚覆良久汗洽[⑦]出，著[⑧]粉，汗燥便愈。

（节选自《三国志·华佗传》注引《华佗别传》）

注释

①注：集中。②平旦：也称“日出”，古代时段名，相当于5~7点。③汲：打水。④会战：正值（病人）发抖。⑤嚣嚣（xiāo 消）：喧嚣的声音，象声词。⑥然：同“燃”。⑦洽：沾湿，湿润。⑧著：同“着”。

按语

这是《华佗别传》中记载的华佗治疗疑难病的奇方异案，意在表现华佗高超的医疗技术。但明显有传说的色彩，不可尽信，更不可随意仿效。

蛴螬炙明目

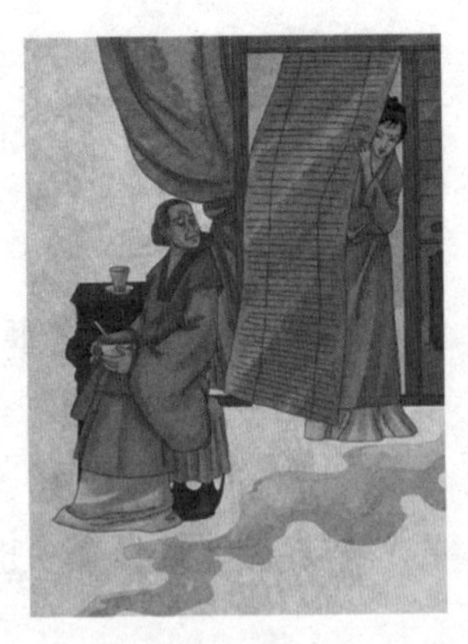

盛彦，字翁子，广陵人。他母亲王氏，因为眼睛生了病而丧失了视力，盛彦便亲自服侍赡养她。母亲吃东西，他一定亲自喂食。母亲的毛病拖久了，脾气便变得很暴躁，以至于有些婢女多次被她鞭打。婢女很怨恨她，听说盛彦暂时外出，于是就拿金龟子的幼虫烤了用饴糖拌了给她吃。母亲吃了，觉得味道很好，但怀疑这不是食物；于是就偷偷地把它藏起来拿给盛彦看。盛彦看见后，抱着母亲十分悲痛地大哭起来，哭得死去活来。母亲的眼睛忽然睁开了，从此她的眼病就痊愈了。

原文

盛彦[①]，字翁子，广陵人。母王氏，因疾失明，彦躬自侍养。母食，必自哺之。母疾既久，至于婢使，数见捶挞[②]。婢忿恨，闻彦暂行，取蛴螬[③]炙饴[④]之。母食，以为美，然疑是异物，密藏以示彦。彦见之，抱母恸哭，绝而复苏。母目豁然即开，于此遂愈。

（节选自《搜神记·卷十一·蛴螬炙》）

注释

①盛彦：字翁子，广陵（今江苏扬州一带）人。三国时吴国大夫，官至中书侍郎。②捶挞（tà）：用鞭子或棍子打。③蛴螬（qí cáo 其曹）：虫名，金龟子的幼虫。④饴：饴糖，糖稀。

按语

本篇是关于蛴螬炙的故事，在《晋书·盛彦传》中也有记载。许多药物的功效，往往是在偶然的机会中发现的，一旦被记载流传下来，将会产生意想不道的作用。《神农本草》说：蛴螬“疗吐血在胸腹不去，金疮内塞，产后中寒，下乳汁。”陶弘景《名医别录》云：“取汁滴目，去翳障。主血止痛。”像蛴螬这样的居粪中之物，竟是治眼疾等多种疾病的良药。

笔针破痈

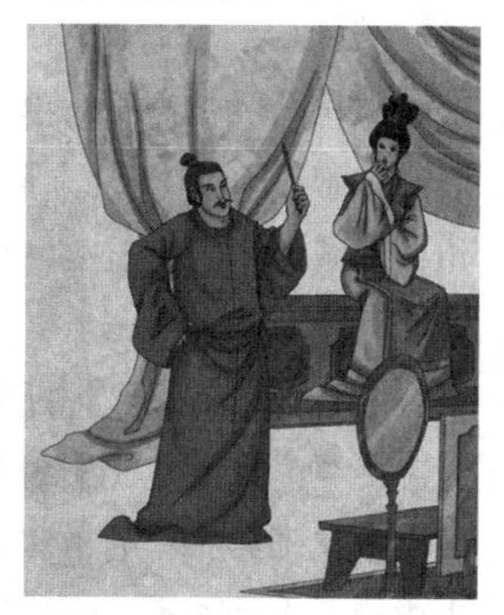

李王的公主女儿，得了咽喉痈，食物无法下咽，就把医官招来。医官说：“须用针刺刀割才能使痈溃破而愈。”李王的女儿听说用针刀，就大哭不让治。

突然有一民间医生说：“我不用针刺刀割，只用毛笔头蘸上药点在痈疮上，眨眼之间就能破溃。”她听了很高兴，便让这位医生治疗。李王对这位民间医生说：“你如果把公主的病治好了，我一定提升你为翰林医官，还酬谢你三百吊钱。”刚上了两次药，喉痈即破溃，出脓一小杯左右，便觉宽慰舒服，才两天公主的病就好了。李王立即酬谢这位民间医生，并提升为翰林医官。于是命令他把药方贡献出来，这位民间医生请罪说：“我是把针暗藏在毛笔头里，轻轻刺破喉痈，使痈毒消散的呀！”李王听罢，赦他无罪。

原文

李王女公主，患喉内痈毒，饮食不下，召到医官，言："须针刀开，方得溃破。"公主闻用针刀，大哭不肯治。

忽有一草泽医人[1]，云："某不使针刀，只将笔头蘸药痈上，霎时便溃。"公主喜，遂令治之。王言："果愈，当补翰林医官[2]，仍酬三百千[3]。"方两次上药遂溃，出脓血一盏[4]余便宽[5]，两日疮无事。遂酬谢补医官讫[6]，令供其方，医者乃请罪云："某乃以针系笔心中，遂轻轻划破其溃散耳！"王遂赦之。

（节选自《名医录》[7]）

注释

①草泽医人：民间医生。②翰林医官：执掌医学和管理御药院的官员。③三百千：即三百吊铜钱。古时用铜铸钱，中有小孔（串绳用），千文为一吊，亦称一贯。④一盏：一小杯。⑤便宽：便觉宽慰舒服。原作"便觉"，据《医说》改。⑥讫：完毕。⑦《名医录》共七卷，《宋史》称《历代名医录》，后人称之为《名医录》或《名医大传》。此书收集自伏羲至唐代名医一百二十人传记，是我国最早的医学人物传记专著。惜原书已亡佚，宋代《历代名医蒙求》等书有所引录。作者甘伯宗，唐代人，生平里籍未详。

按语

这位民间医生，采用灵活的治疗方法，笔头藏针，刺破喉痈，巧妙地治愈了患者的病痛，值得效法。宋·张杲《医说》亦摘引此文，文字有出入。

狄公针瘤

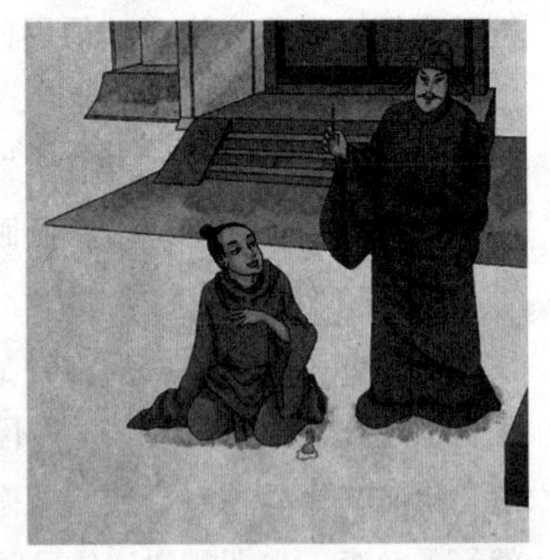

梁国公狄仁杰平时熟悉医药，尤其擅长针术。唐高宗显庆年间狄仁杰赴京应考入潼关，路经华州，到城北门的街道上，只见人群熙攘，众人聚观如堵。

狄仁杰牵着马缰绳遥望，只见有一巨牌上写着大字："能疗此儿，酬绢千匹。"随即近前观察，有一富家子弟，年龄十四五岁，躺在巨牌下。鼻端生肉瘤，大如拳头，瘤的根部连着鼻子，就像吃饭的筷子一样。若触碰它，酸痛刺骨，于是两眼被肉瘤牵累，眼睛翻白，痛苦危急，顷刻将绝命。狄公心里难受很久，于是说："我能治疗。"孩子的父母及亲属都磕头祈求，随之用车推出千匹丝绢放在座旁。狄公就让扶起病人，随之在其脑后下针一寸左右。接着询问病人说："针感已到达病处了吗？”病人点了点头。狄公迅速拔针，而赘瘤应手而落，双眼也随即恢复正常，简直像个没病的人。

他的父母亲眷又哭又拜，就把细绢织品奉上。狄公笑笑说：“我同情你性命的危急，我是急病人之病，行救人之志，我不是出卖技艺的人呀！”然后头也不回离去。

原文

狄梁公[①]性闲[②]医药，尤妙[③]针术。显庆[④]中应制[⑤]入关[⑥]，路由华州[⑦]，阛阓[⑧]之北，稠人广众，聚观如堵[⑨]。狄梁公引辔[⑩]遥望，有巨牌大字云：“能疗此儿，酬绢千匹。”即就观之，有富室儿，年可[⑪]十四五，卧牌下。鼻端生赘[⑫]，大如拳石，根蒂缀鼻[⑬]，才如食箸[⑭]。或触之，酸痛刺骨，于是两眼为赘所缒[⑮]，目睛翻白，痛楚危亟，顷刻将绝。恻然[⑯]久之，乃曰：“吾能为也。”其父母洎[⑰]亲属，叩颡[⑱]祈请，即辇[⑲]千绢置于坐侧。公因令扶起，即于脑后下针寸许，乃询病者曰：“针气[⑳]已达病处乎？”病人颔之[㉑]。公遽[㉒]抽针，而赘疣应手而落，双目登[㉓]亦如初，曾[㉔]无病痛。其父母亲眷且泣且拜，则以缣物奉[㉕]焉。公笑曰：“吾哀尔命之危逼，吾盖急病行志[㉖]耳，吾非鬻技[㉗]者也。”不顾而去焉。

（节选自《集异记》[㉘]卷二）

注释

①狄梁公：即唐初著名大臣狄仁傑，字怀英，太原（今属山西）人。②闲：通“娴”，熟习。③妙：擅长、精通。④显庆：唐高宗年号，656～661年。⑤应制：赴京应考。⑥关：潼关。⑦华州：州名，治所在今陕西华县。⑧阛阓（huán huì 环会）：城市的墙和门，此指市内街道。⑨如堵：像墙那样。形容人多拥挤。⑩引辔：牵着马缰绳。辔，驾驶牲口的缰绳。⑪可：大约、约略。⑫赘：肉瘤。⑬根蒂缀鼻：瘤的根部连着鼻子。缀，连缀。⑭食箸：食筷。箸，竹筷。⑮为赘所缒：被肉瘤牵累。缒，系物下坠。⑯恻然：悲伤的样子。⑰洎（jì 季）：及、到。⑱叩颡：磕头。颡，额。⑲辇：推车。⑳针气：即“针感”。㉑颔之：点了点头。㉒遽：迅速、及时。㉓登：立刻。㉔曾：简直。㉕以缣物奉：把细绢织品奉上。㉖急病行志：急病人之病，行救人之志。㉗鬻技：出卖技艺。鬻，卖。㉘《集异记》：又名《古异记》，原书三卷，最早著录于《新唐书·艺文志》，是唐代一部比较有影响的志怪传奇小说集。所记载的是隋唐时代奇闻怪异之事，其中不少名篇，如《集翠裘》《王之涣》《杨褒犬》等常为后人引用，有的被改编成戏曲，搬上了舞台。对后世的文学创作产生了积极影响。作者薛用弱，字中胜，河东（今山西永济市）人，生卒年不详。唐代中期的文学家。

按语

从本文可知，唐代名臣狄仁杰不仅善于断案、不畏权势、举荐贤良，而且还熟习医药，精于针术。作者以精练生动的语言描绘了狄仁杰针刺肉瘤的高超医术，并特别赞扬了他不图名利，扶危救难的高尚品德。文中曾三次出现病家要“酬绢千匹”的细节，而狄仁杰的回答是：“吾哀尔命之危逼，吾盖急病行志耳。”然后“不顾而去焉”。其高风亮节，跃然纸上。实在发人深思。

应当说明的是，薛用弱的《集异记》毕竟是文学作品，其中描述的针刺肉瘤一节，难免有些夸张，我们不必苛求之。

治针道士

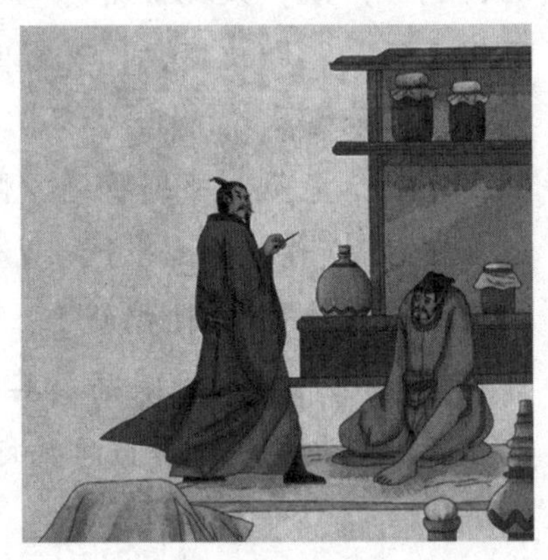

唐德宗时，有一位朝廷官员从马身上跌下来伤了脚，太医给他针刺腿部。针入腿中，随针之穴位旁有气像一缕烟样出之不绝。晚上病人越来越困顿疲惫，精力衰败，眼看将到了不可救的地步。太医惊惶害怕。有个道士来到门前说：“我可以治好。”他查看扎针的地方，责备太医说：“您多么轻率！进针的关键是准确，使人致死的穴位与使人得活的穴位，就在于分毫之差。人的血脉相通如江河，针灸时在于找准位置。您也是针灸的好手，只是误中了别的穴位。”道士于是叫人将病床抬过来靠近他的面前，在左腿气满处下针说：“这根针下入左腿气满处，原来那根针就跳出来，能蹦到屋檐下的天花板处。”说罢，于是针入一寸多，原来下的针振动起来，一下跳到天花板上。出气的针孔自然消失，肌肉吻合，病人当时就痊愈了。朝官与太医共同拜谢，拿金帛赠送，道士不受，喝了一杯茶就走，竟然不知他去哪里了。

原文

德宗[①]时，有朝士坠马伤足，国医[②]为针腿。去针[③]，有气如烟出，夕渐困惫，将至不救，国医惶惧。有道士诣门云：“某合治得。”视针处，责国医曰：“公何容易[④]！生死之穴，乃在分毫。人血脉相通如江河，针灸在思其要津[⑤]。公亦好手，但误中孔穴[⑥]。”乃令舁[⑦]床就前，于左腿气满处下针曰：“此针下，彼针跳出，当至于檐板。”言讫，遂针入寸余，旧穴之针拂然[⑧]跃至檐板。气出之所，泯[⑨]然而合，疾者当时平愈。朝士与国医拜谢，以金帛赠遗[⑩]，道士不受，啜茶一瓯而去，竟不知所之矣。

（节选自《太平广记[⑪]·卷八十三·异人》）

注释

①德宗：唐代宗李豫之子李适，在位26年。②国医：即太医，御医。③去针：指进针，不是拔掉针。④公何容易：您多么轻率！此处责备其轻易下针。⑤要津：重要的渡口。这里指重要穴位。⑥孔穴：通气穴位。⑦舁（yú 于）：抬动。⑧拂然：振动的

样子。⑨泯：灭，消失。⑩遗（wèi 位）：赠。⑪《太平广记》：是宋代李昉等主编的一部大型类书。全书500卷，目录10卷，按题材分为92类，又分150余细目。取材于汉代至宋初的野史小说等杂著，实际上是一部按类编纂的宋代之前的小说总集。因成书于宋太平兴国年间，和《太平御览》同时编纂，故称《太平广记》。《太平广记》引书大约400种，其中有很多书已经失传，只能在本书里看到它的遗文。许多唐代以前的志怪小说及唐代传奇作品，就靠《太平广记》保存下来而得以流传。鲁迅编辑《古小说钩沉》和《唐宋传奇集》就充分利用了本书。李昉（925—996），字明远，深州饶阳（今河北饶阳县）人，宋代著名学者。他的主要功绩是主编了三部巨著：《太平御览》《太平广记》和《文苑英华》。还曾参加编撰《旧五代史》。

按语

针灸奥妙无穷，在我国有悠久的历史，本文作者编撰这则小故事，目的在于颂扬奇人异术，虽然有些夸张，但在客观上从一个侧面反映了我国针灸之术的精湛。特别是“生死之穴，乃在分毫”一语，含义深刻，值得今人借鉴。

安常神针

朱新仲租居在桐城时，亲戚的熟人中有一妇人妊娠将要生产，待产七日而子不下。家人请医生用药物治疗，又请道士画符喷水，无所不用，可是均无效果，只有等死。

名医李几道偶然到朱先生住处，朱先生邀他为病妇诊视，李几道说：“这种病没有可施用的药物，只有针刺一法。然而我的针刺技术尚未达到这种地步，不敢下针治疗。”于是便回去了。而李几道的师傅庞安常恰巧进门，便同他一起拜见朱先生，朱先生告诉他们其中的情况，说：“病家不敢让先生屈尊上门，然而人命至贵，您是否能不惜一行救治她呢？”安常许诺，与他一同前往。刚见孕妇，随即连声呼喊说：“病人不死！”便让孕妇家人用热水洗她的腰腹部位，使之温热，安常用手上下抚摸按摩。孕妇感觉肠胃微微作痛，呻吟之间生一男孩，母子均安然无恙。孕妇家人惊喜拜谢，敬之如神，却不知这是什么缘故。

安常解释说：“胎儿本来已脱出胞宫，可是一只手误勾住了母亲的肠子，不能脱掉。正巧我隔腹摸着胎儿的手所在的部位，针刺其虎口，胎儿疼痛以后，随之缩手，所以立即生下来了。并没有使用特殊的医术。”让人抱婴儿来看，右手虎口针眼仍存，其神妙针术，竟达到这种地步。

原文

朱新仲①租居桐城②时，亲识间一妇人妊娠将产，七日而子不下，药饵符水无所不用，待死而已。

名医李几道[③]偶在朱公舍，朱邀视之，李曰："此百药无可施，惟有针法，然吾艺未至此，不敢措手[④]也。"遂还。而几道之师庞安常[⑤]适过门，遂同谒朱，朱告之故，曰："其家不敢屈先生[⑥]，然人命至重，能不惜一行救之否？"安常许诺，相与同往。才见孕妇，即连呼曰："不死！"令家人以汤温其腰腹间，安常以手上下拊摩之。孕妇觉肠胃微痛，呻吟间生一男子，母子皆无恙。其家惊喜拜谢，敬之如神，而不知其所以然。

安常曰："儿已出胞，而一手误执母肠胃，不复能脱。适吾隔腹扪[⑦]儿手所在，针其虎口，儿既痛，即缩手，所以遽生，无他术也。"令取儿视之，右手虎口，针痕存焉[⑧]，其妙至此。

（节选自《夷坚志·卷第十》）

注释

①朱新仲：北宋时人，官居中书舍人。②桐城：地名，今属安徽省。③李几道：名百全，北宋医家。④措手：谓下针治疗。措，置。⑤庞安常：名安时，湖北蕲春人，北宋名医。既是伤寒大家，又是针灸高手。⑥屈先生：使先生屈尊上门。⑦扪：抚摸。⑧存焉：留在虎口处。焉，于此。

按语

此则故事，在《宋史·庞安时传》中也有记载。文字较简。在宋人的著作中，有关名医庞安常事迹的记载，时有所见，洪迈的这则小品就是一例。一位待产七日而子不下，药饵符水均无效而等死的孕妇，经庞安常轻轻一针，胎儿便安全落地，且"母子皆无恙"，其高妙针术，实在让人惊叹！无怪乎病家"惊喜拜谢，敬之如神"了。细察安常的这则病例，并非单用针刺一种疗法，而是热敷、按摩、针刺诸法并用。正是因为他先"以汤温其腰腹间"，并"以手上下拊摩之"，才准确地找到病所，然后，随气用巧，刺其虎口，一针而愈。俗话说：熟能生巧，而"巧"自然能生出"神妙"来，观庞安常之神针，信然。

庞安时隔腹针婴，同"狄仁杰走马医赘疣""喻嘉言一针救二命"等故事一样，意在赞扬祖国医学高妙的针灸技术。至于本文中婴儿手抓母肠及针刺虎口之说，未必可尽信。

嗜食竹鸡

唐代有一富商在船上住宿，半夜暴病似亡。等到清晨，气还未断。隔壁房里有位医生，是武陵人梁新，得知后就给他诊治。诊后说："这是食物中毒，近三两日内是否在外边吃什么东西了？"病者的仆人说："主人很少出船，从不在别人那里吃东西。"梁新又问："平常他好吃什么食物？"仆人说："好吃竹鸡，每年不下数百只。近来又买了竹鸡，并已进食。”梁新说：“竹鸡吃半夏，一定是中了半夏的毒。”让人把生姜捣碎挤压出汁，撬开病人牙齿灌入口中，病人便苏醒了。

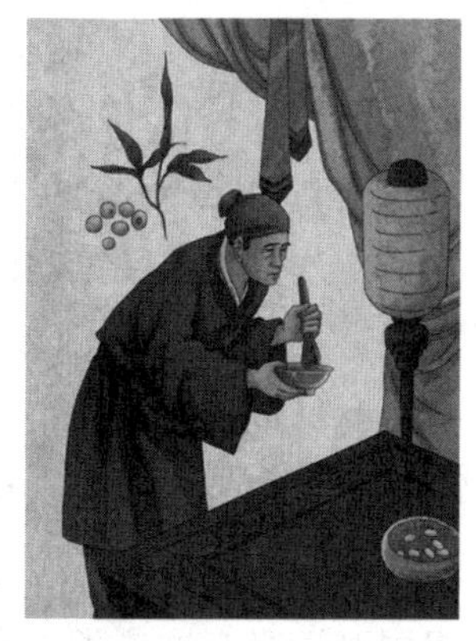

原文

唐有富商船居，中夜暴亡。迨[①]晓，气犹未绝。邻房有武陵[②]医士梁新闻之，乃与诊视，曰：“此乃食毒也，三两日得非外食耶？”仆夫曰：“主公少出船，亦不食于他人。”梁新曰：“寻常嗜食何物？”仆夫曰：“好食竹鸡[③]，每年不下数百只。近买竹鸡，并将充馔[④]。”梁新曰：“竹鸡吃半夏，必是半夏毒也。”命捣姜捩[⑤]汁，抉齿而灌之，由是方苏。

（节选自《北梦琐言》[⑥]卷十）

注释

①迨：等到。②武陵：今湖南常德市。③竹鸡：鸟名。分布于江南，形比鹧鸪小，喜居竹林，故名竹鸡。④馔（zhuàn 撰）：食物。⑤捩（liè 列）：扭转，拧。此谓用手掯出姜汁。⑥《北梦琐言》：是晚唐五代笔记小说集，今存二十卷。记载唐武宗迄五代十国的史事，包含诸多文人士大夫言行与政治史实，为研究晚唐五代史提供了可贵材料。《太平广记》《旧五代史》及《资治通鉴》曾多次引用此书。孙光宪（901—968），字孟文，自号葆光子，贵平（今四川省仁寿县）人。五代时著名政治家、文学家。著有《北梦琐言》《荆台集》《橘斋集》等，仅《北梦琐言》传世。

按语

大凡诊病，必先探病本，然后用药才能显效。梁新凭借他丰富的临床经验和渊博的学识，又通过认真地调查研究，探得病者中毒的原因，是好食竹鸡所致，而竹鸡喜食半夏，久则中其毒。根据姜能解半夏毒的道理，于是捣姜汁灌之，一举而愈。诚然，姜能解半夏毒（中药用半夏者，用姜汁炮制，即有解半夏毒之妙用），是中医的常识。试想，如果梁新仅知此一点，而不知竹鸡好食半夏的知识，且又不善于思索探究，又怎能察知病本而一举治愈呢！

啖梨愈风

有一位在朝中做官的士人，来求奉御梁新看病，梁新诊后说：“你为何不早来让我看呢？患的风疾已很重了，请你赶快回家处理一下家中事务，只求随顺自然了。”士人听后惶惶不安，急忙告别，策马而归。当时鄜州的一位马医赵鄂，刚到京城，他在交通要道上自贴榜文，声称专攻医术，能治病救人。这位士人下马

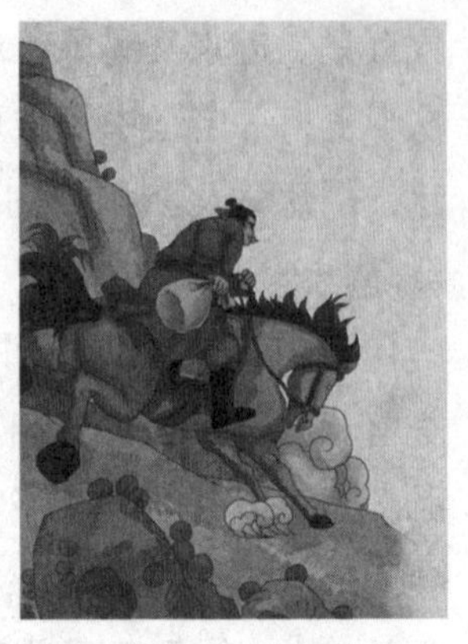

求治，赵鄂也说病情已危重，跟梁先生所说的相同。并告诉他说：“只有一个办法，请官人多吃消梨，不要限量，如果用嘴嚼吃不及，可以把梨捣成汁饮用，或许有希望治愈。”这位士人又策马前行，并用书信询问求购消梨，买了梨，骑在马上立即就吃。回到家十天，仍不停地吃消梨。突然觉得浑身轻松爽朗，原来的病状不再发作。再回访赵先生表示感谢，又拜访梁奉御，详细说明得赵先生所教的治法。梁新听后表示惊异，并且说：“国大人才多，祖国医学必有这一类人来继承。”于是召见赵鄂，赠给他仆人、马匹、钱财，到处赞扬赵鄂医术高明，使赵氏誉满京城。后来，朝廷任赵鄂为太仆卿。

原文

有一朝士①诣之，梁奉御②曰：“何不早见示？风疾已深矣！请速归处置家事，委顺③而已。”朝士闻而惶遽告退，策马而归。时有鄜州④马医赵鄂者，新到京都⑤，于通衢⑥自榜姓名，云攻医术。此朝士下马告之，赵鄂亦言疾已危，与梁生所说同矣。谓曰：“只有一法，请官人剩⑦吃消梨⑧，不限多少，时咀龁⑨不及，捩法而饮，或希万一。”此朝士又策马归，以书简质⑩消梨，马上旋龁。到家旬日，唯吃消梨，顿觉爽朗，其恙不作。却⑪访赵生感谢，又访梁奉御，具言得赵生教也。梁公惊异，且曰：“大国必有一人相继者。”遂召赵生，资以仆马钱帛，广为延誉⑫，官至太仆卿⑬。

（节选自《北梦锁言》卷十）

注释

①朝士：在朝中做官的士人。②梁奉御：唐代医生梁新，任尚药奉御（主管御药房的官员）。③委顺：随顺自然。④鄜（fū 夫）州：今陕西富县。⑤京都：京城长安。⑥通衢：四通八达的大道。⑦剩：多。⑧消梨：秋梨的一种。⑨咀龁（hé 和）：用嘴咬着吃。⑩质：询购。⑪却：再。⑫延誉：称扬其美，使名誉远播。⑬太仆卿：朝廷中掌管舆马的官员。

按语

赵鄂让病人多吃消梨而治愈了危重的风疾，耐人寻味，值得探讨；而梁新推贤荐能，“广为延誉”，使赵鄂得受重用，更值得钦敬。

红花熏蒸救产妇

陆岩是浙江奉化人，凭医术行于世。新昌县有位姓徐的妇女，产后病情危重，不远二百里用轿子请来陆岩医生，刚到门口，产妇看似已经死亡，但是胸膈部位尚有微热。于是陆岩进屋诊脉检查好一阵子，说："这是血闷病症啊！快买红花数十斤，可能救活。"病家急忙如数买到。陆岩用大锅煮药，等到药汤煮沸，倒入大木桶中，取一花格木窗放在桶上，然后让产妇躺在木窗之上，以药气熏蒸。药汤稍冷，又换一桶。不大一会儿，产妇手指能动，只熏蒸了半天的时间，产妇苏醒而愈。这大概是红花能够活血化瘀的缘故吧。

原文

陆岩[①]奉化人，以医术行于时。新昌[②]徐氏妇病产，不远二百里舆致[③]之，及门，而妇已死，胸膈犹微热。陆入诊之，良久曰："此血闷也。能亟捐[④]红花数十斤则可以活。"主人亟购如数。陆乃为大锅煮之，候汤沸，遂以杉木桶盛汤于中，取窗格[⑤]藉[⑥]妇人寝其上。汤气微，又复进之。有顷，妇人指动，半日遂苏。盖以红花能活血故也。

（节选自《稗史》[⑦]）

注释

①陆岩：一作陆酽。宋代医家，奉化（今属浙江省）人，医术精湛。②新昌：县名。在浙江省东部。③舆致：用轿请来。舆，轿子。④亟捐：急速筹款购买。⑤窗格：即旧式带格的木窗。⑥藉（jiè 介）：凭借。谓以窗格垫在下面，托住病人。⑦《稗史》：一部笔记小说。作者仇远（1247—1326），元朝文学家。字仁近，又字仁父，号山村民。钱塘（今浙江杭州）人。元大德年间为溧阳县（今属江苏省）教授。

按语

熏蒸疗法是中医外治法的一种，治病多有奇效。《旧唐书·许胤宗传》曾记载，唐代名医许胤宗，取黄芪防风汤数十斛，用熏蒸疗法治愈了柳太后的病风不语症。本文中，陆岩用熏蒸疗法，取红花的行血活络之功，治愈了产妇的血闷病症。又是一例明证。

掘土为坎愈痿躄

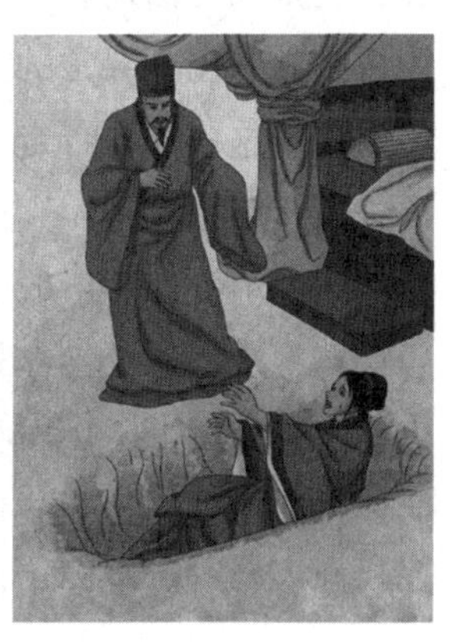

葛可久先生曾医治过当地的一位富家女子，此女子年龄十七八岁，得了痿躄病，四肢软弱麻木，连饮食都不能自理，眼睛瞪着，众多医生无法治疗。葛可久先生一见病人，便说："应当除去房中梳妆器具和香粉脂红等物。"于是掀开地板在地下掘一土坑，把这女子放入坑中，关好房门。对病家说："等病人手脚能动发出呼声，立即告诉我。"过了大半天，女子手脚果然能动，并发出呼叫声，葛可久又给女子服了一粒丸药，到了第二天，女子就从土坑中走了出来。这是因为此富家女子平日爱好用香味粉饰，香气入脾，而脾脏久受香气侵蚀的缘故啊。

原文

葛可久[①]治同郡富家女，年可十七八，病四肢痿躄[②]，不能自食，目瞪，众医莫治。葛视之，曰："当去房中香奁[③]流苏[④]之物。"发地板掘土为坎[⑤]，畀[⑥]女子其中，扃其扉[⑦]。戒家人："俟其手足动而作声，当报我。"久之果动而呼，投药一丸，明日坎中出矣。盖此女平日嗜香，而脾为香所蚀[⑧]故也。

（节选自《吹剑续录》[⑨]）

注释

①葛可久：见《朱谦葛雄》一文注释。②痿躄（bì）：中医病名。手足软弱，肌肉麻木。③奁（lián 帘）：盛香粉脂红的梳妆匣子。④流苏：帐幕的装饰物，多用五彩羽毛或丝线制成。⑤坎：坑，地洞。⑥畀（bì 闭）：给予，此作放置讲。⑦扃（jiōng）其扉：关上门。扃，门栓。⑧蚀：侵袭亏损。⑨《吹剑续录》：作者俞文豹，字文蔚，括仓（今浙江丽水）人。南宋文学家。生卒无考，约1240年前后在世。其著作甚多，有《清夜录》一卷、《古今艺苑谈概》上集六卷、下集六卷、《吹剑录》一卷、《吹剑录外集》一卷等。作品对南宋政治腐败有所揭露，对丽水的山川人物也有赞颂。

按语

脾主四肢，香气入脾，太过则伤脾，以致四肢不举。葛可久掘土为坎，借助土气以补脾，使富家女之痿躄得愈。称得上是奇方异治。本文虽有寓言故事的色彩，但它显示出了葛可久思绪精巧的高超医术。

螺利二便

江西上饶熊彦诚医生，年五十五岁，得病大小便不通已经五天，腹部胀大如鼓。同道们围坐床前守候，但都没有办法治疗。因熊医生和西湖妙果和尚慧月是好友，便派人送信请慧月前来做最后的告别。慧月得信后慌慌张张地急忙前往，走到钓桥碰见一位不寻常的人，此人风姿潇洒出群，望着慧月施礼说："您这超出尘世的人为何这样独自奔走？"慧月说："我的好友二便闭结不通，已经五天，病势危重，因此急去探望。"这个人说："您友人的病容易解决，请稍等，我奉送一药治疗。"说罢立即脱下靴子，跳入水中，摸了一只大螺上来，即对慧月说："您友人的病有救了，将大螺拿到他家，用盐半羹匙同螺连壳捣烂如泥，放在病人脐下一寸半处的气海穴上，用布扎紧，再准备便器等候便通。"慧月接过大螺，虽不深信，但还是谦恭地谢了谢急忙赶路。慧月到达后，熊彦诚已经昏迷不省人事，妻子儿女在一起大哭，好多医生都没治疗的办法，只好把慧月带来的大螺如法试治。用药不大一会儿，突然听到扑哧哗哗的声音，二便大下，病人苏醒而愈，众多医生都很惭愧地离去。慧月回家寻访施螺的人已经找不到了。熊医生从此以后又活了十六年才寿终。

原文

饶医[①]熊彦诚年五十五岁，病前后便溲不通五日，腹胀如鼓。同辈环坐[②]候视，皆不能措力[③]。与西湖妙果僧慧月相善，遣信[④]邀至诀别。月惊驰[⑤]而往，过钓桥逢一异客[⑥]，风姿潇洒出尘，揖之曰："方外高士[⑦]何孑孑走趋[⑧]如此？"月曰："一善友久患闭结，势不可料，急欲往问之。"客曰："此易事耳。待奉施一药。"即脱靴入水，采一大螺而出，曰："事济矣，持抵其家，以盐半匕[⑨]和壳生捣碎，置病者脐下一寸五分，用宽帛紧系之，仍办溲器[⑩]以须[⑪]其通。"月未深以为然，姑巽谢[⑫]之而前。及见熊，昏不知人事，妻子聚泣，诸医知无他策，漫[⑬]使试之。曾未安席，砉然[⑭]暴下，医愧叹而散。月归访异人，无所见矣。熊后十六年乃终。

（节选自《夷坚志·三志·辛集》）

注释

①饶医：上饶的医生。饶，指上饶，在今江西省东北部。②同辈环坐：指同道们围坐在他身边。③不能措力：无能为力，即无法治疗。④遣信：派人送信。⑤惊驰：神色慌张地奔走。⑥异客：不同寻常的人。⑦方外高士：超出世俗之外的高人。⑧孑孑（jié jié　洁洁）走趋：孤单地奔走。⑨半匕：半调羹。⑩办溲器：准备便器。⑪须：等待。⑫巽谢：恭敬地告辞。巽，通"逊"。⑬漫：随便。⑭砉（xū，又读huā）然：象声词，物相杂声。

按语

这篇小说故事，虽然有些神秘的色彩，但螺蛘治病之功不可掩。文中用大螺连壳捣碎，治愈了患者的便溲不通、腹胀如鼓之疾，是符合医理的。李时珍《本草纲目·介部第四十六卷·田螺》云："（田螺）利大小便，去腹中结热……捣烂贴脐，引热下行，止噤口痢，下水气淋闭。"并且在"田螺"的"附方"中还择要引述这个病例，说："小便不通，腹胀如鼓。用田螺一枚，盐半匕，生捣，傅脐下一寸三分，即通。熊彦诚曾得此疾，异人授此方果愈。"足可证之。

葱蜜合食，巧愈疟疾

有一位书生，患疟疾隔日一发作。将参加三年一次的秋试科考，到考试那天，正是疟疾要发作的日子。书生非常忧虑苦闷，误以生葱和蜂蜜合食，结果大吐涎液数升，腹中瘀血和积食全都吐尽，使得同室学子惊惧。等到来日入试院考试，疟疾竟亦不再发作。这也是我偶然获得的一种催吐的治疗方法呀！

原文

又有一书生，疟间日一作。将秋试[①]，及试之日，乃疟之期。书生忧甚，误以葱蜜[②]合食，大吐涎数升，瘀血宿食[③]皆尽，同室惊畏。至来日入院，疟亦不发。亦偶得吐法耳！

（节选自《儒门事亲·卷二·偶有所遇厥疾获瘳记》）

注释

①秋试：也称秋闱。旧时科举制度，每三年的秋季，由朝廷派出考官，在各省省城举行一次乡试。录取者称举人。②葱蜜：生葱和蜂蜜。③宿食：饮食停积肠胃，滞而不化。指积食之症。

按语

生葱和蜂蜜本来都是食物中的佳品，但若将二者合和食，则会产生相克作用，出现涌吐现象。民间亦有此说。文中那位书生所患之病，是由瘀血宿食而导致的疟疾，故他"误以葱蜜合食，大吐涎数升，瘀血宿食皆尽"。于是歪打正着，不仅治好了病，还让他按时参加了秋试。实乃一件幸事。而作为善用汗下吐法的攻下派代表张子和，将此作为吐法的一个案例记于书中，则自有深意。

误出血而愈目盲

先前有一读书人叫赵仲温，在赴科举考试途中得了急病。两目红肿，眼珠浑浊不能认路，大痛难忍，痛不欲生，想自寻短见。一天，他与同辈伙伴坐在茶馆里聊天解闷。突然钩窗从铁钩脱落，掉下来正巧砸中仲温的额头，头发根处撕裂有三四寸长的口子，鲜血流有数升。待流血止住后，他自身倒觉得有些畅快，能认得路便自己回家了。来日就能辨别屋脊，次日又能看见房上瓦楞之间的泄水沟，不几天视力就恢复如故。这不用服药，也不用扎针，误出血竟治愈了目盲呀！其实出血也是发汗的一种形式。这也是我偶然见到的一种出血疗法。

原文

昔一士人赵仲温，赴试暴病，两目赤肿，睛翳[①]不能识路，大痛不任，欲自寻死。一日，与同侪[②]释闷，坐于茗肆[③]中。忽钩窗脱钩，其下正中仲温额上，发际裂长三四寸，紫血流数升。血止自快，能通路而归。来日能辨屋脊，次见瓦沟[④]，不数日复故。此不药不针，误出血而愈矣！夫出血者，乃发汗之一端也。亦偶得出血法耳！

（节选自《儒门事亲·卷二·偶有所遇厥疾获瘳记》）

◇◇◇ **注释** ◇◇◇

①睛翳：睛即眼珠。黑睛混浊称翳，相当于西医学的角膜病变。②同侪（chái柴）：同辈。侪，辈分平等的人。③茗肆：茶馆。④瓦沟：房上瓦楞之间的泄水沟。

◇◇◇ **按语** ◇◇◇

眼病往往因火而致，而祛除火邪不外是上清下泻。此患者在赴试中暴病，估计因郁思而结，心火内炽，肝阳暴亢，上冲于脑，导致双目赤肿大痛，不能识路。而窗钩突裂其额，血流数升，恰泻郁热之气，使瘀血外达，肝郁随之疏解，肝和目明，内毒随泄而愈。表面上“不药不针，误出血而愈”，实际暗合“血实者宜决之”之义，也正合治疗实症之大法。张子和引述此例后，在结尾说：“夫出血者，乃发汗之一端也。亦偶得出血法耳！”给医者有益的启示。

儿寐不寤

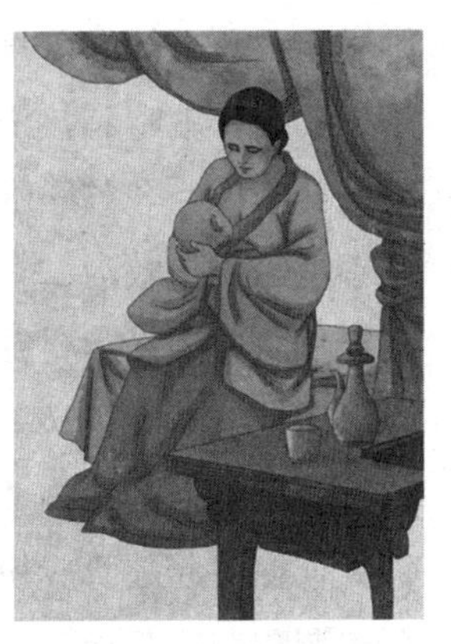

陈州长吏的一小儿，患病沉睡不醒。一天，众医按睡眠受惊治疗，有的要用艾火灸治，有的主张用大惊丸及水银饼子治之。小儿的父亲说：“这孩子平日无疾，为何突然有惊病呢？”于是求诊于张戴人。戴人诊其两手脉象皆平和，戴人说：“孩子若受惊，脉象当洪大而强劲，今却脉象平和，这不是惊风。”戴人私下问其乳母：“你三日前是否曾醉酒了？”乳母急忙笑着说：“夫人把煮的酒赠给我，味道非常美，我连饮三杯就睡着了。”原来陈酒味甘甜而恋心膈，酒气满胸，此时给小儿喂奶，小儿也醉，故一睡不起。于是用甘草、干葛花、碥砂仁、贯众等药让小儿饮用，立刻就醒了。

◇◇◇ **原文** ◇◇◇

陈州[①]长吏[②]一小儿，病寐而不寤。一日，诸医作睡惊治之，或欲以艾火灸之，或以大惊丸[③]及水银饼子[④]治之。其父曰：“此子平日无疾，何骤有惊乎？”以子之病乃问于戴人。戴人诊其两手脉皆平和，戴人曰：“若惊当洪大而强，今则平和，非惊风也。”戴人窃问其乳母：“尔[⑤]三日前曾饮醉酒否？”遽然[⑥]笑曰：“夫人以煮酒见饷[⑦]，味甚美，三饮一罂[⑧]而睡。”陈酒味甘而恋膈，酒气满，乳儿亦醉也。乃判甘草、干葛花、碥砂仁、贯众，饮之，立醒。

（节选自《儒门事亲·卷七·内伤形》）

◇◇◇ **注释** ◇◇◇

①陈州：地名，在今河南省淮阳县。②长吏：官名。③大惊丸：方剂名。主惊风诸痫，壮热昏愦，神志恍惚等症。方源自《太平惠民和剂局方》卷十。④水银饼子：方剂

名。不详。《太平圣惠方》卷七十一有水银丸子，主治妇人症瘕，结块不散等症。⑤尔：你。⑥遽然：急忙的样子。⑦见饷：赠送我。⑧罂（yīng 婴）：小口大腹的盛酒器。

按语

张戴人善于观察和问诊，发现小儿昏睡不醒，是因吃了醉酒乳母的奶所致。识得病本，一举而愈。明代大医张介宾在《景岳全书·小儿则总论》中说："小儿其脏气清灵，随拨随应，但能确得其本而撮取之，则一药可愈。"信然。

误吞铁钉

王家的儿子，刚满一岁，他的母亲拿一个铁钉给孩子玩，不知不觉孩子把铁钉放到口里，咽入喉中。孩子的父亲哭喊着来求救，我去他家诊视，只见孩子母亲倒提着孩子的双脚，希望能将铁钉吐出来，孩子口鼻都出了血，非常危险。我告知她说："哪有倒悬着身体可以吐出铁钉而不伤害性命的呢？"于是马上让她抱正孩子，紧跟着就听到孩子哭声。我判断说："钉子已经被咽下去，不在喉咙里了。"他的父亲说："孩子脏腑如此娇嫩，怎能承受这种伤害？"只因他哀求心切，不得不答应给孩子救治，暂且先安慰他，然而却无从下手，想不出解决的办法。而孩子父亲焦急地催逼索要方药，一会儿工夫就来了四次。我只得静坐书斋的案头，潜心思考谋划，然而还是一无所得。于是拿起《本草》经书研读一番，希望有所启发。忽然看见书上记载："铁畏朴硝"。于是想到了一个方法，用活磁石一钱、朴硝二钱，合在一起细研成粉末，交给孩子的父亲，让他用熬熟的猪油加蜂蜜，同这两味药末调和在一起给孩子服用，在申时结束那会儿，全部将药吞服下去。到第二天早上，孩子的父亲匍匐跪在门口的台阶前说："昨天半夜三更时，孩子突然解大便排出一物，如芋头大小，像莼菜一样透亮，光滑没有棱角，外边还有一层药物裹护，拨开一看，铁钉就在里面呀！"拿来让我看，乃是京城中钉鞋所用的蘑菇钉。孩子的父亲向我索要药方，并问其中的缘故。我说："所用的药只是芒硝、磁石而已。而芒硝若没有磁石就不能使药物附着在铁钉上面，磁石若没有芒硝就不能使铁钉迅速排出，若没有猪油则不能润滑，若没有蜂蜜孩子也未必能把药吞下。这四者和在一起，则该附着的就附着，该排出的就排出，该润滑的就润滑，四者协同合力，包裹着铁钉就一起排出了。您认为正确与否？"孩子的父亲双手持于额前感谢说："太神奇了！可不能把这方法丢失了，应该用笔记下来，以帮助后人。"

原文

王氏子，甫①周岁，其母以一铁钉与之玩弄，不觉纳之口中，吞入喉间，其父号呼求救。余往视之，但见其母倒提儿足，以冀其出，口鼻皆血，危剧之甚。余晓之曰："岂有倒悬可以出钉而能无伤命者哉？"因速令抱正，遂闻啼声。余曰："钉已下咽，不在喉矣。"其父曰："娇嫩之脏，安能堪[2]此？"但因其哀求之切，不得不允，姑以慰之，然计无从出。而逼索[3]方药，顷刻数四。余只得静坐斋头，潜思熟计，亦无所得，乃取《本草》一玩，觊启其几[4]。见所载曰："铁畏朴硝"。遂得一计，乃用活磁石一钱、朴硝二钱，并研为末，付其父，令以熬熟猪油加蜜和调药末与之，于申末[5]之顷尽吞之。至次早，其父匍匐阶前曰："昨于三鼓[6]时，忽解下一物，大如芋子[7]，莹如莼菜[8]，润滑无棱，药护其外，拨而视之，则钉在其中矣！"持以视余，乃京中钉鞋所用蘑菇钉也。其父索其方，并问其故。余曰："所用者，芒硝、磁石耳。盖硝非磁石不能使药附钉，磁石非硝不能逐钉速出，非油则无以润，非蜜则未必吞。合是四者，则着者着[9]，逐者逐，润者润，同功合力，裹护而出矣。公亦以为然否？"其父手额称谢曰："神哉！不可泯[10]也，宜笔记之，以资后人之识焉。"

（节选自《景岳全书·卷二十八》）

注释

①甫：刚刚。②堪：经受。③逼索：催逼索求。④觊（jì 记）启其几：希望得到启发而知晓其中的奥秘。觊：希望得到。几：微。⑤申末：下午5时左右。申：时辰名，相应时段为晡（bū）时，又名日晡、夕食，相当于下午3时正至5时正。⑥三鼓：指三更更鼓，即半夜三更。相当于半夜11时至翌晨1时。⑦芋子：即芋头。能益脾胃，消瘰散结。⑧莼（chún）菜：野生水生蔬菜，以嫩茎和嫩叶供食用，为江南名菜之一。具有清热、利水、消肿、解毒的功效。⑨着者着：意为该附着的就附着。下文"逐者逐""润者润"句式均同此。⑩泯：泯灭，消失。

按语

这是中医治疗危急病症的典型案例。由于家人看护不当，让小儿误吞铁钉，加之孩子母亲又处理不当，致使孩子"口鼻皆血，危剧之甚"。面对此情，医者张介宾接诊时并没有现成的方药可用。在冥思苦想无可奈何之际，他从《本草》经书"铁畏朴硝"的记载中得到启发，利用药物之间的相互作用，将活磁石、朴硝并研成粉末，用熬熟的猪油加蜂蜜，同药末调和在一起给孩子服用，使芒硝、磁石、熟猪油和蜂蜜这四者同功合力，一举顺利地排出了小儿误吞的铁钉。神奇的功效充分显示了中医的博大精深，也让我们进一步看到了中医经典的无穷魅力。当然这也反映了大医张介宾深厚的中医理论功底，正是他平素有丰富的经验积累，才能临证不乱，充满自信，最终治愈了这一危急病症。

张介宾用他那生花之笔生动形象地记载了这一典型医案，为后人留下了宝贵的经验。清代医家江瓘在他的《名医类案》中也全文引录了这一医案。

喻嘉言一针救二命

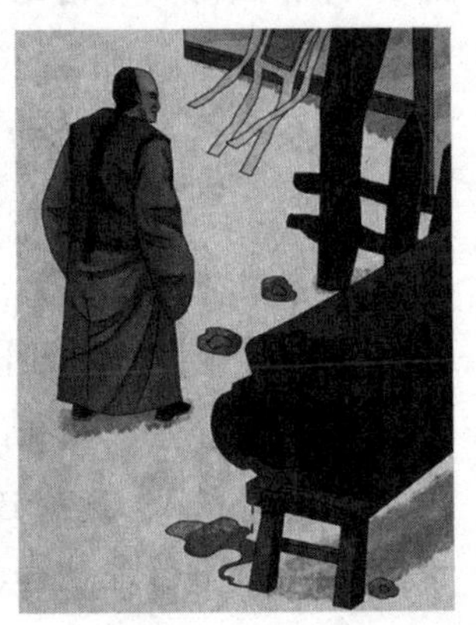

北城以外，有一些破旧的房子。居民大都在这里停放棺材。喻嘉言先生从此路过，突然看见一口好像新停放的棺材底缝滴出鲜血。他吃惊地询问邻居，邻人说："刚才某某的妻子死了，把棺材放在这里。"

喻嘉言便急忙找到死者的丈夫，告诉他说："你的妻子没有死。凡是人死血色黑暗，活人血色鲜红。我看见你妻子棺底流出的血是鲜红色的，赶快开棺救人！"原来这位妇人因为临产失血过多，昏迷了一天一夜，她的丈夫认为妻子已经死了，就把她殡殓起来。听到喻嘉言这样一说，立即打开棺材。喻嘉言急诊妇人之脉，果然脉息未绝，于是就在她的心胸之间扎了一针，针还未拔出来，就听到呱呱的哭声，婴儿产下了，妇人也得救了。她的丈夫背着妻子，怀抱婴儿，高兴而归。

原文

北城外多败屋[①]，居民多停棺其中。嘉言[②]偶见一棺似新厝[③]者，而底缝中流血若滴。惊问旁邻，则曰："顷某邻妇死，厝棺于此。"

嘉言急觅其人，为语之曰："汝妇未死，凡人死者血黝[④]，生者血鲜。吾见汝妇棺底流血甚鲜，可启棺速救也。"盖妇实以临产昏迷一日夜，夫以为死，故殡焉。闻喻此言，遂启棺。诊妇脉未绝，于心胸间针之，针未起，而下已呱呱[⑤]作声，儿产，妇亦起矣。夫乃负妇抱儿而归。

（节选自《牧斋遗事》）

注释

①败屋：破旧房子。②嘉言（1585—1664）：即喻昌，字嘉言。清初著名医家，新建（今江西南昌）人。著有《尚论篇》《尚论后篇》《医门法律》《寓意草》等。③厝（cuò 措）：停棺待葬。④血黝（yǒu 有）：血色黑而无泽。黝，浅黑色。⑤呱呱（gūgū 姑姑）：婴儿哭声。

按语

喻嘉言以产妇棺底滴血鲜红为据，断生死于瞬间，毅然开棺救治，一针救二命，显示了大医的惊人胆识和精湛技艺。当然，也许文中微妙生动的描述有些夸张，但它反映了人们对苍生大医的景仰之情。

桐油滞解菱角积

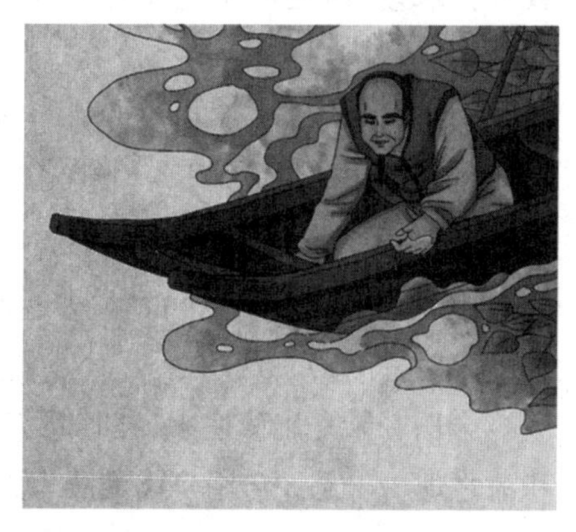

过去我的同乡有一姓金的医生，爱好医学，但是年纪已半百，他家门前巷内还是终年冷冷清清，很少有人求他看病。

忽然有一天，嘉兴县有一姓俞的绅士，妻妾三房共育一子，他得病十分危急，因有人推荐特来邀请金医。当时刚进秋天，衣服纱罗为宜，金医贫困，于是就向友人借穿纱衣，随同来船前往。路上询问病人症状，及平日饮食爱好，船夫指着水中菱角说："这是病人最爱吃的。"话音刚落，忽听采菱的人们大肆责骂，因为有一只新落水的小船桐油未干，菱花遇到桐油的气味就枯萎，因而人们大闹喧哗。金医听了采菱人的对话，深受启发，因而暗地在船舱抓了些桐油泥滞，做成梧子大的药丸十粒，用纸包好，装入随身带的药囊里。

金医来到病家，即予诊治，问及病人症状，他说："胸满腹胀，发热不退，医生已经用过芒硝、川朴、枳实以攻下，而不见效。近日滴水不入，稍食即吐，病情危急。"金医心想，桐油小丸正好对证，暗地高兴，便说："你这病上下不通，再晚两三天，就没法救了。幸亏我带来神效的药丸，可先用白水送下。"于是出堂开方，不过是些消导行气之品。买药往返需要时间，这时病人腹中已经肠鸣雷动了。等到服下汤药后，立即如厕，先便下一些黑色干粪，后又泻些淤滞稀便，病人泻后立即想吃东西。患者全家，无不欢悦，以庆贺病人死而复生，留住金医款待数日，又赠送丰厚礼物把金医送回家中。从此金医的名声一天天大起来，连朝中的公卿显贵们，也都知道金医的大名了。

原文

往昔同里一金姓医，专心好学，年至半百，终岁门巷萧然[①]。

忽一日，有嘉兴[②]地界乡豪[③]俞姓者，三房共一子，有病甚危，因荐来邀。其时早秋，衣服须纱，乃假诸相好[④]而就，同来舟而往。途中问及病者，平时爱嗜何物，使者指舟旁之菱曰："最爱此。"而采菱之人，大肆詈[⑤]言，盖谓新落水舡[⑥]桐油气未退，而菱花遇桐油气辄萎，为此喧哗。耳闻之，忽然有得，潜抓舟内油滞做丸，如梧子大者十粒，以纸包装佩囊中。

及诊脉间，问何所苦，言："胸满腹胀，身热不解，前医用硝、朴、枳实攻之无效。近添浆水不入，稍纳即吐，病势危急。"默喜对证，曰："此上下阻膈，再迟二三日，则无救矣。幸带有神丸，先用汤灌下。”出堂开方，不过消导行气之剂。买药须往返经时，而病者腹中已雷动矣。及煎药服下，即如圊[⑦]，下黑燥粪，继溏者甚多，即饥而思纳。病家上下，无不欢悦，以庆再生，留款数日，浓馈[⑧]而返。于是日行一日，名动公卿矣。

（节选自《友渔斋医话·橘旁杂论下卷》）

注释

①萧然：冷清的样子。②嘉兴：今浙江省嘉兴市。③乡豪：当地豪绅。④假诸相好：借之于友人。诸，之于。兼词。⑤詈（lì 利）：责骂。⑥舡（xiāng 乡，又读 chuán船）：船。⑦圊（qīng 青）：厕所。⑧浓馈：赠送丰厚礼物。

按语

金医在乘舟出诊途中，闻知菱花遇桐油之气则萎缩，借此而悟出桐油可治菱角积滞之理。于是，巧用舟内油滞做丸，一举治愈了患者嗜食菱角之疾，给人以有益的启示。但桐油入口，恐会加重腹胀吐泻，故当慎之。

老医少卜

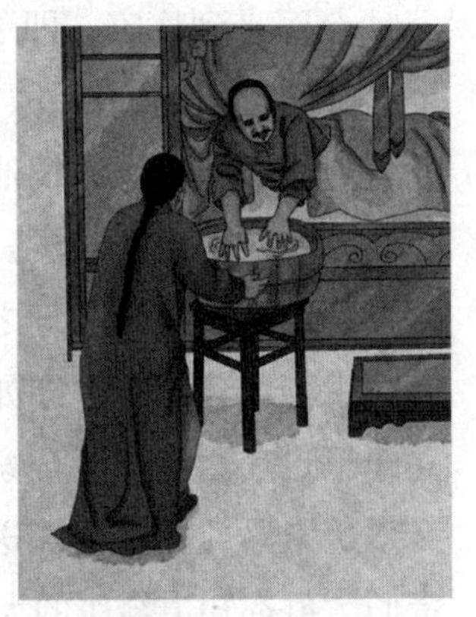

海盐县有位金老先生，少年时家境贫寒，没有职业，于是学医，为人治病，他的医名几十年来广为流传。我们湖乡沈永叔，经常感冒，从夏天到冬天，前后请了几十位医生治疗，病情一直没有好转，绵延不愈，不思饮食已两月有余，生命奄奄一息。患者自度不久于人世了。于是请来年纪八十有余的金老医生，金医生诊毕说：“此病可治。”希望多给诊疗费，并且要求把钱包封坚固，沈家答应太公之数。金医生随后说：“这不是我小气，等待病好再要酬谢，便一文钱也不值了。”说罢，叫病家快取井水来，冲浇患者两手，患者直称痛快，又让患者喝井水，更感觉痛快，因而连续喝井水三次，患者坐起来就要粥吃，从此病即痊愈。金医生留给患者几副调理药，竟拿起包好的谢银回家去了。大概沈永叔得的是伤暑病，众多医生都是按伤寒治的吧。所以古人说：“老医少卜。”这句话有道理啊。

原文

海盐[①]金生，少时贫，未有业，遂习行医，其道盛行数十年。我湖沈永叔尝感疾，自夏徂[②]冬，易医数十，绵延不愈，绝饮食者两月余，喘息仅属[③]。自分必死矣。迎金生，时年八十余，既至，诊之曰：“可治。”厚索酬仪[④]，许之太公之数[⑤]，又须封固。曰：“非予之陋[⑥]，俟治病既愈而酬，则不值一文矣。”

命取井水至，沃[7]其手，病者称快，饮之愈快，遂三饮之而起坐索糜[8]，病已愈矣。付调理药数剂，竟取酬仪归。盖沈自冒暑，诸医皆认为寒疾耳。古语云："老医少卜[9]。"有以[10]夫！

（节选自《东湖乘》[11]）

注释

①海盐：县名。在浙江省北部。②徂（cú）：往，到。③喘息仅属：奄奄一息。④酬仪：酬礼，此指诊费。⑤太公之数：太公指姜太公吕尚。吕尚八十岁遇周文王而得志获荣，意要八十两纹银。⑥非予之陋：不是我小气。⑦沃：浇。⑧索糜：索要粥吃。⑨老医少卜：意谓年老的医生经验丰富，年少的卜者勇于决断。比喻各有所长，不宜偏废。老取其阅，少取其决。卜者，卜卦的人。⑩有以：有原因，有道理。⑪《东湖乘》：一部笔记小说。作者卢生甫，清初文人。生平不详。

按语

这位金老先生，年过八旬，凭借渊博的学识和丰富的临床经验，一下抓住病根，病人患的是伤暑病，所以能以井水轻而易举地治愈了危重病人。实在让人击节称叹！而众多医生都是按伤寒治疗，故"易医数十，绵延不愈"。古人说："老医少卜。"老医取其阅，少卜取其决。能不信乎？

鸭涎巧愈螺梗喉

某富翁，中年生了一子，刚一岁，突然整天啼哭不止，滴乳不进，全家忧惶不安。邀请多位医生会诊，商讨方药治疗，由于药难下咽，都束手无策，因而先后散去。只有一位医生，素日精研儿科，曾多次仔细观察小儿指纹，但是找不出啼哭的病因，因这医生打算得到丰厚的报酬，所以留下不走。他左思右想，始终不明小儿啼哭和不吃奶的缘故。

这位医生偶然到后园游逛，见一妇人在荷花池边洗小儿衣服，披散着头发抽泣，医生问她："为什么哭得这样悲痛？"妇人说："我家老小十口，都靠我哺乳此儿维持生活，孩子的病如果不好，我一家也难以存活，怎能不哭呢？"医生听说她是保姆，想了想，就说："我是医生啊，我三番五次仔细观察小儿指纹，确实无病，但不知小儿啼哭和不吃奶的原因；你若是知道，可以全部告诉我，我一定想法把孩子治好。这样既能保住你全家的温饱，我也能得到丰厚的报酬，不知你是否知道？"保姆听医生说完，惶恐慌张地跪倒在地，低声说："老先生必须保密，不能告诉我家主人，我才敢说。"医生答应。保姆说："前天我抱着孩子在荷花池边玩耍，孩子两手抓起石上的生螺放在口中，我用手指急忙往外抠，结果生螺卡在咽喉，此后孩子啼哭不止，乳水不下，这是得病根由。此事只我一个人知道，不知老先生真能治好吗？”医生听了，合掌大笑说：“我有办法治疗了。”

于是医生来见富翁，笑着祝贺说：“刚才我想出一个很好的治法来，孩子的病可以痊愈。你赶快购买肥鸭百只，用绳捆好，鸭头朝下倒挂起来，用大肚的盛器收入鸭嘴流出的涎沫，用吊壶频频汲取注入孩子口中。”富翁照法办理。把鸭涎灌入儿口，不到做熟一顿饭的工夫，小儿啼哭即停止，并且用手摸母乳索求吃奶了。

原文

富翁某，中年举一雄①，甫②周晬③，忽终日啼哭，滴乳不食，举家忧皇④。延多医商治，筹商立方，药不下咽，束手无策，次第散去。中有某医，素专治小儿，其术甚精，再三谛视指⑤纹，知儿固无病，窃希厚酬⑥，独留不去。而辗转思维，卒不喻⑦啼哭不乳之故。

偶游后园，见乳姆于荷池为儿洗濯衣袴⑧，蓬头⑨悲泣。问其何泣之哀？答曰：“妾一家老幼不下十口，皆赖妾在此乳儿，得不冻馁⑩。今儿疾不治，一家断难存活，那得不哭？”医闻是乳姆，其心忽动，乃曰：“我，医也，再四谛视指纹，儿实无病，但不喻其啼哭不乳之故；汝若知之，可悉告我，我当设法治之。若是则汝家温饱，我亦得厚酬矣，未审汝知之否？”乳姆闻之，皇遽投地⑪，悄语之曰：“先生必秘勿告翁，妾乃敢言，”医曰：“诺。”乃曰：“前日抱儿戏池畔，儿掬⑫石上生螺，纳诸口中，妾急以指掬之，已梗喉际，从此啼哭，滴乳不食，此致病之由。惟妾一人知之，先生未审果能治之否？”医抚掌⑬笑曰：“得之矣。”

见翁，笑贺曰：“顷思得一良法，疾可立愈。”嘱翁购肥鸭百头，绳系其头而倒悬之，以盎⑭盛鸭嘴所流涎沫若干，用铫⑮频挹注⑯儿口中。不炊时许⑰，儿啼哭顿止，且以手索乳哺矣。

（节选自《医谈录旧》⑱）

注释

①雄：指男孩。②甫：刚刚。③周晬（zuì 最）：一周岁。古时婴儿满一百天或一岁，称“周晬”。④忧皇：忧愁惶惧的样子。皇，同“惶”。下文“皇遽”之“皇”亦同。⑤再三谛视：多次仔细观察。下文“再四谛视”义同。⑥窃希厚酬：心里暗想得到丰厚报酬。⑦卒不喻：始终不明白。⑧濯（zhuó 浊）衣袴：洗衣服。袴，同“裤”。⑨蓬头：披散着头发。⑩冻馁：受冻挨饿。⑪皇遽投地：慌忙跪地行礼。⑫掬：两手捧取。⑬抚掌：拍手。⑭盎（àng）：一种肚大口小的盛器。⑮铫（diào 掉）：即吊子，一种有柄有流的小烹器。⑯频挹（yì 邑）注：频频汲取注入。挹，舀，汲取。⑰炊时许：做熟一顿饭的时间。⑱《医谈录旧》：陆晋笙著，辑录笔记小说中有关医事记载，多属怪症奇治等内容。陆晋笙，字锦燧，今江苏苏州人。清末名医。生于同治三年（1864年），卒年不详。于二十六岁（1890年）开始精习医术。后悬壶上海、济南等地。曾编著《景景医话》《医谈录旧》《重古三何医案》《鲆溪外治方选》《景景室医

稿杂存》等传世。

接语

这位聪明的医生，根据鸭食生螺而易消化的道理，运用鸭涎巧妙地治愈了小儿螺梗喉之疾，取得了特殊的效果。必给后人以深刻的启示。

解叔谦藤酒疗亲

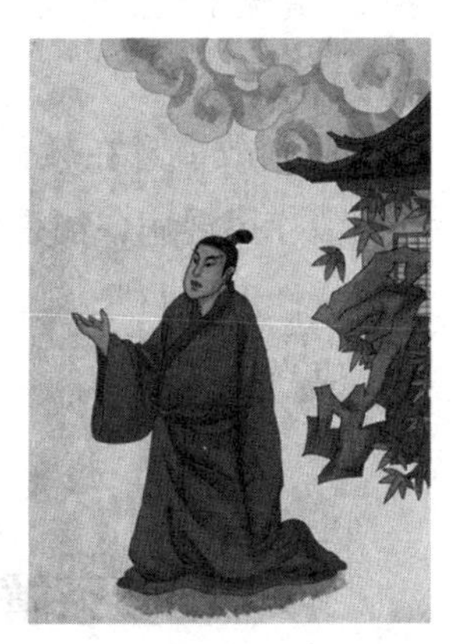

解叔谦，字楚梁，一字仲恭，南朝宋雁门人。侍奉母亲一向很孝顺，受到乡人称赞。母亲有病，叔谦于夜深人静的时候，在院子里虔诚地祈祷上天。恍恍惚惚中忽然听到空中有人对他说："你母亲的病没有什么可忧虑的，只要能得到丁公藤泡制的酒，喝下去就可痊愈。"叔谦大惊，朝空中望去，却是什么也没有，但余音却仍在耳边缭绕。第二天，他就走访懂得药理的人询问丁公藤，竟然都没有听说过。接着又查阅各种药方书和药物书，也没有找到这种药。叔谦十分焦虑，以为神明既然告诉了他，就不可能没有这种藤。于是就外出访问，也是没有人知道，心中很是懊丧。他立誓不找到这种药物决不罢休。到了宜都（今属湖北），经过一座山时，忽然看见一个老叟正在用斧伐树，树的形状很特别。叔谦看见后，心有所动，急忙上前问道："这是什么树？老翁砍伐它干什么用？"老叟说："这种树的名字很少有人知道。您既然问我，我就告诉您。这就是丁公藤，能治疗风湿病。用它泡酒，让病人喝，效果神奇无比。"当即赠给他四段，并向他说明泡酒的方法。叔谦拜谢，接过丁公藤，忽然间老叟却不见了。叔谦知道是神明指示，就携带丁公藤回到家中，按照老叟说的办法泡酒，给老母服用，老母的风湿病果然痊愈了。

原文

解叔谦，字楚梁，一字仲恭，六朝南宋时雁门[①]人也。事母素孝，乡里称之。母有疾，叔谦于人静夜阑时，在院中虔诚祈祷。恍惚间，闻空中有人言曰："汝母病无忧，但能得丁公藤制酒饮之，即可痊愈。"惊视之，了[②]无所见，而余声仿佛尚在耳边也。次日，即访诸知药道者，皆茫然不解。继又查遍方书及本草，亦无此药名。叔谦焦灼殊甚，以既承神明见示[③]，决不能无此种藤。乃外出访问，皆无知者，心甚懊丧，然立誓非觅得不止。及至宜都[④]，行经一山，忽见一老叟以斧伐木，木状甚异。叔谦睹之，意有所动，急趋前问曰："此木何名？翁伐之，将作何用？"叟曰："此木之名，知者甚少。君既问我，我便奉告。此乃丁公藤也，善疗风疾。以之渍[⑤]酒，令病人饮之，神验无比。”即赠以四段，并将渍酒法说明。叔谦拜谢受之。倏忽间失叟所在。叔谦知是神明指示，乃携藤归家，依法渍酒，奉母饮之，病果愈。

（节选自《百孝图记[6]·药医》）

注释

①雁门：今山西代县。②了：全。③见示：指示我。④宜都：今属湖北。⑤渍：浸，泡。⑥《百孝图记》：此书描绘了古代近百个脍炙人口的行孝故事。书中所收的孝子人物，确有令人称道的地方，对教育人们尊敬老人、孝敬父母，很有帮助。但有些故事未免荒诞不经且违反人伦，不值得提倡。

按语

此则故事意在教化世人笃行孝道。虽然蒙上了一层神秘的色彩，但用丁公藤泡酒治疗风湿病，倒是事实。丁公藤产于我国沿海及广东等地，取干燥藤茎入药。味辛，性温，归肝、脾、胃经。主治风湿痹痛、半身不遂、跌扑肿痛。只是此药有毒，应当慎用。

松萝茶解猪头毒

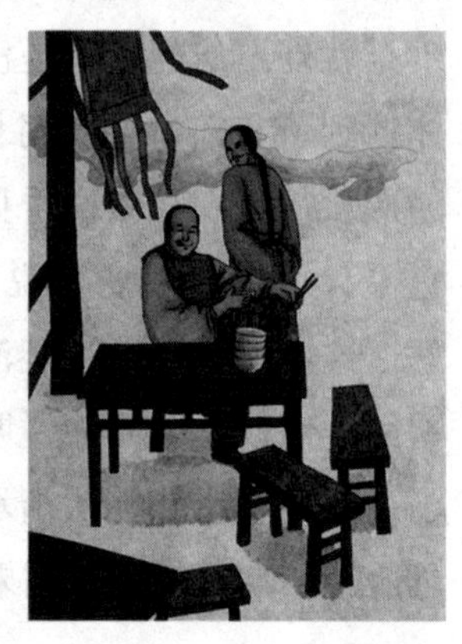

北方的一位商人，经常到江南做生意。此人最喜欢吃猪头肉，并且一个人能吃几个人的量。有一位精明的医生看到这种情况，就询问他的随从，随从说：“每顿饭都是这个吃法，已经有十多年了。”医生暗想：“病要发作了，不是一般药物所能治好的。”等到商人回家的时候，这位医生暗地里跟随他到了北方，自认为这是稀有的发财机会。可是过了好久，商人也没得病。这位医生又仔细地询问那位商人的随从，随从回答说：“我家主人每顿饭后必满饮松萝茶数碗。”这位医生自我逗乐地说：“原来猪头肉之积毒只有松萝茶才能解除。”于是很失望地返回南方。

原文

北贾[1]贸易江南，喜食猪首，兼数人之量。有精于岐黄[2]者见之，问其仆，曰：“每餐如是，已有十余年矣。”医者云：“病将作，凡药不能治也。”俟[3]其归，尾之[4]北上，将以为奇货[5]。久之无恙。复细询其仆，曰：“主人食后必满饮松萝茶[6]数瓯[7]。”医爽然[8]曰：“此毒惟松萝茶可解。”怅然[9]而返。

（节选自《秋灯丛话》）

注释

①贾（gǔ 古）：商人。②岐黄：岐伯与黄帝，即中医学的代称。③俟：等待。

④尾之：尾随其后。⑤奇货：稀有的一种发财机会。⑥松萝茶：专用于消化肉食，产于安徽省徽州一带。⑦瓯：瓦盆、陶瓷碗之类。⑧爽然：开朗舒畅的样子。⑨怅然：失望的样子。

按语

这一段风趣的故事，说明了松萝茶可解猪头肉积毒的实地效果。但是那位所谓“精于岐黄者”，竟把可能患病的人，当作稀有的一种发财机会，太有违医德，实不可取。

鹅血治噎

武昌献花寺，有个和尚法名自究，病噎膈而死，临死前对他的徒弟说：“你把我的胸部剖开看有什么东西。”其徒依言，果然见到一骨如同银簪，拿出来放在念经的桌案上，互相传看了很长时间。

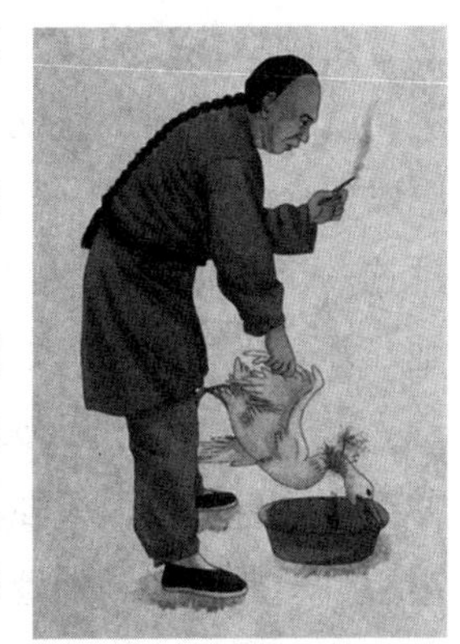

后来有一位带兵的武官，住在这个寺院里。武官的随从人员宰鹅，鹅喉还没有割断，偶然见到骨簪，就拿起挑刺鹅喉。鹅血突然喷出，而骨簪却渐渐消失。自究的徒弟也得了噎膈病，于是悟知鹅血可以治疗，便多次服用，不久即愈。把这种方法传授给别人，无不效验。世传鹅血治噎一法，就是从此开始的。

原文

武昌[①]献花寺僧自究[②]病噎死，遗言其徒：“剖之胸腹。”果得一骨如簪[③]，取置经案[④]，久相传示。

后有戎师[⑤]寓寺。从者杀鹅，未断其喉，偶见此骨，取以挑刺，鹅血喷发，而骨遂消失。自究之徒亦病噎，因悟鹅血可治，数饮遂愈。以此方授人，无不验者。鹅血治噎，昉[⑥]见于此。

（节选自《觚賸》[⑦]）

注释

①武昌：即今湖北武昌市。②自究：和尚的法名。③簪：古时妇女绾头发用的一种首饰，多用银或铜制成条状，俗名簪子。④经案：和尚念经的桌案。⑤戎师：带兵的军官。⑥昉：开始。⑦《觚賸》（gū zā 孤扎）：笔记小说，该书有正编八卷、续编四卷，记明末清初之杂事，内容以人物故事诗话为主。作者钮玉樵（？—1704），名绣，清代文学家。吴江（今江苏吴江县）人，康熙年间贡生。历任河南项城县、陕西白水县、广东高明县知县等职。为官清廉，博雅工诗文。

按语

本文记述了鹅血治噎的来历。僧医从他人杀鹅的过程中，偶然发现鹅血喷发能使骨簪消融的现象，悟出了鹅血可治喉噎的道理。结果不仅治好了自己的病，且“以此方授人，无不验者”。事实上，医学的不少发现和发明，表面上看是偶然的巧合，其实是靠丰富的临床实践和对事物客观规律的仔细观察而获得的。

妙女变男结良缘

苏州有一毛姓富翁，老而无子，只有一女，她长到成年，得了重病，众医治疗无效。请名医叶天士给她诊治，叶天士诊后笑着向毛翁说：“这不是什么病，您若愿意把她当作我的女儿，暂且跟我去，百天以后，还您一个健康的人。如果迟疑不决，就是害了她，使她死于非命，那就太可悲了。”毛翁惊讶地说；“要是这样，愿以千金为您祝寿。”于是，叶天士带着毛女回家，安排在一间清静的屋子里，又挑选一个美艳的使女陪伴住宿。叶天士对使女说：“这是你姑啊，你要终生依靠她，万事要顺从她，如果稍有违抗，给她添了病，只拿你严加责问。”

此后，叶天士天天给毛女吃药，又经常注意观察毛女和使女的行动，叶天士见毛女的身体一天天强壮，面容舒展开来，与使女感情亲密而形影不离，知道事已遂心。于是就突然到她的屋中大声逼问使女说：“你与姑做了些什么事，我都从门窗缝隙中看得清清楚楚，你必须全部如实告知我，如敢隐瞒不说实话，就以家法从事，不要自讨苦吃。”使女听罢便看着毛女抽泣落泪。毛女羞惭地对天士说：“使女陪伴我，是您老人家的命令，如果违抗就受责备，顺从了又有什么罪呢？”使女也向叶天士说：“这是您老人家陷害我，把一个男子伪装成您的义女，让我和他同床共枕，我既不敢违抗，顺从又有罪名，叫我置身于何地呢？”叶天士大笑说：“已经顺从你姑了吗？正在为你祝贺，怎么再责备你呢？”

于是迅速为毛家女子改了装束，剃去头发，梳成辫子，又用药物舒展弓形小脚，衣服鞋帽全部改为男装，居然真是一个男子汉。然后又把毛翁请来，叶天士对毛翁说：“阁下以子装女，又装病骗我，使我错误地让使女陪伴，今已为她所配，你说怎么办吧？”毛翁陡然一惊，不知该说什么。叶天士于是让她两人出来拜见毛翁。毛翁仔细一看，便大笑起来，立即表示愿把这位使女作为自己的儿媳，与叶天士结为亲家，此后往来亲密，从未间断。

原文

姑苏[①]有毛翁，富而无嗣[②]，仅生女，及笄[③]病笃，医皆束手。聘名医叶天士诊之，笑曰：“是非病也。肯以若女为我女，且从我游[④]，百日后，还阁下以壮健者；如迟疑不决，是翁自杀之，死非正命[⑤]，良可哀也。”翁诧曰：“诚如是，愿以千金为寿。”天士携归。另洁密室，选婢之美而艳者，使伴女宿。嘱曰：“此汝姑也，终身依倚在是[6]，顺姑勿违，稍有拂逆[7]，致增其病，惟汝是问。”

于是日给药饵，恒往瞰之[8]，见女体渐壮，容渐舒，与婢情好日密，形影相随，知事已遂。遽入其室，迫喝婢曰：“汝与姑所作何事，我窥觇洞澈[9]，必尽言之，如敢隐讳，将以刑求[10]，毋自苦也。”婢视女而泣。女忸怩曰：“婢之伴我，翁之严命，如违应责，顺何罪耶？”婢因曰：“是主陷奴[11]耳，以郎君伪称义女，而使奴同衾枕[12]，违既不敢，从又获咎，使奴置身何地？”天士大笑曰：“已顺从姑耶？方为汝喜，岂责汝耶？”

速女改装，去发而辫之，以药展其弓足[13]，衣冠履舄[14]，居然男子。延其父至，而告曰：“阁下以子为女，伪疾诳我，误使义女伴之。今为其所乱，将如之何？”翁愕然，不解所谓。乃使两人出拜，翁顾而大乐，愿以婢为儿妇，与天士结为姻娅[15]，往来无间。

（节选自《夜雨秋灯录》[16]）

注释

①姑苏：苏州的别称，因有姑苏山而得名。②无嗣：未有继承人，即没有男孩。③及笄（jī 级）：指年满十五岁的女子，已到可以出嫁的年龄。笄，挽头发的簪子。古时女子到了盘发插笄的年龄，称为及笄。④从我游：跟我走。⑤死非正命：非正常死亡。⑥依倚在是：依赖于此。⑦拂逆：违抗。⑧恒往瞰（kàn 看）之：经常前去，在远处观望。瞰，同“瞰”。⑨窥觇（chān 搀）洞澈：从门窗缝隙中偷看清楚。觇，窥看。⑩刑求：以家法责问。⑪陷奴：陷害我。奴，使女的谦称。⑫同衾（qīn）枕：即同被共枕。衾，被子。⑬弓足：清代妇女缠足，把两足缠成弯如弓的小脚，故名弓足。⑭衣冠履舄（xì 戏）：把衣服鞋帽都换成男式。舄，即鞋。⑮姻娅：指有婚姻关系的亲家。⑯《夜雨秋灯录》：正续集各八卷，光绪初年印行。作者宣鼎（1832—1880？），字子九，号瘦梅，安徽省天长县人。清代文人。出身贫寒，早年在上海卖画为生，后来做幕僚。

按语

这是一则《聊斋志异》式的喜剧故事，笔法巧妙，绘声绘色，形象地展现了叶天士的高明医术和明察秋毫的眼力。经过叶天士的精心治疗和巧妙安排，病人顺利地恢复了男儿真身，并结成良缘，成就了一段佳话。

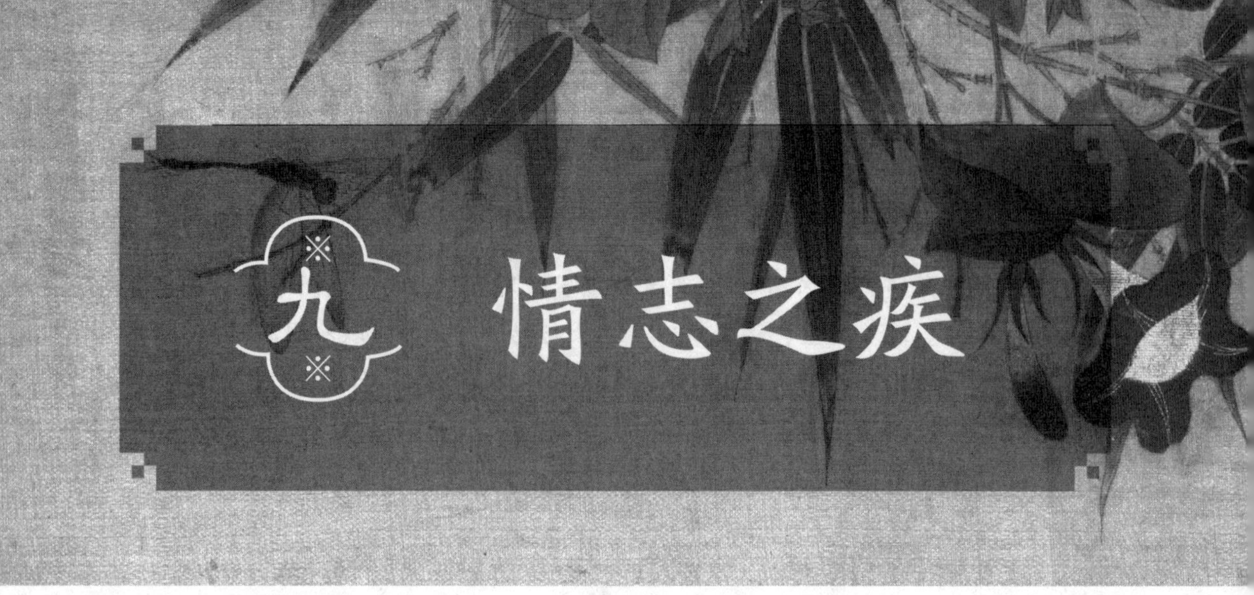

九 情志之疾

文挚治齐王疾

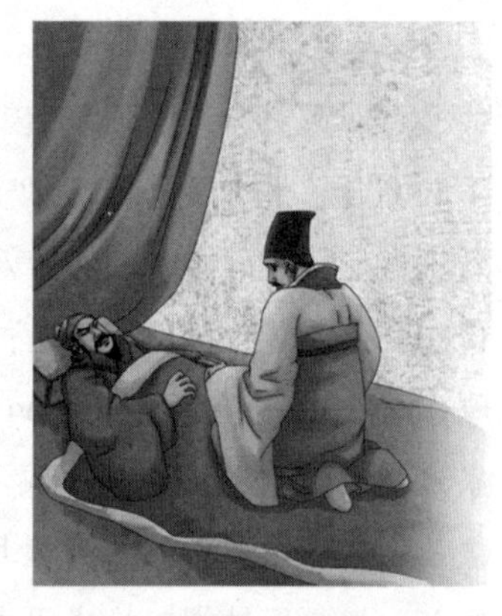

齐湣王生了恶疮，派人去宋国迎接文挚来治病。文挚到后，诊视了齐王的病状，对太子说："王的病一定可以治好；但是王的病治好后，必定要杀我。"太子说："为什么？"文挚回答说："如果不激怒大王，病就不能治好；如激怒大王，那么我必死。"太子叩首下拜恳求道："只要治好了大王的病，我与我母亲会拼死向大王求情，大王必定爱怜我和母亲，希望先生不要担忧！"文挚说："那我就冒死为王治病吧。"文挚与太子约定了看病的日期，而三次失约没有去，齐王甚感恼怒。文挚到后，不脱鞋就上床，又踩着王的衣服问王的病况，王气得不理他。文挚又出言不恭重重地激怒国王，王叱骂而起，病于是就好了。王大怒而不悦，将要活活烹煮文挚。太子与王后急忙争辩，但不能改变王的决定，最后还是用三足鼎活生生地烹煮了文挚……忠于治世容易，忠于浊世困难。文挚并非不知治好了王的病自己会死，只是为了太子的恳求去做难做的事，成全太子孝敬之义罢了。

原文

齐王[①]疾痏[②]，使人之宋迎文挚[③]。文挚至，视王之疾，谓太子曰："王之疾必可已[④]也。虽然，王之疾已，则必杀挚也。"太子曰："何故？"文挚对曰："非怒王则疾不可治，怒王则挚必死。"太子顿首强请曰："苟已王之疾，臣与臣之母以死争之于王，王必幸[⑤]臣与臣之母，愿先生之勿患也！"文挚曰："诺。请以死为王。"与太子期[⑥]，而将往不当者三[⑦]，齐王固已怒矣。文挚至，不解屦登床，履王衣，问王之疾，王怒而不与言。文挚因出辞以重怒王，王叱而起，疾乃遂已。王大怒不说，将生烹文挚。太子与王后急争之而不能得，果以鼎生烹文挚……夫忠于治世易，忠于浊世难。文挚非不知活王之疾而身获死也，为太子行难[⑧]以成其义也。

（节选自《吕氏春秋·仲冬纪·至忠》）

注释

①齐王：此指齐湣王。②痏（wěi 伟）：痈疽之类，今之恶疮。③文挚：宋国人，战国时名医。④已：止，病愈。⑤幸：宠爱。⑥期：约定日期。⑦不当者三：三次不如期应约。⑧行难：做难做的事。

按语

这是用情志疗法治疾的早期病例，给中国医案史上留下了一个心理疗法的典型范例。齐王生恶疮，大概是由于思虑太甚，使气血郁结，结则蕴热，热则肉腐而成痈。文挚用“以污辱欺罔之言触之”的激怒疗法治愈王疾，正符合《内经》“怒胜思”的道理。而最终文挚被烹煮而死的悲剧，则反映了帝王的残忍和对忠臣的不义。

华佗留书骂郡守

又有一位郡守患病，华佗认为让郡守大怒一番就会病愈。于是接受了他的诊金却不加以治疗，不久又丢下他离去，并留下书信辱骂他。郡守果然大怒，派人追捉并要杀死华佗。郡守的儿子了解此事，嘱咐追赶的人不要追捉。郡守愤恨得厉害，吐出数升黑血，病就好了。

原文

又有一郡守病，佗以为其人盛怒则差[①]，乃多受其货[②]而不加治[③]，无何[④]弃去，留书骂之。郡守果大怒，令人追捉杀佗。郡守子知之，属[⑤]使勿逐。守嗔恚[⑥]既甚，吐黑血数升而愈。

（节选自《三国志·华佗传》）

注释

①差：同“瘥”。病愈。②货：钱财。③加治：施治。④无何：不久。弃去，抛开病人而离去。⑤属：通“嘱”。⑥嗔恚：怒恨。

按语

那位郡守大概是因为患得患失，思虑过度，久则成病，而导致气血郁滞。华佗经过缜密的诊断，认准了病证，根据《内经》“思伤脾，怒胜思”的道理，大胆采用激怒之法，使郡守忿怒至极，结果吐黑血数升而愈。这一病例，与《吕氏春秋·至忠》中文挚治齐王疾一样，都是典型的情志疗法，对后世医家产生了深远影响。

关于此则故事，后人多有引述。北宋初年奉宋太宗之命编纂的古代小说总集《太平广记》卷二一八，所记内容稍详，可补《三国志·华佗传》之不足。特录之于下："魏·华佗善医，尝有郡守病甚，佗过之，郡守令佗诊候。佗退，谓其子曰：使君病有异于常，积瘀血在腹中，当极怒呕血，即能去疾，不尔无生矣。子宜尽言使君之愆，我疏而责之。其子曰：若获愈，何谓不言！于是具以父从来所为乖误者，尽示佗。佗留书责骂之，守大怒，发吏捕佗，佗不至，遂呕黑血升余，其疾乃平。"

忽肥忽瘦

庾亮造访周伯仁，周伯仁说道："先生有什么高兴的事儿，一下子变得如此肥胖？"庾亮反问道："先生又有什么忧烦的事儿，一下子变得这般消瘦？"周伯仁说："我没有什么忧烦的事儿，只不过是清虚之气一天天增多，滓渍污秽一天天减少罢了！"

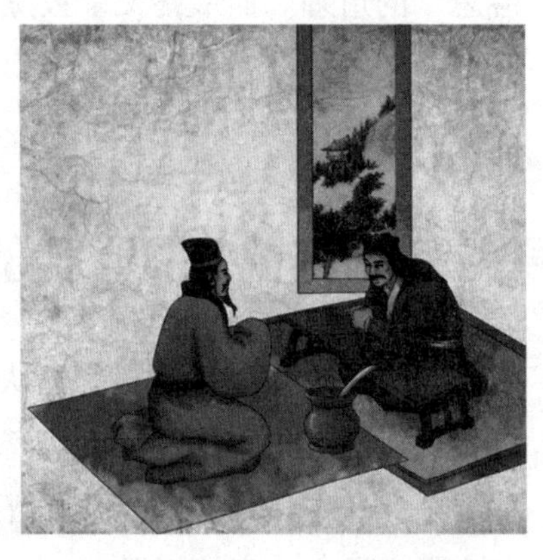

原文

庾公①造②周伯仁③，伯仁曰："君何所欣说④而忽肥？"庾曰："君复何所忧惨而忽瘦？"伯仁曰："吾无所忧，直⑤是清虚⑥日来，滓秽日去耳！"

（节选自《世说新语·言语》）

注释

①庾公：即庾亮（289—340），字元规，又称太尉、庾太尉、文康、庾文康。晋颍川鄢陵（今河南鄢陵）人，明穆皇后兄。美姿容，好老子、庄子之学，善谈论。元帝为镇东将军，颇受器重，转丞相参军。明帝时，代王导为中书监。成帝初，因其为帝舅被任命为中书令，执掌朝政。卒赠太尉，谥号文康。②造：造访，拜访。③周伯仁：周觊（269—322），又称周仆射、周侯。晋汝南安成（今河南正阳）人。少有重名，神采秀彻，累迁尚书吏部郎、荆州刺史。元帝即位，拜吏部尚书，迁尚书左仆射，执朝政。因嗜酒而屡有失，王敦起兵，被王诛杀。④所欣说：欣慰高兴的事。说，同"悦"。⑤直：只。⑥清虚：指清虚静泰之气。

按语

这两位晋代名人的诙谐对话，虽然都是玩笑之语，但说明了身体的健康胖瘦与思想情绪密切相关的道理。

看杀卫玠

卫玠从豫章回到京都建康，人们久闻他的大名，围观他的人多得像一堵墙。卫玠的身体本来就瘦弱，承受不了这种劳累。不久病重去世。当时的人戏称：看死了卫玠。

原文

卫玠①从豫章②至下都③，人久闻其名，观者如堵墙。玠先有羸④疾，体不堪劳，遂成病而死。时人谓看杀卫玠。

（节选自《世说新语·容止》）

注释

①卫玠：字叔宝（286—312），又称卫虎、卫君、卫洗马。晋河东安邑（今山西运城）人，卫瓘孙。风姿俊秀出众，善言玄理，名重一时，当时王敦、王导兄弟家声誉很高，却有“王家三子，不如卫家一儿”的谚语。为人宽容，无喜愠之色。因多病劳疾终。②豫章：郡名，治所在今江西南昌市。③下都：指京都建康（今南京）。④羸：瘦弱。

按语

社会上致人于死之事固然多样，殊不知还能“看杀人”。卫玠是一个风姿俊秀的谦谦君子，当人们闻其大名，竟然“观者如堵墙”，以至于使这个已瘦弱多病的人，“体不堪劳，遂成病而死”。实在让人扼腕！

蚁动牛斗

殷仲堪的父亲患了心悸病，听到床下蚂蚁的蟋索声，以为是群牛冲斗。晋孝武帝不知是殷仲堪的父亲，问仲堪：“有一位姓殷的，得了这样一种病，是吗？”仲堪流着泪站起来回答说：“臣进退两难，不知道该如何回答您。”

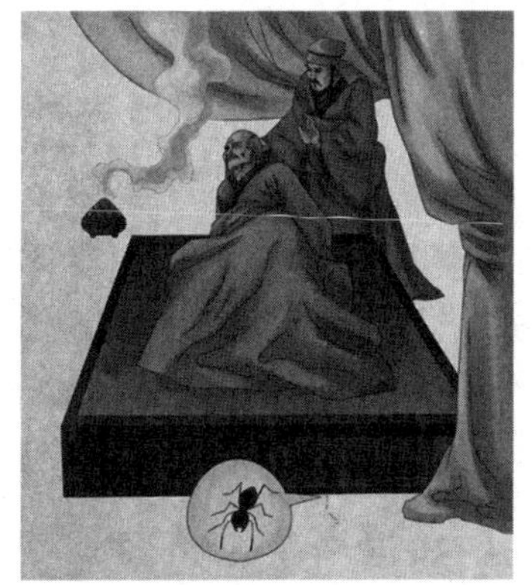

原文

殷仲堪①父病虚悸②，闻床下蚁动，谓是牛斗③。孝武不知是殷公，问仲堪：“有一殷，病如此不④？”仲堪流涕而起曰：“臣进退唯谷⑤。”

（节选自《世说新语·纰漏》）

注释

①殷仲堪（？—399）：又称殷荆州、殷侯。晋陈郡长平（今河南西华县东北）人。善著文，能清言，与韩康伯齐名。历任著作郎、长史，很得谢玄的赏识和厚待。后孝武召为太子中庶子，领黄门郎。②虚悸：心气虚导致的心悸。③牛斗：指群牛冲斗声。④不（fǒu，又读fōu）：同“否”。⑤进退唯谷：进退两难。

按语

殷仲堪父亲患心悸病，听到床下蚂蚁的蟋索声，误以为是群牛冲斗。这是由于年老体弱，心气大虚，心慌意乱而导致的幻听现象。而孝武与殷公的对话，更让人忍俊不禁。

支道林感知音而死

支道林在法虔去世后，精神萎靡，风度渐失。常常对别人说：“从前匠石因郢人去世而放弃运斧，俞伯牙因钟子期亡故而终止弹琴，由自己此时的感受推及他人，的确不是虚言。默契的知音已经去世，谈话没人能欣赏，心中郁闷难以排解，我大概也要死了！”过了一年，支道林便溘然长逝。

原文

支道林[①]丧法虔之后，精神殒丧[②]，风味[③]转坠。常谓人曰：“昔匠石废斤于郢人[④]，牙生辍弦于钟子[⑤]，推己外求，良不虚也。冥契[⑥]既逝，发言莫[⑦]赏，中心蕴结，余其[⑧]亡矣！”却后一年，支遂殒[⑨]。

（节选自《世说新语·伤逝》）

注释

①支道林：名遁，又称支氏、支公、林公、林道人、林法师。晋高僧。本姓关，陈留（今河南开封县陈留）人。一说河东林虑（今河南林县）人。晋哀帝时应诏至洛阳东安寺，继竺潜在宫禁中讲法。支遁善谈玄理，名震一时，时贤谢安、王羲之等皆与之交游。②殒（yǔn 允）丧：萎靡沮丧。③风味：风度。④昔匠石废斤于郢人：语出《庄子·徐无鬼》中“匠石运斤”的故事。匠石像风一般挥动斧子，砍削掉郢人鼻尖上的白泥，鼻子却一点也没有受伤，而郢人站在那里纹丝不动任凭他砍削。后来匠石因郢人去世而放弃运斧。⑤牙生辍弦于钟子：善于弹琴的俞伯牙遇到知音钟子期的故事出自《列子·汤问》，成语“高山流水”即源于此。当钟子期死后，俞伯牙认为世上已无知音，终身不再弹琴。意在说明高超的技艺还须有默契的知音欣赏。⑥冥契：指默契的知音。⑦莫：没有人。⑧其：或许，大概。⑨殒：死。

按语

晋高僧支道林，因为相交默契的知音法虔去世，精神萎靡沮丧，心中郁闷难解，随后便溘然长逝。从中可以看出他对朋友的深情，也从医学的角度给人以深刻的启示。

王徽之哀弟而死

王子猷（王徽之）和王子敬（王献之）兄弟二人同时得了重病，王献之先病故。王徽之问手下的人：“为什么听不到一点子敬的音讯？这一定是已经去世了！”说这话时全然没有悲伤，便取车去奔丧，一路上也没哭。王献之一向喜欢弹琴，王徽之直接进去坐在灵床上，拿起献之的琴弹了起来，琴弦怎么也调不好，把琴扔在地上说：“子敬，子敬，你和琴都不在了！”于是痛哭以致昏了过去，过了好大一会儿才醒过来。一个多月后他也病故了。

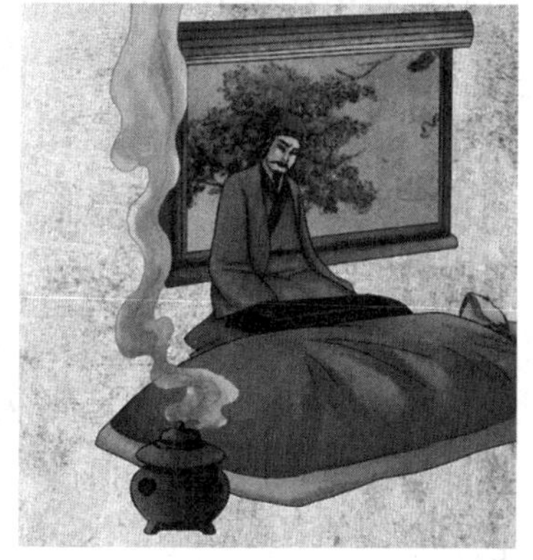

原文

王子猷①、子敬②俱病笃，而子敬先亡。子猷问左右：“何以都不闻消息？此已丧矣。”语时了③不悲。便索舆④来奔丧，都不哭。子敬素好琴，便径入坐灵床上，取子敬琴弹，弦既不调，掷地云：“子敬！子敬！人琴俱亡！”因恸绝良久。月余亦卒。

（节选自《世说新语·伤逝》）

注释

①子猷：王徽之（？—388），又称王黄门。晋琅琊临沂（今山东临沂县）人。王羲之子，献之兄。官历大司马桓温参军、车骑桓冲骑兵参军、黄门侍郎，后弃官家居，以病终。任情放达，傲物慢世，性好竹，称“何可一日无此君邪！”②子敬：王献之（344—388），又称阿敬、王令。王羲之子，徽之弟。豪迈不羁，举止娴雅。官至尚书令，与王珉称大、小令。病卒于官。献之善丹青，尤工书法，骨力不及其父，而奔放豪迈过之，破古拙书风，启张旭、怀素狂草之端，名重一时，与羲之并称“二王”。③了：全。④舆：车。

按语

王氏兄弟，情深意长，跃然纸上，甚为感人！而从医学的角度来看，本文同“支道林感知音而死”一样，都属于悲伤过度而致死的病例，有借鉴意义。

靖公巧施转药

有一徐姓书记官的女儿尚未出嫁，面黄肌瘦，好像痨病，连续求医却不见好转。听说靖公医术高明，请来诊治。靖公诊完脉说："你的女儿，两寸脉象微伏而弱，这是因忧虑过度，气郁胸中所致，病是膈气而又像劳瘵之疾。得先说明得病的经过，再治疗就不会出错了。"徐书记官说："我女儿梦中受惊，喊叫有蛇进入腹中。经仔细询问，她说做梦把蛇吞下去了，因而渐成此病。"靖公说："有蛇进入腹中，用药泻下来病就痊愈。我有斩蛇丹，能使蛇随大便排出。但必须让我在病人身旁守护一宿。"夜间患者吃了靖公的药，果然泻下一条死蛇来，徐公女儿的病就好了。

有好事的人，去询问靖公。靖公便私下告诉他说："这不是蛇病啊。徐公的女儿因做梦吞蛇忧虑太过而得此病。我是针对她的心理进行调治，而不是治什么蛇病。这蛇也不是从她的脏腑中出来的，我只是给她泻下药物，解除她的思想顾虑而已。"

原文

徐书记[①]有室女[②]病似痨，累医不差[③]。闻靖公善医，求诊脉。公曰："子二寸脉[④]微伏[⑤]，是因忧思之过，气积于胸府中也。故病以膈气而复苦劳疾。请示病实[⑥]，治之无差误。"徐公曰："女子因睡中惊叫，言有蛇入腹中。细询之，是梦见吞下蛇也。因此渐成病。"靖公曰："有蛇在腹中，须是转下便差。某有斩蛇丹[⑦]，服之其蛇从大便中出。仍须贫道于侧近守宿。"夜服其药，果有小蛇下，女疾遂愈。

有好事者，询之靖公。公密言："此非蛇病也。其女因梦蛇忧之过感斯疾。吾当治意[⑧]，而不治病。其蛇亦非自脏腑中出，吾本只与转药[⑨]也。"

（节选自《名医录》）

注释

①书记：掌管书牍记录的官员。②室女：未嫁之女。③累医不差：连续求医治疗，病不见好转。差，同"瘥"。④二寸脉：寸脉主上焦病，左寸脉主心，右寸脉主肺。⑤伏：指伏脉，主闭郁。⑥示病实：说明得病的真实情况。⑦斩蛇丹：当时应急而假设的药名。⑧治意：治心意中的病。⑨转药：指不直接治病而是转移病人视线的药物。此指泻下药。

按语

那位书记官之女，因做梦有蛇入腹中，忧思太过而成疾。靖公虚拟所谓斩蛇丹，巧用转移视线的方法，解除了病人的思想顾虑，终于使情志忧郁之病得以痊愈。靖公所言："此非蛇病也。吾当治意，而不治病。"一语道出实情。这是典型的情志疗法，正体现了"医者意也"之义。

病怒不食

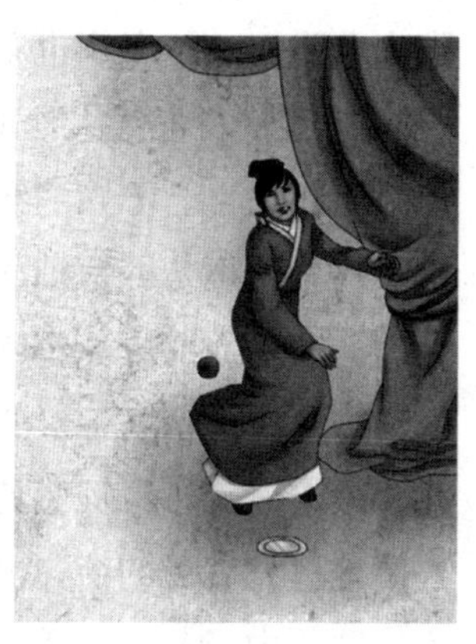

项关令的妻子，因故患了暴怒之病，不思饮食，精神狂躁不安，常常好叫呼怒骂，扬言要杀左右之人，恶语不止。众医皆处方用药，将近半年时间的治疗，仍然还是老样子。她的丈夫让张戴人诊视，戴人说："此病难以用药治疗。"于是叫来两个妓女，各自涂抹丹粉，作伶人演戏状，其妇大笑。次日，又让她们做摔跤表演，其妇又大笑。在她身边安排两个饭量大的妇女，夸赞其食物之美，其妇也就向她们索要食物，进行品尝。不到几天，其妇怒减食增，不用药而病愈。后来还生一子。当医生贵在要有本事，若无本事，怎么能应付变化无穷的病情呢?

原文

项关令之妻，病怒不欲食，常好叫呼怒骂，欲杀左右，恶言不辍[①]。众医皆处药，几[②]半载尚尔[③]。其夫命戴人[④]视之，戴人曰："此难以药治。"乃使二娼各涂丹粉，作伶人[⑤]状，其妇大笑。次日，又令作角觝[⑥]，又大笑。其旁常以两个能食之妇，夸其食美，其妇亦索其食，而为一尝之。不数日怒减食增，不药而瘥。后得一子。夫医贵有才，若无才，何足应变无穷。

（节选自《儒门事亲·卷七·内伤形》）

注释

①不辍：不止。②几：将近。③尚尔：还是原来那样子。④戴人：即张子和。⑤伶人：演戏的人。⑥角觝（jué dǐ 决抵）：即角抵。古时的一种技艺表演。类似摔跤。

按语

项关令之妻，病怒不欲食。因病发在肝，怒气冲逆，扰神明则狂，肝木克脾土过甚则不食。张子和使二娼涂丹粉，故作各种丑态，逗以戏嬉，使妇大笑。喜则气缓，上逆之气，得下消之喜气，又诱以美食，故怒减食增，不药而愈。《黄帝内经》云："怒伤肝，忧伤肺，喜胜忧。"喜为良性情绪变化，可以抑制因郁怒、悲哀等不良情绪所致病变。张子和的这个医案，为我们提供了一则典型病例。清代名医魏之琇，在其所著的《续名医类案》中，也曾引述了这一病例，并做了艺术加工。

击木愈惊

卫德新的妻子外出旅途中，住在楼上，夜间遇到盗贼抢劫烧屋，因受惊恐而跌于床下。从此以后，一听到响声受到惊吓，就昏倒不省人事。家里的人只得放轻脚步走路，一年多病也不见好。医生们都按心脏病治疗，人参、珍珠、定志丸等，服之皆无效。张戴人诊断后说："惊者为阳邪，从外而入；恐者为阴邪，从内而出。惊吓是自己不知的缘故，而恐惧则自己知道。足少阳胆经属肝木，胆是主胆量勇敢的。此病是因惊怕而胆气受伤啊。"于是命令两个侍女，把患者的手拉到高椅之上，在她面前放一小木凳。张戴人说："你往下看这小木凳。"张即用一根木棒猛击木凳，患者大惊。张戴人说："我用木棒敲木凳，你为何害怕呢？"等了一会儿又敲木凳，患者惊慌比前减轻。就这样连续敲了三五次，又用木杖击打门，又叫人暗地里划背后的窗户。患者慢慢地安静下来，笑着说："这是什么治法？"戴人说："《内经》云：受惊吓的人，要使之心情平静。"平，就是正常的意思。心情平静正常的状态下，看见什么，必定不惊。这天夜里又使人不断敲打她的门窗，从晚上直到天亮。这样持续一两日，即便听到雷声，患者也不惊恐了。卫德新素来不喜欢张戴人，自此以后，终身从心里佩服他。

原文

卫德新之妻，旅中[①]宿于楼上，夜值盗劫人[②]烧舍，惊坠床下。自后每闻有响，则惊倒不知人。家人辈蹑足[③]而行，莫敢冒触以声，岁余不痊。诸医作心病治之，人参、珍珠及定志丸皆无效。戴人[④]见而断之曰："惊者为阳，从外入也；恐者为阴，从内出。惊者为自不知故也，恐者自知也。足少阳胆经属肝木，胆者，敢也[⑤]。惊怕则胆伤矣。"乃命二侍女执其两手，按高椅之上，当面前下置一小几。戴人曰："娘子当视此。"一木猛击之，其妇大惊。戴人曰："我以木击几，何以惊乎？"伺少定[⑥]击之，惊也缓。又斯须连击三五次，又以杖击门，又暗遣人划背后之窗。徐徐惊定而笑曰："是何治法？"戴人曰："《内经》云：惊者平之[⑦]。平者，常也。平常见之，必无惊。"是夜使人击其门窗，自夕达曙[⑧]。一二日，虽闻雷亦不惊。德新素不喜戴人，至是终身厌服[⑨]。

（节选自《儒门事亲·卷七·内伤形》）

注释

①旅中：外出路途之中。②盗劫人：偷窃劫夺财物的人。③蹑（niè 聂）足：放轻脚步走路。④戴人：即张从正，字子和，号戴人。⑤胆者，敢也：胆，是主胆量勇敢的。⑥伺少定：等候病人稍微安定下来。⑦惊者平之：语出《素问·至真要大论》。⑧自夕达曙，从晚上到日出。⑨厌服：因满意而从心里佩服。

按语

张戴人以《内经》“惊者平之”之理，用循序渐进之法，使患者对当初惊吓的声音和情景渐渐习以为常，而下视收神，安定神志，最终治愈了受惊之疾。清·俞震在《古今医案按》中，也引录了这则病例，文字略有出入。

因忧结块

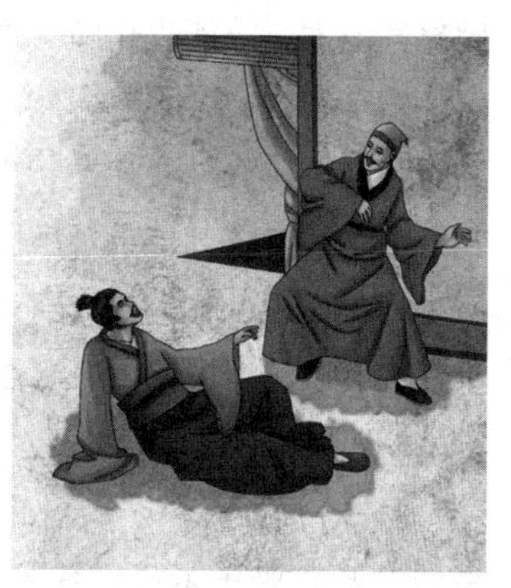

息城县司候，听说父亲被盗贼杀害，于是大悲痛哭。哭罢，便觉心疼痛，且日增不止，一月多时间长成了块状，心口像覆盖着杯子一样压痛难受，疼痛难忍。医生用药皆无功效，有人提议用火针艾灸，病人厌恶这种治法，便向张戴人求治。戴人来到，正巧有巫在病人旁边祈祷，于是便学着巫的样子，口中念念有词，并夹杂疯癫狂语，来逗着病人玩。病人大笑不止，回身面向墙壁。这样过了一两天光景，病人心下的结块都消散了。戴人说：“《内经》言：忧虑则心气郁结，喜悦则百脉舒缓平和。又说：喜胜悲。《内经》自有方法治疗此类病，不知为何要用针灸呢？那样是增加病人的痛苦呀！”

原文

息城①司候，闻父死于贼，乃大悲哭之。罢，便觉心痛，日增不已，月余成块状，若覆杯②，大痛不住。药皆无功，议用燔针炷艾③，病人恶之，乃求于戴人。戴人至，适④巫者在其傍，乃学巫者，杂以狂言，以谑⑤病者，至是大笑不忍，回面向壁。一二日，心下结块皆散。戴人曰：“《内经》言：忧则气结，喜则百脉舒和。又云：喜胜悲。《内经》自有此法治之，不知何用针灸哉？适足增其痛耳。”

（节选自《儒门事亲·卷七·内伤形》）

注释

①息城：今河南息县。②覆杯：覆置的杯子。③燔针炷艾：即火针艾灸。④适：正巧。⑤谑（xuè 血）：开玩笑。

按语

忧则气结，喜则百脉舒和。张子和据《内经》“喜胜悲”之理，用戏谑之法，治愈了病人的因忧虑而心下结块之症。

丹溪掌击相思女

有一女子得病不欲饮食，面朝墙壁而卧已经半年，医生告诉病家无法治疗。病家邀请丹溪翁前来诊治。丹溪诊察女子脉象，左手肝脉，弦长溢出寸口，便说："这病是思念男子却又得不到，思则气结于脾的缘故。"又问了问才知道，她许嫁的丈夫前往两广地区将近五年了。丹溪翁对她的父亲说："治此病只有激怒一法，因怒气属木，故能克化脾气之郁结，今应触其心灵，使她怒气暴发，郁结之病才能解除。"她的父亲不以为然。于是丹溪翁进入患者房中，朝那女子脸上连击三掌，并责备她不应有外心。女子大哭大闹，怒不可遏，怒后即能饮食了。丹溪翁暗地告知她父亲说："气郁虽然解除，但必使她欢喜，或许才能使脾气不再郁结。"因而家中人骗她说，你的丈夫寄来书信，早晚将要回家。三个月后，她的丈夫果然回来了，这女子的病也就再未发作。

原文

一女子病不食，面壁卧者且半载，医告术穷。翁①诊之，肝脉弦出寸口，曰："此思男子不得，气结于脾故耳！"叩之，则许嫁丈夫入广②且五年。翁谓其父曰："是病惟怒可解，盖怒之气击而属木，故能冲其脾土之结，今宜触之使怒耳。"父以为不然。翁入而掌其面者三，责以不当有外思。女子号泣大怒③，怒已进食。翁复潜谓④其父曰："思气虽解，然必得喜，则庶⑤不再结。"乃诈以其夫有书，旦夕且归⑥。后三月，夫果归而病不作。

（节选自《九灵山房集》卷十）

注释

①翁：即丹溪翁朱彦修。②广：指广东、广西。③号泣大怒：怒冲冲地放声大哭。④潜谓：暗地告知。⑤庶：或许，可能。⑥旦夕且归：很快将要回家。

按语

这篇故事首先阐述了"思则气结"的道理，接着以"怒胜思"之理而破其郁结，然后又以"喜胜忧"之法进行调治，从而达到"喜则气和志达"的目的。最终使患相思病之女得以痊愈。这一治疗思路非常可取，至于朱丹溪是否真朝那相思女脸上连击三掌，倒不必深究。

得雨病愈

从前一位尊贵的人得病，时值天旱一直不下雨。来治病的医生有几十个，都没有什么疗效。最后一个医生来看病。切完脉，就掰着手指计算日子说：“某个晚上天一定下雨。”说完就走了，也不讲治病的方法。贵人对此怀疑说：“难道说我的病不能治了吗？为什么只讲下雨却不提用药给我治病的事呢？”不久，某个晚上果真下了雨，贵人很高兴，起来在庭院中一直走动到天亮，疾病就像一下甩掉了一样全好了。第二天，最后来治病的那个医生来拜见。贵人很高兴，并询问说：“先生前几天来诊病时，讲到下雨，果然一下雨病就好了，是什么道理呢？”医生回答说：“您的病因忧愁而得。然而我考虑到您又诚信又仁爱，所担忧的是百姓民生。因旱情而得病，由下雨而病愈，是理所当然的。为什么一定要依靠药物治疗才能好呢？”像这样的医生，真可以称得上掌握医道了。

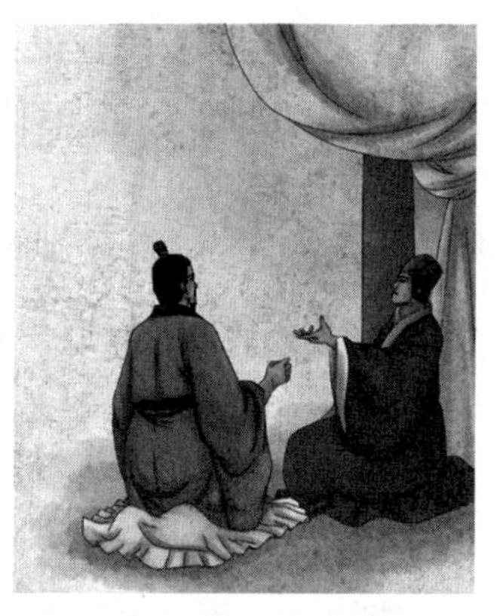

原文

昔者贵人[①]有疾，而天方不雨。医来治者以十数，皆莫效。最后一人至，脉已[②]，则以指计甲子曰：“某夕天必雨。”竟出[③]，不言治病之方。贵人疑之曰：“岂谓吾疾不可为邪？何言雨而不及药我也？”已而[④]夕果雨，贵人喜，起而行乎庭，达旦，疾若脱去。明日，后至之医来谒。贵人喜，且问曰：“先生前日脉疾[⑤]而言雨，今得雨而果瘳[⑥]，何也？”医对曰：“君侯之疾以忧得之。然私计君侯忠且仁，所忧者民耳。以旱而忧，以雨而瘳，理固然也。何待药而愈邪？”若是医者，可谓得其道矣。

（节选自《逊志斋集》卷六）

注释

①贵人：尊贵的人。②脉已：切脉完毕。③竟出：说完就走了。④已而：不久。⑤脉疾：把脉诊病。⑥瘳（chōu 抽）：病愈。

按语

俗话说心病还须心药医。那位贵人患的病是“以忧得之”，天旱不雨，忧虑民生而成疾。医生深知病人之心，诊病切脉之后，并未用药，只按甲子推算说了一句“某夕必雨”。不久果然下雨，病人大喜，忧遂解，病乃愈。“以旱而忧，以雨而瘳，理固然也”，何须用药呢？正如文中所说：“若是医者，可谓得其道矣。”

葛可久击案催产

一邻家妇女，怀孕要生孩子，忽然胎气上攻，痛得忍耐不住，请葛可久先生治疗。葛先生一见就用手猛拍桌案，并严厉地大喊一声，孕妇突然一惊，立时生下一子。葛先生又安慰她说："我看您的面色发青，这是胎气上攻的缘故，如稍微迟缓，就不可抢救了。猛然使你受惊，胎气必然下降，所以才立即生下孩子。"

原文

一邻妇，娠，将娩[①]，气上逆，痛不可忍，就葛[②]治。葛见之，遽以掌击案，厉声大叱[③]，妇惊，产一子。葛慰曰："向[④]见尔色青气逆[⑤]，是腹中儿上攻，少缓不可救矣。猝然被惊，故即产也。"

（节选自《蓬窗类记》[⑥]）

注释

①娩：生孩子。②葛：指葛可久，即葛乾孙（1305—1353），字可久。元代著名医家。长洲（今江苏苏州）人。其父应雷，以医名世。葛公体伟，好击刺战阵之法，治病辄有奇效。著有《十药神书》《医学启蒙》《论十二经络》等。③大叱：大声呵斥。④向：刚才。⑤气逆：此指胎气上攻。⑥《蓬窗类记》：四卷，杂记旧事，上自朝廷典故，下及诙谐鬼怪之属，无所不录。作者黄暐，名暐，字日昇，号东楼，吴县（今江苏省苏州市）人。明代文学家，官至刑部郎中。

按语

元代名医葛可久猛击桌案，使正值胎气上攻的孕妇得以顺产，其奇验如此，并非偶然。《素问·举痛论》云："惊则气乱，恐则气下。"这一病例恰符合此理。且葛氏出自中医世家，性格豪放，雄迈不羁，好击刺战阵之法，治病辄有奇效。这则病例也正体现了葛氏治法的特点。

喻嘉言嬉戏愈奇疾

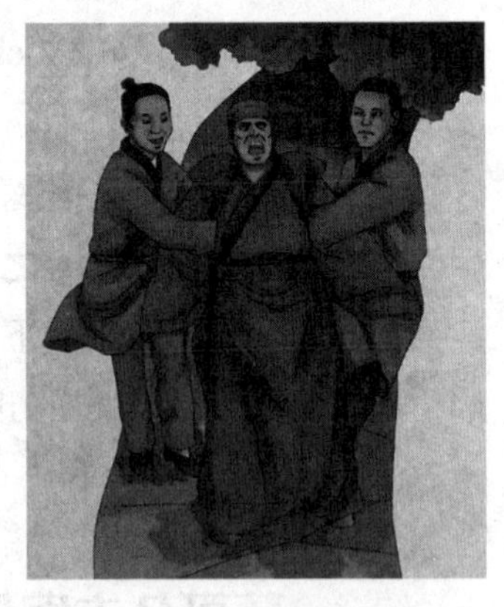

牧斋先生有一天去亲友家赴宴，饭后坐着轿子回家。走到迎恩桥，轿夫不慎摔倒，使牧斋也跌落受惊，就突然得了奇病。站着时眼往上看，头往下栽，躺着就像正常人。多次求医治疗无效。

当时城中名医喻嘉言，不巧去外地治病，牧斋急忙派仆人前去邀请。过了好些天，喻嘉言才到，问清致病之由，随即便说："此病易治，不要害怕。"于是对管家说："把你家体壮善跑的轿夫叫些来。"管家立即喊来一帮人，喻嘉言一边吩咐预备酒饭，一边对轿夫说："你们尽量吃饱喝足，才可以尽情玩耍取乐。"随后，吩咐轿夫立于院内四旁，先叫俩人搀扶牧斋快跑，从东跑到西，从南跑到北，前人累了，后人接替。这样不停地快跑，牧斋感觉上下颠簸得很厉害，嘉言全然不顾，越发紧催快走。又跑了一阵子，才让停息下来，而牧斋之病已霍然而愈。

当时，其他医生在一旁观看，都不知道这是怎么一回事。喻嘉言即对他们解释说："这病是因为牧斋下桥跌倒受惊，左边第几叶肝痉挛所引起。今搀扶病人快跑，就是为了疏通患者的全身经络，使肝叶舒畅；肝叶恢复正常，则肝气才得以敷布畅通，所以头部眼睛自然就安然舒适了。这种病不是药物所能治疗的。"牧斋听罢，更加佩服喻嘉言的医术高明，从此称喻嘉言为圣医。

原文

牧斋[①]一日赴亲朋家宴，肩舆[②]归，过迎恩桥，舆夫蹉跌[③]，致主人亦受倒仆之惊。忽得奇疾，立则目欲上视，头欲翻于地，卧则否。屡延医者诊治，不效。

时邑有良医喻嘉言[④]，适往他郡治疾，亟遣仆往邀。越数日，喻始至，问致疾之由，遽曰："疾易治，无恐。"因向掌家[⑤]曰："府中舆夫强有力善走者命数人来。"于是呼至数人，喻命饫[⑥]以酒饭，谓数人曰："汝辈须尽量饱食，且可嬉戏为乐也。"乃令分列于庭之四角，先用两人挟持其主，并力疾趋[⑦]，自东则疾趋之西，自南则疾趋至北，互相更换，无一息停。主人殊苦颠播[⑧]，喻不顾，益促之骤。少顷，令息，则病已霍然矣。

时他医在旁，未晓其故。喻曰："是因下桥倒仆，左边第几叶肝搐搦[⑨]而然。今扶掖[⑩]之疾走，抖擞经络，则肝叶可舒；既复其位，则木气敷畅[⑪]，而头目安适矣。此非药饵之所能为也。"牧斋益神其术，称喻为圣医。

（节选自《牧斋遗事》）

注释

①牧斋：指清初文人钱谦益，字受之，号牧斋。晚号蒙叟，东涧老人。清初诗坛的盟主之一。苏州常熟县（今张家港市塘桥镇）人。②肩舆：即二人抬的圈椅式轿子。③蹉跌：失足跌倒。④喻嘉言：清初名医。见《喻嘉言一针救二命》注释。⑤掌家：管理家庭事务的人员。⑥饫（yù 玉）：饱食。⑦疾趋：快走。⑧颠播：同"颠簸"。⑨搐搦（chū nuò 触诺）：牵引，握持。⑩扶掖：架着胳膊。⑪敷畅：敷布畅通。即万物生长化育之意。

按语

清初名医喻嘉言先生医术卓越。他以嬉戏之法，疏通患者经络，使其肝叶恢复其位，肝气得以敷布畅通，而头目安适，最终治愈牧斋先生之奇疾。可谓一件奇巧之事。

袖银治疾

有一邻居，靠手艺谋生，积攒了十两银子，一直放在睡处。一天，忽然不见了银子，于是卧病在床。请医用药，终无效果。唐介庵先生得知其内情，便在衣袖里放了十两银子带去，趁诊脉之机，暗地里放置在病人的枕席间。一天早上，病人发现银子还在，喜出望外，病随即痊愈。后来人们都知道这是唐先生做的好事，病家就把钱还给他，而他始终没有让人感恩报德的神色。

原文

一邻人手艺营生，积银十两，常置卧所。一日忽不见，遂病，医药终无效。先生①知其情，袖银②如数，诊脉时潜③置于枕席间。病人一旦复得，喜悦而病瘥。后皆知先生所为，纠而还之，终无德色④。

（节选自《友渔斋医话》）

注释

①先生：指唐介庵先生。见“唐大黄”条。②袖银：在衣袖里装银子。③潜：暗地里。④德色：让人感恩报德的神色。

按语

情志过极，非药可愈，宜用情志疗法。《素问》云：“忧伤肺，喜胜忧。”这位手艺人丢失了辛苦积蓄的“银十两”，忧思成疾；唐介庵“袖银如数，诊脉时潜置于枕席间”，使病人失而复得，喜悦而病愈。这正是“喜胜忧”的结果。值得称赞的不只是唐介庵先生的高妙医术，更是他那做好事而始终没有让人感恩报德之色的高尚品质。

巧愈疑疾

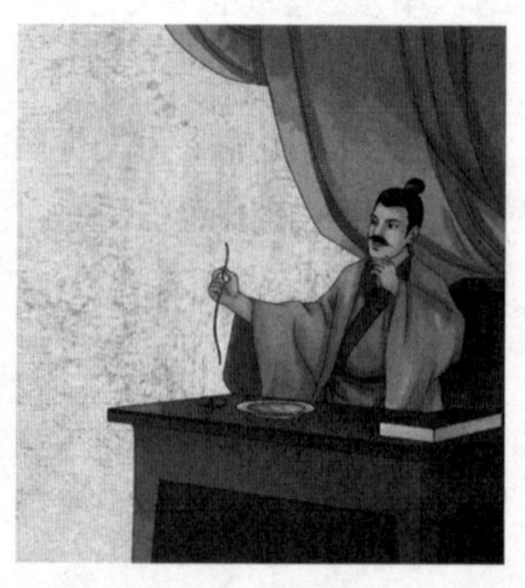

一人在姻亲家里饮酒过度，酩酊大醉，主人把他送到厅堂前的花坪凉台上休息，睡到半夜，酒气退而口渴，一时找不到能饮之水，无奈之下就口吸石槽中的积水，喝下约有一碗。天亮后，看见石槽中的积水生有很多红色小虫，心中突然一惊，气郁胸中，郁郁不散。心中疑惑，自觉腹内如有红虫蛆物。越想越疑，渐渐胃脘痞塞，成了心病，遍请医生治疗不愈。吴球先生前往诊视，了解此病纯属因疑而生。先生把红线剪成小段，做成蛆状，用巴豆两粒，同米饭捣烂制成十多粒小丸，叫病人在黑屋里把药服下。又置备便盆放上清水，不大一会儿病人腹泻，叫病人坐在便盆上，泻出所服的药物，在水中漂漂悠游很像红色小蛆。然后开窗让病人亲眼看了看，从此这个人的病就好了，又调养半月就恢复了健康。

◇◇◇原文◇◇◇

一人在姻家[①]过饮醉甚，送宿花轩[②]，夜半酒渴，欲水不得，遂口吸石槽中水碗许。天明视之，槽中俱是小红虫，心陡然而惊，郁郁不散。心中如有蛆物，胃脘便觉闭塞，日想月疑，渐成痿膈[③]，遍医不愈。吴球[④]往视之，知其病生于疑也。用结线红色者分开剪断如蛆状，用巴豆二粒同饭捣烂，入红线丸[⑤]十数丸，令病人暗室内服之。又于宿盆内放水，须臾欲泻，令病人坐盆，泻出前物，荡漾如蛆。然后开窗令亲视之，其病从此解，调理半月而愈。

（节选自《古今医案按》[⑥]）

◇◇◇注释◇◇◇

①姻家：指亲家或有婚姻关系的亲戚家。②花轩：厅堂前檐下的花草平台。③痿膈：胃脘痞塞。④吴球：字茭山，明代人。著有《诸证辨疑》《活人心统》《明志》等。其里贯生卒不详。⑤丸：制成丸。用作动词。⑥《古今医案按》：成书于1778年，按证列目，选辑历代名医医案，上至仓公，下至叶天士共60余家，1060余案。所选医案多出自江瓘《名医类案》，对其他医书属立案奇法者，亦间采一二。作者俞震在按语中，对各家的学术思想，褒贬分明，择善而从。并结合自己的临床经验，析疑解惑。按语精辟，是研究前人医案难得的佳著。俞震（1709—1799），字东扶，号惺斋，浙江嘉善人。清代乾隆年间著名医学家和诗人。自幼博览群书，擅长吟咏，曾与兄弟等结同雅社。后因体弱多病，从金钧习医，得其秘奥。著有《古今医案按》10卷、《古今经验方按》等。

◇◇◇按语◇◇◇

这则病例，同“杯弓蛇影”一样，皆是因疑而生。因此，吴球巧用心理疗法，疏其所疑，远其所念，此病一举而愈。

怒激少女发痘毒

喻嘉言先生乘船去乡村，路经一个村庄，见一少女在河边洗衣。嘉言定睛看了好久，突然喊声停船，他对一名强壮的仆人说：“你登上岸去，暗地里接近少女，从后面急忙抱住她，听我说话你再放手。”仆人照此去做，那少女愤怒挣扎，大声喊骂，并高声呼喊父母，她父母出来一看，急欲殴打仆人。嘉言慢慢地解释说：“我是喻嘉言，刚才看见你的女儿将有大病临身，因而公然用此法相救，并非恶意呀！”少女的父母素日听说过喻嘉言的大名，便即刻放手。喻嘉言问道：“你的女儿还没出过痘吧？”回答说：“是啊。”嘉言说：“近几天你的女儿要生闷痘，将无法救治，所以我叫仆人激发她的怒气，是为了在闷痘未出之前，先发泄她的肝火，使病势减弱，再用药就容易收效了。等你女儿发病时，到城北我家取药，不能耽误。”

过了几天，突然有人深夜敲喻嘉言的门，正是先前下乡时遇见的那位少女的父亲。一进门就说：他女儿得了热病，出现烦躁不安的情形。喻嘉言问：“皮肤间见到痘的迹象了吗？”回答说：“不但出现痘的影子，并且显露痘的形状了。”喻嘉言安慰他说：“你的女儿有救了。”于是使用托里透表的药物治疗，少女服药后，痘毒透发，不久病就痊愈了。

原文

嘉言①往乡，舟过一村落，见一少女子沙际②捣③衣。注视久之，忽呼停棹④，命一壮仆曰：“汝登岸潜近⑤女身，亟从后抱住，非我命无释手。”仆如其言，女怒且骂，大呼其父母出，欲殴之。嘉言徐谕⑥曰：“我喻某，适见此女将撄⑦危症，故明救⑧，非恶意也。”女父母素闻喻名，乃止。喻问曰：“汝女未痘乎？”曰：“然。”喻曰：“数日将发闷痘，万无可救，吾所以令仆激其怒者，乘其未发，先泄其肝火，使势少衰，后日药力可施也。至期，可于北城外某处来取药，无迟。”

越数日，忽有夜叩喻门者，则向⑨所遇村中少女之父也。言女得热疾，烦躁不宁之状。喻问：“肤间有痘影否？”曰：“不但现影，且现形。”喻慰之曰：“汝女得生矣。”乃俾⑩以托里之剂，其痘发透。此女得无恙。

（节选自《牧斋遗事》）

注释

①嘉言：即喻嘉言。②沙际：水边。③捣：砸。古时洗衣多用棒槌在石板上捶打。④棹（zhào 赵）：划船用的桨。⑤潜近：暗中靠近。⑥徐谕：慢慢地告知。⑦将撄（yīng 英）：将要得病。⑧明救：公然用此法相救。⑨向：以前。⑩俾：使用。

按语

这则妙趣横生的故事，展现了一代名医喻嘉言的大师风采。他那望诊如神的诊病技术和丰富多彩的临证经验，出神入化，让人叹服。

恐吓愈狂举

明朝末年，江苏高邮县有位名医袁体庵，治病如神。曾经有一读书人，考中了举人，非常欢喜，因而病狂，大笑不止。于是请求袁体庵先生诊治，袁体庵得知病

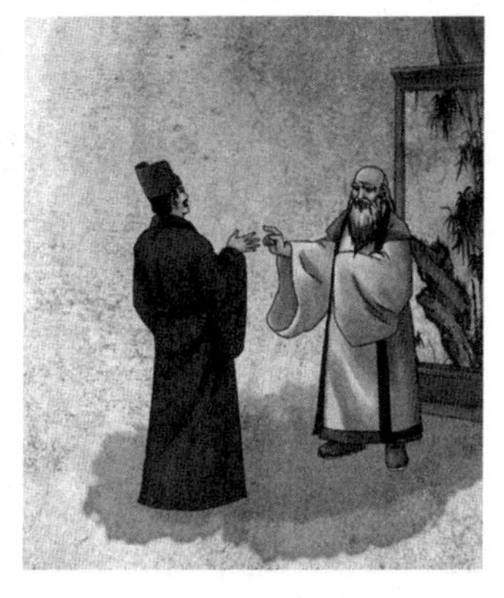

情，便装作大吃一惊的样子对举人说："你的病情危险极了，活不了几十天了，你应赶快回家，如再耽误时间，恐怕走不到家了。如果你路过镇江，必须再求何医生给你治疗，或许有办法能治好。"说罢立即写了信，并嘱咐把信交给何医生。这位举人抱着恐惧苦恼的心情，来到镇江，他的笑狂之病已痊愈，于是举人把袁体庵的书信送交何医生。何医生拆信一看，又递给举人，信上写道："某某举人因为过度欢喜而心伤病狂，由于心神过于激动，以致心神不得安宁，此病不是药物能够治好的。所以我用危险痛苦来恫吓他，使他惧怕死亡，忧愁抑郁，则心神收敛自然安宁，预计走到镇江，举人的病就应该痊愈了。"举人看完此信表示深为感谢，便面朝北方先后拜了两次，就回家去了。

原文

明末，高邮[①]有袁体庵者，神医也。有举子[②]举于乡[③]，喜极，发狂，笑不止。求体庵诊之，惊曰："疾不可为[④]矣！不以数旬[⑤]矣！子宜急归，迟恐不及也。若道过镇江[⑥]，必更求何氏诊之。"遂以一书寄何。其人至镇江而疾已愈，以书致何。何以书示[⑦]其人，曰："某某喜极而狂，喜则心窍开张而不可复合，非药石之所能治也。故动以危苦之心[⑧]，惧之以死，令其忧愁抑郁，则心窍闭，至镇江当已愈矣。"其人见之，北面再拜[⑨]而去。

（节选自《广阳杂记》[⑩]）

注释

①高邮：县名。在今江苏省中部。②举子：被选举应试的读书人。③举于乡：即在乡试中考中举人。④为：治。⑤不以数旬：活不了几十天了。⑥镇江：即江苏省镇江一带。⑦示：给人看。⑧危苦之心：恐惧苦恼的心情。⑨再拜：古代的一种礼节，即先后拜两次，表示礼节隆重。⑩《广阳杂记》：共五卷，此书不编类，是作者刘献廷随手记录之作。内容涉及"礼乐、象纬、医药、书数、法律、农桑、火攻、器制"等，所记翔实可信。刘献廷，字继庄，一字君贤，别号广阳子。直隶大兴（今北京大兴）人，清初学者。清顺治五年（1648年）生，康熙三十四年（1695年）卒，年48岁。刘献廷学识渊博，且深明医道，有所创见。

按语

明末高邮名医袁体庵以危苦之心，惧之以死的恫吓之法，治愈了举人的喜极而狂之疾。这正符合《内经》"喜伤心，恐胜喜"的治疗法则。耐人寻味。

佯为邮语止笑症

有一先贤李某，是归德府鹿邑县人。世代为农，癸卯年间乡试得中举人。他的父亲因为高兴，禁不住放声大笑。到了春天，李某又考中进士，他父亲笑得更加厉害了。过了十年，李某又提升为谏院的官员，他父亲的大笑就成了难以治愈的顽症。起初是大笑时断时续地发作，后来就从早到晚不能停止了。李某为此非常忧虑，顺便把这个情况告诉了太医院的一位御医。御医授意李某，就让家中人欺骗他父亲说："大谏李某得病已经死了。"他父亲听了转喜为悲，痛哭欲绝，几乎昏死过去。就这样经过了十天，他父亲的笑症逐渐地好了。家中人又谎称李某来信说他的病得到御医赵大夫的治疗，死而复生。他父亲也就不再悲伤，从此笑症再没发作。医就是意呀。喜太过则伤心，故济之以悲才能平和。医技是合乎道的。

原文

先达[①]李其姓，归德府[②]鹿邑[③]人也。世为农家，癸卯获隽于乡[④]。伊[⑤]父以喜故，失声大笑。及春举进士[⑥]，其笑弥甚。历十年，擢谏垣[⑦]，遂成痼疾。初犹间发，后宵旦不能休。大谏甚忧之，从容语太医院某，因得所授。命家人绐[⑧]乃父云："大谏已殁。"乃父恸绝，几殒[⑨]。如是者十日，病渐瘳。佯为邮语[⑩]云："大谏治以赵大夫，绝而复苏。"李因不悲，而笑证永不作矣。盖医者意也，过喜则伤，济以悲而乃和，技进乎道矣。

（节选自《簪云楼杂说》[⑪]）

注释

①先达：旧时尊称有地位、声望的前辈为先达。②归德府：府名，治所在今河南省商丘市。③鹿邑：县名，在今河南省东南部。④获隽于乡：乡试得中举人。隽，通"俊"，才智过人。⑤伊：他。⑥进士：凡举人经会试考中者为贡士，由贡士经殿试赐出身者为进士。⑦擢（zhuó 浊）谏垣：提拔为谏院的官员。⑧绐（dài 待）：欺骗。⑨几殒：将近死亡。⑩佯为邮语：谎称来信说。⑪《簪云楼杂说》：笔记小说，读来饶多意趣。作者陈尚古，字彦朴，江苏长洲（今苏州）人，生卒年不详。清代学者。精于绘画，善山水。

按语

《素问・五运行大论》说："喜伤心，恐胜喜。"此病因过喜则伤心，故济之以悲乃平和，佯为邮语而治愈了李父的喜极而狂笑之症。此亦即"医者意也"之谓也。

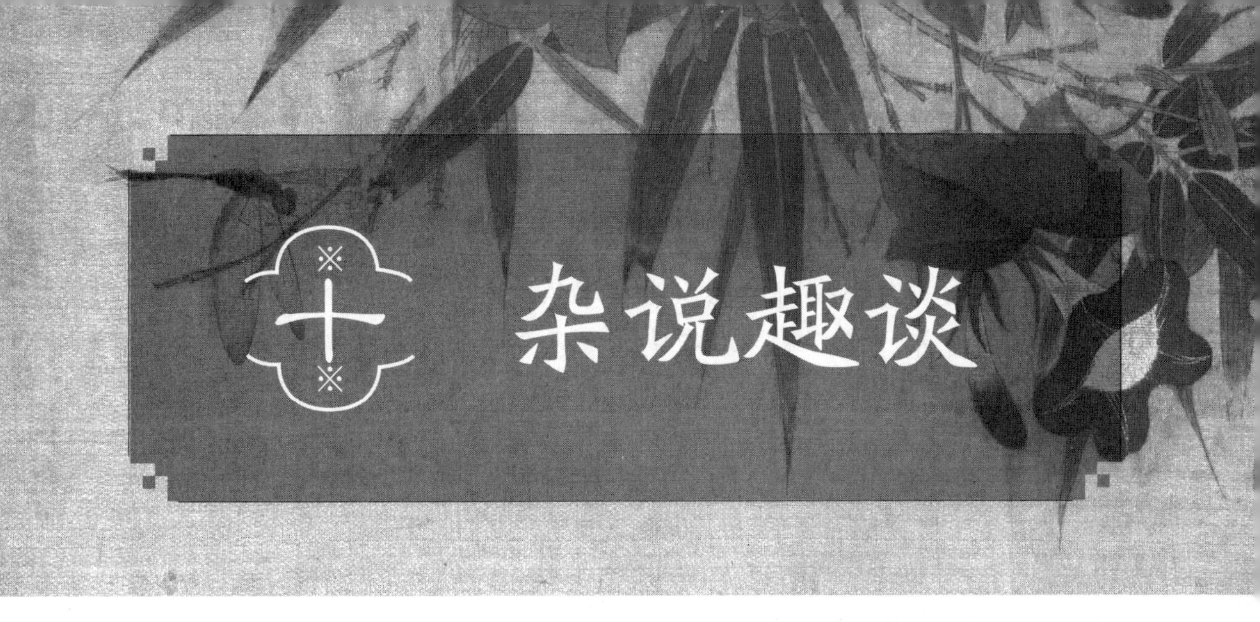

十 杂说趣谈

医和论蛊

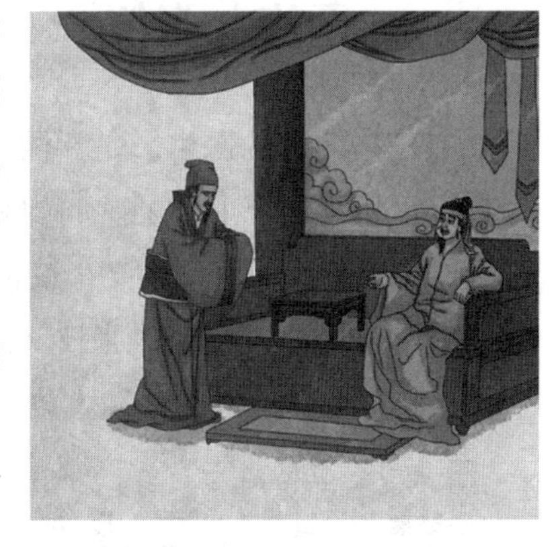

晋平公向秦国求医，秦景公派医和为他诊治。医和说：“你的病没法治了，这是因为迷恋女色所致，这病像蛊疾。既不是鬼神作祟，也不是饮食造成的，是因为迷惑于女色而丧失心志。”

医和诊完病出来，把情况告诉了晋国大夫赵孟。赵孟问道：“什么叫蛊？”医和回答说：“这是沉迷惑乱于女色所造成的病。从文字来分析，‘皿’与‘虫’构成蛊。谷物中的飞蛾也叫蛊。在《周易》里，长女迷惑少男，就像劲风吹落山上的草木一样，也称蛊，都是同类事物。”赵孟说：“真是高明的医生啊。”赠他丰厚的礼物并送他回秦国去。

原文

晋侯①求医于秦，秦伯②使医和视之，曰：“疾不可为也，是谓近女室，疾如蛊。非鬼非食，惑以丧志。”出，告赵孟。赵孟曰：“何谓蛊？”对曰：“淫溺惑乱之所生也。于文，皿虫为蛊③。谷之飞亦为蛊④。在《周易》，女惑男，风落山⑤谓之蛊，皆同物⑥也。”赵孟曰：“良医也。”厚⑦其礼而归⑧之。

（节选自《左传·昭公元年》）

注释

①晋侯：指晋平公，名彪，前557至前532年在位，是荒淫无度的昏君。②秦伯：秦景公，前576至前537年在位。③皿虫为蛊：“蛊”字由“皿”“虫”二字组成。是一个会意字。杜预注：“皿，器也。器受虫害为蛊。”《说文》云：“蛊，腹中虫也”。意思是“蛊”的含义为腹内中了虫食之毒。④谷之飞亦为蛊：谓积谷生虫而能飞者亦称

为蛊。⑤女惑男，风落山：指《易经》六十四卦中的“蛊”卦，而“蛊”卦上为“艮，下为巽”，“艮”代表山、少男等，“巽”代表风、长女等。基本卦象是“风吹落山上树木”之象，若按男女之象，即是“长女迷惑少男”之象。古人认为男女婚配当男长女少，反之，少男就要被长女迷惑，如同劲风吹落山上的草木。此为不吉利的蛊卦。⑥同物：同类。指对“蛊”的三种解说，意义都属同一事类。⑦厚：丰厚。⑧归：使……回。

按语

这是系统解释“蛊”含义的最早文献，后被《说文解字》等多种工具书引用而广为流传。而“淫溺惑乱之所生”之疾和腹内有虫毒，则是“蛊”的常用义项，所以后来产生了“蛊惑”“蛊毒”等词语。隋代御医巢元方在他主持编写的《诸病源候论》一书中，竟用两卷的篇幅描述蛊毒病候。

医竘与张仪

有位名叫竘的医生，是秦国的良医。他为秦宣王割了痤疮，又为秦惠王治好了痔疮。丞相张仪背上肿了。叫竘来治疗。张仪对竘说：“这背不要再当作我的背，听凭你去处理罢。”医竘又很快把它治好了。

竘的确是一位良医，张仪又能完全信任他，所以能这样。治理国家跟治疗身体一样，必须信任别人，让别人放手去干，才能治理好。

原文

有医竘[①]者，秦之良医也。为宣王割痤[②]，为惠王治痔，皆愈。张子[③]之背肿，命竘治之。谓竘曰：“背非吾背也，任子制焉。”治之遂愈。

竘诚善治疾也，张子委制[④]焉。夫身与国，亦犹此也。必有所委制，然后治矣。

（节选自《尸子》[⑤]）

注释

①竘（qǔ 取）：雄壮貌。此作人名。②痤：疮名。多生于面部。③张子：指张仪，秦惠文王时任宰相。④委制：委托他治理。⑤《尸子》：先秦杂家著作，战国尸佼撰。据班固《汉书·艺文志》记载，尸佼，鲁人，是秦相商鞅上客，商鞅拜之为师，后商鞅被杀，尸佼恐并诛，逃至蜀国。后来尸佼对法家思想进行反思，并取各家之长，著成《尸子》一书，思想兼宗儒、墨、名、法、阴阳，是为杂家。《尸子》中提出“四方上下曰宇，往古来今曰宙”，是今日“宇宙”一词的由来。原书有二十篇，宋代已散佚。清代有汪继培、孙星衍、章宗源等辑本。

按语

治病犹治国，用医如用将。治疗疾病要选择良医，并要充分信任之，才能尽其所长，像医竘那样取得圆满的疗效。治理国家要选择良臣良将，只有信任之，才能大胆用人，各尽其长，使天下大治，国富民强。

不龟手药

宋国有人善于制作使手不皴的药物，他家世世代代以漂洗丝绵为生。有个客人听说后，请求高价购买药方。宋人召集家族商议说："我家世代漂洗丝绵，所得不过数金，如今卖掉药方一下子就可得百金，还是卖给他吧。"客人得到药方，便去游说吴王。吴王命此人为将率军与越军水战，数九严冬，吴军涂上此药物，手脚不冻裂，大败越军。吴王因此给他封地赏赐。不皴手药是一样的，有人靠它得到封赏，有人靠它却不免于漂洗丝绵，这是应用的方法不同啊。

原文

宋人有善为不龟手[①]之药者，世世以洴澼[②]絖[③]为事。客闻之，请买其方百金，聚族而谋曰："我世世为洴澼絖，不过数金，今一朝而鬻技[④]百金，请与之。"客得之，以说[⑤]吴王。越有难，吴王使之将，冬与越人水战，大败越人，裂地而封之。能不龟手，一也；或以封，或不免于洴澼絖，则所用之异也。

（节选自《庄子·逍遥游》）

注释

①龟（jūn）手：指手足皮肤受冻开裂。龟，同"皲"，皴（cūn）裂。②洴（píng）澼（pì）：在水中漂洗。③絖（kuàng）：细棉絮。④鬻（yù）技：卖掉药方。⑤说（shuì）：游说，劝说。

按语

此故事出自《庄子·逍遥游》中惠子与庄子的对话。后人用"不龟手药"这个典故告诉人们，必须根据每个具体事物的不同性能特点，充分发挥它的作用，才能更好地造福于人类。

甘水多美人

水质轻（即含盐类及其他矿物质少）的地方，多有秃发和颈上长瘤的人；水质重（即含盐类及其他矿物质多）的地方，多有脚肿和不能行走的人；水质甘美的地方，多有容颜美艳和相貌出众的人；水味辛辣的地方，多有生痈疮和痤疮的人；水味苦涩的地方，多有鸡胸和驼背的人。

原文

轻水[①]所[②]多秃与瘿[③]人，重水所多尰[④]与躄[⑤]人，甘水所多好与美人，辛水所多疽与痤[⑥]人，苦水所多尪[⑦]与伛[⑧]人。

（节选自《吕氏春秋·尽数》）

注释

①轻水：指盐类及其他矿物质少的水。与重水相对。②所：处所。下同。③瘿：颈部所长肿瘤，类似甲状腺肿大一类病。④尰（zhǒng 踵）：足部肿胀。⑤躄（bì 毕）：同“躃”。瘸腿。⑥痤（cuó）：痤疮。⑦尪（wāng 汪）：胸部突出，即鸡胸。⑧伛（yú 雨）：伛偻，即驼背。

按语

水是生命的命脉，离开水，人就无法生存。古人早就发现，饮用不同质的水，会对人体健康产生不同的影响。经过长期的观察和实践，人们找到了最佳选择，“甘水所多好与美人”。这在古代养生学发展史上，有着重大意义，无怪乎人们往往把“甘泉”和幸福连在一起了。

臭味相投

如同人对滋味，没有人不喜欢甘甜香脆的，但甘甜香脆的东西却未必人人都承受得了。文王爱好吃菖蒲根的腌菜，孔子听说后，皱着眉头才能吃下，吃了三年才习惯。有一个身上气味非常难闻的人，他的父母、兄弟、妻妾、朋友及所熟识的人，都没有谁能和他居住在一起的。他自觉苦恼，于是到海上去住。海上却有人喜欢他的臭味，昼夜跟随在他后面而不离开。

原文

若人之于滋味，无不说[①]甘脆，而甘脆未必受也。文王嗜昌蒲菹[②]，孔子闻而服之，缩頞[③]而食之，三年然后胜之[④]。人有大臭[⑤]者，其亲戚[⑥]、兄弟、妻妾、知识[⑦]，无能与居者。自苦而居海上。海上人有说其臭者，昼夜随之而弗能去。

（节选自《吕氏春秋·孝行览·遇合》）

注释

①说：同“悦”，喜欢。②昌蒲菹（zū）：菖蒲根的腌制品。昌蒲，即菖蒲。长在水边的多年生草本植物。昌，通“菖”。菹，酸菜，腌菜。③缩頞（è）：皱着眉头，不舒服的样子。頞，鼻梁。④胜之：谓能吃菖蒲根腌菜。⑤大臭（xiù，又读chòu）：非常难闻的气味。⑥亲戚：此指父母。⑦知识：指相熟识的人。

按语

世界之大无奇不有，各人的好恶更是千差万别。故中医看病强调辨证施治，主张因人制宜、因时制宜、因地制宜。这正是几千年中华文明的智慧结晶。

需要说明的是，“臭味”一词原来并非反义词，它有时用作褒义，有时用作贬义。因为“臭（xiù）”字泛指一切气味，既可指香气，也可以指臭（chòu）气。臭味相投就是气味相投。

味之本

大凡味的根本，水是第一位的。依靠酸、甜、苦、辣、咸这五味和水、木、火这三材进行烹调，鼎中多次沸腾，多次变化，是依靠火来控制调节的。时而武火，时而文火。消减腥味，去掉臊味，除却膻味，关键在于掌握火候，转臭为香，务必不要违背用火的规律。调味这件事，一定要用甘、酸、苦、辛、咸，但放调料的先后次序和用量的多寡，它的组合是很微妙的，都有各自的道理。鼎中的变化，精妙而细微，语言难以表达，心里有数也不易说清楚。就好像射箭御马一样的得心应手，如同阴阳二气配合一样的化成万物，又仿佛四季推移一样的主宰宇宙，所以才使菜肴做到久而不败，熟而不烂，甜而不过头，酸而不强烈，咸而不涩嘴，辛而不刺激，淡而不寡味，肥而不腻口。

原文

凡味之本，水最为始①。五味三材②，九沸九变③，火为之纪④。时疾时徐，灭腥去臊除膻，必以其胜⑤，无失其理。调和之事，必以甘酸苦辛咸，先后多少，其齐⑥甚微，皆有自起。鼎中之变，精妙微纤，口弗能言，志不能喻。若射御⑦之微，阴阳之化，四时之数⑧。故久而不弊，熟而不烂，甘而不哝⑨，酸而不酷⑩，咸而不减⑪，辛而不烈，澹而不薄，肥而不腴。

（节选自《吕氏春秋·孝行览·本味》）

注释

①始：五行之数，水第一，故水最为始。②三材：指水、木、火。③九沸九变：（鼎中）多次沸腾，多次变化。九，表多数。④火为之纪：依靠火来调节控制。纪，节。⑤必以其胜：关键靠火候取胜。其，代火。⑥齐：同“剂”。这里有将调料按一定的比例搭配使用之意。⑦射御：射箭驾御之技。⑧四时之数：四季的变换。指春生夏长，秋收冬藏的变化。⑨甘而不哝（nóng 农）：甜而不过头。哝，味厚，此指甜得过分。⑩不酷：不太强烈。酷，酒味厚或香气郁烈之意。⑪不减：不涩嘴。

按语

文中指出，味的根本，水是第一位的，调和酸、甜、苦、辣、咸五味，要依靠火来控制调节。提出了一套奥妙的调味理论。可以说，中华厨祖伊尹的这段论述，是中国最早的调味理论，也可以说是世界上最古老的烹饪理论。千百年来，在以阴阳平衡、天人合一的古代哲学思想为基础的传统文化氛围之中，这一理论逐渐蕴育成长，不断发展，最终形成了博大精深又丰富多彩的中国饮食文化。

别类求因

认识到自己有所不知，是高明的。犯错误的人的弊病，就在于不知道而自以为知道。不少事物看似某个样子而其实不是这样。草药中有莘有藟，单独服用就会毒死人，合起来服用就会治病，使人长寿；蜂与乌头有毒，混合着吃反而可以解毒。漆是流体，水也是流体，将漆和水合在一起则变得强硬，如使漆潮湿反而变干；铜是柔韧的，锡也是柔韧的，但将两者合在一起，反而变硬；如用火来烧，又会变为流体。有的东西弄潮湿了反而干燥，有的火烧后反而变成流体，本来就不是固定不变的，怎么可以推知呢？

原文

知不知，上矣①。过者之患，不知而自以为知。物多类然②而不然。夫草有莘③有藟④，独食之则杀人，合而食之则益寿；万堇不杀⑤。漆⑥淖水淖，合两淖则为蹇⑦，湿之则为乾；金⑧柔锡柔，合两柔则为刚，燔⑨之则为淖。或湿而乾，或燔而淖，类固⑩不必⑪，可推知也？

（节选自《吕氏春秋·似顺论·别类》）

注释

①知不知，上矣：语出《老子》第七十一章："知不知，上。不知知，病。"意谓认识到自己有所不知，是上等。不知道而自己认为知道，是病。②类然：类似这样。③莘（xīn）：药草名，即细辛。④藟（lěi 垒）：药草名。⑤万堇（jǐn 仅）不杀：蜂和乌头合用无毒，还可以解毒。《埤雅》："蜂，一名万。"毕沅曰："堇，乌头也，毒药，能杀人。"⑥淖（nào 闹）：流体，稀浆状。⑦蹇：坚硬。⑧金：铜。⑨燔：烧。⑩固：本来。⑪不必：不一定相同。

按语

文中举莘与藟、万与堇、漆与水、铜与锡的特性各不相同为例，说明对事物应做具体分析。尤其要明白，任何事物在一定的条件下都会发生变化，不能固执于某种事物显示的特性来类推一切。

服药有约

黄帝说："有毒的药、无毒的药，服用时有没有一定的规则呢？"岐伯回答说："病有新病旧病，处方有大方小方，服用有毒的药无毒的药，本来就有常规用法。凡大毒的药物，去掉十分之六的病，即不要再服；一般毒性的药物，病治去十分之七，即勿再服；毒性不大的药物，病治去十分之八，即勿再服；无毒性的药物，病治去十分之九，即勿再服。随后用谷、肉、果、菜等饮食加以调养，则病乃痊愈，药物不可过用，以免损伤正气。

原文

黄帝曰："有毒无毒，服有约[①]乎？"岐伯[②]曰："病有久新，方有大小，有毒无毒，固有常制矣。大毒治病，十去其六；常毒治病，十去其七；小毒治病，十去其八；无毒治病，十去其九。谷肉果菜，食养尽之[③]，无使过之，伤其正也。"

（节选自《素问·五常政大论》）

注释

①约：规则限制。②岐伯：上古名医，相传为黄帝臣，黄帝曾和他讨论医道。今所传《黄帝内经》，是我国秦汉时医家托名黄帝与岐伯等论医之语，后世因以岐黄为医家之祖。③谷肉果菜，食养尽之：《素问·脏气法时论》说："毒药攻邪，五谷为养，五果为助，五畜为益，五菜为充，气味合而服之，以补精益气。"

按语

本文从药物毒性的角度，强调药物不可过用，要确立服药常规，并提出了以毒药攻邪，然后用谷肉果菜食养的原则。可见"服药有约"，确系性命攸关，不可不慎。

治小治大，惟顺而已

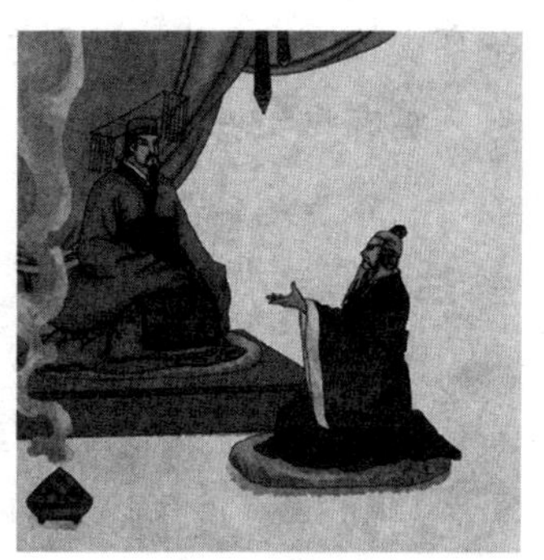

治理百姓和规范自己，处理各个方面的事务，解决大大小小的问题，治理国家与管理家庭，没有哪件事情可以违背客观规律而能成功的，只有顺应客观规律，这些事情才能顺利解决。所谓顺应客观规律，指的不仅仅是阴阳脉象、五运六气的顺逆，还包括对待黎民百姓也都要顺应他们的意志。黄帝问道：要怎么做才能顺应客观规律呢？岐伯回答说：到了一个新的国家，要先问清楚该国的风俗习惯；到别人家拜访做客，要先问清楚人家有什么避讳禁忌；登堂入室要先问清楚礼节规矩；给病人诊治疾病，要先问清楚病人的生活习惯和喜恶。

原文

夫治民与自治，治彼与治此，治小与治大，治国与治家，未有逆而能治之也[①]，夫惟顺而已矣。顺者，非独阴阳脉论气之逆顺也，百姓人民，皆欲顺其志也。黄帝曰：顺之奈何？岐伯曰：入国问俗，入家问讳，上堂问礼，临病人问所便。

（节选自《灵枢·师传》）

注释

①未有逆而能治之也：意谓没有哪件事情可以违背客观规律而能成功的。

按语

不论是治病还是治国，解决大大小小的问题，都必须遵循一个原则，即顺应客观规律。如同要“入国问俗，入家问讳，上堂问礼”一样，给病人诊治疾病，要先问清楚病人的生活习惯和喜恶，然后才能准确治疗。

霜露之病

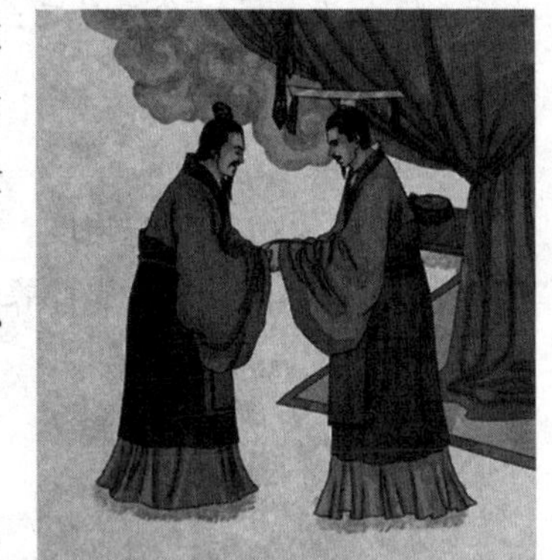

天子答复说：“您不幸身染风寒之病，何必忧虑不愈，今竟上书请归侯印，要辞官退休，这是显示朕的无德啊！现在朝中事情稍少，请君少用心思，全心保养精神，用医药辅助治疗。”于是，赐予续假，又赏给牛酒杂帛。过了几个月，公孙弘病愈，上朝办公。

原文

天子[①]报[②]曰：“君不幸罹[③]霜露之病[④]，何恙[⑤]不已[⑥]，乃[⑦]上书归侯，乞骸骨，是章[⑧]朕之不德也。今事少[⑨]闲，君其[⑩]省思虑，一[⑪]精神，辅以医药。”因赐告[⑫]牛酒杂帛[⑬]。居数月，病有瘳[⑭]，视事[⑮]。

（节选自《史记·平津侯主父列传》）

注释

①天子：指汉武帝刘彻。②报：答复。③罹（lí 离）：遭遇。④霜露之病：犹言风寒之病。意为一般的病。⑤恙：忧虑；担心。⑥已：停息。此指痊愈。⑦乃：竟然。⑧章：同“彰”。彰显。⑨少：稍微。⑩其：应当。祈使副词，表示劝告、命令。⑪一：

专一。⑫赐告：古代官吏休假称“告”，假期已满而赐予续假称为“赐告”。⑬杂帛：各种丝织品。⑭瘳：病愈。⑮视事：办公。

按语

这是汉武帝在给丞相公孙弘信中说的一段话。当时公孙弘遭受朝臣攻击，灰心之际，便称病在家休息，并上表皇帝要求告老还乡。汉武帝深知公孙弘的苦衷，就给他写了这封信，并送了许多慰问品。

霜露之病，亦作“霜露之疾”，言感受风寒之病。后世多用来指一般的病。

阳气聚面，阴气聚背

阳气一般聚在面部，所以男子的面部分量重，凡淹死的，必定脸朝下伏在那里；阴气一般聚在背上，所以女子的背部分量重，凡淹死的，必定面朝天，背靠地，仰卧在那里。动物中的走兽淹死的，或伏或仰，道理都是这样。

原文

阳气聚面，故男子面重，溺死者必伏；阴气聚背，故女子背重，溺死者必仰。走兽溺死者，伏仰皆然①。

（节选自《褚氏遗书·受形》）

注释

①伏仰皆然：谓（溺死的）雄兽伏雌兽仰，都是这个道理。

按语

褚澄的这段话旨在说明，男子阳气聚于面，所以面部分量重，溺死者必定脸朝下；女子阴气聚于背，所以背部分量重，溺死者必定面朝天。而溺死尸体男伏女仰，历来被列为普遍性的尸体现象。

后汉魏伯阳认为这是天生如此。他在《周易·参同契·姹女黄芽章第二十六》中说：“男生而伏，女偃其躯，秉乎胞胎，受炁之初，非徒生时，著而见之，及其死也，亦复效之。”意思是这种现象秉受于胞胎，初降生时男人就面朝下，女人则仰其躯，到死时也跟生时一个样。

北宋苏轼也做了类似的解释，他在《东坡志林·卷三·论医和语》中说：“男子之生也覆，女子之生也仰，其死于水也亦然。男子内阳而外阴，女子反是。”强调男伏女仰的原因是，“男子内阳而外阴，女子反是”。

到南宋时，著名法医学专家宋慈在《洗冤集录·卷三·溺死》中说：“若生前溺水尸首，男仆卧，女仰卧。”将此状列入法医验尸的依据之一。

而元代王兴在其所撰《无冤录》中，做了“溺死尸首男仆女仰”的专节论述。为了对这一现象做出理论解释，他引用的仍然是《褚氏遗书·受形》上述这段话。

并强调说；“古今所传，焉可诬也？”认为此说古今所传，确凿无疑，不会欺骗。

因此，对这一现象有待进一步研究。

学如牛毛，成如麟角

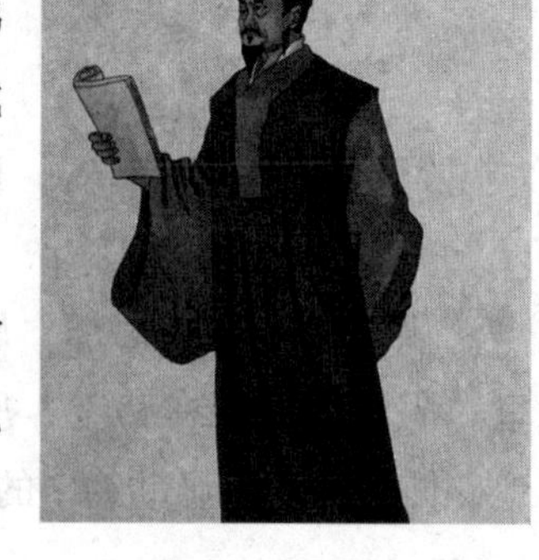

学仙之人多如牛毛，可是学成者凤毛麟角。华山之下白骨狼藉，莽莽如密草，哪有得仙之理？考察一下佛书道典，纵使得仙，最终也当死亡，不能超出人世。我不希望你们这些人专学这一套。

原文

学如牛毛[①]，成如麟角[②]，华山之下白骨如莽，何有可遂之理？考之内教[③]，纵使得仙，终当有死，不能出世[④]，不愿汝曹[⑤]专精于此。

（选自《颜氏家训[⑥]·养生》）

注释

①牛毛：比喻（学仙之人）极多。②麟角：比喻珍贵稀少。③内教：此指佛家道家的著作典籍。④出世：超出人世。⑤汝曹：你们这些人。⑥《颜氏家训》共二十篇，是颜之推为了用儒家思想教训子孙，以保持自己家庭的传统与地位，而写出的一部系统完整的家庭教育之书。这是他一生关于士大夫立身、治家、处事、为学的经验总结，在封建家庭教育发展史上有重要的影响。颜之推（531—约595）：字介，祖籍琅琊临沂（今山东临沂县），世居建业（今江苏南京），南北朝时著名教育思想家、文学家。他生活在南北朝至隋朝期间，混乱动荡的政局，使他数易其主。年轻时投奔北齐，历20年，官至黄门侍郎。577年，北齐为北周所灭，他被征为御史上士。581年，隋灭北周，他又于隋文帝开皇年间，被召为学士，不久以疾终。

按语

世上并没有什么成仙之术，学仙之人多如牛毛，可是学成者有几个？“华山之下，白骨如莽”就是有力的证明，这是对世人的深刻警示。

人常失道，非道失人

《混元妙真经》说：“人常常迷失道，而不是道使人迷失。人常常背离生命的真谛，而不是生命背离人。所以养生的人，一定要谨慎小心，不能迷失道。”《仙经》说：“自己的命运掌握在自己手中，而不在上天，但是愚鲁之人不会懂得，这个真理是延续生命的关键。之所以会导致各种疾病，都是因为肆意放纵自己的七情六欲，不懂得爱惜自己的身体，所以损伤了健康，缩短了寿命。”

原文

《混元妙真经》[①]曰：“人常失道，非道失人。人常去[②]生，非生去人。故养生者，慎勿失道。”《仙经》[③]云：“我命在我不在天，但愚人不能知，此道为生命之要。所以致百病风邪者，皆由恣意极[④]情，不知自惜，故虚损生也。”

（节选自《养性延命录·教诫》）

注释

①《混元妙真经》：道家著作，作者不详。②去：背离。③《仙经》：道教修炼仙术之书。④极：极端放纵。

按语

人常常迷失道而背离生命的真谛，道是什么？道就是生存的真理。所以养生的人，一定要谨慎小心，不能迷失这个真理，切不可因恣情纵欲而损伤性命。

失势者之病

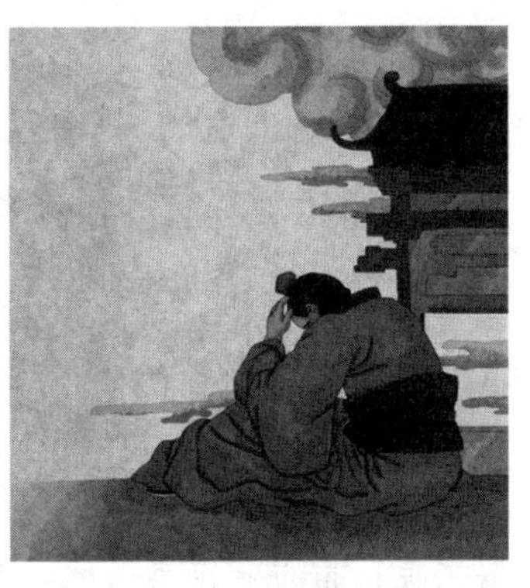

张湛说：“凡是失去富贵权势的人，即使不受外邪侵袭，但如果其内里精神严重受伤，身体也必定会死亡。不是妖祸自外侵害，只是因为冰火两重天，痛苦在内心煎熬，则自我崩溃，伤中呕血而亡。运动可以战胜寒冷，安静可以战胜炎热，能够运动也能安静，就可生命长久。保持精气清静，才与养生之道相合。”

原文

张湛[①]云：“凡脱贵势者，虽不中邪，精神内伤，身必死亡。非妖祸外侵，直[②]由冰炭内煎，则自崩，伤中呕血也。动胜寒，静胜热，能动能静，所以长生。精气清静，乃与道合。”

（选自《养性延命录·教诫》）

注释

①张湛：东晋学者，字处度，晚年好养生之术，著有《养生要集》十卷、《列子注》等。②直：只。

按语

大凡失去富贵权势的人，都会经历心灵的煎熬，若没有平静的心态，适应不了冰火两重天的日子，即使不受外邪侵袭，精神也会崩溃，致使走向死亡。文中说：

"动胜寒，静胜热，能动能静，所以长生。"颇有哲理，耐人寻味。

巢元方论蛊毒

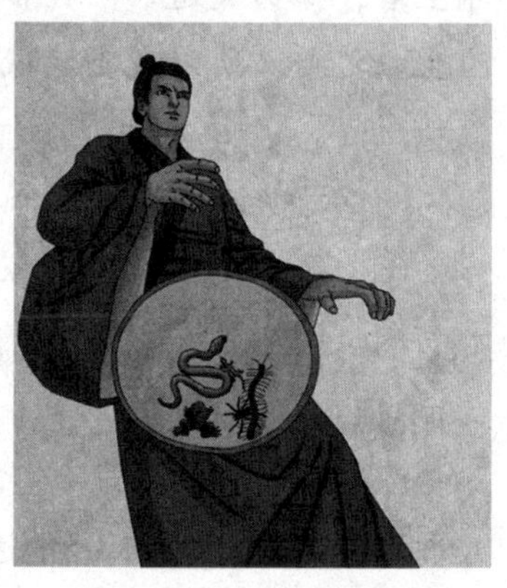

蛊毒有数种，都是使人变乱迷惑的邪气。有人故意制造蛊毒，取众多毒虫、蛇蝎之类，盛放在一个器皿里，任它们自相残杀咬食，最后有一虫独自存活下来，就称之为蛊。它能变乱迷惑，随着酒食，一旦被人饮服到腹内，便制造病祸。祸患存留在他人身上，而制造者蛊虫却安然无恙。所以那些为非作恶之徒就畜养这种蛊虫。又有飞蛊，来去无影踪，渐渐状如阴鬼之气，人遇到这种蛊毒就会突然病重。凡是中了蛊毒的病人，多趋于死亡。因为它毒害人的情形非常严重，所以称蛊毒。

原文

凡蛊毒有数种，皆变惑之气①。人有故造作之，多取虫蛇之类，以器皿盛贮，任其自相啖②食，唯有一物独存者，即谓之惑。便能变惑，随逐酒食，为人患祸。患祸于佗③，则蛊主吉利，所以不羁之徒④，而畜事之。又有飞蛊，去来无由，渐状如鬼气者，得之卒⑤重。凡中蛊病，多趋于死。以其毒害势甚，故云蛊毒。

（节选自《诸病源候论⑥·卷二十五·蛊毒候》）

注释

①变惑之气：使人变乱迷惑的邪气。②啖（dàn 但）：吃。③佗：通"他"。④不羁之徒：指为非作恶之徒。⑤卒：通"猝"。⑥《诸病源候论》又名《巢氏诸病源候论》《诸病源侯总论》，简称《巢氏病源》。该书五十卷，载述疾病病源证候共1700余论。以病为纲，每类疾病之下分述各种病证，然后叙及其概念、病因、病机、证候等，对每一病证逐个深入研究，在病因方面多有发现。这是中国最早的病源证候学专著。后世医家多有引述。作者巢元方，隋代医家。大业中（605—616年）任太医博士、太医令。大业六年（610年），奉诏主持编撰《诸病源侯论》。

按语

关于蛊毒，早在《左传》中即有记述。《左传·昭公元年》借医和之口，论述了"蛊"的几种含义。东汉许慎在《说文》中训释说："蛊，腹中虫也。"即腹内中了虫食之毒。而隋太医巢元方充分发挥其想象力，对蛊毒进行了形象的描述，曾多被后人引用。虽然有些夸张，但有一点应充分肯定，即巢元方认为，"凡蛊毒有数种，皆变惑之气”“其毒害势甚”。

“千金”之由

我广泛采集摘引各类医学专著，删繁就简，务求简明扼要，编著成《备急千金要方》一部，共三十卷。本书即使不能道尽所有疾病的本源，只要下功夫用心研究，收获也就不小了。人的生命最珍贵，比千金还要贵重。如果书中的药方能救人性命，再大的恩德也不过如此，因此本书以“千金”命名。

原文

乃博采群经，删裁繁重[①]，务在简易，以为《备急千金要方》一部，凡三十卷。虽[②]不能穷尽病源，但使留意于斯者，思过半[③]矣！以为人命至重，有贵千金。一方济[④]之，德踰[⑤]于此，故以为名也。

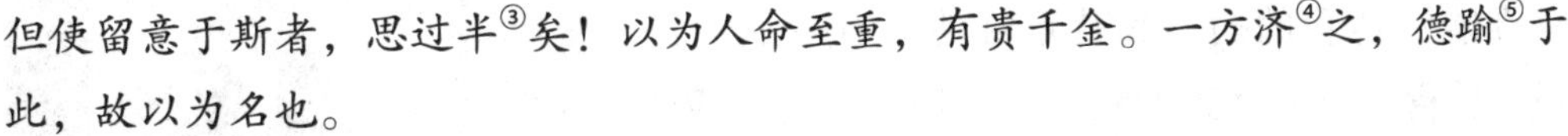

（节选自《备急千金要方序》）

注释

①繁重：杂乱重复之处。②虽：即使。③思过半：谓收益多。语出《周易·系辞下》。④济：救助。⑤踰：超过。

按语

人的生命比“千金”还珍贵，如果医方能救人性命，其恩德将超过“千金”。这就是孙思邈将他编写的一部理法方药齐备的医学巨著，以“千金”命名的原因。

服丸药法

一般丸药都像梧桐子那么大，服补药的以十丸作为起始，从第一次服药逐渐增加，但最多不能超过四十丸，虽是补药，服用过多也损害人的健康。若一天服三次，要延长些时间，连服多时，中间不可缺服。药气渐渐浸润，熏蒸人的五脏，积累时间长了是最好的。不必要频频服用，误认为早些服完为好。那样就降低了药物的疗效，收到的效果是很少的。

原文

凡丸药皆如梧桐子大，补者十丸为始，从一服渐加，不过四十丸，过亦损人。云[①]一日三度服，欲得引日[②]，多时不阙[③]。药气渐渍[④]，熏蒸五脏，积久为佳，不必频服，早尽为善。徒弃名药，获益甚少。

（节选自《备急千金要方·论服饵第八》）

注释

①云：虚词，表转述，无实义。②引日：延长时间。③阙：通“缺”。④渍：浸，沾。

按语

本文指出，服丸药不可过量，也不可间隔时间过长，还不可量少频服。与服用汤药的道理一样，必须要注意适度。

太宗苦痢

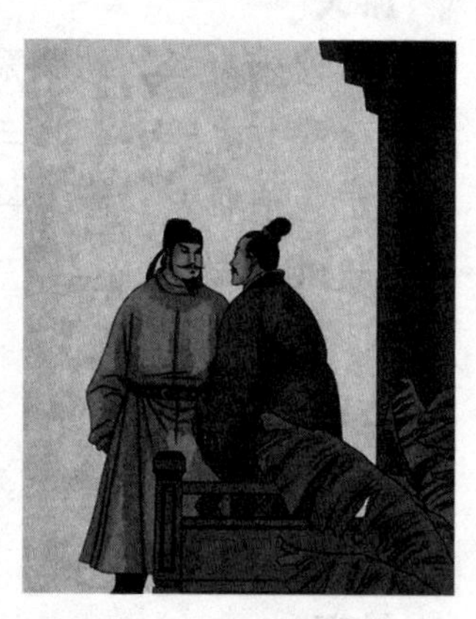

唐太宗得了气滞痢疾，非常痛苦，经过太医院的众多医生治疗不见效果，立即下招问朝廷中的文武官员：有谁能治愈我的病，我就重赏他。有一卫士长官张宝藏，曾得过这种痛苦的病，他就把“牛乳煎荜茇”的药方介绍给皇上，太宗服药后病立即就好了。于是唐太宗告诉宰相魏徵提升张宝藏为五品官职，但是魏徵感到为难，过了一个多月也没办理提升手续。不久，太宗的病复发了，对左右的近臣说：“我以前服牛乳煎荜茇很有效果。”所以又叫人将此药取来，只服了一剂，病又痊愈。唐太宗因而回想起往事，说：“曾叫魏徵提升献方人的官职，至今未见授职，是什么原因呢？”魏徵害怕地说：“受命时，陛下您没说明是文官还是武职啊。”太宗生气地说：“管理官员的是你宰相，不能妨碍已授他三品官。我是一国之主，难道不如你吗？”于是严厉地说：“晋升张宝藏为文职三品，让他主管朝祭礼仪，当鸿胪寺的长官吧。”

原文

太宗[①]苦于气痢，众医不效，即下诏问殿庭左右[②]，有能治此疾者，当重赏之。宝藏常[③]困是疾[④]，即具疏[⑤]以乳煎荜茇[⑥]方进，上[⑦]立差。宣下宰臣[⑧]与五品官。魏徵[⑨]难之[⑩]，逾月不进拟[⑪]。上疾复，问左右曰：“吾前饮乳煎荜茇有效。”复命进之，一啜[⑫]又平复。因思曰：“尝令与进方人五品官，不见除授[⑬]，何也？”徵惧曰：“奉诏之际，未知文武二吏。”上怒曰：“治得宰相，不妨已授三品官。我，天子也，岂不及汝耶？”乃厉声曰：“与三品文官，授鸿胪卿[⑭]。”

（节选自《续前定录》[⑮]）

◇◇◇ **注释** ◇◇◇

①太宗：即唐太宗李世民，626年至649年在位。②殿庭左右：朝廷中的近臣。③常：通“尝”，曾经。④困是疾：受此疾之痛苦。⑤具疏：分条陈述。⑥荜茇（bá）：中药名。可温中散寒，止呕镇痛。⑦上：皇上，指唐太宗。⑧宰臣：宰相和大臣。⑨魏徵（580—643）：字玄成，馆陶（今属河北）人。唐初政治家，太宗即位，任谏议大夫，陈谏二百余事。贞观三年，任秘书监，参与朝政，后任侍中，封郑国公。⑩难之：感到为难。⑪不进拟：没送上拟定的荐贤公文。⑫啜（chuò 辍）：喝，指服药。⑬除授：拜官受职。即任命。⑭鸿胪卿：主管朝祭礼仪的鸿胪寺长官。⑮《续前定录》：一卷。唐代锺辂撰。其内容多宣扬宿命论，但有一定的史料价值。

◇◇◇ **按语** ◇◇◇

唐太宗患气痢而得以治愈的曲折故事，说明“牛乳煎荜茇”是治疗气滞痢疾的有效方剂。明代焦竑《焦氏笔乘·续集》卷六，也有此段记载。

牛溲马勃

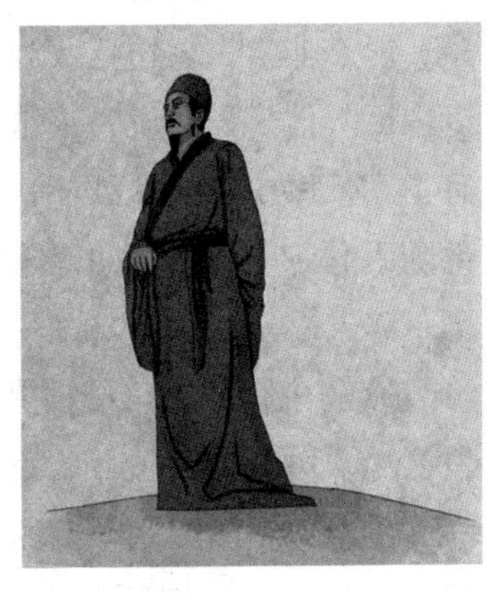

大木材当屋梁，小木料用作椽子，各自都有合适的用途，用以造成房屋，那是工匠的技能。玉屑、朱砂、天麻、青芝、牛尿、马勃、破朽鼓皮，都兼收并蓄，留待治病而全不扔掉，那是医生的妙用。

◇◇◇ **原文** ◇◇◇

夫大木为杗[①]，细木为桷[②]，各得其宜，施以成室[③]者，匠氏之工也。玉札[④]丹砂[⑤]，赤箭[⑥]青芝[⑦]，牛溲[⑧]马勃[⑨]，败鼓之皮[⑩]，俱收并蓄[⑪]，待用无遗者，医师之良也。

（选自《昌黎先生集[⑫]·卷十二·进学解》）

◇◇◇ **注释** ◇◇◇

①杗（máng 忙）：房屋的大梁。②桷（júe 决）：屋椽。③施以成室：用这些木料造成房屋。④玉札：一名玉屑，又名琼浆。⑤丹砂：朱砂。⑥赤箭：天麻。⑦青芝：灵芝的一种，即青色的龙芝。属五芝之一。玉札、丹砂、赤箭、青芝，以上四物都是贵重的药材。⑧牛溲；牛尿。能活血、壮筋骨。一说车前草。有利水、清热、明目、祛痰之功。⑨马勃：又名马屁勃、马疕菌、灰包菌、牛屎菇、灰菇等。有清肺利咽、解毒止血之功，是喉症良药。属担子菌类，生于湿地及腐木上。⑩败鼓之皮：年久朽坏的鼓皮。可解虫毒。牛溲、马勃、败鼓之皮，这三样都是貌似无用且不值钱但能治病的药材。⑪俱收并蓄：即“兼收并蓄”。指不分好坏，一律收罗存蓄。⑫《昌黎先生集》：

作者韩愈（768—824），字退之，河阳（今河南孟州）人，唐代著名文学家。因其祖籍是昌黎（今河北省昌黎县），又自称郡望昌黎，故世称韩昌黎。因谥号文，又称韩文公。他三岁而孤，由嫂郑氏抚育成人。贞元八年（792年）登进士第，但一生仕途坎坷。他和柳宗元一起大力倡导古文运动，主张文章像先秦散文一样，言之有物，阐发大道，反对六朝以来只求形式而内容贫乏的骈体文。韩、柳二人身体力行，从理论到实践都有力地促进了古文运动的发展，奠定了唐宋散文的基础。而韩愈被推为“唐宋八大家”之首。其著作收入《昌黎先生集》中。

按语

韩愈用“牛溲马勃”等这些不起眼且不值钱但都能治病的药材作例子，说明世间万物只要用得其所，都是具有价值的。人才也是如此。成语俱收并蓄（即“兼收并蓄”）也源于此，多用来指不拘一格，包罗各色各样的人和物。

屑金粉犀

大凡事物相互感应，是自然现象，这是人的智慧所不能及的。我家有一个玉罂，形态非常古朴精巧。当初得到它时，客中有个叫邓保吉的武官，是宋真宗时的老内臣。他辨识后说：“这是个宝物，称之为翡翠。”又说：“宫中的宝物都藏在宜圣库，库中有翡翠酒杯一只，所以我能辨识。”之后，我偶然用金环在玉罂的腹部随手磨一下，金环的碎末纷纷而落，如同在砚中磨墨一样。才知道翡翠能把金子磨下碎末。

众药中，犀牛角最难捣碎。必须先切削成小块，才可放入众药中捣它，众药筛罗已尽，可是犀角独存。我偶然碰见一位叫元达的医僧，他把犀角分成小块，方圆一寸半左右，然后用很薄的纸裹放在怀中，靠近人的肉体，用人体的暖气熏蒸它，等到人体的热气把犀角块熏蒸沾润，趁热放到臼中捣，随着手捣，犀角如粉。于是，才知道人体的暖气能使犀角成为粉末。然而，当今医生都没有知道的。

原文

凡物有相感者[①]，出于自然，非人智虑所及[②]，皆因其旧俗而习知[③]之。余家有一玉罂[④]，形制[⑤]甚古而精巧。始得之，坐[⑥]有兵马钤辖[⑦]邓保吉者，真宗[⑧]朝老内臣也，识[⑨]之曰：“此宝器也。谓之翡翠。”云：“禁中[⑩]宝物皆藏宜圣库[⑪]，库中有翡翠盏[⑫]一只，所以识之也。”其后予偶以金环于罂腹信[⑬]手磨之，金屑[⑭]纷纷而落，如砚中磨墨，始知翡翠能屑金也。

诸药中犀最难捣，必先镑屑[⑮]，乃[⑯]入众药中捣之，众药筛罗以[⑰]尽，而犀独存。余偶见一医僧[⑱]元达者，解犀为小块子，方一寸半许，以极薄纸裹置于怀中，近肉，以人气[⑲]蒸之，候气熏蒸浃洽[⑳]，乘热投臼中急捣，应手[㉑]如粉。因知人气之能粉犀也。然今医工皆莫有知者。

（节选自《归田录》[22]卷二）

注释

①相感：相互感应、影响。②所及：考虑到的事。③习知：熟知。④罂（yīng 英）：一种小口大腹的盛酒器。⑤形制：形体，状态。⑥坐：通“座”。⑦兵马钤辖：武官名。⑧真宗：指宋真宗赵恒。⑨识：辨别。⑩禁中：宫中。⑪宜圣库：宋朝宫廷中贮藏珍宝的仓库。⑫盏：指酒杯。⑬信：随便。⑭金屑：金环的碎末。⑮镑屑：切削成碎块。镑，削。⑯乃：才。⑰以：通“已”。⑱医僧：懂医的和尚。⑲人气：人体的暖气。⑳浃（jiá 夹）洽：深入沾润。㉑应手：随着手捣。㉒《归田录》：二卷，是欧阳修晚年撰写的一部笔记。欧阳修（1007—1072），字永叔，谥号文忠，号醉翁，晚号六一（即“藏书一万卷、金石拓片一千件、琴一张、棋一局、酒一壶、醉翁一人”六个“一”）居士，吉州吉水（今属江西）人。宋代著名文学家、政治家，唐宋八大家之一，苏轼父子及曾巩、王安石等名家皆出其门下。欧阳修一生著述繁富，灿然可观，诗、词、散文均为一时之冠。除文学外，对经学研究有独到见解，对金石学有开辟之功，编辑整理了周代至隋唐的金石器物、铭文碑刻上千，撰成《集古录》10卷400多篇，是今存最早的金石学著作。并修订史书《新唐书》《新五代史》等。其著作收入《欧阳文忠公文集》中。

按语

本文用“翡翠屑金”“人气粉犀”这两个典型事例，说明了“物有相感者，出于自然”的道理。人们只有积累丰富的生活经验，并认真观察，才能“习知”之。这对炮制药物有一定借鉴意义。

欧苏医话

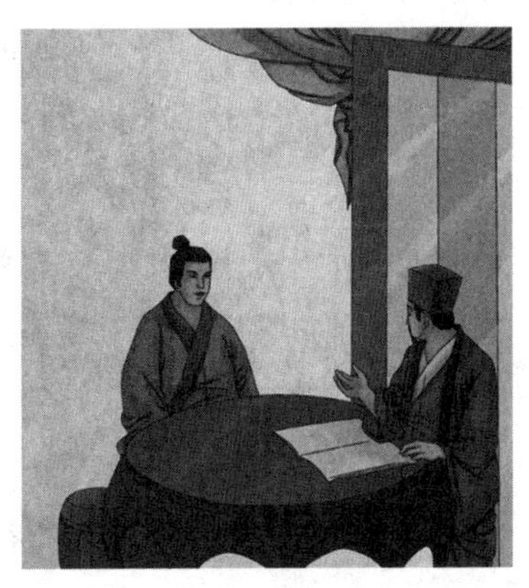

文忠公欧阳修曾对我说：有一位害病的人，医生询问他得病的缘故，他说：“我坐船遇到大风，受了惊吓而得了这个病症。”医生取来曾用多年的舵把，舵把是舵手手汗所湿润的部位，从它上面刮下粉末，与丹砂、茯神之类的药合熬，让他喝完病就好了。今本《本草注·别药性论》说：“防止病人盗汗用麻黄的根茎与骨节，及旧竹扇磨成粉末，让病人口服它。”文忠公因此说：“医生根据自己的主观意愿用药多是此类；初听起来，好像是儿戏，然而有的居然能治好病，恐怕很难追究其原因。”

因此我对文忠公说：拿笔墨烧成灰给学生们喝，就一定能治疗昏昧怠惰吗？将此推广，那么饮用伯夷的洗手水，可以治疗贪婪；吃比干的剩饭，可以阻止谄媚，舌舐樊哙的盾牌，可以治疗怯弱；闻西施的耳饰，可以治疗人之丑陋。文忠公于是大笑。

原文

欧阳文忠公[①]尝言：有患疾者，医问其得疾之由，曰：乘船遇风，惊而得之。医取多年柂牙[②]，为舵工手汗所渍处，刮末，杂丹砂[③]、茯神[④]之流，饮之而愈。今《本草注[⑤]·别药性论》云："止汗用麻黄[⑥]根节及故[⑦]竹扇为末，服之。"文忠因言："医以意用药，多此比[⑧]。初似儿戏，然或有验，殆未易致诘[⑨]也。"

予因谓公：以笔墨烧灰饮学者，当治昏惰耶？推此而广之，则饮伯夷[⑩]之盥水[⑪]，可以疗贪；食比干[⑫]之馂馀[⑬]，可以已佞[⑭]，舐[⑮]樊哙[⑯]之盾，可以治怯，嗅西子[⑰]之珥[⑱]，可以疗恶疾[⑲]矣！公遂大笑。

（节选自《东坡志林[⑳]·卷三·记与欧公语》）

注释

①欧阳文忠公：即欧阳修。②柂（duò 舵）牙：舵的把手。柂，同"舵"。③丹砂：即朱砂，具有安神作用。④茯神：即中间抱有木心的茯苓。具有健脾、利尿、镇静等作用。⑤《本草注》：似指陶弘景的《本草经集注》。一说指唐代甄权所著的《药性本草》。⑥麻黄：根亦入药，功能止汗，主治自汗、盗汗。⑦故：旧。⑧比：类。⑨致诘：追问。⑩伯夷：商末孤竹君长子。初与其弟叔齐互让王位，皆投奔于周。反对讨伐商王朝。武王灭商后，两人又逃奔到首阳山，不食周粟而死。古人谓之贤士。⑪盥水：洗手水。⑫比干：商代贵族。纣王的叔父，官少师。相传因屡次劝谏纣王，被剖心而死。古代的忠臣代表。⑬馂（jùn 俊）馀：吃剩的食物。馂，食之馀。⑭已佞（nìng 泞）：治愈巧语谄媚之人。⑮舐（shì 氏）：以舌舔物。⑯樊哙：汉初将领。以勇猛著称。鸿门宴上，项羽的谋士范增拟派人刺杀刘邦，樊哙直入营门，斥责项羽，刘邦始得逃脱。⑰西子：即西施。春秋末年越国苎罗（今浙江诸暨南）人，古代美女。⑱珥（ěr 耳）：女子的珠玉耳饰。⑲恶疾：泛指难治的残疾。此指人之丑。⑳《东坡志林》：苏轼的一部笔记。传本卷数不一，常见者为五卷，分记游、怀古等二十九类。主要记叙日常见闻，并对时政、史事、艺文的评述。苏轼（1037—1101），北宋杰出的文学家、书画家，为"唐宋八大家"之一。字子瞻，又字和仲，号东坡居士。眉州眉山（今四川眉山市）人，死后葬于颍昌（今河南省郏县）。他学识渊博，天资极高，诗文书画皆精。其文汪洋恣肆，明白畅达，与欧阳修并称"欧苏"；诗词清新豪健，开豪放一派，与辛弃疾并称"苏辛"；书法擅长行书、楷书，能自创新意，用笔丰腴跌宕，有天真烂漫之趣，与黄庭坚、米芾、蔡襄并称"宋四家"；论画主张神似，提倡"士人画"，为后世"文人画"的发展奠定了基础。他与父亲苏洵、弟苏辙同为唐宋八大家之一，合称"三

苏”，后代文人称其为“坡仙”。对后世有巨大影响。著有《苏东坡全集》等。

按语

这是欧阳修和苏轼两个文豪，关于用药的一段对话，反映了两种截然不同的性格。欧阳修显得平和宽容，对民间用药的一些奇特现象，给予了比较客观的评述；而苏轼则显得有些狂傲，凭借他那渊博的知识，连连发出咄咄逼人的驳问。诚然，确有一些庸医不学无术，胡乱用药而欺诈病人，应当用苏轼那种犀利幽默的生花妙笔，抨击他们的陋行。但是，对民间的一些验方应持慎重态度，不可妄加排斥。文中所言用旧舵把粉末配丹砂、茯神等药，治愈了因遇风惊吓而致盗汗的病例，就不无道理。方中丹砂能重镇安神，茯神具有健脾、利尿、镇静等作用，显然对症而有效。至于舵把粉末，可能会促进以上两种药的渗透，而起到佐使作用。

丹砂之变

我的表兄李善胜曾经和几个同辈人炼朱砂做丹药，一年多后，在取出朱砂淘洗准备再放入炼丹炉中烧炼时，不小心丢下一块，他们的徒弟把它抟成丸吃了，之后就昏迷不醒，一夜就死了。朱砂本是很好的药，初生的婴儿也可以服用，但经过火炼发生了变化，能毒死人。变化是相对的，既然能发生变化成为大毒的东西，难道就不能变化而成为大有好处的东西吗？既然它能变化而毒死人，那么也应该有能救治人命的道理。只是没有找到恰当的方法而已。

原文

予中表①兄李善胜，曾与数年辈②炼朱砂为丹。经岁余，因沐砂再入鼎③，误遗下一块，其徒丸④服之，遂发懵冒⑤，一夕而毙。朱砂至良药，初生婴子可服，因火力所变⑥，遂能杀人。以变化相对言之，既能变而为大毒，岂不能变而为大善⑦？既能变而杀人，则宜有能生人⑧之理。但未得其术耳。

（节选自《梦溪笔谈》卷二四）

注释

①中表：指父之姐妹或母之兄弟姐妹的子女。②年辈：同辈人。③鼎：本是古代的炊器，三足两耳。此指供炼丹用的鼎器，即丹炉。④丸：抟成丸。用作动词。⑤懵（měng 猛）冒：昏迷。⑥火力所变：指朱砂（即硫化汞）经过炼制发生变化，成了有毒的东西。⑦大善：指大有益处的药物。⑧生人：救人性命。

按语

这是沈括记述的服食朱砂炼丹而引起汞中毒致死的事例。

宋代的药物学家寇宗奭（shì 式）在他的《本草衍义》一书曾引述了这段记载。沈括向人们揭示了一个道理：“以变化相对言之，既能变而为大毒，岂不能变而为大善？既能变而杀人，则宜有能生人之理。”这就是说，大毒和大善，杀人和生人之间可以相互转化。这一深刻哲理，值得我们深思。

单味易知，复用难辨

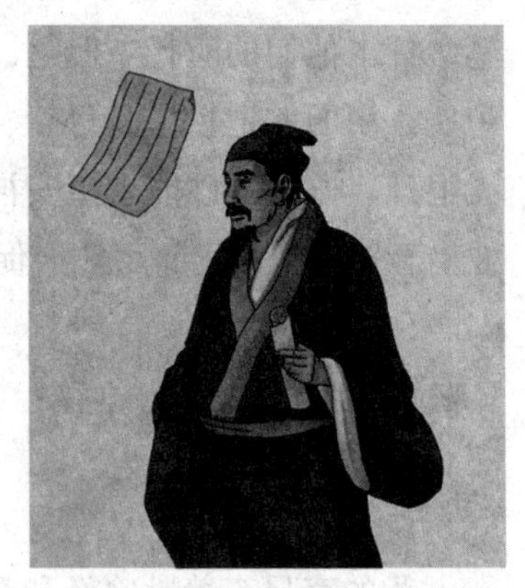

药物单方独味使用，它的性能是容易了解的，药物两味以上的合用，它的性能是难了解的。开处方的人，认为一味药不够用，又用其他许多味药增补它。他们却不知道，两种以上药物的合用可能会提高疗效的，也可能会产生强烈的副作用，合用后药性就会改变。方书上虽然记载了药物佐使畏恶的性能，但是古人所没有谈到的，病人的实际情况所不能预料得到的，如何能够全知道呢！

比如：水银与硫黄溶合在一起，就红得像丹砂；与矾石溶合在一起，就白得像雪。人们喜欢吃酸的东西，没有比醋再酸的了，觉得醋的酸味不够，想用橙子增加酸性，两种酸的东西相加，应该更酸却反而甜。巴豆长于泻利，觉得巴豆的泻利作用不够，想用大黄增强，可是泻利作用反而减弱。螃蟹和柿子，分开吃它们没有害处，两者合起来吃，人立刻就会呕吐。这个说明药物颜色的改变是容易看见的，味道的变化也是容易觉知的，呕吐泻利这种变化也很明显，所以人人知道它。至于两种以上药物的互相配合后性能发生了什么变化，传到其他的脏腑，导致其他的疾病，哪里能够轻易知道呢？

原文

药之单用为易知，药之复用为难知。世之处方者，以一药为不足，又以众药益之。殊①不知药之有相使②者，相反③者，有相合而性易④者。方书虽有佐⑤使⑥畏⑦恶⑧之性，而古人所未言，人情所不测者，庸可尽哉！水银得硫黄而赤如丹，得矾石而白如雪。人之欲酸者，无过于醋矣；以醋为未足，又益之以橙，二酸相济⑨，宜其甚酸而反甘。巴豆善利也，以巴豆之利为未足，而又益之以大黄，则其利反折⑩。蟹与柿，尝食之而无害也。二物相遇，不旋踵⑪而呕。此色为易见，味为易知，而呕、利为大变，故人人知之。至于相合而之他藏，致他疾者，庸可易知耶？

（节选自《梦溪笔谈·良方自序》）

注释

①殊：完全。②相使：几种药物同用，以一药为主，其余为辅，叫相使。③相反：两种药物同用，产生剧烈的副作用，叫相反。④易：改变。⑤佐：指某些药物能够引导

其他药物抵达疾病之所在，或协调诸药作用的特性。⑥使：指某些药物能够辅助主药发挥作用，或抑制主药毒性的特性。⑦畏："相畏"之省，指药物间相互抑制、以免发生副作用的特性。⑧恶（wù 误）："相恶"之省，指一种药物能够减弱另一种药物效用的特性。⑨相济：相加。⑩折（shé 舌）：减弱。⑪不旋踵：比喻时间短暂，很快。旋踵，旋转脚后跟。

按语

沈括在论述"处方之难"时，明确告诫医生，药物"单用为易知，复用为难知"，并列举大量事例，说明药物复用会产生复杂的变化，有的会改变原来性能甚至产生完全相反的作用，这的确是值得认真探讨的问题。早在《素问·宝命全形论》中就说："天地合气，别为九野，分为四时，月有小大，日有短长，万物并至，不可胜量。"意思是说，天地阴阳之气相合，在地域上分为九州，在时令上分为四季，月相有圆缺，日照有短长，万物并存在世上，它们的阴阳消长变化不可能一一进行估量。外界的万物尚且如此，那么多种药物相合进入人体内而产生的复杂变化就可想而知了。沈括的这一命题，对我们今天研究中药方剂更有深刻的启示。

流水止水

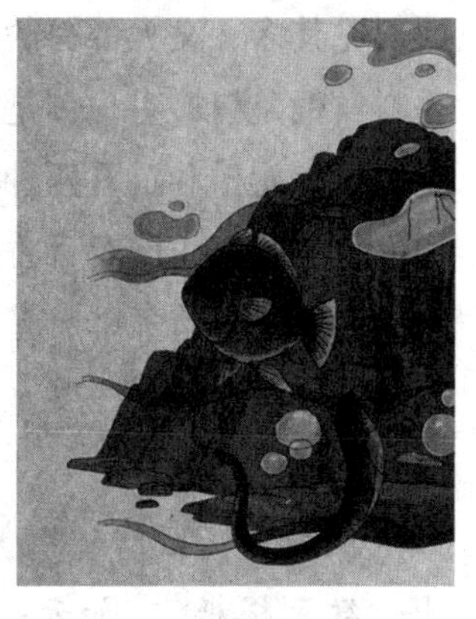

孙思邈《千金方》中的人参汤，说必须用流动的水来煮，用静止的水就没有功效。人们大多怀疑这一说法，认为流动的水与静止的水没有差别。我曾见到王荆公喜欢放生，每天到市场上购买活鱼，放到江水里无不洋然自得，唯有泥鳅和黄鳝放到江水里马上就会死去，这才知道泥鳅和黄鳝只能处在静止的水中，可见流动的水与静止的水果然有所不同。此外，鲫鱼生长在流动的水里就背鳞白而味道鲜美，生长在静止的水中就背鳞黑而味道粗劣，这也是一个证明。《诗·陈风·衡门》所说"莫非吃鱼，一定要是黄河的大鳊鱼？"就因为流水中的鱼品质自然不同。

原文

孙思邈《千金方》人参汤，言须用流水①煮，用止水则不验。人多疑流水、止水无异。予尝见丞相荆公②喜放生，每日就市买活鱼，纵之江中莫不洋然③，唯鳅鳝④入江中辄死，乃知鳝鳝但可居止水，则流水与止水果不同，不可不知。又鲫鱼生流水中则背鳞白而味美，生止水中则背鳞黑而味恶，此亦一验。《诗》所谓"岂其食鱼，必河之鲂⑤"，盖流水之鱼品流自异。

（节选自《梦溪笔谈·补笔谈·卷三·药议》）

注释

①流水：指流动的活水。②丞相荆公：即王安石，因为他曾被封国公，故名。③洋然：舒缓貌，语出《孟子·万章》。④鳝鳝（qiū shàn 求善）：泥鳅和黄鳝。⑤岂其食鱼，必河之鲂：此处引文出于《诗·陈风·衡门》。河，指黄河。鲂（fáng 房），就是鳊鱼，肉味鲜美。

按语

沈括的这些记述，意在说明煎药的水质不同，其疗效也相应不同。他通过细致的观察，验证了唐代大医孙思邈在《千金方》人参汤中，"言须用流水煮，用止水则不验"的记载。其实，祖国医学讲究辨水煎药由来已久。早在《灵枢·邪客篇》中就有以"流水"煮药疗疾的记载。医圣张仲景在他的《伤寒论》中，记有以"甘澜水""潦水""清浆水"等煎药的方法。明代医药学家李时珍在《本草纲目》的"水部"中，分有"天水类""地水类"，凡四十三种，并一一说明每种水的功用。真可谓集中医煎药用水之大观。不妨一读。

沈括驳"一木五香"

段成式在《酉阳杂俎》中记的事情有许多是荒诞的。书中所记叙的奇花异草谬误尤其多，又大都写的是外国所产，无法追根寻源。如书中说："一棵树有五种香料：根是旃檀香，茎是沉香，花是鸡舌香，叶子是藿香，胶是薰陆香。"这就更荒唐了。旃檀和沉香两种树本来就不相同；鸡舌香就是现在的丁香，现在药品中所用的也不是真正的鸡舌香；藿香本来是一种草叶，南方最多；薰陆是一种大叶子的小树，海南也有薰陆，是指它的树胶，现今称它为"乳头香"。这五种东西迥然不同，本来就不是同一类。

原文

段成式《酉阳杂俎》[①]记事多诞。其间叙草木异物，尤多谬妄，率记异国所出，欲无根柢[②]。如云："一木五香：根旃檀[③]、节沈香[④]、花鸡舌[⑤]、叶藿[⑥]、胶薰陆[⑦]。"此尤谬。旃檀与沈香，两木元异。鸡舌即今丁香耳，今药品中所用者亦非。藿香自是草叶，南方至多。薰陆，小木而大叶，海南亦有薰陆，乃其胶也，今谓之乳头香。五物迥殊，元非同类。

（节选自《梦溪笔谈·卷二十二·谬误》）

注释

①段成式（约803—863）：字柯古，唐代著名文学家。所著《酉阳杂俎（zǔ 阻）》是一部杂记类的书。②欲无根柢（dǐ 底）：使人无法追寻事物的本源。③旃（zhān 沾）檀：即檀香。④沈香：即沉香，亦称"伽南香""奇南香"。沈，"沉"的异

体字。⑤鸡舌：即鸡舌香，通称丁香。⑥藿（huò 或）：此指藿香。藿为多年生草本，植株茎叶有强烈香气，可入药，又可提取芳香油。⑦薰（xūn 勋）陆：小乔木，其胶为薰陆香，通称乳香或乳头香。

按语

宋代学术巨匠沈括以探索求真的科学态度，认真阅读前人的著作，纠正了古书中许多错误的说法。这就是其中的一例。

沈括论用药

中药有用根或茎或叶的，虽然是同一植物上的东西，但药性可能各不相同。如果不知道它们的药性，千万不要胡乱使用。如仙灵脾，《本草纲目》中记载用叶，而南方人却用根；赤箭在《本草纲目》中记载用根，而现在我们反而用它的苗。这样做，不知它们的药性是否真的一样。例如，古人用远志是以根为药，它的苗另叫作小草；泽漆的根就是大戟，马兜铃的根就是独行。不同部位的主要疗效是各不相同的。由此推论，有些药的根和苗的药性是不相同的，不可相互代用。如巴豆是泻药，但巴豆壳却能止泻：甜瓜蒂能使人呕吐，可是甜瓜肉却能解除它引起的呕吐；坐拏能使人昏迷，但吃了它的果心却可以使人苏醒过来；楝的根皮可使人腹泻，它的枝皮则可以使人呕吐；邕州进贡的蓝药，是蓝蛇的头，能使人中毒至死，蓝蛇的尾巴却能解此毒；鸟兽的肉都能补血，它们的毛、角、鳞、鬣却都能破血；鹰鹯吃鸟兽，虽然把筋骨都消化了，唯独不能消化它们的毛。诸如此类的事情很多，同是属于一种东西，而各部分的药性却如此相反。山茱萸这种药所以能补骨髓，是因为它的核有温涩性质能固精气，气不泄就能补骨髓；现在有的人削取它的果肉服用，而丢掉核，这远不是古人的原意。这样做都是牵强附会。如果用《本草纲目》中说的主要疗效，只应当按《本草纲目》的说法用药。假如另有其他主要疗效而改用根茎，就应当根据另外的药方。

原文

药有用根，或用茎叶，虽是一物，性或不同。苟未深达其理，未可妄用。如仙灵脾[①]，《本草》用叶，南人却用根；赤箭[②]，《本草》用根，今人反用苗。如此未知性果同否。如古人远志[③]用根，则其苗谓之小草；泽漆[④]之根，乃是大戟；马兜铃[⑤]之根，乃是独行。其主疗各别。推此而言，其根、苗盖有不可通者。如巴豆能利人，唯其壳能止之；甜瓜蒂能吐人，唯其肉能解之；坐拏[⑥]能懵人[⑦]，食其心则醒；楝根皮泻人，枝皮则吐人；邕州[⑧]所贡蓝药，即蓝蛇之首，能杀人，蓝蛇之尾能解药；鸟兽之肉，皆补血，其毛角鳞鬣[⑨]，皆破血；鹰鹯[⑩]食鸟兽之肉，虽筋骨皆化，而独不能化毛。如此之类甚多，悉是一物而性理相反如此。山茱萸能补骨髓者，取其核温涩能秘精气，精气不泄，乃所以补骨髓；今人或削取肉用，而弃其核，大非古人之意。如此皆近穿凿。若用《本草》中主疗，只当依本说。或别有主疗改用根茎者，自从别方。

（节选自《梦溪笔谈·补笔谈·卷三·药议》）

注释

①仙灵脾：即淫羊藿，常绿多年生草本。全草入药。②赤箭：即天麻，为多年生共生草本。目前中医以块茎入药。③远志：多年生草本，以根入药。④泽漆：二年生草本，大戟科。全草入药。大戟和泽漆虽同属大戟科，但是两种不同的植物，也是两种不同的中药。梁·陶弘景《名医别录》云："泽漆，大戟苗也"。后本草著作多从之。明·李时珍在《本草纲目》中对此二药有辨析，曾做了订正。沈括显然沿袭陶氏误说。⑤马兜铃：多年生缠绕草本。其果实入药称"马兜铃"，茎称"天仙藤"，根称"独行""土青木香"。⑥坐拏：草本植物，产于江西吉安等地。拏，同"拿"。⑦懵人：使人昏迷。⑧邕（yōng 拥）州：即今广西南宁市。⑨鬣（liè 猎）：兽颈上的长毛。⑩鹯（zhān 粘）：一种猛禽。

按语

中药有用根或用茎、叶的。虽然是同一植物，但不同部位药性可能各不相同，甚至有的作用完全相反。动物药亦如此。沈括列举大量的实例，充分说明了这一道理。并强调如果不知其理，千万不要妄用药。这在临床上颇有指导意义。

沈括论采药

古法采草药多在二、八月，这很不妥当。只不过是二月间草已经发芽，八月间苗还未枯死，采药的人好辨认罢了，对采药本身来说并不是好时候。大体上，用根的药物，如果有宿根的，必须在它没有茎叶时采，这时精华都集中在根内。要验证这一点，就拿萝卜、地黄等来看，无苗的时候采，就饱满而沉重；有苗的时候采，就空虚而轻浮。那些没有宿根的，就要等到苗长成而未开花时采，这时根已经长足而未衰老。譬如现在的紫草，没有开花时采，根的颜色就鲜艳有光泽；花谢后再采，根的颜色就暗淡难看。这就是不同时节采药的不同效果。用叶的，等叶刚长足时采；用芽的，自然也是在芽刚长足时采；用花的，在花初放时采；用果实的，在果实成熟时采。因此，采药不可以限制在固定的时间月份里。这是由于各地的地温、气候条件不同，而有早有晚；且同一地区时令的变化也有寒暖失调的情况。例如，平地三月开花的，在深山中四月才开。白居易《游大林寺》诗中说："人间四月芳菲尽，山寺桃花始盛开。"这是普通的道理，是由于地势高低不同引起的。筀竹的笋有二月生的，也有三四月生的，五月才长的则叫作晚筀；水稻有七月熟的，也有八九月熟的，十月才熟的则叫作晚稻。同一畦种的植物，成熟也有早有晚，这是各自本性不一样。岭峤地区的小草，严冬不凋谢；并、汾一带的乔木，秋季未到就凋落；诸越地区，桃李冬季结果，北方沙漠地带，桃李则在夏季开花。这是各地气候不同的缘故。同一亩地的庄稼，施肥和灌溉的就先出芽；同一块地的谷物，后种的就晚结实。这是因为人力的因素不一样。采药哪能全都限制在固定的月份呢!

◇◇◇原文◇◇◇

古法采草药多用二月、八月，此殊未当。但二月草已芽，八月苗未枯，采掇者易辨识耳，在药则未为良时。大率用根者，若有宿根[①]，须取无茎叶时采，则津泽[②]皆归其根。欲验之，但取芦菔[③]、地黄[④]辈观，无苗时采，则实而沈[⑤]；有苗时采，则虚而浮。其无宿根者，即候苗成而未有花时采，则根生已足而又未衰。如今之紫草[⑥]，未花时采，则根色鲜泽；花过而采，则根色黯恶，此其效也。用叶者取叶初长足时，用芽者自从本说，用花者取花初敷时，用实者成实时采。皆不可限以时月。缘土气[⑦]有早晚，天时有愆伏[⑧]。如平地三月花者，深山中则四月花。白乐天[⑨]《游大林寺》诗云："人间四月芳菲尽，山寺桃花始盛开。"盖常理也。此地势高下之不同也。如筀竹[⑩]笋，有二月生者，有三四月生者，有五月方生者谓之晚筀；稻有七月熟者，有八九月熟者，有十月熟者谓之晚稻。一物同一畦之间，自有早晚，此物性之不同也。岭峤[⑪]微草，凌冬不凋；并、汾[⑫]乔木，望秋先陨；诸越[⑬]则桃李冬实，朔漠[⑭]则桃李夏荣。此地气之不同也。一亩之稼，则粪溉者先芽；一丘之禾，则后种者晚实。此人力之不同也。岂可一切拘以定月哉。

（节选自《梦溪笔谈·卷二十六·药议》）

◇◇◇注释◇◇◇

①宿根：多年生草本植物秋冬茎叶枯萎，而根还活在土中，故称宿根。②津泽：指植物的养分。③芦菔：即萝卜。④地黄：多年生草本。根茎可入药。⑤沈："沉"的异体字。⑥紫草：多年生草本植物，根紫色，因而得名。沈括将紫草作为无宿根的例子是错误的。⑦土气：土壤的温度、湿度。⑧愆（qiān 千）伏：时令寒暖失调。⑨白乐天：即白居易。⑩筀（guì 桂）竹：竹名，叶细节疏，可作篾丝。⑪岭峤：即五岭，泛指今湘赣、两广交界地区。⑫并、汾：都是宋代的州名，泛指今山西一带。⑬诸越：指今广东、广西一带。⑭朔漠：指北方沙漠地区。

◇◇◇按语◇◇◇

沈括对古法采药拘定在二、八月的观点，提出了不同的看法，指出，由于地势、品种、气候、人工栽培等条件的不同，植物的生长期就会有差异，因此要因时因地制宜，不能"拘以定月"。这一卓越的见解，给后人以深刻的启示。早在隋唐时，药王孙思邈曾在《千金翼方》卷一中，开列出二百三十多种药物，说明了它们各自的适宜采集季节。并指出："不依时采取，与朽木不殊，虚费人力，卒无效益。”可参阅。

不读医书，犹为不孝

行医的人，关键在于研读医书。社会上只读医书却不能行医的人是有的，而没有不读医书却能行医的人。他们不研读医书，又不是祖传的医术，误治杀人比用棍棒、利刃杀人更为狠毒。因此古人说：做孩子的如果不研读医书，仍然是不孝。我本来愚昧无知，从童年到壮年，专心从事《黄帝内经》医学理论的研究，粗略地涉猎到其中的道理。

原文

夫为医者，在读医书耳。读而不能为医者有矣，未有不读而能为医者也。不读医书，又非世业①，杀人尤毒于梃刃②。是故古人有言曰：为人子而不读医书，犹为不孝也。仆③本庸昧④，自髫⑤迄⑥壮，潜心⑦斯道⑧，颇涉其理。

（节选自《灵枢经》序）

注释

①世业：世代以医为业。②梃刃：棍棒利刃。③仆：自我谦称。④庸味：平庸愚昧。⑤髫（tiáo 条）：小儿垂结，引申为童年。⑥迄：到。⑦潜心：专心。⑧斯道：此道，指《黄帝内经》理论。

按语

医圣张仲景在《伤寒论序》中说：“留神医药，精究方术，上以疗君亲之疾，下以救贫贱之厄，中以保身长全，以养其生。”在封建社会中，把学医视为忠孝的行为之一，因此有“为人臣不学医谓之不忠，为人子不学医谓之不孝”之说。唐·王勃曾言：“人子不可不知医。”金元四大医家之一张从正，把他的医著命名为《儒门事亲》，在《重刊儒门事亲序》中说：“名书之义，盖以医家奥旨，非儒不能明；药品酒食，非孝不能备也。故曰，为人子者，不可不知医。”由此世相传授。

治药捷法

有的药很便宜又容易得到，又是人们常用的，可是却难于炮制。如香附子、菟丝子、艾叶之类。有的医生不明白它们的炮制规则，结果终日劳累却制不成。《本草》说：“凡菟丝子，要用热水淘洗除杂质去掉沙土，滤干，用热酒浸泡，经过一夜，滤出，晒成微白色，捣碎；没有碎的，再用酒浸泡，过三五天再取出，又晒微

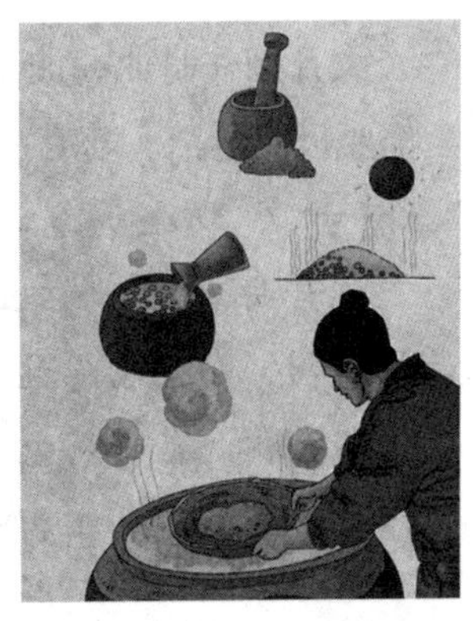

干，一小会儿就全捣碎了，很容易粉碎。”因为菟丝子的颗粒细难加工，上述说法也很费劲。然而自有捷便的方法，只要拈几根纸条放置在中间，就顺从地变成粉末。炮制香附子时，要洗去皮毛，炒成焦熟，然后全投入水钵内，等到泡透以后再滤出，在中午的太阳下晒成微燥，放入捣臼之中，全都能随手捣碎。茎叶柔软不能用力，如果放入白茯苓三五片一同碾，就随时可成细末。

原文

药有至贱易得，人所常用，而难于修制者，如香附子、菟丝子、艾叶之类。医家昧其节度[①]，或终日疲劳而不能成。《本草》云：“凡菟丝子，暖汤淘汰[②]去沙土，漉[③]干，暖酒渍[④]，经一宿，漉出，暴[⑤]微白，捣之；不尽者，更以酒渍，经三五日乃出，更晒微干，捣之须臾悉尽，极易碎。”盖以其颗细难施工，其说亦殊劳费[⑥]。然自有捷法，但撚[⑦]纸条数枚置其间，则驯帖[⑧]成粉。香附子洗去皮毛，炒之焦熟，然后举投水钵内，候浸渍透彻，漉出，暴日中微燥，乃入捣臼，悉应手糜[⑨]碎。艾叶柔软不可著力，若入白茯苓三五片同碾，则即时可作细末。

（节选自《容斋随笔·四笔》卷三）

注释

①昧其节度：不明白它们的炮制法则。节度，规则法度。②暖汤淘汰：用热水淘洗除杂质。③漉：过滤。④渍：浸泡。⑤暴（pù 铺）：晒。⑥殊劳费：很费劲。⑦撚：“拈（niǎn）”的异体字，用手指搓转。⑧驯帖：顺从。⑨糜：碎烂。

按语

做任何事情都是有方法可循的。只有方法得当，才能收到事半功倍的效果。炮制药物，更是如此。

臭腐神奇，气精变化

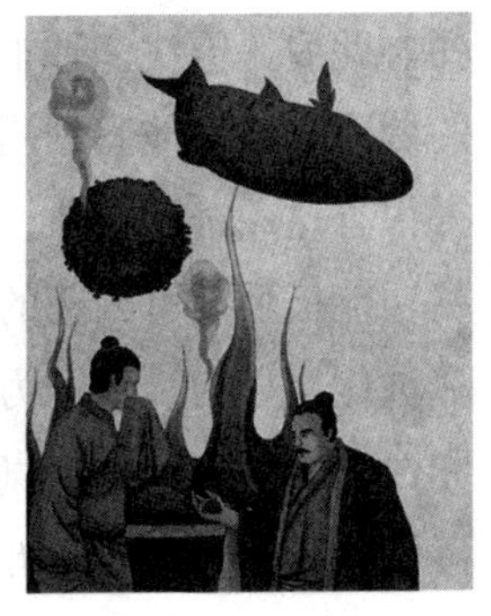

凡是食用丹曲，制法出自近代。造曲时将白米浸泡数日发出恶臭，但经流水漂洗再蒸制后，却变得香气袭人。其情景壮貌，简直是化臭腐为神奇；其法术在于白米在制曲过程中的奥妙变化。生活中，鱼肉是最易腐烂的食物，可是将丹曲薄薄地涂抹在鱼肉上面，即使在盛夏酷暑之中，也能保持其鲜美的肉质。甚至经历十日左右，蛆蝇也不敢接近，其色味不逊当初。真是奇药呀！

大凡制作丹曲，曲工必须先洗净手并把盛米的盘子和晾晒米用的竹席洗干净，全都要极其清洁。若有一毫滓秽，就会使制曲失败。

原文

凡丹曲[①]一种，法出近代[②]。其义[③]臭腐神奇[④]，其法[⑤]气精变化[⑥]。世间鱼肉最朽腐物，而此物薄施涂抹，能固其质[⑦]于炎暑之中，经历旬日，蛆蝇不敢近，色味不离初。盖奇药也。

凡造此物，曲工盥手与洗净盘簟[⑧]，皆令极洁。一毫滓秽，则败乃事[⑨]也。

（节选自《天工开物[⑩]·卷十七·丹曲》）

注释

①丹曲：又名红曲。主要用大米培养红曲霉制成。是一种食品着色剂和调味剂，并有防腐功效。也用于制醋，并可入中药，有消食、活血、健脾、暖胃等功能。②法出近代：李时珍《本草纲目》卷二十五《谷部·造酿类》“红曲”条：“红曲《本草》不载，法出近代。”③义：通“仪”。状貌。④臭腐神奇：指造曲时用白米浸泡发出恶臭，但经流水漂洗再蒸制后却变得香气袭人。⑤法：法术，奥妙。⑥气精变化：指白米在制曲过程中的奥妙变化。气，指蒸气。精，指白米。⑦固其质：保持其新鲜之质。⑧簟（diàn 电）：此指晾晒谷物用的竹席。⑨败乃事：使做曲之事失败。⑩《天工开物》：明末科学家宋应星在担任江西分宜县教谕年间所著。“天工开物”这四个字，是取用“巧夺天工”和“开物成务”两句古成语之意而成。意思是说，只要遵循事物发展的规律，人们用自己的聪明才智和精湛技艺，就能生产制造出生活所需的各种物品，其精美的程度胜过天然。全书详细叙述了各种农作物和工业原料的种类、产地、生产技术和工艺装备，汇聚了当时许多工艺部门世代相传的各种技术，以及一些生产组织经验。既有大量确切的数据，又绘制了一百多幅插图。全书分上、中、下三大卷，又细分为十八卷。宋应星（1587—约1666），字长庚，奉新（今属江西）人。万历四十三年（1615年）考中举人，后官至亳州知州。明亡后弃官归里，终老于乡。宋应星一生讲求实学，反对士大夫轻视生产的态度。

按语

丹曲是红曲霉所产生的曲，因其深红色，并生成红色素，所以又称红曲。早在北宋陶穀的《清异录》中已载有“红曲煮酒”一语，可见我国制造红曲当不晚于宋朝。此后，历代多种本草均有记载。明代宋应星在《天工开物》中详细记载了丹曲的制作方法。他看到用白米造曲的过程中，先是发出恶臭，而经过漂洗蒸煮后又变得很香这一奇特现象，不由得感叹“其义臭腐神奇，其法气精变化”，并称这种防腐功能极强又可入药的调味剂和着色剂为“奇药”。让人们感受到自然界的奥妙和那种化腐朽为神奇的力量。《本草纲目》记录红曲主治“消食活血、健脾燥胃、治赤白痢下水谷，杀山岚瘴气，治跌打损伤，治女人血气痛及产后恶露不尽”。由此可见，我国利用红曲历史久远。

慧眼慧心

医生要有慧眼，能着眼在疾病之局外；医生要有慧心，心想在疾病出现征兆之前。假使能够做到洞察秋毫，知微见著，这才能称作真正的医生。如果医生做不到这一点，而是讲别的什么，那就不能称作大医王。

原文

医有慧眼，眼在局外；医有慧心，心在兆前。使果能洞能烛[①]，知几知微[②]，此而曰医。医云乎哉他，无所谓大医王矣！

（节选自《景岳全书·传忠录·求本论》）

注释

①能洞能烛：谓能明察疾病的全貌。烛，明察。与“洞”同义。②知几知微：谓了解疾病的细微征象。几，细微征象。与“微”同义。

按语

唐代大医孙思邈在《大医精诚》一文中，称医学为“至精至微之事”，并说：“唯用心精微者，始可与言于兹矣。”张景岳论医生要有“慧眼慧心”，可谓知医之真谛矣。

人命呼吸间

有一位僧人得肺痨病已经有多年了，久已不能起床，众人都知道他快要死了，但他自己却一点也意识不到。如果有人在他面前说到死，他便不高兴。我派人直截了当地告诉他死期将至，并劝他赶快安排好后事，然后一心念佛，求生净土。哪知他听了却无动于衷，说什么“男病最忌在生日前，等我过了生日后再慢慢说吧？”本月十七日正是他的生日，不幸就在这生日的前一天死了。唉！“人命在呼吸间”这句话，佛本来是针对无病的人说的，何况病到快死的人，竟还执迷不悟，真是可悲啊！

原文

一僧瘵疾[①]经年，久惫枕席，众知必死。而彼无死想，语之死，辄不怿[②]。予使人直告，令速治后事，一心正念。彼谓男病忌生日前，过期当徐议之耳。本月十七日乃其始生，先一日奄忽[③]。吁！人命在呼吸间[④]，佛为无病人言之也。况垂死而不悟，悲夫！

（节选自《竹窗随笔[⑤]》）

◇◇◇ **注释** ◇◇◇

①瘵疾：指肺痨病。②不怿（yì 意）：不高兴。③奄忽：指死亡。④人命在呼吸间：语出佛经《四十二章经》。佛问沙门："人命在几间？"对曰："数日间。"佛言："子未知道。"复问一沙门："人命在几间？"对曰："饮食间。"佛言："子未知道。"复问一沙门："人命在几间？"对曰："呼吸间。"佛言："善哉！子知道矣。"⑤《竹窗随笔》：为明末高僧莲池大师所作。大师在《竹窗随笔》序中说："古有《容斋随笔》，予效之竹窗之下。时有所感，笔焉；时有所见，笔焉。"这是《竹窗随笔》命名的含义。书中收录的短文四百余篇，正是大师随感所见之作。详辨禅、教、律、密、净五宗之正知见，而其中谈到修行人生活行止的部分，更可以看到一代大师的风骨。

◇◇◇ **按语** ◇◇◇

世间一切事物都有产生、发展和消亡的过程，人当然也不例外。生、老、病、死，这是生命的自然规律，人命就在呼吸间。所以我们应该珍惜自己的生命，时时注意养生保健，以防不测。佛家提出的"人命在呼吸间"这一命题，给人类以有益启示。而文中那位病僧却不懂得生命的规律，竟然在病得快要死的时候，还丝毫没有觉察，实在可悲。

贫富忧乐

贫苦的人常常忧虑没有钱财，看到有钱的人家享受快乐，心中十分羡慕，却不知有钱的人家也有他们的烦恼呀！地位低下的人常常忧苦得不到一官半职，看到当官的人享受快乐，心中十分羡慕，却不知当官的人也有当官的苦恼呀！无论贫贱富贵，只要心中有所不足，就必然会有苦恼。有人羡慕做帝王统治天下，以为一定可以享受尽世间所有的快乐。哪知做帝王的也同样有做帝王的苦恼，而且苦恼往往比普通的人更厉害。更不知有许多身为帝王的人反而羡慕群臣百姓的快乐呢！可怜的人啊！有谁能认识到苦乐的境界都是虚妄不实的？惟有智慧的人才能过着无忧无乐的生活。但如果执着于无忧无乐，也是一种谬妄。若非大悟大彻，哪有自由自在的可能！

◇◇◇ **原文** ◇◇◇

贫者忧无财，慕富人之为乐，而[①]不知富人有富人之忧也。贱者忧无官，慕贵人之为乐，而不知贵人有贵人之忧也。贫者、贱者、富者、贵者，各忧其所不足，慕王天下[②]者以为穷[③]世人之乐，而不知王天下者有王天下之忧也，而犹不知其忧之特甚也，而犹不知其反慕乎群臣百姓之为乐也。呜呼！悉妄也。惟智人能两无忧乐。而住于无忧乐者，亦妄也。非大悟大彻，无自由分。

（节选自《竹窗随笔》）

注释

①而：却。转折连词。下同。②王（wàng 旺）天下：称王天下。“王”用作动词。③穷：享尽。

按语

本文揭示了一个常见的哲理：“贫者、贱者、富者、贵者，各忧其所不足”，又往往慕他人之为乐。指出这是虚妄不实的，只有智人能无忧无乐。进而，作者又展示了一个更高的境界，“住于无忧乐者，亦妄也。非大悟大彻，无自由分”。实在耐人寻味。

病是良药

世人都认为生病是最痛苦的事，但从前有位大德者却说：“病是众生的良药。”药本来是用以治病的，怎么反说以病为药呢？这是因为我们这个有形质的身体，不可能无病，这是生命的自然规律。可是，当人们没病的时候，总是沉迷在嬉戏欢乐之中放逸地过日子，有谁能警觉呢？只有当病苦逼身的时候，才知道我们这个四大结合的身体原来是这般危脆不实，人的生命原来是如此短暂无常，这时只要生有一念悔悟的心意，也就可以作为修行进道的一种助缘了。我从出家到现在，得过三次大病，都差点死了，然而每生一次病，心中就发起一次悔悟，由悔悟更增进自己对佛法修行的信心。正因为我有这种切身的体会，所以我深信“病是众生良药”这句话，确实是至理名言！

原文

世人以病为苦，而先德[①]云：“病者众生之良药。”夫药与病反，奈何以病为药？盖有形之身，不能无病，此理势所必然。而无病之时，嬉怡放逸，谁觉之者？唯病苦逼身，始知四大[②]非实，人命无常，则悔悟之一机，而修进[③]之一助也。予出家至今，大病垂[④]死者三，而每病发悔悟，增修进。由是信良药之语，其真至言哉！

（节选自《竹窗随笔》）

注释

①先德：指先辈有大德之人。②四大：指身体。佛教以为人身及世界万物均由地、水、火、风“四大”所构成。③修进：谓佛家的修行进道。④垂：将近。

按语

世人都认为生病是痛苦的事，但有德之人却认为“病是众生的良药”，这其中的玄机是什么呢？正如作者所说，人“无病之时，嬉怡放逸”，只有当“病苦逼身”的时候，才体会到生命的短暂无常，才知道珍惜生命。这的确是一剂难得的良药。这种一念之悔悟，不正是人生体验的一次升华吗？老子说："夫唯病病，是以不病。圣人不病，以其病病，是以不病。"意思说：正是因为承认这种病是病，所以不患这种病。圣人不患这种病，是因为他承认这种病是病，所以不患这种病。虽然老子所讲的"病"，并非指身体之疾病，但是其道理是相通的。

王安石煮茶辨江水

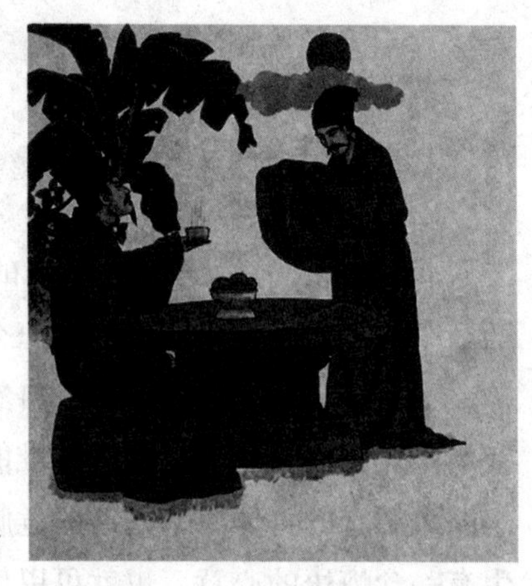

王安石自幼好学，寒窗十载，遂染痼疾，老年举发。太医院诊为痰火之症，虽屡治而难以根除。医告知，必得阳羡茶[①]，须用瞿塘中峡之水烹服方可治。恰值苏东坡官赴黄州，辄有家眷往来而途涉中峡之便，王安石故此相托。数月后，东坡告假亲送家眷还乡，路经三峡，因旅途劳累，随即睡去，及至醒来，不意早过中峡。东坡泊船请教一翁："三峡之水哪峡水好？"老者道："三峡相连，并无阻隔。一般样水，难分好歹。"东坡暗想道："荆公胶柱鼓瑟[②]，三峡相连，一般样水，何必定要中峡！"遂捎下峡水一瓮与王安石。王安石得水即命童儿茶灶中煨火，用银铫[③]汲水烹之。先取白定碗一只，投阳羡茶一撮于内，候汤如蟹眼，急取起倾入。其茶色半晌方见。荆公问："此水何处取来？"东坡道："巫峡。"荆公道："是中峡了？"东坡道："正是。"荆公笑道："此乃下峡之水，如何假名[④]中峡？"东坡大惊，遂吐出真情。荆公道："瞿塘水性，出于《水经补注》[⑤]。上峡水性太急，下峡太缓，惟中峡缓急相半。太医院官乃明医，知老夫乃中脘[⑥]变症，故用中峡水引经。此水烹阳羡茶，上峡味浓，下峡味淡，中峡浓淡之间。今见茶色半晌方见，故知是下峡。"东坡离席谢罪。

（节选自《警世通言[⑦]·卷三·王安石三难苏学士》）

注释

①阳羡茶：古代一种名茶，产于江苏宜兴，以汤清、芳香、味醇的特点而誉满全国。②胶柱鼓瑟：比喻拘泥不知变通。③铫（diào 吊）：吊子，一种有柄有流的小烹器。④名：称做。⑤《水经补注》：指北魏郦道元撰的《水经注》。⑥中脘：胃中部。⑦《警世通言》：明代通俗文学家冯梦龙（1574—1646）著的一部小说。冯梦龙所著《喻世明言》《警世通言》《醒世恒言》，合称"三言"。作品题材广泛，内容复杂。有对封建官僚丑恶的谴责和对正直官吏德行的赞扬，有对友谊、爱情的歌颂和对背信

弃义、负心行为的斥责。值得注意的是，有不少作品描写了市井之民的生活。冯梦龙的“三言”与同时代凌蒙初所著《初刻拍案惊奇》《二刻拍案惊奇》合称“三言二拍”。都是中国话本小说的顶峰之作。

按语

王安石煮茶辨江水，苏东坡惊愕吐真情。两位名士的形象惟妙惟肖，跃然纸上，让人回味无穷。虽说这则故事的真伪今已无法确考，但其中对三峡之水的精妙分析，则给我们以有益的启示。

盗贼充医

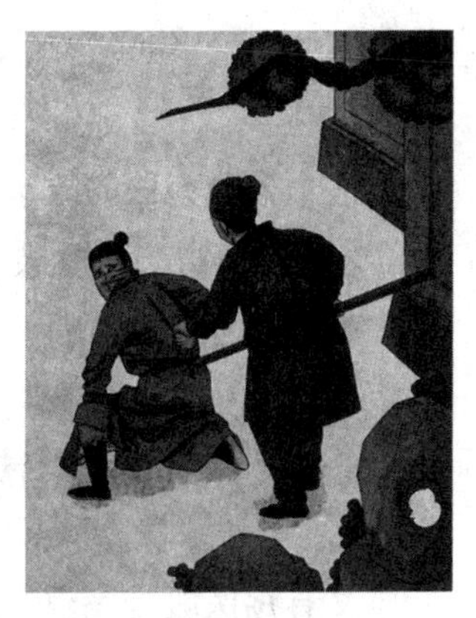

安吉州有一富家娶媳妇，结婚之日，一个贼趁着人多杂乱进入洞房，潜伏在床下，想到夜里行窃。想不到洞房里一连三日通宵达旦点着蜡烛，灯火明亮，贼无法下手。贼在床下饿极了，便往屋外跑，被人捉住送到官府。贼说：“我不是贼，是医生。新娘有隐疾，让我跟着她，常给她用药治疗。”县官再三追问，这个贼对新娘的事讲述得非常详细，都是他潜伏在床下听人家两口子枕席间的私房话。县官相信了，要逮新娘到公堂对证。富家恳请不让新娘出庭，县官不答应，便跟一个老吏商量此事。老吏对县官说：“那女子刚出嫁，不论官司打赢打输，对她都是莫大的耻辱。贼潜入洞房，又突然跑出来，不一定认识新娘。如果用另外一个妇女出庭对质，这个贼要拿她当新娘，可见贼说的是假话了。”县令说：“好。”于是便找来一名妓女，穿着盛装假扮新娘，用轿子抬到公堂。贼一见大叫说：“你请我给你治病，怎么竟把我当作盗贼呢？”县官大笑，经审问，贼才服罪。

原文

安吉州富家娶妇，有盗乘人冗杂[①]入妇室，潜伏床下，伺夜行窃。不意明烛达旦者三夕，饥甚奔出，执以闻官[②]。盗曰“我非盗也，医也。妇有僻疾[③]，令我相随，常为用药耳。”宰[④]诘问再三，盗言妇家事甚详，盖潜伏时所闻枕席密语也。宰信之，逮妇供证。富家恳免，不从，谋之老吏。吏白[⑤]宰曰：“彼妇初归[⑥]，不论胜负，辱莫大焉[⑦]。盗潜入突出，必不识妇。若以他妇出对[⑧]，盗若执之，可见其诬[⑨]矣。”宰曰：“善。”选一伎，盛服舆至[⑩]。盗呼曰：“汝邀我治病，乃执我为盗邪？”宰大笑，盗遂服罪。

（节选自《益智编》[⑪]）

注释

①冗（rǒng 茸）杂：人多杂乱。②执以闻官：被捉拿住报知官府。③僻疾：即隐疾，不便告人的疾病。④宰：州邑的长官。⑤白：说。⑥初归：刚出嫁。旧时女子出嫁称“归”。⑦莫大焉：没有比这更大的了。焉，于此。⑧出对：出庭对质。⑨诬：欺骗。⑩舆至：用轿子抬到公堂。舆，轿子。此处用作动词。⑪《益智编》：孙能传撰写的一部旨在经世致用的智谋书。初刻于万历四十一年（1613年），全书41卷，依次分为帝王类、官掖类、政事类、职官类、财赋类等12类。主要择取的是启智致用的古代事例，又关乎国体、内政、外患等明朝当时最主要的现实问题。但在文字上有所改动，不完全依照原书原文。孙能传，明代学者、目录学家，字一之，号心鲁。祖籍浙江奉化，家学渊源，博览群书，喜好谈论古今成败得失。孙能传所处时期，恰为明代后期万历年间，当时政治黑暗，社会矛盾全面激化。他编纂《益智编》，是感时而作，希望能够为当政者所借鉴。体现了古代知识分子的忧国忧民之心。

按语

这个盗贼充医的故事，充分说明假的就是假的，最终总要露出破绽而被识破。那位老吏处事得当，既破了案子，又保全了新娘的尊严，很有人情味。值得提倡。

水银解铅毒

又有疡医殷赞庵说，水银能够腐蚀五种金属，金属碰上水银就变白了，铅碰上水银就熔化了。在战场上，被铅丸射进骨肉中，若一个月后才剜它出来，伤者就要受极大痛苦。但如果把水银从伤口灌进去，那铅丸就化成了水，随着水银一起流出来。不知这种疗伤方法是否灵验，但从道理上讲是可以行得通的。

原文

又疡医殷赞庵云：“水银能蚀五金，金遇之则白，铅遇之则化。凡战阵铅丸陷入骨月[①]者，割取至为楚[②]毒，但以水银自创口灌满，其铅自化为水，随水银而出。”此不知验否，然于理可信。

（节选自《阅微草堂笔记·卷二十三·滦阳续录五》）

注释

①入骨月：进骨肉中一个月。②楚：痛苦。

按语

水银能销蚀金属，“金遇之则白，铅遇之则化”，这倒确实可信。但如文中所说，当铅毒入体内时，把水银从伤口灌进去，那铅丸就化成了水，随着水银一起流出来。那么，水银大面积接触创伤面，会不会产生毒副作用呢？这倒值得研究。

睡诀

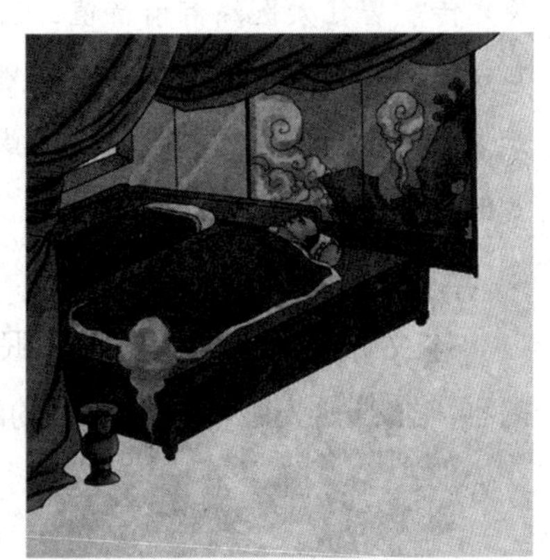

蔡元定说："睡觉要侧过身子，把腿屈起来，睡醒后要面迎天伸张肢体；无论早晨起床、晚上睡眠都要定时；睡觉时，应该先让心睡，然后再让眼睡。朱熹把这称为'未发之妙'。"

《千金方》说："喝酒喝到半醉，独自睡眠休息，枕头一定要软，脚部要暖暖地盖住，能使心里安息，自可瞑目睡眠。"

陆平泉说："每夜要想睡好觉，在睡觉之前，必须走一千步以后再开始就寝。"

《论语》说："吃饭时不能说话，睡觉时不能言语，就寝后不能多说笑。人的五脏就好像钟磬一样，不悬挂起来就不可发出声响。"

伏气有三种睡眠的方法：第一种方法叫作"病龙眠"，就是屈膝睡眠；第二种方法叫作"寒猿眠"，就是抱着膝盖睡眠；第三种方法叫作"龟鹤眠"，即一只脚在前，一只脚在后，使前后膝头相随。

原文

西山蔡季通①云："睡侧而屈，觉正②而伸，早晚以时，先睡心，后睡眼。朱晦庵③谓'未发之妙'。"

《千金方》云："半醉酒，独自宿，软枕头，暖盖足，能息心④，自瞑目。"陆平泉云："每夜欲睡，必走千步始寝。"

《论语》⑤曰："食不语，寝不言，寝卧不得多言笑。五藏如钟磬⑥，不悬则不可发声。"

伏气⑦有三种眠法：病龙眠，屈其膝也；寒猿眠，抱其膝也；龟鹤眠，踵其膝也。

（节选自《寿世青编⑧·卷上·睡诀》）

注释

①蔡季通：原名蔡元定（1135—1198），字季通。南宋学者，术数家。又称"西山先生"，建阳（今属福建）人，对多种学科均有研究。②觉正：睡醒后要正面朝天。③晦庵：南宋理学大师朱熹的号。④息心：使心安。⑤《论语》：儒家经典之一。记述孔门师徒问答实况，为研究早期儒家思想的主要著作。以下引文，《论语·乡党》只有"食不语，寝不言"二句。⑥磬（qìng 庆）：古代打击乐器，形状像曲尺，用玉或石制成。⑦伏气：即伏炁，内丹术术语。指呼吸吐纳，是道教的一种修炼方法。⑧《寿

世青编》：凡两卷，是一部养生专著，又名《寿世编》。清康熙六年（1667年）以附于丛书《士材三书》的形式刊刻问世。尤乘，字生洲，号无求子，吴县（今江苏苏州市）人，清代医家。早年习儒，弱冠时拜名医李中梓（士材）为师学医，后遍访良师，得针灸之传。曾任太医院御前待值，三年后回归乡里，在虎丘悬壶行医，施济针药，求治者甚众。著有《寿世青编》《勿药须知》《脏腑性鉴》《喉科秘书》《食治秘方》等，并对老师所撰的《诊家正眼》《本草通玄》《病机沙篆》等著作进行增补，为传播士材学派做出了贡献。

按语

本文介绍了古代的几种睡眠方法及注意事项等，这是养生学中不可缺少的一项内容。尤其是先睡心、后睡眼的睡眠原则，是符合科学道理的。

汉文帝侍疾尝药

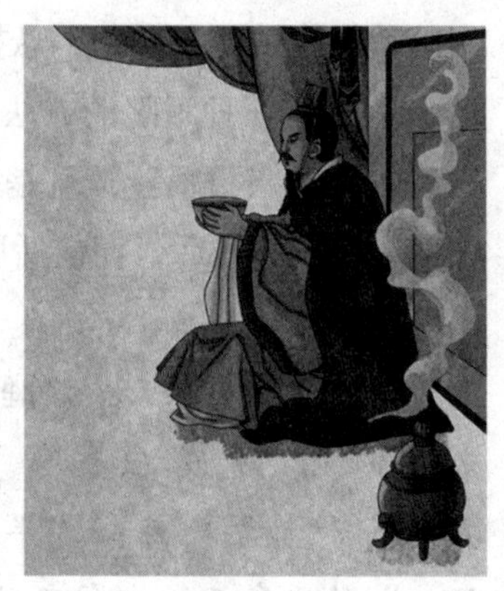

刘恒被立为代王，建都晋阳（今山西太原），后来又迁都中都（今山西平遥）。汉高祖死后，皇后吕雉及吕氏兄弟专擅朝政，丞相陈平和太尉周勃定计，除去诸吕，迎立代王刘恒为帝。文帝尊母亲薄氏为皇太后，侍奉太后十分恭谨，赡养之事不敢懈怠。后来，薄太后生病，卧床三年。汉文帝早晚在身边侍候，眼睛不曾眨一下，也不曾解衣休息，煎的汤药必须亲口尝一尝冷热是否合适，然后才端上去。当时，天下人都称赞文帝仁爱孝顺。

原文

遂立为代王，都晋阳，后徙中都。高祖崩，诸吕擅权，陈平①、周勃②定策，迎王为帝。尊薄后为皇太后。帝事后甚谨，奉食不怠。后尝卧病三年，帝朝夕侍侧，目不交睫③，衣不解带，汤药非亲口尝弗进。当时天下咸称颂帝之仁孝。

（节选自《百孝图记·帝孝》）

注释

①陈平：阳武（今属河南）人，少时家贫，好读书，治黄老之学。秦末，先在项羽营中，后投奔汉王刘邦，曾为刘邦屡出奇计而取胜。惠帝时任左丞相，后联周勃计杀诸吕，拥刘恒为帝。②周勃：沛（今江苏沛县）人。本在乡间以织薄曲为业，秦末随刘邦起兵，屡立战功，被封为威武侯。为人木强敦厚，不好文学，高祖称其可担大事。据《汉书·周勃传》载，刘邦在临终前曾说："陈平智有余，王陵少憨，可以佐之；安刘

氏者必勃也。”惠帝时任太尉，拥立文帝即位后任右丞相。之后曾有人诬告周勃谋反，被薄太后所救。文帝十一年（前169年）卒，谥武侯。③交睫：眨眼。

按语

汉文帝身居至尊之位而能长期侍母病，亲自为母后尝药，说明他贵为帝王却没有丧失做人的本真。自然受到天下人称颂。

沈起弃官侍父疾

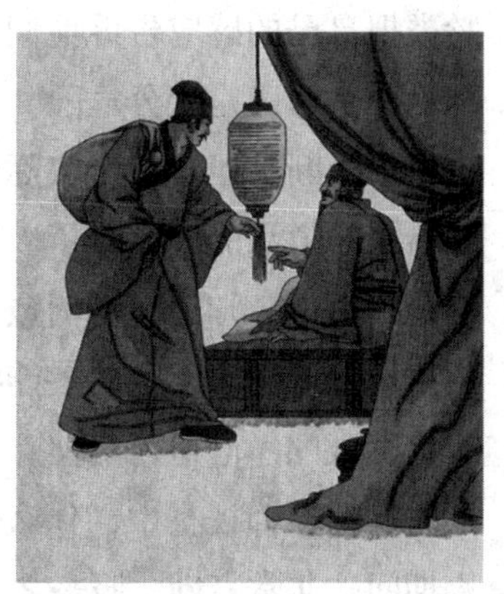

沈起，字兴宗，宋朝明州鄞县人。侍奉父母十分孝顺，孝顺之名传于当时。他在朝做官，父亲患有重病，思念儿子心切，家人写信告诉他。宋朝官制没有请假的明文规定，沈起于是弃官回到家乡，看望父亲。大凡人们年老多病，总是喜欢与子女相见，病情马上可以减轻。父亲见儿子归来，喜出望外，病果然慢慢好了。上司以为沈起擅离职守，上疏弹劾他。宋仁宗对辅政大臣说：“因为侍奉亲人而获罪，这怎么能够激励劝勉做儿子的人呢？”下诏释放不予追究。

原文

沈起，字兴宗，宋时明州郑县①人也。事亲甚孝，声闻于时。在朝为官，值父病重，思子甚切，家人以书告之。宋制无请假明文②，起于是弃官归里，省视父病。凡人年老多病，喜与子女相见，病可立减。其父见起归，喜出望外，病果渐愈。上官以起擅离职守，上疏弹劾。仁宗语辅臣曰：“以亲故致罪，岂足以劝励为人子乎？”诏释不问。

（节选自《百孝图记·侍疾》）

注释

①明州郑县：今浙江宁波，郑，当为“鄞”。②明文：指明文规定。

按语

古有辞官守丧之礼。父母去世了，官员要辞官，回乡为父母服丧三年。服满之后，可以再出来做官。所以，辞官守孝在古代是很平常的事。像沈起这样因父亲生病而弃官省亲，显然是出于孝子的一片诚心；而文帝并未因其不告而辞进行处罚，则体现了他的宽容之心，也是出于劝励世人的目的。

黔娄尝粪辨父疾

庾黔娄，字子贞，又字贞正，南朝梁新野（今河南新野县）人。庾黔娄生性孝顺，平时不随便说话，一举一动都惟恐辱没父母。他在北齐做官，任编政令，有政绩，调任孱陵（今湖北公安县）令。到任还不到十天，父亲在家患病，庾黔娄不知。一天，他忽然心惊肉跳，坐立不安。自思除非父子关切，不会有这种征兆，于是决意回家看一看，当天就弃官归家。到了家中，家人很吃惊，问他为何回来，庾黔娄把自己的感应告诉他们，家人都感到奇异。这时父亲虽然只病了两天，但从精神状况来看已是十分危险。他私下向医生询问病情，医生说："病人安危，一时还不敢下决断，但有一个实际的办法可以一试，只要尝一尝病人的粪便，味道苦的容易治，味道甜的就难治了。"这时候，父亲正患痢疾，庾黔娄取父亲的粪便一尝，味道甜而滑，知道病难治愈，非常忧愁。到了夜深人静的时候，庾黔娄焚香，默默地拜祭北斗，求父亲的病能痊愈，愿意自己代替父亲去死。忽然听到空中有人说："你真诚的孝心值得嘉奖，无奈你父亲的寿命已尽，不能再延长了。"庾黔娄听后大吃一惊，仰视空中，什么也没有看到，悲泣不已。父亲果然因病而死。庾黔娄服丧期间，非常哀恸，服丧之举超过了丧礼的规定。人们到处传扬他的孝名。

原文

庾黔娄，字子贞，一字贞正，南朝梁时新野[①]人也。黔娄性至孝，生平不妄言，一举一动，时以辱亲为惧。仕于北齐，为编政令，有政绩，调孱陵[②]令。抵任尚未十日，父在家患病，黔娄不知也。一日，忽心惊肉颤，坐立不安。自念除非父子关切，不能有此征兆，遂决意返家省视，即日弃官而归。及抵家，家人惊问故，黔娄告之，群称异焉。时父病虽只二日，而精神状况颇呈危殆之相。黔娄私以病势安危询问医生，医云："安危未敢遽[③]决，然有实验[④]之法，但须尝其粪味，苦者易治，甜者难愈。"其时父正患泄痢，黔娄辄取粪尝之，味甜质滑，知病将不起，忧苦莫名。至夜静，焚香向北斗默祷，求父病愈，愿以身代。忽闻空中有人语曰："汝诚孝心可嘉，无奈汝父寿命已尽，不复可延。"黔娄闻语惊心，仰视无睹，悲泣不已。父果病殁[⑤]。居丧哀恸过礼，远近传其孝名。

（节选自《百孝图记·侍疾》）

注释

①新野：今河南新野县。②孱陵：今湖北公安县。③遽：立即。④实验：实际的效验。⑤殁：死。

◇◇◇按语◇◇◇

本文通过庾黔娄为治父病而尝粪并拜祭北斗的故事，赞扬了孝道。虽然其父“寿命已尽，不复可延”，但其一片孝心诚然可嘉。

丝瓜换韭

有客人正在吃饭，偶然谈起吃丝瓜会令人痿阳，不如韭菜壮阳。过了一会儿，主人呼叫添酒，而女主人不来，父亲便问儿子，儿子说：“我娘往园里去了。”问她去做什么了，儿子回答说：“拔掉丝瓜种韭菜。”

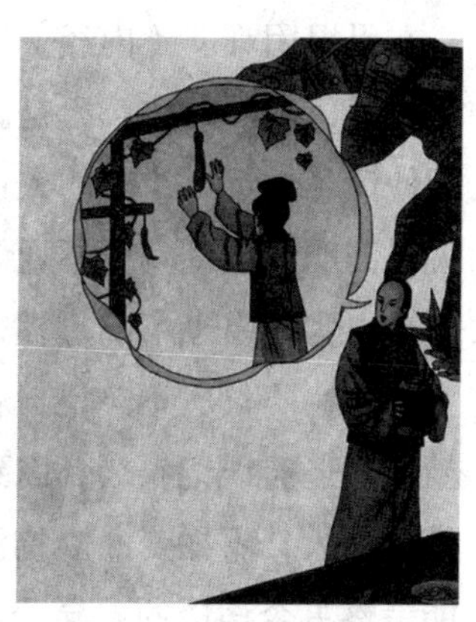

◇◇◇原文◇◇◇

有客方饭，偶谈丝瓜痿阳①，不如韭菜②兴阳。已而主人呼酒不至，以问儿，儿曰：“娘往园里去了。”问何为③，答曰：“拔去丝瓜种韭菜。”

（选自《笑林广记·卷之六·闺风部》）

◇◇◇注释◇◇◇

①丝瓜痿阳：《本草纲目·菜部》第二十八卷上说：“丝瓜，气味甘平，无毒。主治：除热利肠，去风化痰，凉血解毒，杀虫，通经络，行血脉”，还可以“暖胃补阳，固气和胎”。此乃夏秋常食之菜，并非什么“痿阳”之品。②韭菜：别名起阳草。《本草纲目·菜部》第二十六卷上说：“主治：安五脏，除胃中热，利病人，可久食。温中下气，补虚益阳，调和五脏，归肾壮阳，止泻精，暖腰膝”等。确是壮阳之品。③何为：做什么？

◇◇◇按语◇◇◇

这则笑话，幽默地表达了一个普通农妇对幸福的爱情生活的急切向往，惟妙惟肖，令人忍俊不禁。中国种植韭菜历史悠久。《诗经·风·七月》中已有“四之日其蚤，献羔献韭”的描述，看来在春秋战国之前，韭菜和羊羔已经成为供桌上的贡品。到了唐代以后，韭菜已经大规模种植。大诗人杜甫有“夜雨剪春韭，新炊间黄粱”的名句。中医讲究春夏养阳，而韭菜辛温养阳，有升阳疏肝的功效，以春天食用为最佳。孙思邈在《千金方·食治》中特别指出：“二月三月定食韭，大益人心。”俗话说“正月葱二月韭”，春天正是吃韭菜的好时节。不过，需要说明的是，韭菜固然是壮阳佳品，但丝瓜并非什么“痿阳”之物，它也有“暖胃补阳”的作用。此乃颇受欢迎的夏秋常食之菜。

读医书四病

古今医书，汗牛充栋。有的是为了炫耀自己的一得之见，有的是为了把它当作沽名钓誉的工具，这些书本来就不是尽善尽美，学习医学的人也不可能通读。然而其中也确实有精深道理的，就不能不阅读了。然而读书的人，常常有四种毛病。一在畏惧困难。《内经》《难经》是医书的始祖，但《内经》《难经》的道理，精深奥妙，出神入化，于是就舍弃它而阅读容易理解的医方书，以求尽快显示自己。即使读《内经》，有的人选取的是删节过的版本，文意不连贯；有的人拘守一家之说，高明的道理完全不通。这是第一种毛病。一在浅尝辄止。粗略阅读书的大意，还自以为明白了书的道理，不知医学的道理极其精深。前贤的著作，阐明道理，博大精深，不仅义不空泛，就是言辞也古奥典雅。如果草率阅读，既不能认识其中的精义，还会误记误会，以致有差之毫厘，失之千里的错误。这是第二种毛病。一在笃信古人，不知变通。拘泥《伤寒》《金匮》之说，不能掌握随时应变的方药，不能考察古今病情的差异，胶柱鼓瑟，认为自己善于效法古人，治不好病人，就指责古人欺骗自己。甚至读了张从正的书，就用大攻大伐，读了薛立斋的书，就用大温大补，不知二位先生有南北地域的不同，施治也各有差异。而且他们著书的本意，也不过为了告诉后人，知道疾病有的适宜大攻大伐，有的适宜大温大补，不是说用这种方法就可以一概治疗天下所有的疾病，而这些人不能深入探求他们的用意，只是胡乱地拘守他们的方法。这是第三种毛病。一在不能正确选择。广泛阅读各种书籍，胸中毫无主见，遇到疾病就会茫然不知所措。寒热温凉之症，纵横交错眼前；迟疑恐惧之心，一时难以确定。甚至用荒唐不经之语，以为有根据，而至当不易之理，反而加以抛弃，他们就是这样耽误病人的。这是第四种毛病。有了这四种毛病，读和不读医书是一样的。然而不读书，他的心一定谦虚，还可以根据病情来探求治病的方法；读了书，自然就爱说大话，好夸耀，根据读的书来治疗，它的危害就不堪设想了。怎能不可怕呢！

原文

古今医书，汗牛充栋[①]。或矜一得之长，或为沽名之具，其书未必尽善，学者亦难博求。然其中果有精义，则不容以不阅矣。然读医书者，每有四病：一在于畏难。《内》《难》经为医书之祖，而《内》《难》经之理，精妙入神，则舍去而览易解之方书，以求速于自见[②]。即读《内经》，或取删节之本，文义不贯，或守一家之说，至道难明。其病一也。一在于浅尝。略观书之大意，自负[③]明理，不知医道至微至奥。前贤之书，阐明其理，博大精深，不独义非肤廓[④]，即其辞亦古茂[⑤]。若草率以观，既不能识其精妙，且误记误会，遂有毫厘千里之失。其病二也。一在于笃嗜古人，不知通变。执《伤寒》《金匮》之说，不得随时应变之方，不考古今病情之异，胶柱鼓瑟[⑥]，以为吾能法古，治之不愈，即咎古人之欺我也。甚至读张子和[⑦]书而用大攻大伐，读薛立斋[⑧]书而用大温大补，不知二公南北殊途，施治各异；且其著书之意，亦不过指示后人见证之有宜大攻大伐、大温大补者，非以此即可概天下病也，乃不能深求其意而妄守之。其病三也。一在于不能持择[⑨]。广览群书，胸无定见，遇症即茫然莫之适从[⑩]。寒热温凉之见，交横于前；迟疑恐惧之心，一时莫定。甚至用不经[⑪]之语，以为有据，而至当不易之理，反致相遗，其误人若此。其病四也。有此四病，则医书读与不读等。然不读书，其心必虚，尚可即病以推求；读书者自必言大而夸，据书以为治，而害人之患伊于胡底[⑫]矣。可不惧哉！

（节选自《医经余论》[⑬]卷一）

注释

①汗牛充栋：谓书籍存放时可堆至屋顶，运输时可使牛马累得出汗。形容书籍之多。语本柳宗元《文通先生陆给事墓表》。②自见（xiàn 现）：显示自己。③负：恃。④肤廓：谓文辞空泛而不切实际。⑤古茂：古雅美盛。⑥胶柱鼓瑟：比喻拘泥而不知变通。⑦张子和：名从正，字子和，号戴人，睢州考城（今河南兰考县）人。金代名医，攻下派代表人物。⑧薛立斋：即薛己，字新甫，号立斋，明吴郡（今江苏苏州）人。明代著名医家，擅长以温补取效。⑨持择：选择。⑩适从：犹依从。⑪不经：荒诞不合常理。⑫伊于胡底：谓不知将弄到什么地步，即不堪设想的意思。《诗·小雅·小旻》："我视谋犹，伊于胡底。"郑玄笺："于，往；底，至也。"⑬《医经余论》：作者罗浩，清代医家，字养斋，新安（今安徽徽州地区）人，中年寓居扬州。博学多艺，尤精于医。谓"医虽艺术，必先通儒书而后可学"。著有《诊家索隐》《医经余论》，尚有《脉表》《药性医方辨》，佚。

按语

本篇医话，历陈读书的四种毛病：即畏惧困难、浅尝辄止、笃信古人、不能正确选择。进一步指出，若不善读书且又有以上四种毛病，其危害甚大，还不如不读书。含义深刻。

字期清爽，药期共晓

国家征收税赋，单据叫作易知由单；高明的将领指挥打仗，兵法上说贵在神速。我们医生治病也是这样。我曾经看到一个处方上写着小草的药名，社会上的人不知道这是远志的苗，却调配了细小的甘草。又有一个处方上写了蜀漆的药名，司药的人不知道是常山的苗，却另外给了一味干漆。这一类的事情，无法一个个列举出来。虽然方剂书里本来有一些古名，但是医生在运用时应该选择通俗的药名。如果追求标新立异，夸耀自己的才能出众，就会使人感到陌生不易理解，在病情危急的时候，能够担保不会误事吗？

还有善于写草书的医生，他的医案有的人不认识，事情还不紧要。至于药名，药铺中的人难道能够都认得草书吗？粗心大意的人略看一下就随便抓药会留下祸害，细心谨慎的人来回询问就会延误了时间。可不可以跟同行的人相互约定，凡是书写处方医案，希望字迹必须清楚工整，药名必须大家都知道。

原文

国家征赋，单曰易知[①]；良将用兵，法云贵速[②]。我侪[③]之治病亦然。尝见一医方开小草，世人不知为远志[④]之苗，而用甘草之细小者。又有一医方开蜀漆[⑤]，市人不知为常山之苗，而另加干漆[⑥]者。凡此之类，不胜枚举。但方书原有古名，而取用宜乎通俗。若图立异矜奇，致人眼生不解，危急之际，保无误事？

又有医人工于草书者，医案人或不识，所系尚无轻重[⑦]。至于药名，则药铺中人岂能尽识草书乎？孟浪者[⑧]略撮之而贻误，小心者往返询问而羁延。可否相约同人，凡书方案，字期清爽，药期共晓？

（节选自《吴医汇讲[⑨]·卷一·书方宜人共识说》）

注释

①易知：即“易知由单”。明清时代交纳田赋的单据。写明土地面积、等级、人口多少、应交纳款项及起交存留等，发给纳赋者，亦称“由帖”“由单”。②贵速：语本《孙子·九地》：“兵之情主速。”意为兵贵神速。③我侪（chái 柴）：我们。④远志：中药名。其苗名“小草”。古方二者通用，今只用“远志”。李时珍谓：“此草服之能益智强志，故有远志之称。”⑤蜀漆：为中药常山的嫩枝叶，作用与常山同。主治寒热往来等证。能截疟。⑥干漆：中药名。有活血祛瘀、通经络、破症瘕、驱虫消积作用。⑦轻重：偏义复词，义偏于“重”。⑧孟浪者：粗心大意的人。⑨《吴医汇讲》：由清代乾隆年间医家唐大烈主编，为国内最早具有刊物性质的医学文献。十八世纪末，苏州名医云集，而且大兴讲学之风。当时许多名医，以医会友，聚于一堂，各抒己见，析疑赏奇。唐大烈从中颇受启发，于是亲自联络医林名医高手，广泛征集医门佳作，筹办我国最早的中医杂志——《吴医汇讲》。《吴医汇讲》创刊于清乾隆五十七年（1792年），停刊于清嘉庆六年（1801年），前后历时10年，共刊出11卷，共发表江浙地区41位医家94篇文稿，内容生动，丰富多彩。当时虽不叫“杂志”，但从出版形式和组稿过程来看，与后世的杂志编刊完全相符。《书方宜人共识说》：作者顾文煊，字雨田，号西畴，吴县（今属江苏）人，乾隆年间医家。

按语

这篇医话针对医生开医方喜用古名怪名、写草体字的现象提出批评，列举了一系列因书写不当而致误的事例，认为虽然方剂书里有一些古名或别名，但是医生在运用时应该选择通俗的药名，且不要用草书书写，以免致误。进而强调，凡是书写处方医案，字迹必须清楚工整，所用药名必须大家都知道。这在今天仍有指导意义。

羊肉最饱人

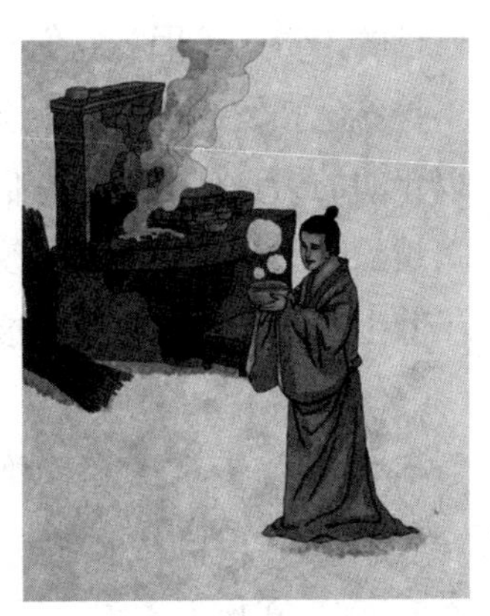

食物当中折耗最多的就是羊肉。谚语说："羊几贯，账难算，生折对半熟对半，百斤只剩念余斤，缩到后来只一段。"大致说来，一百斤左右的羊，宰杀以后只能得到五十斤肉，做熟以后，又只剩二十五斤，这是一定不变的数字。不过生羊肉容易折耗，人们都知道；而熟羊肉容易膨胀，人们就不知道了。羊肉这东西，最能饱人，刚吃的时候不觉得饱，吃过以后会渐渐觉得饱起来，这是容易膨胀的效验。凡是走远路和外出办事，仓促间吃不上饭的，吃羊肉最合适。陕西西部，产羊极多，当地人一天只吃一顿饭，而不会饿肚子，靠的就是羊肉。

原文

物之折耗最重者，羊肉是也。谚有之曰："羊几贯，账难算，生折对半熟对半，百斤止剩念余斤①，缩到后来只一段。"大率羊肉百斤，宰而割之，止②得五十斤，迨烹而熟之，又止得二十五斤，此一定不易③之数也。但生羊易消，人则知之；熟羊易长④，人则未之知也。羊肉之为物，最能饱人，初食不饱，食后渐觉其饱，此易长之验也。凡行远路及出门作事，卒急不能得食者，啖此最宜。秦⑤之西鄙，产羊极繁，土人日食止一餐，其能不枵腹⑥者，羊之力也。

（节选自《闲情偶寄·饮馔部·羊》）

注释

①念余斤：二十余斤。念，"廿"的大写体。②止：只。③不易：不变。④长：膨胀。⑤秦：指今陕西省一带。西鄙：西部边远地区。鄙，边远一带。⑥枵（xiāo）腹：空腹，饥饿。枵，空虚。

按语

正是因为生羊肉最容易折耗，所以熟羊肉易膨胀。故用此充饥，最能饱人。

烂蒸老雄鸭，功效比参芪

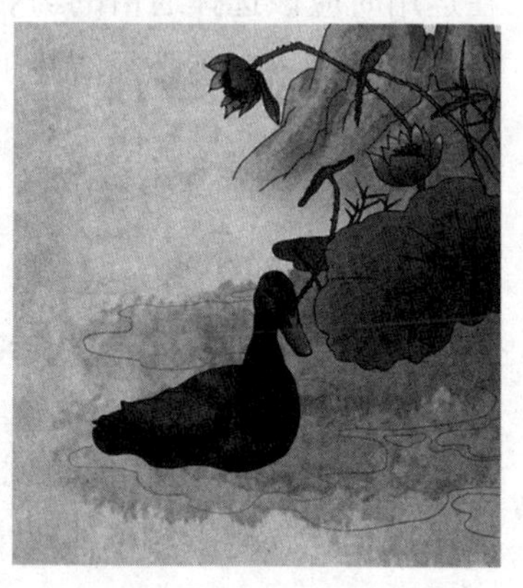

禽类当中善于养生的是公鸭。是如何得知的？从人们的嗜好可以看出。人们在挑选各种家禽时，都爱挑母的，而唯独鸭子是公的好；其他家禽都爱挑年幼的，而鸭子却是年岁多的可贵。所以养生家说："老公鸭煮得烂熟，功效比得上人参、黄芪。"如果动物不善养生，精气一定会被雌性的夺去，家禽当中之所以母的为贵，是因为它们身上聚积了精气。如果动物不善养生，发起情来，就会越长越瘦。各种家禽当中以年幼的为贵，是因为它们的精气泄出的还不多。公鸭越长越肥，皮肉到老不变，吃它跟吃人参、黄芪功效差不多。那么，公鸭是很善于养生的，如果非要考察这一说法是从哪儿来的，那么我告诉你，前所未闻。

原文

禽属之善养生者，雄鸭是也。何以知之？知之于人之好尚[①]。诸禽尚雌，而鸭独尚雄；诸禽贵幼，而鸭独贵长。故养生家有言："烂蒸老雄鸭，功效比参芪。"使物不善养生，则精气必为雌者所夺，诸禽尚雌者，以为精气之所聚也。使物不善养生，则情窍一开，日长而日瘠矣，诸禽贵幼者，以其泄少而存多也。雄鸭能愈长愈肥，皮肉至老不变，且食之与参、芪比功，则雄鸭之善于养生，不待考核而知之矣。然必俟[②]考核，则前此未之闻也。

（节选自《闲情偶寄·饮馔部·鸭》）

注释

①好尚：喜好崇尚。②俟（sì）：等待。

按语

人们食用家禽往往爱挑年幼的，而鸭子却是年岁多的可贵。因为雄鸭能愈长愈肥，皮肉至老不变，所以，养生家说：老公鸭煮得烂熟，其功效比得上人参、黄芪。而李渔认为，得力于"雄鸭之善于养生"，未免主观臆测。

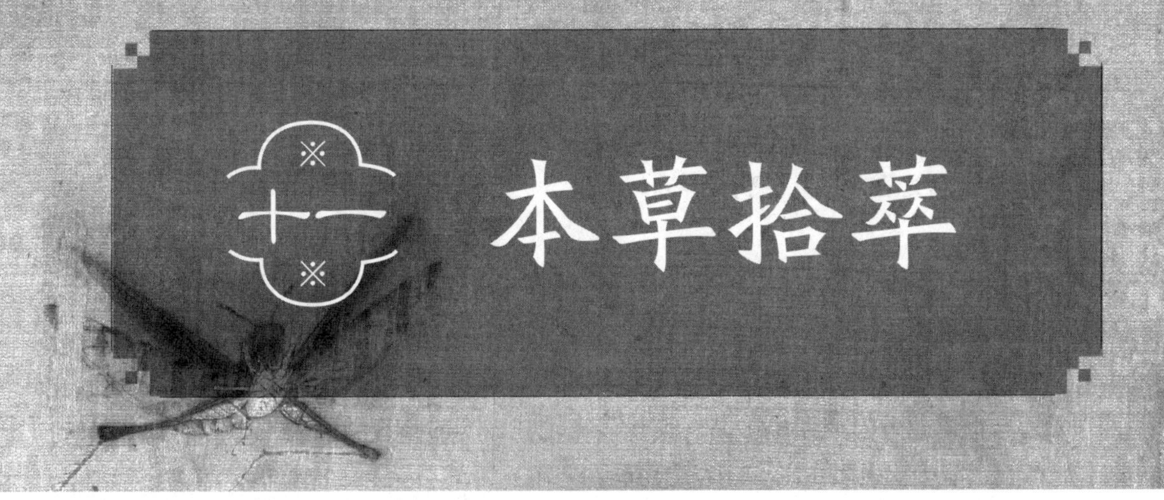

十一 本草拾萃

远志小草

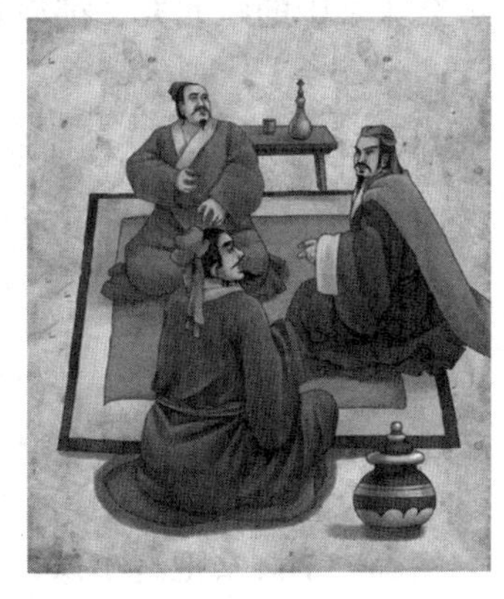

谢安起初抱有隐居东山的意愿，后来朝廷征召的命令多次下达，迫不得已，这才就任了桓温属下的司马。当时有人给桓温送药草，其中有“远志”。桓温拿来问谢安：“这种药又叫作‘小草’，为什么一种药物却有两个名称呢？”谢安没有马上回答。当时郝隆在座，随声回答道：“这很容易解释。待在山中就是‘远志’，出了山林就是‘小草’。”谢安颇有惭愧之色。桓温看着谢安，笑着说：“郝参军这句戏言并不坏，也极有意味。”

原文

谢公[①]始有东山之志，后严命屡臻[②]，势不获已，始就桓公[③]司马。于时人有饷[④]桓公药草，中有远志。公取以问谢：“此药又名小草，何一物而有二称？”谢未即答。时郝隆[⑤]在坐，应声答曰：“此甚易解。处则为远志，出则为小草。”谢甚有愧色。桓公目谢而笑曰“郝参军此过[⑥]乃不恶[⑦]，亦极有会。”

（节选自《世说新语·排调》）

注释

①谢公：即谢安（320—385），字安石，又称太傅、谢太傅。东晋陈郡阳夏（今河南太康县）人。风流潇洒，少负重名。谢安能畅谈、善行书、好音乐、喜宴游、有雅量。苻坚南侵，谢安为征讨大都督，派谢玄等破敌于淝水。病逝后，追赠太傅，谥文靖。②严命屡臻：朝廷征召的命令多次下达。③桓公：即桓温（312—373），字元子，又称桓宣城、桓宣武、桓大司马、大将军。东晋谯国龙亢（今安徽怀远县西北）人。晋

攻伐前秦时，桓温攻破姚襄，威权大盛，官至大司马。后来准备篡晋自立，未果而死，谥宣武侯。后其子桓玄篡位，追尊为宣武皇帝。④饷：赠送。⑤郝隆：字佐治，又称郝参军。晋汲郡（治所在今河南汲县）人。仕至征西参军。⑥此过：《御览》卷九八九作“此通”。意为这番话。⑦不恶：不坏。

按语

远志，为多年生草本。《神农本草经》谓可“益智慧、强志”，因以功效而名之。古人认为，此草服之可强志而致远，故名远志。药用其根，称为远志；地上部分名小草，亦有益精、补阴之效。古时根苗通用，现今多用远志，稀用小草。

远志世谓益智安神强志之品，历代多有记述。李时珍在《本草纲目》中说：“此草服之能益智强志，故有远志之称。”并谓：“其功专于强志益精，治善忘。盖精与志皆肾经之所藏也，肾经不足，则志气衰；不能上通于心，故迷惑善忘。”早在晋代，葛洪的《抱朴子·仙药篇》云：“陵阳子仲服远志二十年，有子三十七人，开书所视不忘。”唐代孙思邈《千金要方》中的孔圣枕中丹，明代孙一奎《赤水玄珠》中的状元丸，都以远志作为主要成分。这些方剂已被后世视为治读书善忘之良方，誉为“教子弟第一方”。

“处则为远志，出则为小草”虽是一句戏言，但它毕竟道出了远志命名的一些含义，很有风趣，故流传至今。

米醋疗伤

有一个婢女抱着小孩，不慎将小孩子掉落在炭炉上，被炭火烧伤，急用醋泥涂敷在烧伤处，伤口旋即愈合而没留下疤痕。又载：有一个少年，患眼疾，眼中常常可见一翳状物像镜子样，视物昏花。医生赵卿对他说：“明天早上，我做烧鱼块，等你来吃。”到了第二天早上，赵卿故意拖延，时间好久了，还迟迟不到。那少年饥饿已甚。他看见台上放有一小盆芥醋，就缓缓地把芥醋喝了。喝下去以后，马上觉得胸中豁然，视物昏花之疾也随之消失了。

原文

一婢抱儿落炭火烧灼，以醋傅[①]之，旋愈无痕。又一少年，眼中常见一镜[②]，赵卿谓之曰：“来晨[③]以鱼鲙[④]奉候[⑤]。”及期延至，从容久之，少年饥甚。见台上一瓯[⑥]芥醋，旋旋[⑦]啜[⑧]之。遂觉胸中豁然，眼花不见。

（节选自《本草纲目·谷部》第二十五卷）

注释

①傅：通“敷”。②一镜：像镜子样的眼内翳状物。③来晨：明天早上。④鱼鲙（kuài）：细切的鱼肉食物。⑤奉候：恭候。⑥瓯：一种盛物的小盆。⑦旋旋：缓缓不

断地。⑧啜（chuò 缀）：饮，喝。

按语

米醋，入药多用之，因为它含的谷物之气很全。可消痈肿，散水气，杀邪毒。李时珍在《本草纲目·谷部》第二十五卷引述《北梦琐言》这两则病例后说：“观此二事，可证治痈肿，杀邪毒之验也。大抵醋治诸疮肿积块，心腹疼痛，杀鱼、肉、菜及诸虫毒气，无非取其酸收之义，而又有散瘀解毒之功。”

但米醋不可多食。陶弘景说：“多食损人肌脏。”陈藏器说：“多食损筋骨，亦损胃。”望读者慎之。

蛇衔草

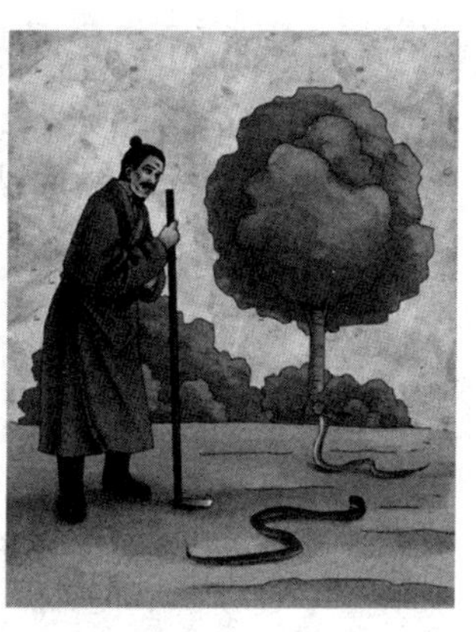

过去有一位老农耕地，遇见一条受伤的蛇躺在那里。另有一条蛇，衔来一棵草放在伤蛇的伤口上。经过一天的时间，伤蛇跑了。老农拾取那棵草其余的叶子给人治疮，全都灵验。本来不知道这种草的名字，就用“蛇衔草”当草名了。《抱朴子》说：蛇衔草能把已经断了的手指接起来，接得和原先一样。说的就是这回事。

原文

《异苑》①云：昔有田父耕地，值见伤蛇在焉。有一蛇，衔草著②疮上，经日伤蛇走。田父取其草余叶③以治疮，皆验。本不知草名，因以蛇衔为名。《抱朴子》④云：蛇衔能续断之指如故是也。

（节选自《太平广记·卷四百零八·草木》）

注释

①《异苑》：志怪小说集。南朝宋刘敬叔作。十卷，记述自先秦迄刘宋的怪异之事，尤以晋代为多。②著：附着。③余叶：剩下的叶子。④《抱朴子》：晋·葛洪著。考葛洪《肘后备急方》有蛇衔膏，疗痈肿、金疮、瘀血、产后血积、耳目诸病。

按语

蛇衔草，又称“蛇衔”“蛇含”“威蛇”等。李时珍在《本草纲目》中说：“其叶似龙牙而小，背紫色，故俗名小龙牙，又名紫背龙牙。”又说：该药“主治：惊痫、寒热邪气、除热、金疮疽痔、鼠瘘恶、疮头疡”。本文记述了蛇衔草命名的故事，于医学颇有启示价值。《本草纲目》全文加以引用。而清代蒲松龄《聊斋志异》中的“鹿衔草”篇，显然受本篇影响。

苦参重腰

我曾经因腰部沉重而痛苦，久坐之后，起立走路时要艰难地慢走十几步，然后才能正常行走。有个将官见到我这样，便说："你是不是用苦参洁齿了？"我当时患牙痛，用苦参擦牙已几年了。他说："这正是引起腰痛的原因。苦参的药气进入牙齿。这种药气伤肾，会使人腰部沉重。"后来管宗庙礼仪的太常寺少卿舒昭亮用苦参擦牙，时间久了，也得了腰病。自此之后，我们都不用苦参擦牙，腰病也都好了。这些都是医书上没有记载过的。

原文

予尝苦腰重，久坐，则旅距①十余步然后能行。有一将佐②见予曰："得无用苦参③洁齿④否？"予时以病齿用苦参数年矣。曰："此病由也，苦参入齿，其气伤肾，能使人腰重。"后有太常少卿⑤舒昭亮用苦参揩⑥齿，岁久亦病腰。自后悉不用苦参，腰疾皆愈。此皆方书旧不载者。

（节选自《梦溪笔谈·卷十八·技艺》）

注释

①旅距：形容走路不方便。②将佐：辅助将军的高级军官。③苦参：又名苦骨、地槐、水槐等。能清热、燥湿、利水、杀虫、止痒。④洁齿：《本草纲目·草部·苦参》："《史记》云：太仓公淳于意医齐大大病龋齿，以苦参汤日漱三升，此亦取其去风气湿热、杀虫之义。"⑤太常少卿：官名。掌管宗庙礼仪，少卿是太常寺的副职。⑥揩：擦抹。

按语

古人以苦参漱口洁齿，实为杀菌之意。但实践出真知，沈括与友人舒昭亮等用之竟患腰重，发现苦参因其苦寒之性，有伤肾之弊。遂记载下来以戒后人，体现了沈括的科学态度和仁者之心。

李时珍在《本草纲目·苦参》条下，特转引了沈括的这段话，并说："惟肾水弱而相火胜者，用之相宜。若火衰精冷，真元不足，及年高之人，不可用也。"清·张璐《本经逢原》亦云："年高之人不可用也，久服苦参多致腰重。"这都证明了沈括观点的正确和所记文献的价值。

河豚有毒

江浙一带人嗜好吃河豚，若中毒后往往丧命，应该深为警惕。据《开宝本草》说“河豚味甘温，无毒，主补虚、去湿气、理腰脚”，因为《开宝本草》有这种说法，人们就信以为河豚没有毒，食用时不加怀疑，这是很大的错误。《开宝本草》所记载的河豚也叫作鮠鱼，不是人们所嗜好的河豚，而是江浙一带所谓的鮰鱼。当地人所吃的河豚有毒，原名叫侯夷鱼。《嘉祐本草》注引《日华子本草》说河豚“有毒，以芦根及橄榄等解之。肝有大毒。又名规鱼、吹肚鱼”，这乃是侯夷鱼，或称胡夷鱼，不是《开宝本草》所记载的河豚，引来作为注解，是大谬误。规鱼是浙东一带人的称呼，还有生长在海里面的，肚子上有刺，名叫海规；吹肚鱼是南方人的共同称呼，因为它的肚子胀起来就像吹出来的一样。南方人捕捉河豚的方法是，拦河流设置栅栏，等到鱼群大批游下来时抽去几根栏杆，使之顺流而下，傍晚时分鱼很多，相互拥挤，碰上栅栏的鱼就发怒而肚子鼓胀，浮在水面上，渔人便将它捕捞上来。

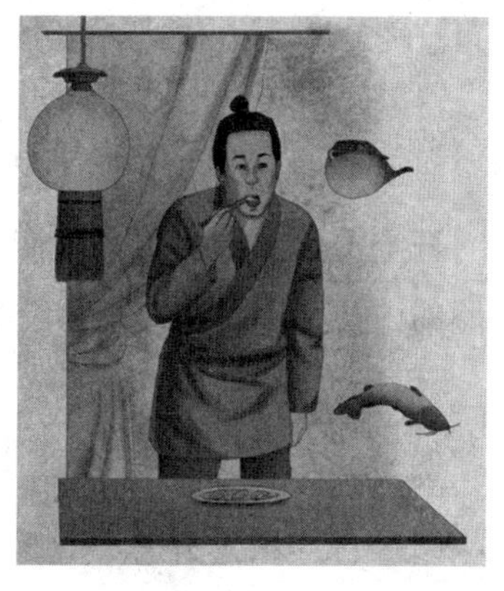

原文

吴人[①]嗜河豚鱼[②]，有遇毒者往往杀人，可为深戒。据《本草》[③]“河豚味甘温，无毒，主补虚、去湿气、理腰脚”，因《本草》有此说，人遂信以为无毒，食之不疑，此甚误也。《本草》所载河豚亦谓之鮠鱼[④]，非人所嗜者，江浙间谓之鮰鱼者是也。吴人所食河豚有毒，本名侯夷鱼[⑤]。《本草》注[⑥]引《日华子》[⑦]云河豚“有毒，以芦根及橄榄等解之。肝有大毒。又名规鱼、吹肚鱼”，此乃是侯夷鱼，或曰胡夷鱼，非《本草》所载河豚也，引以为注，大误矣。……规鱼浙东人所呼，又有生海中者，腹上有刺，名海规；吹肚鱼南人通言[⑧]之，以其腹胀如吹也。南人捕河豚法，截流为栅，待群鱼大下之时，小拔去栅，使随流而下，日暮猥[⑨]至，自相排蹙[⑩]，或触栅则怒而腹鼓[⑪]，浮于水上，渔人乃接取之。

（节选自《梦溪笔谈·补笔谈·卷三·药议》）

注释

①吴人：泛指江浙一带居民。②河豚：鲀科鱼类的俗称，我国沿海均有出产，肉鲜美，但肝脏、生殖腺及血液含有毒素。③《本草》：此指宋开宝年间官修的《开宝新详定本草》和《开宝重定本草》。④鮠（wéi 桅）鱼：鲿科鱼类，主产于长江流域，肉味鲜美，鳔可制鱼肚，是上等的食用鱼类。⑤侯夷：亦作“鯸鲐”。《本草纲目》卷四十四云：“侯夷，状其形丑也。”⑥《本草》注：此指宋嘉祐年间在《开宝本草》基础上修订成书的《嘉祐本草》之注。⑦《日华子》：《日华子诸家本草》的简称，二十卷，成书于北宋开宝年间，今已佚。⑧通言：共同称呼。⑨猥：众多。⑩排蹙（cù 促）：拥挤。⑪怒而腹鼓：河豚的腹部有气囊，遇到意外就气囊充气、腹部朝上浮上水

面，这是河豚的一种保护性本能。古人以为这是“怒而腹鼓”。

按语

本文强调河豚有毒，中毒往往丧命，应该深为警惕。明确指出：由于官修的《开宝本草》记载不当，使人们误以为河豚无毒，这是很大的错误。文中辨析了河豚的种类和不同名称，并记载了捕捉河豚的方法。这是一篇珍贵的文献资料。

鸡舌香

我纂集《灵苑方》，曾论定鸡舌香应该是母丁香，这个说法出于陈藏器的《本草拾遗》，现在仔细考究起来尚未尽然。《齐民要术》说：鸡舌香，“世人因为它类似钉子，所以又称它为丁子香”，就是现在的丁香。《日华子》说鸡舌香能“治口气”，因此三省的成例，郎官口中含鸡舌香，让他们在陈奏事务应答时口气芬芳，这正是所谓的丁香能治口气，直到现在医方书上都是这样说。此外，古方中的五香连翘汤用鸡舌香，《千金方》中的五香连翘汤没有鸡舌香却有丁香，这是最为明显的证据。《嘉祐本草》在鸡舌香之外又列出丁香一条，是没有深入查考。现在世上所用的鸡舌香，是从乳香中得到的，大小如同山茱萸一般，剖开来其中像柿核一样，一点气味都没有，用它来治病是极其错谬的。

原文

予集《灵苑方》①，论鸡舌香以为丁香母②，盖出陈氏《拾遗》③，今细考之尚未然。按《齐民要术》④云：鸡舌香，“世以其似丁子，故一名丁子香”，即今丁香是也。《日华子》云鸡舌香“治口气”，所以三省⑤故事⑥，郎官⑦口含鸡舌香，欲其奏事对答其气芬芳，此正谓丁香治口气，至今方书为然。又古方五香连翘汤用鸡舌香，《千金》⑧五香连翘汤无鸡舌香却有丁香，此最为明验。《新补本草》⑨又出丁香一条，盖不曾深考也。今世所用鸡舌香，乳香⑩中得之，大如山茱萸，锉开中如柿核，略无气味，以治疾殊极乖谬⑪。

（节选自《梦溪笔谈·卷二十六·药议》）

注释

①《灵苑方》：沈括的医学著作之一，共二十卷，今已佚，在《政和本草》中尚有该书的片断。②丁香母：丁香系常绿乔木，其果实称母丁香。③陈氏《拾遗》：指唐代医学家陈藏器所编撰的《本草拾遗》。④《齐民要术》：北魏贾思勰著，十卷，是现存最早最完整的农学专著。本篇引自该书卷五中的“合香泽法”条。⑤三省：唐宋时代，中书省、门下省与尚书省并称“三省”，是中央的主要政务机构。⑥故事：成例。⑦郎官：泛指中央行政机构中的中级官员。⑧《千金》：指《千金方》，系唐代著名医学家孙思邈所编撰的《备急千金要方》与《千金翼方》两书的统称。⑨《新补本草》：即北

宋嘉祐年间官修的《嘉祐补注神农本草》（简称《嘉祐本草》），二十卷。今已佚，其内容收入《证类本草》。⑩乳香：亦称乳头香，即薰陆香，产此香的树其茎浸出的树脂凝固后即乳香。⑪殊极乖谬：极其错谬。乖，错乱，谬误。

按语

沈括曾多次论定鸡舌香就是丁香。本文针对《嘉祐本草》在鸡舌香之外又列出丁香一条的做法，提出批评，认为是没有深入查考。这是又一次对本草著作的订正。

天竹黄

岭南深山里有大竹子，竹节中有水相当清澈，溪涧中的水都有毒，唯独这种水没有毒，当地人在陆地行路大多饮用它，到了隆冬竹水就凝结如玉石，这就是天竹黄。王彦祖任雷州知州时，在盛夏季节赴任，山间的溪水都不能饮用，只得剖开竹子取水，煮食、饮用都用竹子里的水。第二年他接到命令去京城，冬天上路，找竹子里的水却再也找不到了，询问当地人，才知道到冬天竹水就凝结，不再能变成水。夜间遇上野火把树木烧成灰烬，可是竹黄不会烧成灰，如同火烧兽骨只是变轻一样，当地人常在火烧过后采拾起来当药用，但它的质地不如从活着的竹子中所得的好。

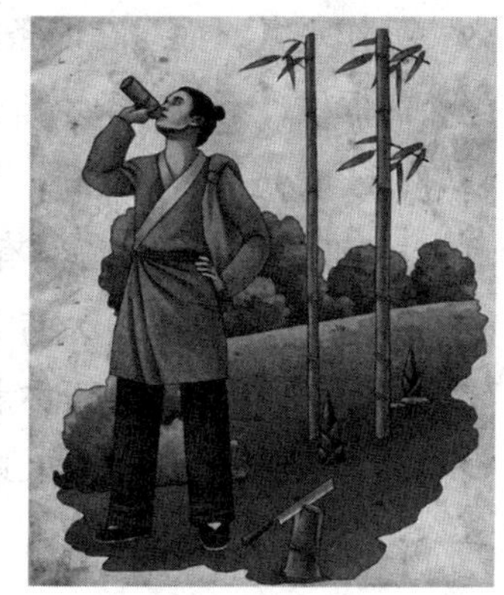

原文

岭南[①]深山中有大竹，有水甚清澈，溪涧中水皆有毒，唯此水无毒，土人陆行多饮之，至深冬则凝结如玉，乃天竹黄[②]也。王彦祖知雷州[③]日，盛夏之官[④]，山溪间水皆不可饮，唯剖竹取水，烹饪饮啜皆用竹水。次年被召赴阙，冬行，求竹水不可复得，问土人，乃知至冬则凝结，不复成水。遇夜野火烧林木为煨烬，而竹黄不灰[⑤]，如火烧兽骨而轻，土人多于火后采拾以供药，品[⑥]不若生得者为善。

（节选自《梦溪笔谈·补笔谈·卷三·药议》）

注释

①岭南：泛指五岭以南。②天竹黄：亦名竹黄，李时珍《本草纲目》卷三十七引宋僧赞宁云：“竹黄生南海镛竹中，此竹极大，又名天竹，其内有黄，可以疗疾。”入药有祛风热、治中风痰壅等功效。③雷州：州名，治所在今广东海康。④之官：到任。之，往。⑤不灰：不会烧成灰。⑥品：品位，质地。

按语

本文形象地记述了天竹黄的生成、功用和制取方法，为后人提供了珍贵的文献资料。

枳实与枳壳

六朝以前的医方中，只有枳实而没有枳壳。所以《本草》中也只提到枳实。后人把枳的嫩小果实叫作枳实，成熟的果实叫作枳壳。因为两者各有不同的功效，于是就另列出一条枳壳，附在枳实之后。然而，这两者的主要疗效却互相有所出入。其实，古人所说的枳实就是枳壳。《本草》中所列枳实的主要功效，实际是枳壳的主要功效。后人既然另分出枳壳条，就应当从《本草》枳实条里摘出枳壳的主要功效，另作一条，而只在旧条里保留枳实的主要功效。后人因为不敢打破《神农本草经》的框框，不免两条矛盾，互有出入。

原文

六朝[①]以前医方，唯有枳[②]实，无枳壳，故《本草》[③]亦只有枳实。后人用枳之小嫩者为枳实，大者为枳壳，主疗各有所宜，遂别出枳壳一条[④]，以附枳实之后。然两条主疗，亦相出入。古人言枳实者便是枳壳，《本草》中枳实主疗，便是枳壳主疗。后人既别出枳壳条，便合于枳实条内摘出枳壳主疗，别为一条；旧条内只合留枳实主疗。后人以《神农本经》不敢摘破，不免两条相犯，互有出入。

（节选自《梦溪笔谈·补笔谈·卷三·药议》）

注释

①六朝：指吴、东晋、宋、齐、梁、陈六个朝代。②枳（zhǐ 纸）：芸香科植物。未成熟的果实入药称为枳实，成熟的称为枳壳。③《本草》：我国古来把记载药物的著作，包括图谱之类，称为本草。这里指《神农本草经》。《神农本草经》将枳实收录于木部中品，之后，包括唐《新修本草》在内的《本草》著作都只有“枳实”条。④别出枳壳一条：宋初的《开宝本草》首先另立“枳壳”条。

按语

针对古代《本草》和医方只有枳实而无枳壳的现象，沈括认真辨析了枳实与枳壳的异同和功用，对本草著作提出了具体的修改意见。表现了认真求实的精神。这是沈括订正《神农本草经》一例。

野葛大毒

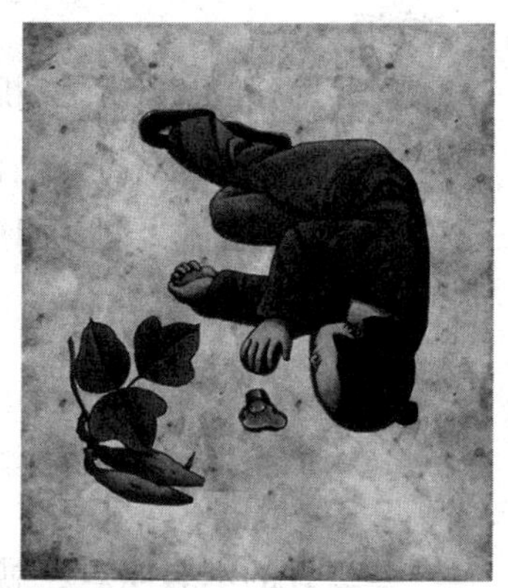

钩吻，《神农本草经》中又名野葛，主治的病症很多，注释的人说法多种多样，有的说能入药使用，有的说吃下去会被毒死。我曾到过福建，当地人用野葛来毒死他人或自杀，也有人误吃，只要半片叶子入口就会死，用流动的活水送服毒性发得更快，往往刚放下杯子人已经死了，这类事经官府验明判决的很多，其毒性就是如此明显。福建人称为吻莽，也叫作野葛，岭南人叫作胡蔓，俗称断肠草。这种草是世上最毒的东西，不能当药用，恐怕《神农本草经》所说的另是一种东西，不是这种钩吻。我见到《千金方》《外台秘要》的药方中常有使用野葛的，特别应当仔细，不能取其名称而误用。

原文

钩吻[①]，《本草》[②]一名野葛，主疗甚多。注释者多端，或云可入药用，或云有大毒食之杀人。予尝到闽中，土人[③]以野葛毒人及自杀，或误食者，但半叶许入口即死，以流水[④]服之毒尤速，往往投杯已卒矣。经官司勘鞫者[⑤]极多，灼然如此。闽人呼为吻莽，亦谓之野葛，岭南人谓之胡蔓，俗谓断肠草。此草人间至毒之物，不入药用，恐《本草》所出别是一物，非此钩吻也[⑥]。予见《千金》[⑦]《外台》[⑧]药方中时有用野葛者，特宜子细[⑨]，不可取其名而误用。

（节选自《梦溪笔谈·补笔谈·卷三·药议》）

注释

①钩吻：常绿缠绕灌木，属马钱科胡蔓藤属，其根、茎、叶都含有剧毒。②《本草》：此指《神农本草经》。③土人：当地人。④流水：流动的活水。⑤勘鞫（jū 居）者：验明判决的案例。如《龙门县志》云：断肠草“村落愚民因小忿往往啖之以螫人”；《香山县志》云：胡蔓草“凶民将取以毒人……或有私怨者，茹之呷水一口则肠立断。”宋慈《洗冤集录》中专门提到检验野葛中毒的症状。⑥此草人间至毒之物，不入药用，恐《本草》所出别是一物，非此钩吻也：《神农本草经》中记述的“钩吻，一名野葛”，系马钱科的胡蔓藤，全株均有剧毒。入药时一般外用，有祛风、攻毒、散结、消肿、止疼等作用，特别是治疗疥疮、恶疮及跌打损伤等有效。沈括说：“此草人间至毒之物，不入药用，恐《本草》所出别是一物。”此结论是不准确的。实际上《本草》中所记述的野葛和钩吻同是一物，可入药用。因有剧毒，正如沈括所言：“用野葛者，特宜子细。”另外，常用解表药豆科中的葛根，别名也称野葛。这种野葛是无毒

的，它与《神农本草经》中记载的钩吻之别名“野葛”，不是同科植物，属异物同名。⑦《千金》：系唐代著名医家孙思邈所著的《备急千金要方》与《千金翼方》两书的统称。⑧《外台》：指唐代王焘所撰的《外台秘要》。⑨子细：即仔细。

按语

野葛即钩吻，俗称“断肠草”，《吴普本草》称“毒根”，《本草纲目》称“烂肠草”。可见其毒性。沈括的这段记载旨在强调，野葛有大毒，称“此草人间至毒之物”，告诫人们，用药时“特宜子细”，万万不可误食。

零陵香

零陵香的本名叫蕙，就是古代的兰蕙，又叫薰，《左传》中所说的“一薰一莸，十年尚犹有臭”就是这种草。唐代人称作铃铃香，又称作铃子香，指它的花倒挂在枝条中像小铃一样。现在京城的人买零陵香必须挑选有铃子的。铃子乃是它的花，这本是民间俗语，文人因为湖南有零陵郡，便附会为它的名称。后人又收进《本草》，却不知道《神农本草经》中原本就有薰草的条目，说它又名蕙草，注释得很明白，南方到处都有。《开宝本草》附会它的名称，说出产在零陵郡，也是错误的。

原文

零陵香[①]本名蕙，古之兰蕙[②]是也，又名薰。《左传》曰[③]“一薰一莸，十年尚犹有臭”即此草也。唐人谓之铃铃香，亦谓之铃子香，谓花倒悬枝间如小铃也。至今京师人买零陵香须择有铃子者。铃子乃其花也，此本鄙语[④]。文士以湖南零陵郡[⑤]，遂附会名之。后人又收入《本草》[⑥]，殊不知《本草正经》[⑦]自有薰草条，又名蕙草，注释甚明，南方处处有。《本草》附会其名，言出零陵郡，亦非也。

（节选自《梦溪笔谈·补笔谈·卷三·药议》）

注释

①零陵香：又名佩兰、薰草，多年生草本，属报春花科，全草可入药。②兰蕙：《离骚》中有兰、蕙之称，后人以为两者是同一种草。③《左传》曰：此处引文出自《左传·僖公四年》，薰为香草，莸为臭草。意谓把香草与臭草放在一起，十年之后还有臭味。④鄙语：指民间俗语。⑤零陵郡：唐代郡名，治所在今湖南零陵。⑥收入《本草》：五代时的《海药本草》引陈藏器云：“地名零陵，故以地为名。”但陈氏的《本草拾遗》似未为零陵香立条。宋初官修的《开宝本草》首先将零陵香正式收入，亦谓其“生零陵山谷”。⑦《本草正经》：指《神农本草经》，但一般人们所见的乃是经陶弘景重辑的《本草经集注》。《神农本草经》中无薰草，陶弘景的《名医别录》《本草经

集注》始将其列入草部中品。沈括未加区分，就说《神农本经》中已有薰草的条目了。

按语

沈括指出，零陵香本名蕙，又名薰，唐人俗语称作铃铃香，南方处处有，而文人因为湖南有零陵郡，便附会为它的名称。更有甚者，官修的《开宝本草》也竟然“附会其名，言出零陵郡”，这显然是错误的。

芋梗解蜂毒

刘易是位读书人，不愿做官，隐居在王屋山中。有一次他在书房里见一只大蜂碰在蜘蛛网上，蜘蛛与蜂搏斗，被蜂螫伤掉在地上。不一会儿，蜘蛛腹部鼓起像要裂开一样，它慢慢地爬入草丛中，用嘴咬破芋头梗，摩擦蜂螫处好久，腹胀消退，轻捷如常。自此之后，凡人被蜂螫的，就把芋头秧子揉碎敷于患处，即可痊愈。

原文

处士①刘易，隐居王屋山②。尝于斋中见一大蜂罹③于蜘蛛网，蛛搏之，为蜂螫坠地。俄顷，蛛鼓腹④欲裂，徐徐行入草，蛛啮⑤芋梗微破，以疮就啮处摩之，良久，腹渐消，轻捷如故。自后人有为蜂螫者挼⑥芋梗敷之，即愈。

（节选自《续墨客挥犀》⑦）

注释

①处士：旧时读书人，不愿为官而隐居者称处士。②王屋山：在山西省垣曲、河南省济源等地之间，是中条山的支脉，济水发源地。③罹（lí 离）：遭遇不幸。④鼓腹：指腹胀如鼓。⑤啮（niè 聂）：咬。⑥挼（ruó）：揉搓。⑦《续墨客挥犀》：宋人笔记中罕传之书。自明代万历年间商浚刻入《稗海》中，始为流传。作者是北宋学者彭乘。彭乘，字利建，益州华阳（今四川成都）人，生卒年皆不详，约宋哲宗年间人。著有《墨客挥犀》《续墨客挥犀》各十卷。内容为宋代遗闻轶事，以及诗话文评，征引颇为详洽。

按语

这则故事告知人们一个便验良方，即芋梗解蜂毒。唐《大明本草》云：“芋梗，擦蜂毒尤良。”宋·寇宗奭《本草衍义》云：“涂蜘蛛伤。”故此方值得推广。

黄精轻体

过去江西临川县有个官人，对他的奴婢十分残暴凶狠，说打就打，说骂就骂，有一个女奴婢实在忍受不了，于是就逃进深山野林里。时间长了，女奴婢带的粮食吃完了，肚子已经空了，非常饥饿，坐在水沟边，看见一株野草的枝叶长得十分可爱，就拔了一株在水里洗了洗，连根带叶吃了些，味道还很好。从此就常以这种植物为食物来充饥，时间长了就没有饥饿感了，反而行动轻便矫健。晚上到大树下睡觉，听到草丛中有走兽跑动，自以为是老虎来洗澡而恐惧害怕，心里想上树最保险，瞬间身体已经到了树梢。等到天刚亮的时候。心里刚有下树的意念，身子就忽然到了树下。只要意念想到那里，她就非常轻松地像飞到那里一样，有时从这一峰顶到那一峰顶，行动像飞鸟般轻快。时间一晃已过数年。那个残酷凶狠的旧主人家里，有人上山砍柴偶尔发现了这个女奴婢，回家后告诉了他的主人，主人派人抓她，也没有抓到。有一天正碰上她在悬崖绝壁下面，立即用网三面围住她，突然间她腾空而起，跃上了山顶。她的主人越觉得惊奇，就越想抓住她。有的人说："这个女婢，哪里有仙骨呢？大概是在深山中吃了神药吧。"为了抓住她，就设法在她来往的路上，放着五味俱全、十分香美的食物作诱饵，来观察她到底吃不吃。果然不出所料，她看见了丰盛的食物就吃，吃完了以后，就跑得不快了，于是就被抓住了，然后她详细讲述了这其中的缘故。问后才知道她吃的那种植物就是黄精。

原文

临川[①]有士人，虐[②]，遇其所使婢，婢不堪其毒，乃逃入山中。久之，粮尽饥甚，坐水边，见野草枝叶可爱，即拔取濯[③]水中，连根食之甚美。自是恒食，久之遂不饥，而更轻健。夜息大树下，闻草中兽走以为虎而濯，因念得上树杪[④]，乃佳也；正尔念之，而身已在树杪矣。及晓，又念当下平地，又欻然[⑤]而下。自是意有所之[⑥]，身辄[⑦]飘然而去，或自一峰之一峰顶，若飞鸟焉。数岁，其家人伐薪见之，以告其主，使捕之不得。一日遇其在绝壁下，即以网三面围之，俄而腾上山顶，其主益骇异，必欲致之。或曰：此婢也，安有仙骨？不过得灵药饵之尔。试以盛馔[⑧]，多具五味，令甚香美，置之往来之路，观其食之否。如其言，果来就食，食讫，不复能远去，遂为所擒，具述其故。问其所食草之形，即黄精也。

（节选自《稽神录》[⑨]）

注释

①临川：今江西临川县西。②虐：残暴狠毒。③濯（zhuó 酌）：洗。④杪（miǎo 秒）：树梢。⑤欻（chuā）然：忽然。⑥之：往，到。⑦辄：总是。⑧馔

（zhuàn 篆）：饭食。⑨《稽神录》：北宋文人徐铉撰，六卷，是一部志怪小说集。记述唐末五代异闻，多为灵异神怪之事。虽有荒诞不经之处，但有些资料仍有参考价值。其中故事，大都收入《太平广记》。

按语

关于黄精的这个传说，在宋代唐慎微的《证类本草》和明代李时珍的《本草纲目》中，均有引用。虽然有些神奇的色彩，但黄精的轻身健体之功，不可埋没。梁·陶弘景《名医别录》云：黄精“气味甘平无毒。主治补中益气，除风湿，安五脏。久服轻身延年不饥”。李时珍在《本草纲目》中说：“黄精为服食要药，故《名医别录》列于草部之首，仙家以为芝草之类，以其得坤土之精粹，故谓之黄精。”可见黄精确是一味补益之品。

李防御治痰嗽

李防御是京师汴梁人。当初他做宫廷里的医官时，正值嫔御阁的一个妃子患痰嗽病，整夜不能安寐，脸肿得像盘子一样。当时这个妃子正受着宋徽宗的宠爱。徽宗皇帝来到嫔御阁，看见爱妃的样子，感到忧虑，于是派人驰马叫李防御来诊治。因为李防御先前曾数次给这个妃子用药，这次皇帝诏令他前往内宫东门立下状书，如果三天内治不好妃子的病，当伏诛。

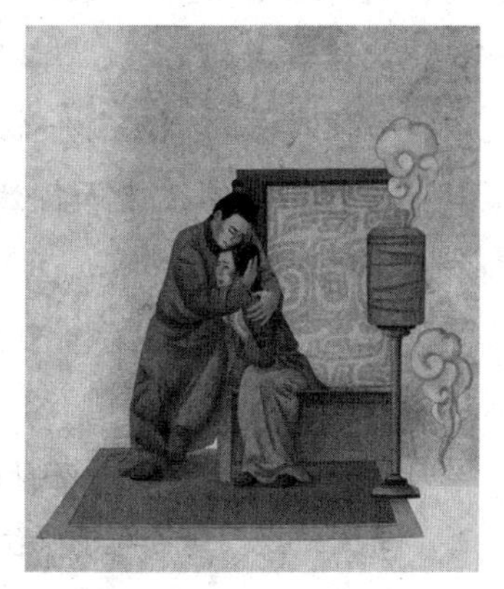

李防御为自己的医术用尽而忧虑苦恼，抓挠不安，与妻子相对哭泣。这时忽然听到外边有人叫道：“咳嗽药一文钱一剂，吃了今夜就能安睡。”李防御派人买了十剂药，药面浅绿色，服法是用淡腌咸菜汤加上几滴麻油调服。李防御恐怕草药性烈，吃下后使脏腑滑泄，他便把药并三剂为一剂，自己先试服。服药后，也没发现什么不舒之处。于是取三剂合为一剂，带入宫廷交给那个妃子，请她分两次服用。当晚病人咳嗽停止，等到次日清晨脸肿也消退了。内侍跑来禀报，皇上很高兴，赏赐李防御金帛，其价值万缗。

李防御虽然庆幸自己因治愈妃子的病而能平安无事，但又想到皇上必然要向他索取药方，那该用什么话来回答呢？恐怕也难活命。于是命仆人在门前等候那卖药人经过，邀请他来到家里，用大酒杯请他喝酒。李防御对他说：“我看见邻居们服了你的药大多有效，我想得到这个药方，倘若能把它传给我，这些东西值一百两银子，我全部送给你，毫不吝惜。”那卖药的人说：“一文钱的药怎么能值这么些钱呢？防御想要得到此方，我便告诉您。只需蚌粉一物，在新瓦上炒得通红，拌上一点青黛就行了。”李防御又问这个药方从哪里得来，卖药人答道：“我壮年时当兵，年老被停饷淘汰，一个偶然机会，我见主帅有这个药方，就把它偷到手。因为这种药容易制作，姑且借卖药来度我的余年，此外我就没其他本事了。”

原文

李防御[①]，京师人。初为入内医官，直[②]嫔御阁[③]妃苦痰嗽，终夕不寐，面浮如盘。时方有甚宠，徽宗幸其阁，见之以为虑，驰遣呼李。李先用数药，诏令往内东门供状：若三日不效当诛。

李忧挠技穷，与妻对泣。忽闻外间叫云：“咳嗽药一文一贴。吃了今夜得睡。”李使人市[④]药十贴，其色浅碧，用淡齑水[⑤]滴麻油数点调服。李疑草药性犷，或使脏腑滑泄，并三为一。自试之。既而无他。于是取三贴合为一，携入禁庭，授妃。请分两服以饵。是夕嗽止，比[⑥]晓面肿亦消。内侍走白[⑦]，天颜[⑧]绝[⑨]喜。锡[⑩]金帛，厥直[⑪]万缗[⑫]。

李虽幸其安，而念必宣索方书，何辞以对？殆[⑬]亦死尔。命仆俟[⑭]前卖药人过，邀入坐，饮以巨锺。语之曰：“我见邻里服汝药多效，意欲得方，倘以传我，此诸物为银百两，皆以相赠不吝。”曰：“一文药安得其值如此？防御要得方，当便奉告。只蚌粉一物，新瓦炒令通红，拌青黛少许尔。”扣[⑮]其所从来[⑯]，曰：“壮而从军，老而停汰[⑰]，顷见主帅有此，故剽得之。以其易办，姑借以度余生，无他长也。”

（节选自《医说·卷四·治痰嗽》）

注释

①防御：职官名，防御史的简称。后渐成为对士绅的尊称。②直：同“值”，遇到。③嫔御阁：皇帝的嫔妃住处。④市：买。⑤齑（jī 机）水：腌菜水。⑥比：及，等到。⑦走白：跑来告说。⑧天颜：皇上。⑨绝：很。⑩锡：通“赐”。⑪厥直：其值。直，同“值”，价值。⑫缗：成串的钱，一千文为一缗。⑬殆：表揣测的语气。⑭俟：等待。⑮扣：问。⑯所从来：从哪里得来。⑰停汰：指停饷淘汰。

按语

这则故事，曾广为流传。清代名医赵学敏在《串雅序》中说“李防御治嗽得官，传方于下走。谁谓小道不有可观者欤？”指的就是这件事。“下走”指的是民间的走方医。御医李防御，在走投无路、万般无奈之际，向民间的走方医求得单方，治愈了宋徽宗爱妃的痰嗽病，也保住了自己的性命，并升了官。这一事实告诫人们：不可轻视民间验方，单方往往能治大病。在那些走街串巷的走方医中，在广大的民间百姓中，蕴藏着许多有价值的验方，这是祖国医学宝库中不可或缺的一部分，应当认真去发掘。

车前止暴下

欧阳修曾患急性水泻，国医不能治愈。他夫人说：“街市上的走方医有治此病的药，三文钱一贴，很有效验。”欧阳修说：“我们这些人的脏腑跟一般人不同，不能服用他们的药。”夫人不便多言，便在国医的药中悄悄地掺和了走方医的药给丈夫服用，一服病竟然好了。事后欧阳修叫来卖药的人，用厚礼酬谢他，向他索取医方，那人才肯传授。原来只是用一味车前子研成细末，用米汤送服二钱匕左右。那人说：此药通利水道但又不扰动正气，水道通利，大小便就正常，这样肠胃病自然就好了。

原文

欧阳文忠公[①]尝得暴下，国医不能愈。夫人云：“市人[②]有此药，三文一贴，甚效。”公曰：“吾辈脏腑与市人不同，不可服。”夫人便以国医药杂[③]进之，一服而愈。召卖药者，厚遗[④]之。求其方，乃肯传。但用车前子一味为末，米饮下二钱匕。云：“此药利水道而不动气，水道利则清浊分，谷脏[⑤]自止矣。”

（节选自《医说·卷六·车前止暴下》）

注释

①欧阳文忠公：即欧阳修，“文忠”是他的谥号。②市人：走街串巷治病卖药的走方医。③杂：杂和，掺和。进：服用。④遗（wèi 畏）：馈赠。⑤谷脏：肠胃。此指代肠胃的水泻病。

按语

这一事例同“李防御治痰嗽”一样，都是说明民间走方医的治方颇有可取之处。清代名医赵学敏在《串雅序》中说：“昔欧阳子暴利几绝，乞药于牛医。”指的就是此事。那些“乘华轩、繁徒卫”的国医们，往往瞧不起走街串巷的走方医，甚至污称他们为“牛医”，而正是这位被称作“牛医”的民间医生，在众多御医束手无策的情况下，竟治愈了朝廷重臣的危疾，使几乎绝命的欧阳修转危为安。岂不发人深思！

生姜愈喉痈

杨立之从广州府的通判任上返回楚州，咽喉生痈疮红肿，溃破脓血流出如注，昼夜不停，饮食不进，夜不能眠，众医束手无策。正遇杨吉老先生到楚州来，楚

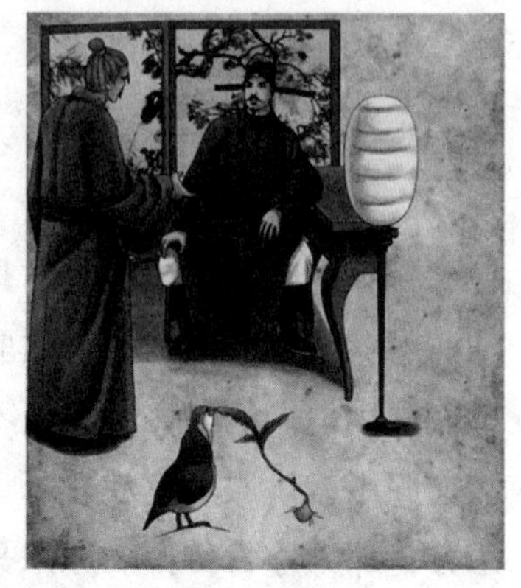

州郡守便招呼杨立之的两个儿子速往邀请杨吉老来诊治，吉老仔细观察了好大一会儿说："不必诊脉，已经晓得致病原因了。这病很特殊，必须先吃生姜一斤，然后才能服药。若不这样，就无法治疗。"说罢他就走了。杨立之的儿子脸有难色，很不高兴地说："咽喉溃脓疼痛难忍，怎么能吃生姜呢？"杨立之说："吉老先生医术神妙，他绝对不说谎话，先给我一两片生姜试试看，如果不能吃下，再摈弃不用也没害处。"于是就吃生姜。刚一吃就感觉姜的味道非常甘甜而香，逐渐再增加量，吃到半斤时，咽喉疼痛渐渐消失；吃够生姜一斤，开始感觉姜味辛辣，脓血停止，米粥入口亦觉通畅。到了第二天，把杨吉老请来道谢，并询问其中的原因。杨吉老对杨立之说："你在南方做官，必然多吃鹧鸪，此鸟好吃半夏，时间长了，半夏之毒侵及咽喉，故导致喉痈溃流脓血不止。生姜专解半夏之毒，所以让你先吃一斤生姜。现在病源已经清除，不必再吃别的药了。"

原文

杨立之自广州府通判①归楚州②，喉间生痈，既肿溃而脓血流注，晓夜不止，寝食俱废，医者为之束手。适杨吉老③来赴，郡守④招立之两子走往邀之，至，熟视⑤良久曰："不许看脉，已得之矣。此疾甚异，须先啗⑥生姜片一斤，乃可投药。否则，无法也。"语毕即去。子有难色，曰："喉中溃脓痛苦，岂宜食姜？"立之曰："吉老医术通神，其言必不妄。试以一二片啗我，如不能进，则屏去⑦无害。"遂食之。初时殊⑧为甘香，稍⑨复加益，至半斤许痛处渐已；满一斤始觉味辛辣，脓血顿尽，粥饵入口无滞碍。明日招吉老谢而问之，对曰："君官南方，必多食鹧鸪⑩，此禽好嚼半夏，久而毒发，故以姜制之。今病源已清，无用服他药也。"

（节选自南宋·洪迈《夷坚志·卷第三》）

注释

①通判：宋置官名。地位略次于州府长官，号称监州。②楚州：今江苏省淮河以南，盱眙以东，盐城以北地区。③杨吉老：名介，北宋泗州（今安徽省盱眙）人。崇宁间（1102—1106），郡守李夷行命令医生、画工剖视绘图。杨吉老曾剖腹观察绘制《存真图》一卷，今佚。④郡守：地方行政长官，即太守。⑤熟视：仔细观察。⑥啗（dàn淡）："啖"的异体字，吃。⑦屏去：除去。⑧殊：很。⑨稍：逐渐。⑩鹧鸪：鸟名。多食半夏苗、植物种子和昆虫之类。肉鲜味美，可供食用。

按语

这则故事，介绍了生姜解半夏之毒而治愈喉痈的功效，同时从中可以看出杨吉老的丰富阅历和高超医术。李时珍在《本草纲目·禽部·鹧鸪》中也引用了这则故事，以说明多食鹧鸪亦有毒。正是因为生姜能解半夏之毒，所以后来人们多用姜汁炮制半夏，以便更好地发挥药效。

覆盆子叶除眼疾

潭州赵太尉的母亲患烂眼睑病已有二十年。有一老太婆说："眼中有虫，我可以把它除掉。"她就进山采了一些蔓草的叶子，在口中咀嚼，然后把汁挤入竹筒中。再用黑纱把患者的眼蒙上，把叶汁滴在黑纱上，以浸渍下眼睑。转眼工夫，虫就从黑纱上钻出，数日后下眼睑痊愈。后来用此法治这种眼病的大都很应验，这药物就是覆盆子叶，是治眼病的奇效药品。

原文

潭州赵太尉母病烂弦疳眼二十年。有老妪云："此中有虫，吾当除之。"入山取草蔓叶，咀嚼，留汁入筒中。还以皂[①]纱蒙眼，滴汁渍[②]下弦。转盼间虫从纱上出，数日下弦干。复如法滴上弦，又得虫数十而愈。后以治人多验，乃覆盆子叶也，盖治眼妙品。

（节选自《本草纲目·草部》"覆盆子"条引《夷坚志》佚文）

注释

①皂：黑色。②渍：浸润。

按语

李时珍在《本草纲目·草部》"覆盆子"条下论述覆盆子叶的功能时说："挼绞取汁，滴目中，去肤赤，出虫如丝线。明目止泪。"关于覆盆子叶可治眼疾，除了李时珍的《本草纲目》以外，南宋张杲的《医说·卷四·眼疾》和明代江瓘的《名医类案·卷七·目》等书，均引述了洪迈《夷坚志》的这段佚文，文字则有出入。以《名医类案》所载较详。

除了用覆盆子叶治眼疾外，临床多用其子。陶弘景《名医别录》云："名覆盆，以其形圆而扁，如釜如盆，就蒂结倒垂向下，一如盆之下覆也。"因称覆盆子。临床上利用覆盆子益肾、固精、缩尿的功能，来治疗肾虚不固的遗精、遗尿及阳痿不育、目暗不明等证。

白及补肺

台州监狱中的一个狱吏，十分可怜一个重囚犯。这个重囚犯很感激他，因而告诉他说："我七次犯死罪，遭审讯拷打，肺脏大部分受损伤，以致呕血，别人传授给我一个药方，就是只用白及为末，每日用米汤冲服，其效如神。”后来这个囚犯被处以极刑，凌迟而死。刽子手将其胸腔剖开，只见肺间数十处受伤造成的孔洞，全部由白及填补起来，其颜色还没有改变。洪贯之听到这个消息，到洋州上任时，见有一士兵忽然患咯血病非常危险，他便用此方来救治，一天就止住了咯血。

原文

台州狱吏悯[①]一大囚。囚感之，因言：“吾七次犯死罪，遭拷讯，肺皆损伤，至于呕血。人传一方，只用白及为末，米饮日服，其效如神。”后其囚凌迟[②]，刽者割其胸，见肺间窍穴数十处，皆白及填补，色犹不变也。洪贯之闻其说，赴任洋州[③]，一卒忽苦咯血甚危，用此救之，一日即止也。

（节选自《本草纲目·草部》第十二卷引《夷坚志》佚文）

注释

①悯：哀怜。②凌迟：古代一种分割肢体的酷刑。③洋州：即今陕西西南部汉水上游的洋县。

按语

白及，为多年生草本植物，以其块茎入药。这种块茎，形圆色白，数枚常相连及，故名为白及。所以《神农本草经》称为连及草。

李时珍在《本草纲目·草部》第十二卷，“白及”条说：“白及性涩而收，得秋金之令，故能入肺止血，生肌治疮也。”并引述宋·苏颂《图经本草》之言：“今医家治金疮不瘳及痈疽方多用之。”此类病例颇多，不妨再摘录一例。据明代《乘雅》载：“杭郡狱中，有犯大辟者，生肺痈，脓成欲死，得单方服白及末，遂获全生。越十年临刑，其肺已损三叶，所损处，皆白及末填补，其间形色，犹未变也。”因白及具有收敛止血，消肿生肌的作用，临床多用于咯血、吐血及外伤出血。近代，常单用本品以糯米汤或凉开水调服，用来治疗肺胃出血之症，每获良效。如独圣散，即以白及一味调服，治疗肺空洞出血有特效。

藜芦愈惊风

又有一妇女患癫痫病，从六七岁时因惊风得之。自此以后每两三年发作一两次；五七年以后，每年发作五七次；等到三四十岁，则每天发作一次，有时甚至每天发作十多次。于是就神志不清，痴呆健忘，痛不欲生。这年正逢兴定年间大灾荒，病妇只好采野草而食。在水边她见到一种类似大葱模样的野草，就采回蒸熟来填饱肚子。吃完后，将近五更天时，忽然觉得心中不舒服，口中流出像胶一样的涎水，连日不止，约有一两斗，汗出如洗。开始感到十分困倦，三天后，遂感轻松有力非当初可比，疾病已愈，能进饮食，脉象皆平和。察看这一妇人所食之物，不知是何物。去请教有经验的人，说这是憨葱幼苗。憨葱幼苗，就是《本草》中所说的藜芦苗。《图经本草》说："藜芦苗可以用呕吐法治风病。"这也算是偶然得到的一则吐法吧。

原文

又有一妇，病风痫，从六七岁因惊风得之。自后三二年间，一二作，至五七年，五七作，逮[①]三十余岁至四十岁，日作或一日十余作，以至昏痴健忘，求死而已。会兴定岁[②]大饥，遂采百草而食。于水濒采一种草，状若葱属，泡蒸而食之。食讫，向[③]五更觉心中不安，吐涎如胶，连日不止，约一二斗，汗出如洗。初昏困，后三日，轻健非曩[④]之比，病去食进，百脉皆和。省[⑤]其所食，不知何物。访问诸人，乃憨葱苗也。憨葱苗者，《本草》所谓藜芦苗是也。《图经》[⑥]云："藜芦苗吐风病。"此亦偶得吐法耳！

（节选自《儒门事亲·卷二·偶有所遇厥疾获瘳记》）

注释

①逮（dài）：到，及。②会兴定岁：正值金朝兴定年间（1217—1221）。会，值。③向：将近。④曩（nǎng）：先前。⑤省（xǐng）：察看。⑥《图经》：指宋·苏颂主持修订的《图经本草》，又名《本草图经》。

按语

藜芦味辛、苦、寒，有剧毒，涌吐风痰、杀虫。常用于涌吐风痰，治痰涎壅闭之风痫等证。此病例属痰涎迷塞心窍之症，故遇藜芦而愈。

李时珍在《本草纲目·草部》第十七卷"藜芦"条下，引述了张子和这则病例。

甘草解百毒

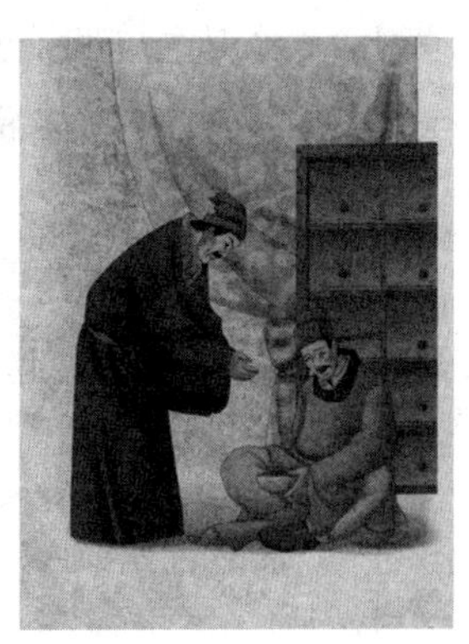

御医盛寅，字启东，江苏省吴江县人。少年时拜王宾为师学医，永乐年间，奉命携家调居京城。后来侍奉仁宗、宣宗两代皇帝，都以至亲相待，皇帝特别赏赐他侍从人员，以表示对他的宠爱与众不同。

有一天早晨，盛寅刚进御药房，突然头痛昏倒，不省人事。太医院的医生们，都束手无策，不知何病。皇帝命令幕宾人等急速救治，其中有一民间医生自荐，他配药一剂煎汤服下，片刻之间，盛寅竟然苏醒。皇帝对此感到惊奇，召问服的何药。医回答说："盛大人没吃早饭空腹走进药房，由于胃气虚懦，突然中了诸药之毒，故而昏倒。能解诸药之毒者，唯有甘草，我是选用甘草一药浓煎顿服，不是什么奇方妙药。"皇帝立即询问盛寅，果然去药房时没吃早饭。于是置办丰厚的礼品，慰劳了这位民间医生。

原文

盛御医寅①字启东，吴江人，少从隐士王宾②学医。永乐③中，以解户赴京。后事仁、宣两朝④，皆被眷遇⑤。特赐侍以示宠异⑥。

他日，寅晨入御药房，忽头痛昏眩欲绝，群医束手，莫知何疾。敕幕人⑦疗治，有草泽医人⑧请见，投药一服，逡巡⑨却愈。上奇之，召问所用何方。对曰："寅空心入药室，卒⑩中诸药之毒，能和诸药者，甘草也。臣用是为汤以进耳，非有它术。"上诘寅，果未晨飧⑪而入，乃厚劳其人云。

（节选自《庚巳编》⑫）

注释

①盛御医寅：即御医盛寅（1375—1441），字启东。吴江县（今属江苏）人，为名医戴原礼再传弟子。曾受明成祖赏识，掌管太医院事，正统元年（1436年）返乡。著有《医经秘旨》《六经证辨》《流光集》等传世。②隐士王宾：即王仲光，为儒不仕，学医道于戴原礼，熟读《素问》，又深研朱彦修医案，后来名震吴下。③永乐：明成祖朱棣的年号。④仁、宣两朝：即明仁宗、明宣宗两代皇帝。仁宗朱高炽，年号洪熙，1425年在位。宣宗朱瞻基，年号宣德。⑤眷遇：至亲相待。⑥赐侍以示宠异：赏赐他侍从人员以表示对他特别地宠爱。⑦敕（chì 斥）幕人：命令太医院的幕宾人等。敕：皇帝的命令。⑧草泽医人：民间医生。⑨逡（qūn）巡：片刻，须臾。⑩卒（cù）：同"猝"。突然。⑪飧（yōng 拥）：指早餐。⑫《庚巳编》：共10卷，系陆粲早年（即陆粲16～25岁中进士前）所撰笔记。大都为奇闻异事，因果报应之类，虽多荒诞不经，但从中可发掘出一些可供参考的历史资料。陆粲：字子余，一字浚明，吴郡长洲（今苏州市）人。生于明孝宗弘治七年（1494年），卒于世宗嘉靖三十年（1551年），享年57岁。陆粲少有文名，嘉靖五年中进士。后因卷入统治集团的内部争斗，被廷杖下狱，40岁时，以念母乞归里，居凡18年。陆粲研心经史，学问宏博，著有《陆子余集》八卷，又有《左传附注》《春秋胡氏传辨疑》等，并传于世。

按语

甘草能调和诸药，解百毒，故有"国老"之称。这位草泽医人，仅用甘草一药，竟能使御医盛寅起死回生，即是典型例证。

菊之本末，罔不有功

菊春天发芽夏天繁茂，秋天开花冬天结籽，完全禀受了四时之气，饱经了风霜雨露，枝叶枯萎而不落，花朵枯槁而不凋零，味道兼有甘苦，禀性平和不烈。前人说它能除风热，补益肝阴，大概不知道它禀受秋天冬天的精华更多，能补益肺脏和肾脏。补益肾水是用来制约心火的办法，补益肺金是用来平息肝木的办法；肝木平抑肝风就止息，心火下降内热就消除。用它治疗各种风邪引起的头晕目眩，其意义深奥而微妙。黄菊花入肺、肾二脏的阴分，白菊花入肺、肾二脏的阳分，红菊花行妇女血分，都可以入药。只有用心研究的人才能神妙地明察其中的奥理。它的苗可以作为蔬菜，叶子可以食用，花儿可以吃，根和果实可以入药，把菊花装入袋子可以作枕头，用菊花可以酿酒，从根到梢，每一部分都有功效。难怪前贤把它比作君子，神农把它列入上品，隐士把它采入酒杯，诗人品味它的落花。费长房说九月九喝菊花酒可以消灾除祸。《神仙传》记载康风子、朱孺子都是因为服食菊花而成仙。《荆州记》说胡广久患风羸之疾，因为饮用菊潭水而长寿。菊花如此贵重，这难道是众花可以相比的吗?

原文

菊春生夏茂，秋花冬实，备受四气[①]，饱经露霜，叶枯不落，花槁不零[②]，味兼甘苦，性禀平和。昔人谓其能除风热，益肝补阴，盖不知其得金水[③]之精英尤多，能益金水二脏也。补水所以制火，益金所以平木；木平则风息，火降则热除。用治诸风头目[④]，其旨深微。黄者入金水阴分，白者入金水阳分，红者行妇人血分，皆可入药。神而明之，存乎其人。其苗可蔬，叶可啜，花可饵，根实可药，囊[⑤]之可枕[⑥]，酿之可饮，自本至末，罔[⑦]不有功。宜乎前贤比之君子[⑧]，神农列之上品[⑨]，隐士采入酒斝[⑩]，骚人餐其落英[⑪]。费长房言九日饮菊酒，可以辟不祥[⑫]。《神仙传》[⑬]言康风子、朱孺子皆以服菊花成仙。《荆州记》言胡广久病风羸，饮菊潭水多寿[⑭]。菊之贵重如此，是岂群芳可伍[⑮]哉?

（节选自《本草纲目》[⑯]卷十五《菊》“发明”）

注释

①四气：指春、夏、秋、冬四季之气。②零：凋落。③金水：指秋、冬二季。下句“金水”指肺肾二脏。④诸风头目：指因各种风邪所致头目疾患。⑤囊：装入口袋。⑥枕：作枕头。均用作动词。⑦罔：没有哪一部分。⑧宜乎前贤比之君子：三国魏·钟会所撰《菊花赋》有“早植晚发，君子德也”句，故云。⑨神农列之上品：《神农本草经》分药为三品，菊属上品，故云。⑩隐士采入酒斝：晋代陶渊明诗文常并言菊与酒，故云。斝（jiǎ 甲），古代铜制酒器，似爵而较大。⑪骚人餐其落英：屈原《离骚》有

"夕餐秋菊之落英"句，故云。骚人，诗人，指屈原。⑫费长房言九日饮菊酒，可以辟不祥：据南朝梁·吴均《续齐谐记》，江南桓景随费长房游学，长房告之："九月九日汝家中当有灾，急去，令家人各作绛囊，盛茱萸以系臂，登高饮菊花酒，此祸可除。"费长房，东汉方士，《后汉书·方术列传》载其事。九日，指农历九月初九，亦称重九、重阳。⑬《神仙传》：书名。晋代葛洪撰。康风子、朱孺子未见于该书。唐·李汾《续神仙传》卷上言朱孺子为三国时人，服饵黄精十余年，后煮食根形如犬、坚硬如石之枸杞，遂升云而去。⑭《荆州记》言胡广久病风羸，饮菊潭水多寿：据《荆州记》载，胡广之父患风羸，饮菊潭水而愈。《荆州记》，晋代盛弘之撰。胡广，东汉太尉，封育阳安乐乡侯。⑮伍：同列。⑯《本草纲目》：共52卷，约190万字，载药1 892种，其中新增药374种，收集医方11 096首，还绘制了1 160幅精美的插图。该书打破了传统的上、中、下三品分类法，采用"振纲分目"，科学分类。把药物分为矿物药、植物药、动物药。又将矿物药分为金、玉、石、卤四部；将植物药分为草、谷、菜、果、木五部；将动物药按低级向高级进化的顺序，分为虫、鳞、介、禽、兽、人等六部。每部再细分其目。这种分类法，在当时十分先进。李时珍旁征博引，并实地考察，根据古籍的记载和自己的亲身实践，对各种药物的名称、产地、气味、形态、栽培、采集、炮制等做了详细的介绍，并通过严密的考证，纠正了前人的一些错误。书中涉及内容极为广泛，在生物、化学、天文、地理、地质、采矿乃至语言文字和历史方面都有突出贡献。这是一部集十六世纪以前中国本草学大成的著作，被誉为"东方药物巨典"，英国生物学家达尔文称《本草纲目》为"1596年的百科全书"。1606年《本草纲目》首先传入日本，1647年波兰人弥格来中国，将其译成拉丁文流传欧洲，后来又先后译成日、朝、法、德、英、俄等文字。李时珍（1518—1593）：字东璧，号濒湖，蕲州（今湖北省蕲春县）人。出身中医世家，明代伟大的医药学家。他14岁考中秀才，后三次参加乡试未中，遂一心习医，而医名大振。曾任太医院院判，后为修本草而毅然辞职。一生著述甚丰，但大多佚失，唯《本草纲目》大行于世。

值得一说的是，李时珍呕心沥血、殚精竭虑，集28年之心血，于1578年他61岁时，完成了这部巨著。但此书未能及时出版，直到12年后的1590年，南京书商才着手刻印。又过了6年，至1596年，该书才正式问世。而李时珍在1593年已长眠地下了。这位伟大的医学家，生前并没有看到自己的著作出版，成为千古憾事。

按语

本文叙述了菊的生长习性及其多方面的作用。指出菊从根到梢，没有哪一部分没有功效，一身都是宝，远非群芳可比。因此，受到历代文人雅士的推崇。

御赐金杵

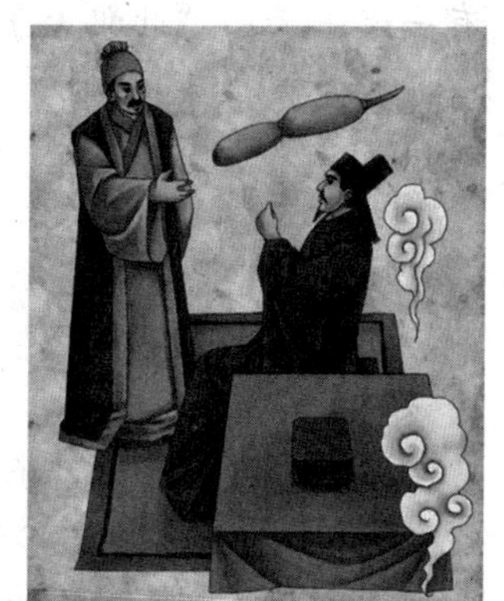

宋孝宗患痢疾，很多御医治疗无效。一天，宋高宗偶然遇到一家小药铺，便向铺主询问治痢方法。药铺先生问发病原因，原来是吃湖里螃蟹不慎而引起。药铺先生诊完脉说："这是冷痢呀！"于是用新采湖莲藕节捣烂取汁，温酒调服。孝宗吃了几次病就好了。高宗很高兴，就把捣药的金杵赏给了药铺先生。

原文

宋孝宗①患痢，众医不效。高宗②偶见一小药肆③，召而问之，其人问得病之由，乃食湖蟹所致。遂诊脉曰："此冷痢也。"乃用新采藕节捣烂，热酒调下，数服乃愈。高宗大喜，即以捣药金杵④赐之。

（节选自《本草纲目·果部·莲藕·藕节》所引《养疴漫笔》⑤文）

注释

①孝宗：即宋孝宗赵昚（shèn 慎），宋高宗赵构之子。1163—1189年在位。②高宗：即宋高宗赵构，1127—1162年在位。③药肆：药铺。④捣药金杵：用黄金制成的捣药棒槌。⑤《养疴漫笔》：南宋学者赵溍所著笔记杂谈。其中载有数则医药资料，多为民间验方。

按语

本文介绍了用藕节解蟹毒治痢的验方。据《本草纲目》："藕节，性平，无毒；捣汁饮，主吐血不止、消淤血、解热毒，止血痢血崩。"李时珍在引述了赵溍此段文字后说："大抵藕能消淤血，解热开胃，而又解蟹毒故也。"所以宋孝宗之病得以速愈，而小药铺幸获御赐金杵。

莱菔子消面毒

齐州有一个人患癫狂病，说梦中见一个穿红衣服的少女把他引入宫殿中，一个小姑娘让他唱歌。于是他每天都唱着："五灵楼阁晓玲珑，天府由来是此中。惆怅闷怀言不尽，一丸萝卜火我宫。"有一个道士说："这是犯了大麦毒的缘故。少女为心之神，小姑娘为脾之神。《医经》上说萝卜治面毒，所以歌声中说'火我宫'。'火'就是'毁'的意思。"于是就用药配萝卜来进行医治，果然痊愈。

◇◇◇ **原文** ◇◇◇

齐州有人病狂，云梦中见红裳女引入宫殿中，小姑令歌。每日遂歌云："五灵楼阁晓玲珑，天府由来是此中。惆怅闷怀言不尽，一丸萝卜火[①]吾宫。"有一道士云："此犯大麦毒也。少女心神，小姑脾神。医经言萝卜治面毒。故曰火吾宫。火者，毁也。遂以药并卜治之，果愈。

（节选自《本草纲目·菜部》第二十六卷）

◇◇◇ **注释** ◇◇◇

①火：烧。

◇◇◇ **按语** ◇◇◇

莱菔，亦称芦菔，俗称萝卜。种子称莱菔子，即萝卜子。入药首见于《唐本草》。服用此品，有消谷食、解面毒和祛痰降气之功效。莱菔，也作来服。来，本义指小麦，像一棵小麦形。由于服用本品有消"来（麦）"食之力，故名来服。宋·苏颂《图经本草》云：莱菔"尤能制面毒。昔有婆罗门僧东来，见食麦面者云：'此大热，何以食之？'又见食中有芦菔，云赖有此以解其性，自此相传，食面必啖芦菔"。可见莱菔（即芦菔）有消面食之功。

张锡纯《医学衷中参西录》云："莱菔子无论生或炒，皆能顺气开郁，消胀除满。"此例癫狂之病，似为痰气上扰清窍，蒙蔽心神所致。药证相符，故能痊愈。

破故纸壮筋骨

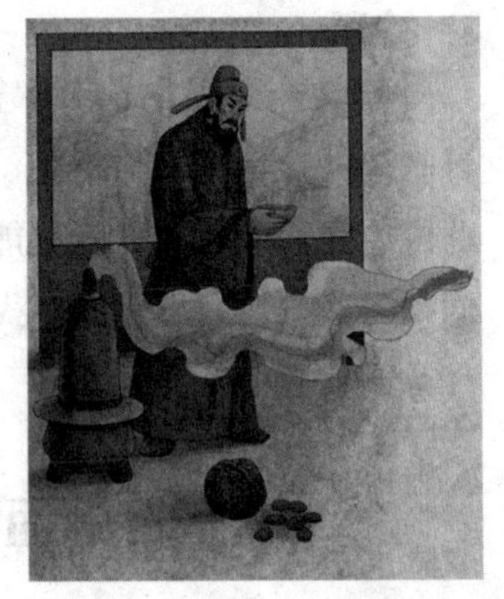

现在人们大多把破故纸与胡桃合服，这个药方出于唐代郑相国之手。郑相国自叙说："我任南海节度使时，已七十五岁，南方地势低而潮湿，体内体外都受侵伤，多种疾病一起发作，阳气衰绝，服乳石等补药，都不见效。元和七年，诃陵国的船主李摩诃，了解了我的病情后，就向我传授了这个药方并给予药物。我开始因有些怀疑而未服用。李摩诃向我施跪拜礼，再三请求，我于是就把药服下。经七八天后感到有效，自此经常服用，收到神奇的功效。元和十年二月，罢官归京，记录此方，以传后世。

◇◇◇ **原文** ◇◇◇

破故纸今人多以胡桃合服，此法出自唐郑相国。自叙云：予为南海节度，年七十有五，越地卑湿，伤于内外，众疾俱作，阳气衰绝，服乳石补药，百端不应。元和七年[①]，有诃陵国[②]舶主李摩诃，知予病状，遂传此方并药。予初疑而未服。摩诃稽首[③]固请，遂服之。经七八日而觉应验，自尔常服，其功神效。十年二月，罢郡归京，录方传之。

（节选自《本草纲目·草部》第十四卷《补骨脂·发明》）

注释

①元和七年：812年。元和是唐宪宗李纯的年号。②诃陵国：即阇（shé）婆国。古南海国名，故地在印度尼西亚爪哇岛和苏门答腊岛。③稽首：古时一种跪拜礼，以头着地。

按语

李时珍在《本草纲目》中，详细介绍了破故纸方的配制和服用方法："破故纸十两，净择去皮，洗过曝，捣筛令细。胡桃瓤二十两，浸侵去皮，细研如泥。即入前末，更以好蜜和，令如饴糖，瓷器盛之。旦日以暖酒二合，调药一匙服之，便以饭压。如不饮酒人，以暖熟水调之。弥久则延年益气，悦心明目，强健筋骨。但禁芸苔、羊血，余无所忌。"并说："此方亦可作丸，温酒服之。"又说："此物本自外番随海舶而来，非中华所有。番人呼为补骨脂，语讹为破故纸也。"补骨脂，为多年生草本植物的果实，自唐代元和十二年（817年）始有补骨脂传入我国的记载。在当时，北方胡人称作婆固脂，西方番人称作补骨鸱，俱为音译之称。传入中原后，婆固脂语讹为"破故纸"，补骨鸱则讹言为"补骨脂"。

以上可以看出，中医药学在其发展的过程中，是不断吸收外来民族的有效经验的。这正体现了华夏民族文化的包容性。

赤小豆治痈疮

传说共工氏有一个不成器的儿子，在冬至这天死去，变为疫鬼。因为他畏惧赤小豆，所以，人们在每年的冬至这天煮赤小豆粥来镇压他。这只不过是一种牵强附会的荒诞说法。根据陈自明《妇人良方》中记载："我的妻子饮食清素，产后七天，乳汁不下，服药治疗，没有效果。碰巧弄得赤小豆一升，煮成稀粥吃后，当天夜里乳汁就下来了。翻阅本草书记载赤小豆有这样功效，因此就烦琐地做以记录。"又有《朱氏集验方》中记载："宋仁宗在东宫时，患痄腮，命一个叫赞宁的道士给他治疗。用赤小豆七十粒研成细末，调为糊状，外敷后，很快就痊愈了。有个叫任承亮的宦官，背部长恶疮，将要死，尚书傅永给药治疗后，也马上痊愈。询问他所用的药方，原来是赤小豆。"我因胁部长疮疽，甚以为苦，疽毒已侵及内脏，医生用药治疗后非常效验。任承亮对那医生说："你用的药，莫非是赤小豆？"医生回答说："我用赤小豆为人治病来养活三十口家人，请求您不要再说。"有个僧人患发背疮像烂瓜一样，他邻居家喂乳的婢女用赤小豆给他治疗，其效如神，很快就痊愈了。

赤小豆这种药，能够治疗一切痈疽疮疥和皮肤红肿，不管病情是在较轻的阶段，还是发展到坏的阶段，只需用清水将赤小豆调成糊状，外涂患处，即可。没有不痊愈的。只是赤小豆性黏，干后，就难以揭去，加入苎根末就会不黏，这个方法特别好。

原文

或言共工氏有不才子[①]，以冬至死为疫鬼，而畏赤豆，故于是日做赤小豆粥厌[②]之。亦傅[③]会之妄说也。又案陈自明《妇人良方》云："予妇食素，产后七日，乳脉不行，服药无效。偶得赤小豆一升，煮粥食之，当夜遂行，因阅本草载此，谩[④]记之。"又《朱氏集验方》云："宋仁宗在东宫时，患痄腮，命道士赞宁治之。取小豆七十粒为末，傅[⑤]之而愈。中贵人[⑥]任承亮后患恶疮近死，尚书郎傅永授以药立愈，叩[⑦]其方，赤小豆也。"予苦[⑧]胁疽，既至[⑨]五脏，医以药治之甚验。承亮曰："得非赤小豆耶？"医谢曰："某用此活三十口，愿勿复言。"有僧发背如烂瓜，邻家乳脾用此治之如神。

此药治一切痈疽疮疥及赤肿，不拘善恶，但水调涂之，无不愈者。但其性粘，干则难揭，入苎根末即不粘，此法尤佳。

（节选自《本草纲目·谷部》第二十四卷）

注释

①不才子：不成器的儿子。②厌：通"压"。③傅：通"附"。④谩：烦琐。⑤傅：通"敷"。⑥中贵人：宦官。⑦叩：询问。⑧苦。以……为苦。⑨既至：已经侵及。

按语

赤小豆可食可药。用其煮粥做饭，也是一种香美食品。今之医者大多用于利湿消肿。从上所述，可知赤小豆能治疗一切痈疽疮疥及皮肤红肿，其法便简，而效神验。赤小豆又名红豆，但与同称红豆的相思子，迥然不同，因此在使用时应严格区别。

刘寄奴草

刘寄奴是宋武帝刘裕的小名，刘裕小时候家里很穷，在新洲靠割茅草为生。一天，看见一条大蛇，用箭射中，大蛇迅速向茅草深处游去。第二天，又到原处割草时，听到附近有捣臼之声，他循声查找，发现几个穿青布衣服的童子，在捣一种鲜草药。刘裕问其故，答道："昨天，我家主人被一个叫刘寄奴的射了一箭，伤势不轻，我等在为主人捣药。"刘裕又问他们："神为何不杀掉刘寄奴呢？"这些童

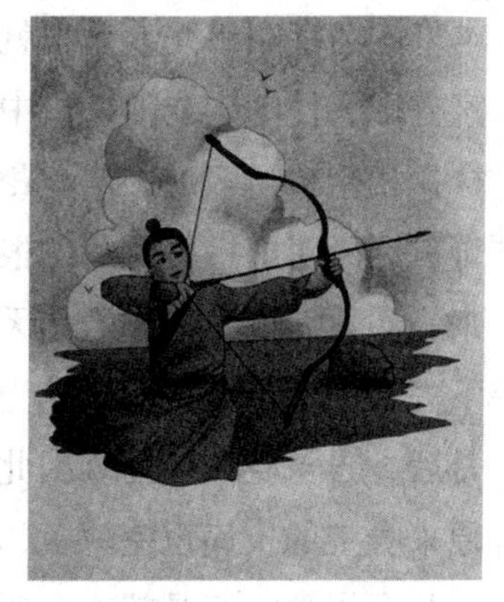

子说："刘寄奴将来要做皇帝，不可杀"。刘裕心里很高兴，于是，大喝一声，把这些童子吓得一哄而散。刘裕便把这些草药拿回家去，每遇外伤，就用此药敷之即愈。后人就把此草药称为"刘寄奴草"。南宋郑樵在《通志》中说"江南人因宋时谓刘为卯金刀，乃呼刘为金。"故有金寄奴之名，而江东人又常谓之乌藤菜。

原文

宋高祖[①]刘裕，小字寄奴。微时伐荻新洲[②]，遇一大蛇，射之。明日往，闻杵臼声。寻之，见童子数人皆青衣，于榛林中捣药。问其故，答曰："我主为刘寄奴所射，今合药傅[③]之。"裕曰："神何不杀之？"曰："寄奴王者，不可杀也。"裕叱[④]之，童子皆散，乃收药而反。每遇金疮傅之即愈，人因称此草为寄奴草。郑樵[⑤]《通志》云："江南人因汉[⑥]时谓刘为卯金刀，乃呼刘为金。"是以又有金寄奴之名，江东人谓之乌藤菜云。

（节选自《本草纲目·草部》第十五卷）

注释

①宋高祖：据史料记载，应为宋武帝。②新洲：南朝梁置。明废。今广东省新兴县。③傅：通"敷"。④叱：大声呵斥。⑤郑樵：字渔仲，福建莆田人，官至枢密院编修。南宋著名学者。所著《通志》是一部纪传体的通史，上自三皇，下至唐代，体例略同《史记》。记载各个朝代的重要史实和典章制度。⑥汉：当为"宋"。

按语

刘寄奴，为菊科草本植物的全草。此草最初由南朝宋武帝刘寄奴所发现，并以其治疗金疮，故后人将此草称为刘寄奴草。李时珍的这段记载，来自《南史》第一卷《宋武帝本纪》，又做了一些文字加工，使故事更加完整。文末又引用南宋郑樵《通志》之语，以说明刘寄奴又称"金寄奴"的缘由。

因刘寄奴草有破血通经、散瘀止痛之功效，故常用于血滞经闭，产后瘀血腹痛，折跌损伤以及创伤出血等证。又因为刘寄奴草气味芳香，有醒脾开胃、消食化积之功效，故又称化食丹。

何首乌

此药原名叫交藤，因为何首乌经常服用这个药，于是就将它称作何首乌。唐代元和七年，有个叫文象的僧人，遇见了茅山老人，遂把何首乌的故事传下来。李翱就写了《何首乌传》：何首乌是顺州南河县人，祖父叫能嗣，父名叫延秀。能嗣本来的名字叫田儿，生来就虚弱多病，年已五十八岁，尚无妻室儿女，经常羡慕道家方术，便随同老师入山中修道。一天喝醉了酒睡在山野之中，忽然看见有藤蔓二株，相距三尺多远，苗蔓相缠，良久才分开，如此反复缠绕相交。田儿看了异常惊奇，到天明即挖去此藤的根回家，问之于人，皆不认识。后来有一位山中老人忽然来到，看后说："你既然无嗣育，这藤如此异常，恐怕是神仙之药，为何不把它服下去？"于是就把药捣碎为末，空腹用酒冲服一钱，七天就有性欲的要求，过了数月后，自觉身体健壮。因此就常常服这药。后又将药量加至二钱。过了一年后，他原来身上的疾病也痊愈了，头发也多变黑了，面容也年轻了许多。之后的十年间生了几个男孩，于是就改名叫能嗣。又把这个药给儿子延秀吃，结果他们的寿限都活到一百六十岁。延秀生首乌，首乌服此药，也生了几个儿子，活到一百三十岁，头发仍然乌黑。有个叫李安期的人，与首乌同为邻居，相处也很亲近，他窃得此方，其寿命也延长了许多，遂即将此事记载而传下来。

原文

此药本名交藤，因何首乌服而得名也。唐元和①七年，僧文象遇茅山②老人，遂传此事。李翱③乃著《何首乌传》云："何首乌者，顺州南河县人。祖名能嗣，父名延秀。能嗣本名田儿，生而阉弱，年五十八无妻子，常慕道术随师在山。一日醉卧山野，忽见有藤二株，相去三尺余，苗蔓相交，久而方解，解了又交。田儿惊讶其异，至旦遂掘其根归，问诸人，无识者。后有山老忽来，示之，答曰："子既无嗣，其藤乃异，此恐是神仙之药，何不服之？"遂杵为末，空心酒服一钱，七日而思人道，数月似强健，因此常服。又加至二钱，经年旧疾皆痊，发乌容少。十年之内，即生数男，乃改名能嗣。又与其子延秀服，皆寿百六十岁。延秀生首乌，首乌服药，亦生数子，年百三十岁，发犹黑。有李安期者，与首乌乡里亲善，窃得方服，其寿亦长，遂叙其事传之云。

（节选自《本草纲目·草部》第十八卷）

注释

①元和：宪宗（李纯）的年号。②茅山：原称句曲山。在江西省西南部，地跨句容、金坛等县境。③李翱（772—841）：唐代赵郡人，曾从韩愈学文，为唐代著名的文学家和哲学家。

按语

考李翱《何首乌传》，与李时珍所引述的这篇《何首乌传》，虽然内容基本相同，但文字多有出入。至宋代嘉祐年间，苏颂在李翱所传的基础上，又为何首乌写了一篇新传，收在《本草图经·何首乌》中。内容稍加删减。因篇幅所限，在此不便罗列。将李翱、苏颂和李时珍三家之文相比较，可知李时珍是将唐、宋时期流传的《何首乌传》融为一体，经过加工整理，使其情节更加完善。

何首乌录作药用，最早见于五代时成书的《日华子本草》。在宋初的《开宝本草》中，论述了何首乌的功效：“益气血、黑髭发，悦颜色，久服长筋骨，益精髓，延年不老。”之后，历代本草及其他著作所述渐多。近代药理研究证实，何首乌具有降低血脂、胆固醇和血糖的作用，并有显著的强心功能。单服何首乌，对脑动脉硬化、冠心病有预防作用。

威灵仙治痹

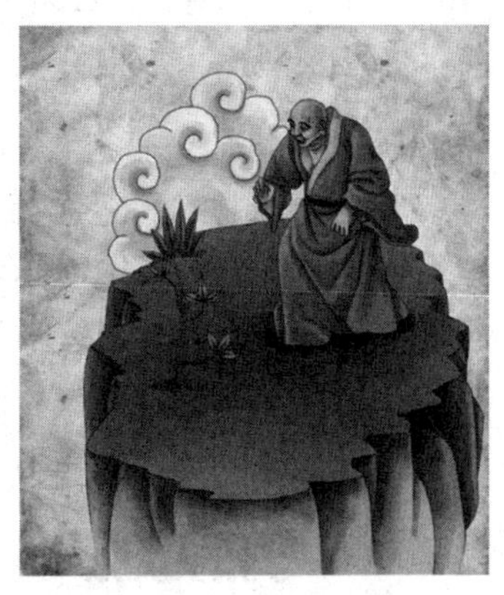

古时候，商州有一个人患半身不遂，不能走路已数十年。许多有名的医生用尽了医术也治不好，他的亲人把他放在路旁，来访求能救治的人。一个新罗国的和尚路过这里看见了，告诉他说：“这种病有一种药可以治好，但不知这地方有没有。”于是和尚为救这位病人就上山找药，果然找到了，就是威灵仙。他服用后，仅数日便能走路，后来隐士邓思齐知道了，就把这件事记载了下来。

原文

先时，商州有人病手足不遂，不履地者数十年。良医殚[1]技莫能疗，所亲置之道旁，以求救者。遇一新罗[2]僧见之，告曰：“此疾一药可活，但不知此土有否？”因为之入山求索，果得，乃威灵仙也。使服之，数日能步履。其后山人[3]邓思齐知之，遂传[4]其事。

（节选自《本草纲目·草部》第十八卷）

注释

①殚（dān 单）：竭尽。②新罗：朝鲜古国名。③山人：旧指隐士。④传（zhuàn 赚）：记载。

按语

威灵仙性急善走，味辛，散风，除湿。此病例显然系风湿引起的瘫痪，故能生效。

蒸饼止淋

宋宁宗作郡王的时候，患淋病，一昼夜要起来小便多次。朝中名医都束手无措。有人举荐孙琳去给他医治。孙琳用蒸饼、大蒜、淡豆豉三味药物捣烂为丸。让他用温水服下三十丸，并告诉他说：“今日服三次，病当减轻三分之一，明日也是这样，三天病就会痊愈。”后来病果然好了，郡王赏赐孙琳千缗钱币。

原文

宋宁宗[①]为郡王时，病淋、日夜凡三百起。国医罔措，或举孙琳治之。琳用蒸饼、大蒜、淡豆豉三物捣丸，令以下温水下三十丸。曰：今日进三服。病当减三分之一，明日亦然，三日病除。已而果然。赐以千缗[②]。

（节选自《本草纲目·谷部》第二十五卷引《爱竹谈薮》）

注释

①宋宁宗：赵扩，1194～1224年在位。②缗：穿钱的绳子，亦指成串的钱，一千文为一缗。

按语

蒸饼，味甘，平，无毒。能消食，养脾胃，温中化滞，益气和血，止汗，利三焦，通水道。时珍曰：“小麦面修治食品甚多，惟蒸饼其来最古，是酵糟发成单面所造，丸药所须，且能治痰，而本草不载，亦一缺也。”

鹑消鼓胀

魏秀才的妻子，患病腹大如鼓，四肢皮包骨头，不能贴近床席，只好裹了被子悬立着睡觉，已有数日未进饮食。她忽然想吃鹑肉，家人就做好了让她吃。于是腹内蠕动剧烈，停了一会儿汗流如雨，虽不能说话，但有想解手的样子。就搀扶她去厕所，突然小便下白色液体，凝结如鹅油，像这样小便了数次，一直把腹内的积液下尽，病就好了。这大概是中焦湿热积聚时间太长所造成的吧。

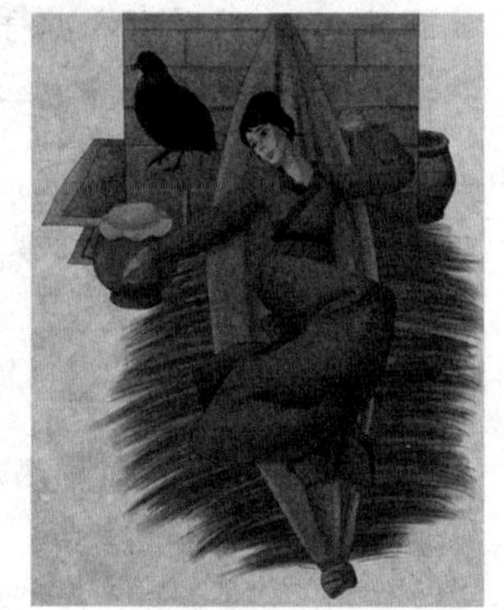

原文

魏秀才妻，病腹大如鼓，四肢骨立，不能贴席，惟衣被悬卧，谷食不下者数日矣。忽思鹑食，如法进之，遂运剧。少顷雨汗，莫能言，但有更衣[①]状。扶而圊[②]，小便突出白液，凝如鹅脂。如此数次，下尽遂起。此盖中焦湿热积久所致也。

（节选自《本草纲目·禽部》第四十八卷所引《董炳集验方》）

注释

①更衣：大便的委婉语。②圊（qīng 青）：厕所。

按语

鹑肉味甘平，无毒。能补五脏，益中续气，实筋骨，耐寒暑，消积热。魏秀才之妻所患之病系中焦湿热积聚所致。在引述此病例后，时珍谨按：“鹑乃蛙化，气性相同，蛙与蛤蟆皆解热治疳，利水消肿；则鹨之消鼓胀，盖亦同功云。”

萤火武威丸

从前，汉朝的冠军将军，武威府的太守刘子南，从道士尹公那里得到了配制萤火丸的药方。永平十二年，刘子南在北部边疆与外族打仗失败，士兵差不多牺牲完了。刘子南被敌人围困，射来的箭像雨点一样密，但还没到刘子南的马数尺的地方，箭就堕落地下。敌人认为这是神仙之力，于是就撤兵了。刘子南把这个药方教给他的弟子，带兵打仗都不曾受过伤。汉朝末年青牛道士得到这个药方，就把它传授给皇甫隆，皇甫隆又传给了魏武帝（曹操），以后就逐渐有人得到这个药方了。所以，荧火丸一名冠军丸，又名武威丸。

原文

昔汉冠军将军武威太守刘子南，从道士尹公受得此方。永平十二年[①]，于北界与虏战败绩，士卒略尽[②]，子南被围，矢下如雨，未至子南马数尺，矢辄坠地。虏以为神，乃解去。子南以方教子弟，为将皆未尝被伤也。汉末青牛道士得之，以传安定皇甫隆，隆以传魏武帝，乃稍[③]有人得之。故一名冠军丸，又名武威丸。

（节选自《本草纲目·虫部》第四十一卷引《神仙感应篇》）

注释

①永平十二年：69年。永平是东汉明帝刘庄的年号。②略尽：大致殆尽。③稍：渐渐。

按语

萤火即飞萤。味辛，微温，无毒。能明目，疗青盲。主治小儿火疮伤，热气蛊毒等。至于所引《神仙感应篇》记载萤火丸之文，蒙上一层神秘色彩，未免太夸张。但关于萤火丸之功效，古代医家多有描述。北宋庞安常《伤寒总病论》云：“曾试用之，一家五十余口俱染疫病，惟四人带此者不病也。”极言其效验。南宋伤寒大家许叔微在《伤寒歌》中亦称赞之。李时珍在《本草纲目》中说：“予亦恒欲试之，因循未暇耳。”为何会有如此功效呢？还是李时珍一语道破实质：“萤火能辟邪明目，盖取其照幽夜明之义耳。”

石龙刍

周穆王在东海岛中养八匹骏马的地方，有一种叫龙刍的草。古语说：“一束

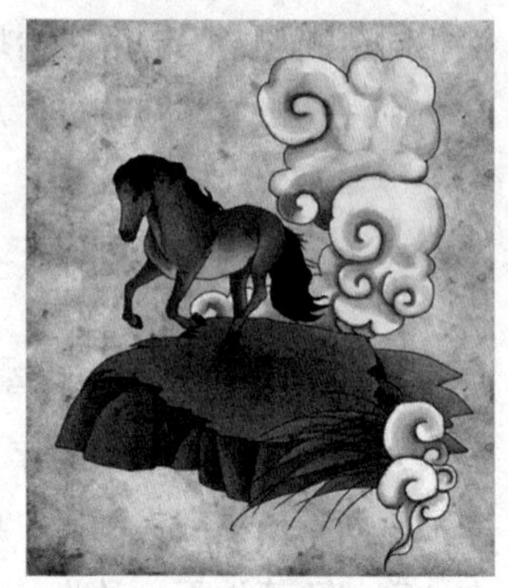

龙刍，化为龙驹。”这就是孟子所说的刍豢的意思。龙须、王母簪，是因其形状相似而取名的。缙云是一个县名，属于处州的辖区，这里的仙山都产这种草，因此又把它命名为缙云草。崔豹在《古今注》中说：“世人流传说，黄帝乘龙上天，群臣都拉着龙须，龙须坠地生成草，所以，称这种草为龙须草，这是一种荒谬的说法。如江东用草编席，名叫西王母席，这难道就是西王母骑虎而堕落的虎须吗？”

原文

周穆王东海岛中养八骏处，有草名龙刍，是矣。故古语云：“一束龙刍，化为龙驹。”亦孟子刍豢[①]之义，龙须、王母簪，因形也。缙云[②]，县名，属今处州，仙都山产此草，因以名之。崔豹《古今注》云：“世言黄帝乘龙上天，群臣攀龙须坠地生草，名曰龙须者，谬也。江东以草织席，名西王母席，亦岂西王母骑虎而堕其须乎？”

（节选自《本草纲目·草部》第十五卷引《述异记》）

注释

①刍豢：《孟子·告子上》：“故理义之悦我心，犹刍豢之悦我口。”朱熹注：“草食曰刍，牛羊是也；谷食曰豢，犬豕是也。”此泛指家畜。②缙云：县名，今属浙江省。

按语

石龙刍又名龙须草、草续断、缙云草。时珍曰：“刈草包束曰刍。此草生水石之处，可以刈束养马，故谓之龙刍。”所引《述异记》之文，是关于石龙刍命名的神话故事，自不必细究。但石龙刍治病之功不可掩。《神农本草经》将其列入上品。《本草纲目》说：“主治心腹邪气，小便不利淋闭，久服补虚羸，轻身，耳目聪明，延年。”

橄榄治鱼鲠

吴江有一富人，因吃鳜鱼，被鱼刺卡着嗓子。鱼刺横在胸口处，不上不下，他痛苦的喊叫声惊动了邻里，已有半个多月，几乎病死。一个偶然的机会，遇到一个打渔人名叫张九，他让吃橄榄。当时无橄榄果，就用橄榄核研末，用河中的急流水调服，鱼骨立即被冲下而获痊愈。

原文

吴江一富人，食鳜鱼[①]被鲠，横在胸中，不上不下，痛声动邻里，半月余几[②]

死。忽遇渔人张九，令取橄榄与食。时无此果，以核研末，急流水调服，骨遂下而愈。

（节选自《本草纲目·果部》第三十一卷引《名医录》）

注释

①鳜（guì 贵）鱼：亦称“桂鱼”。是我国淡水食用鱼之一。②几：几乎。

按语

橄榄产于南方，《本草纲目》曰：“气味酸、甘、温，无毒，主治：生食、煮饮，并消酒毒，解鯸鲐鱼毒。嚼汁咽之，治鱼鲠。”可见，此例药症相符，故得痊愈。

胡王使者

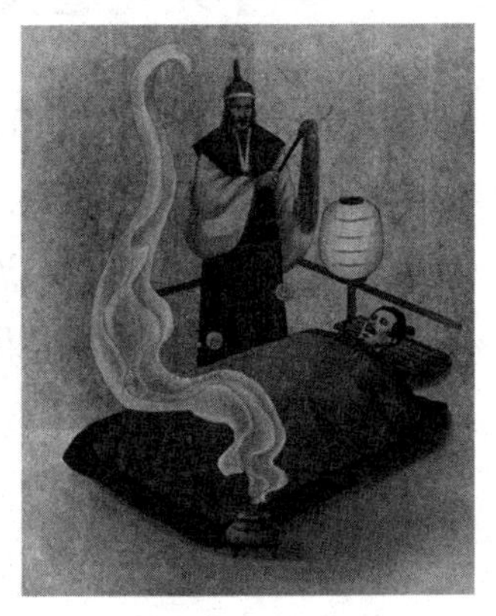

唐代刘师贞的兄长患风湿病，夜梦神人指点说“只需取胡王使者泡酒服用便能治愈。”师贞到处问，都不知道什么是胡王使者。后又梦见他的母亲说：“胡王使者，就是羌活。”刘师贞将羌活求来用之，他兄长的风湿病很快就治好了。

原文

唐刘师贞之兄病风[①]。梦神人曰：“但取胡王使者，浸酒服便愈。”师贞访问，皆不晓。复梦其母曰：“胡王使者[②]，即羌活也。”求而用之，兄疾遂愈。

（节选自《本草纲目·草部》第十三卷）

注释

①病风：患风湿病。②胡王使者：羌活别名，又名独活。

按语

胡王使者是羌活的别名，因产于古代北国胡地故有此称。因羌活一茎直上，不为风摇，故又名独活。因此草得风不摇，无风自动，故又名独摇草。性味辛、苦、温，能发散风寒，通痹止痛。故此例风湿病得以治愈。文中托梦之说，仅是一种形式而已，增加了故事的神秘感。

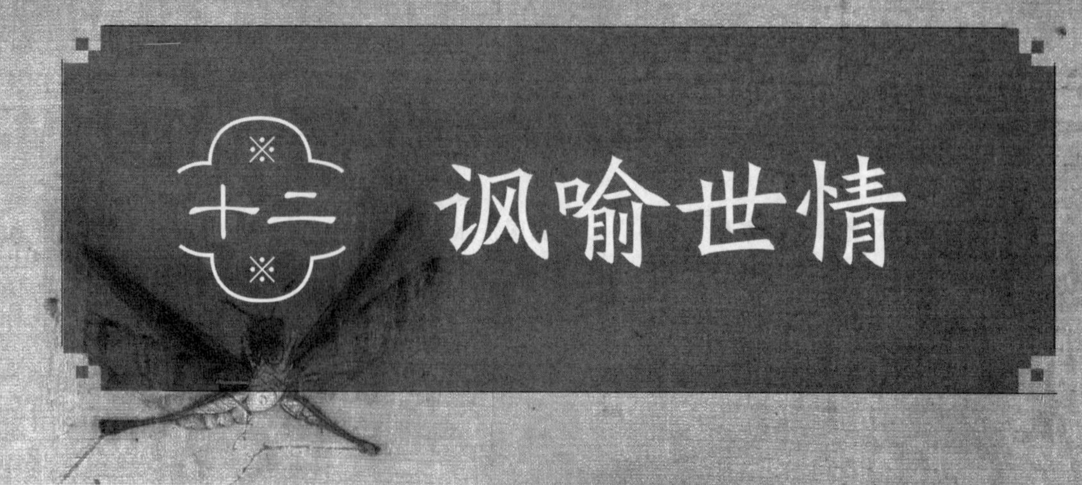

十二 讽喻世情

不死之道

从前，有个人说他懂得长生不死的方法。燕国的国君派人去学习，还没学成功，那个说懂得长生不死方法的人便死了。燕国国君非常愤恨那个被派去的人，将要惩罚他。受宠信的一位近臣劝阻说：“人们所担忧的事，没有什么比死还紧急；每个人所重视的事，没有什么超过生命。那个说懂得不死之道的人自己还丧失了生命，又怎么能叫您不死呢？”于是，燕君才不惩罚被派去的人。

原文

昔人言有知不死之道者。燕君使人受之，不捷①而言者死。燕君甚怒其使者，将加诛②焉。幸臣③谏曰：“人所忧者，莫急乎④死；己所重者，莫过乎生。彼自丧其生，安能令君不死也？”乃不诛。

（节选自《列子·说符》）

注释

①捷：成功。②诛：惩罚。③幸臣：受宠信的臣。④乎：于，比。下句“乎”同。

按语

那些号称有所谓“不死之道”“不死之药”“不死之酒”的人，统统是骗人的鬼话，一钱不值。

不死之药

有人向楚王敬献长生不死之药，守门官把药拿进宫里。一个掌管射事的官员看见了询问说：“这东西可以吃吗？”守门官说：“可以吃”。这位中射之士就一把

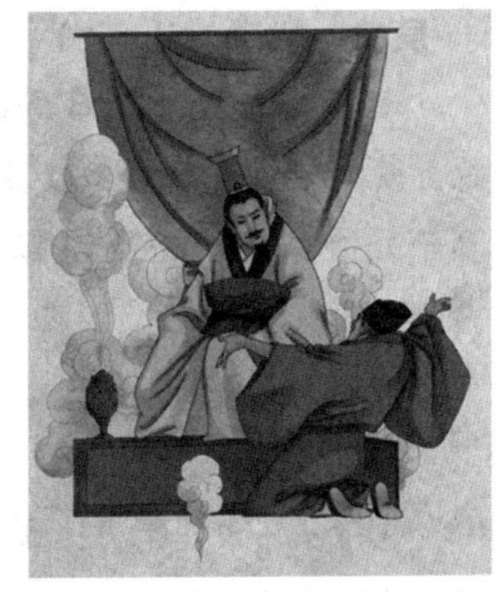

抢过来吃了。楚王得知大怒，派人要杀中射之士。中射之士托人劝楚王说：“我问过守门官，他说可以吃。所以我就吃了它。为臣我没有罪，是守门官有罪啊！况且，客人献的是不死之药，我吃了大王却要杀我，这是致人于死的药啊！分明是那个客人欺骗您。杀死我这个无罪的臣子，证明别人欺骗了您这贤明的君王。倒不如饶恕了我。”听了这番话后，楚王就没有杀他。

原文

有献不死之药于荆王①者，谒者②操③以入。中射之士④问曰：“可食乎？”曰：“可。”因夺而食之。王大怒，使人杀中射之士。中射之士使人说⑤王曰：“臣问谒者，谒者曰：‘可食。’臣故食之。是臣无罪，罪在谒者也。且客献不死之药，臣食之而王杀臣，是死药⑥也。是客欺王也。夫杀无罪之臣，而明⑦人之欺王也，不如释臣。”王乃不杀。

（节选自《韩非子·说林上》）

注释

①荆王：即楚王，此指楚顷襄王。因楚原建国于荆山（今湖北省南漳西）一带，故称荆。②谒者：官名，掌官中传达之事。③操：拿。④中射之士：官名，掌宫中射事。⑤说（shuì 税）：劝说。⑥死药：致人于死的药。⑦明：证明。

按语

这是一个破除迷信的故事。在《战国策·楚策四》也有记载。古往今来，多少君王和达官贵人都像荆王那样追求不死之药，结果一个个梦幻都破灭了。本文借中射之士之口巧妙地揭露了献不死之药的骗局。

脐中纳李

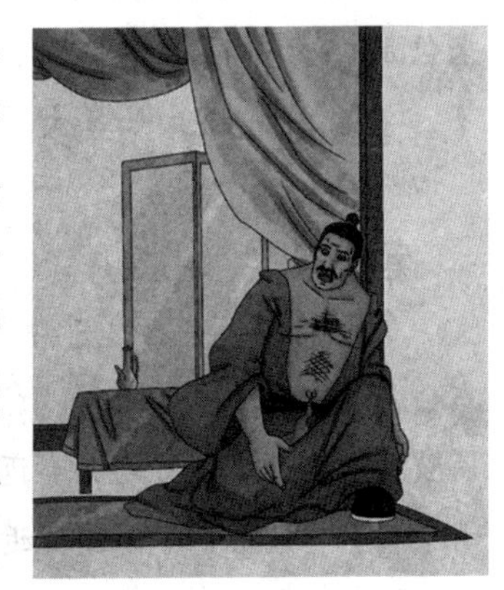

赵伯公身材肥大，夏日的某天喝醉酒睡着了。小孙儿在他的胖肚子上戏耍，于是便把李子放在他的肚脐中，一连放进去七八枚。他已经醉成一摊泥，当时完全不知道。几天后，才感觉疼痛。这时李子已腐烂，臭汁水流出，他认为是从肚脐眼流出的脓水，怕难活命，于是让妻子准备料理家中后事。他哭泣着对家人说：“我肠子腐烂，将要死了。”次日，李子核从脐中掉出，他才知道是孙儿所放入的李子。

原文

赵伯公肥大，夏日醉卧，孙儿缘[①]其肚上戏，因以李子内[②]其脐中，累七八枚，既醉，了[③]不觉。数日后，乃知痛。李大烂，汁出，以为脐穴，惧死，乃命妻子处分家事，乃泣谓家人曰："我肠烂将死。"明日，李核出，乃知孙儿所内李子也。

（节选自《笑林》[④]）

注释

①缘：沿着。②内：通"纳"，放入。③了（liǎo）：全，完全。④《笑林》：我国较早的一部幽默文学专著。作者邯郸淳，又名邯郸竺，字子叔，颍川阳翟（今河南禹州）人。三国时魏国才子，善做文章，工于书法，兼通古文字，且为人风流滑稽。曹操将他收罗门下，后为曹植幕僚。

按语

此则故事让人忍俊不禁。赵伯公的可笑之处，一是身材如此肥大，竟能在肚脐中放入七八枚李子，他醉卧时全然不知。二是当他感觉疼痛时，既不求医诊治，也不探究原因，竟让家人准备料理后事。直到次日，李子核从脐中掉出，他才知道是孙儿放入的李子，虚惊一场。这位赵公之所为，实在发人深思。

吞符致疾

郗愔信奉道教，十分专心勤勉。他时常患肚子难受的病，众多医生都治不好。郗愔听说于法开很有名气，就去接他来看病。他来后就诊脉说："君侯患的病，正是过分信道引起的。"就配了一剂汤药给他，一剂药服下马上大泻，泻出几段纸团，像拳头大，破开一看，原来是先前吃下的符篆。

原文

郗愔[①]信道甚精勤，常患腹内恶，诸医不可疗，闻于法开有名，往迎之。既来便脉，云："君侯所患，正是精进[②]太过所致耳。"合一剂汤与之。一服即大下，去数段许纸，如拳大，剖看，乃先所服符也。

（节选自《世说新语·术解》）

注释

①郗愔（yīn 音）：字方回（313—384），又称司空、郗公。晋高平金乡（今山东金乡县）人，郗鉴长子，郗超父。少不事交游，无心竞荣。曾任临海太守，在郡优游简默，与王羲之、许珣并有迈世之风。后以疾去职，筑宅章安，信奉天师道，栖心绝谷十余年。善隶书，手写道经近百卷。后复出为会稽内史，官至领徐、兖二州刺史，年老请退。朝廷复召拜司空，固辞。卒，追赠侍中、司空。②精进：精勤入道。

按语

这位郗公真可谓信道精勤，竟然连符篆都吞吃了，以至于积聚成疾。看来，做任何事情都不宜太过，不然将留下后患。

三尸虫

有道士说：人体内部有三条尸虫，寄居在肚里。它们暗中观察人的隐蔽微小的过失，就用簿子记下来。到了庚申日那天，趁人熟睡的时候，跑出人体，向天帝说人的坏话，从而求得天帝赏给它们酒食。因此，人们常常因为过失而受到惩罚，生疮害病得瘟疫，乃至夭折而死。

我柳某特别不信这种事，我听说聪明而且正直的才叫神。天帝是最高的神，应该是最聪明正直的。怎么会亲近那些阴险肮脏的小虫，并怂恿放纵它们狡诈地危害人类，而且还用酒食犒劳它们呢？显而易见，这种说法是非常不恰当的。

原文

有道士言：人皆有尸虫三[①]，处腹中。伺[②]人隐微失误，辄籍记[③]。日庚申[④]，幸[⑤]其人之昏睡，出谗[⑥]于帝以求飨[⑦]。以是，人多谪过[⑧]，疾疠[⑨]夭死。

柳子特不信曰：吾闻聪明正直者为神。帝，神之尤[⑩]者，其为聪明正直宜大也。安有下比[⑪]阴秽小虫，纵其狙诡[⑫]，延[⑬]其变诈，以害于物，而又悦之以飨？其为不宜也殊甚！

（节选自《柳河东集·骂尸虫文》）

注释

①人皆有尸虫三：唐·段成式《酉阳杂俎》说：每人体内都有三条尸虫。上尸叫清姑，专门危害眼睛；中尸叫白姑，危害五脏；下尸叫血姑，危害肠胃。每逢庚申日，便悄悄上天向天帝密告人的过失。有的道书也有类似之说。②伺：暗中观察。③籍记：用册子记上。④日庚申：即逢庚申日。古代以干支纪日，每六十天一轮回。⑤幸：庆幸。⑥谗：说坏话。⑦飨（xiǎng 想）：酒食。⑧谪（zhé 哲）过：因过失而受到惩罚。⑨疠：瘟疫。⑩尤：突出。⑪比：亲近，勾结。⑫狙诡：奸诈，以阴谋手段害人。⑬延：伸，助长。

按语

这则寓言，以生动的比喻勾画出了那些卑鄙小人的丑恶形象。本是讽刺和鞭挞那些隐藏在黑暗的角落里为非作歹的宦官和官僚的。作者还含蓄地暗示：这些人的活动得到了皇帝的包庇和纵容。

求茯神而得老芋

我患了病，感到胸部气机不畅且心动不安，去拜求医生给我看病。医生说："只有吃茯神才合适。"第二天，我在市上买了药，煮煮就吃了，病得更加厉害，便召来医生，责怪为何病情加重。医生要求观看药渣，他看了后说："哟！全是老芋头呀。那卖药的人欺骗了你，卖假药赚钱，你糊涂呀，却反而责怪我，不是错上加错吗？"我震怒且感到惭愧，叹息而忧虑。由此类推，那么世上像这种拿老芋冒充茯神来卖坑害人的人多了，又有谁能辨别呢？

原文

余病痞且悸[①]，谒医视之。曰："惟伏神[②]为宜。"明日，买诸[③]市，烹而饵之，病加甚，召医而尤[④]其故。医求观其滓，曰："吁！尽老芋也。彼鬻[⑤]药者欺子而获售，子之懵[⑥]也，而反尤于余，不以过乎[⑦]？"余戚然慚，忾[⑧]然忧。推是类也以往，则世之以芋自售而病乎人[⑨]者众矣，又谁辨焉？

（节选自《柳河东集·辨伏神文并序》）

注释

①痞且悸：胸部气机阻塞不畅并且心悸。②伏神：即茯神。附着松树根部而生的茯苓。伏，通"茯"。③诸：之于。兼词。④尤：责怪。⑤鬻（yù 玉）：卖。⑥懵：糊涂。⑦不以过乎：不是太错了吗？以，太。过，错误。⑧忾（xì 戏）然：叹息的样子。⑨病乎人：危害于人。

按语

柳宗元"病痞且悸"，医生让服用有利水渗湿、消积除滞、守心安神作用的茯神，正是对症。可惜受卖药人的蒙骗，却误服了假冒药品"老芋"而中了毒。多亏医生明察，通过药渣而识破真相。这一事例，发人深思，正如作者在文中告诫的那样，"世之以芋自售而病乎人者众矣，又谁辨焉"，人们应当仔细辨察，以免求福而得祸。大凡真伪相混者，二者必有相似之处，但假的毕竟是假的，只要细心辨察，定能识别真伪。

速长良药

从前有位国王，生了一个女儿。他把医生叫来说："为我给她用药，让她立刻长大。"医生回答说："我给她用好药，能叫她立刻长大。只是现在没有，须要去寻找。要等到我得到药的时候，在此之前，请国王不要去看公主，待给她服完

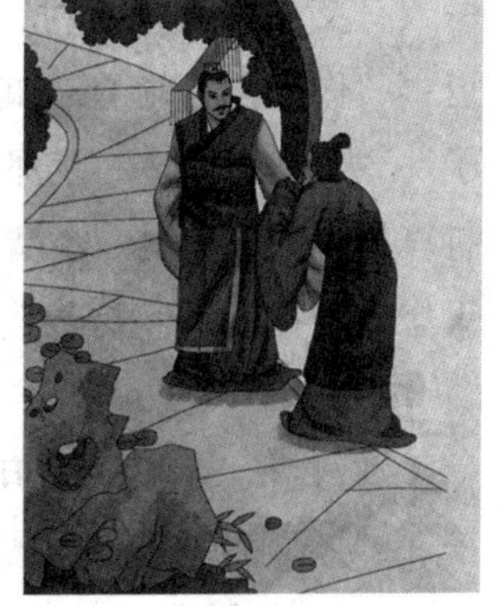

了药，然后叫您看。”然后医生就到远方找药去了。过了十二年，才得到药返回京城。他让国王的女儿将药服下，再带着她去见国王。国王一看女儿长大了，非常高兴，心想：“实在是个好医生，给我女儿服了药，叫她一下子便长大了。”于是命令手下的人，把珍宝赐给那个医生。

原文

昔有国王，产生一女。唤医语言：“为我与药，立使长大。”医师答言：“我与良药，能使即大。但今卒[①]无，方须求索。比[②]得药顷[③]，王要莫看，待与药已，然后示王。”于是即便远方取药。经十二年，得药来还，与女令服，将[④]示于王。王见欢喜，即自念言：“实是良医。与我女药，能令卒长。”便敕[⑤]左右，赐以珍宝。

（节选自《百喻经[⑥]·医与王女药喻》）

注释

①卒（cù 促）：同“猝”。突然。②比：等到。③顷：那时候。④将：带领。⑤敕（chì 斥）：皇帝下命令称敕。⑥《百喻经》：全名《百句譬喻经》，是大乘佛教宣讲佛法的经书。古天竺僧伽斯那编著，南朝齐代到中国来的印度法师求那毗地将它译成汉文。全书借释迦牟尼之口，讲了九十八个故事，大都是寓言。其中有不少故事已在我国广泛流传。

按语

强迫别人去办做不到的事，就可能得到虚假的回答，使自己成为受愚弄的对象。这位医生真可谓“对症下药”。

齐王赐药

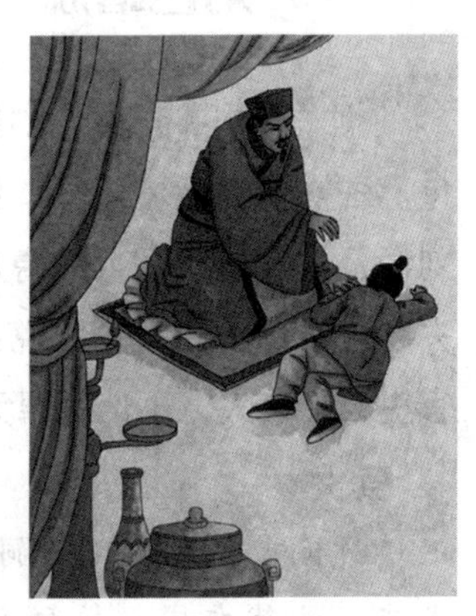

艾子侍奉齐宣王。一天，朝见宣王的时候，脸上露出了忧郁的神色。宣王感到奇怪，就问他是什么原因。艾子回答道：“我不幸，我的孩子正在害病。我想把情况报告您并请个假，但又想到您身旁没有商量国事的人，所以来朝见您，但我心里却是惦念着孩子。”宣王说道：“你为何不早点儿说呢？我有一种很好的药，你的孩子吃了它，病一下就会好的。”说罢就向手下的人把药要来赐给艾子。艾子拜受了宣王的药物，并带回家去，给他的孩子吃了。辰时吃下去，巳时就死了。另一天，艾子去见宣王时，感到非常悲痛。宣王向他问明了缘故，便十分忧伤地说道："你死去了儿子，如此忧伤，现在我特地赐给你一些黄金，可用于埋葬你的儿子。"艾子说道："我那没有成年就死去了的孩子，不能承受您的赏赐；不过，我打算另外向您提出一个请求。"宣王问道："什么请求？"艾子说："我只要前几天您赐给我让我小孩吃了并得了效果的药方。"

原文

艾子事①齐王，一日，朝而有忧色。宣王怪而问之。对曰："臣不幸，稚子属②疾。欲谒③告，念王无与图事者，所朝然心实系④焉。"王曰："盍⑤早言乎？寡人有良药，稚子顿服其愈矣。"遂索以赐。艾子拜受而归。饮其子，辰⑥服而巳⑦卒。他日，艾子忧甚戚⑧。王问之故，憾⑨然曰："卿丧子可伤，赐黄金以助葬。"艾子曰："殇⑩子不足以受君赐，然臣将有所求。"王曰："何求？"曰："只求前日小儿得效方。"

（节选自《艾子杂说》）

注释

①事：侍奉、服侍。②属（zhǔ 主）疾：适值患病。③谒（yè 夜）：请见，进见。④系：牵挂，挂念。⑤盍（hé 何）：何不，兼词。⑥辰：十二时辰之一，约相当7时至9时。⑦巳：十二时辰之一，约相当9时至11时。⑧戚：忧愁，悲伤。⑨慽："戚"的异体字。⑩殇：未成年而死。

按语

《艾子杂说》是一本寓言故事集。相传为苏东坡所作，共有故事三十九则。它有一个贯穿所有故事的主人公，便是滑稽多智的艾子。明代的寓言《郁离子》《艾子后语》等，都受到它的影响。这则寓言，说明方法不对头正如药不对症一样，就会好心办坏事，甚至出现意想不到的恶果。

刘邕嗜痂

据《南史》记载：刘邕袭南康郡公爵位。此人生性嗜食疮痂，认为其味美似鲍鱼。一次他到孟灵休家，见灵休炙疮，疮痂落到床上，刘邕拾取吃了。灵休大惊。刘说："这是我平生的嗜好。"灵休将未落的疮痂，全部揭下来给刘邕吃。到邕离去后，灵休给何勖写信说："刘邕先前吃我的疮痂，于是使我遍体流血。南康郡的官吏二百余人，不论有罪无罪，挨个给予鞭打，疮痂常用来供作刘邕的食品。"

原文

《南史》①：刘邕②嗣南康郡③公。性嗜疮痂，以为味似鳆鱼④。尝诣孟灵休⑤，炙疮，痂落在床，邕取食之。灵休大惊。答云："性之所嗜。"灵休疮痂未落者，悉褫[⑥]取以饴[⑦]邕。邕既去，灵休与何勖[⑧]书曰："刘邕向[⑨]见啖[⑩]，遂举体流血。南康国吏二百许人，不问有罪无罪，递互[⑪]与鞭[⑫]，疮痂常以给膳[⑬]。"

（节选自《鸡肋·刘邕嗜疮痂》[⑭]）

注释

①《南史》：史书名，唐代李延寿撰。刘邕嗜痂之事，见《南史·刘穆之传》。②刘邕（yōng 拥）：南朝刘宋名臣刘穆之之子。③南康郡：晋初始设。辖境相当于今江西南康、赣州等地区。刘穆之曾被封为南康郡公，死后，刘邕袭其爵。④鳆（fù 复）鱼：俗称鲍鱼，肉味鲜美。⑤孟灵休：南朝刘宋时平昌安丘（今山东省潍县南）人，尚书右仆射孟昶之子，官至秘书监。⑥褫（chǐ 尺）：揭；剥去。⑦饴（sì）：通"饲"，给人吃。⑧何勖（xù 序）：晋末安成郡开国公何无忌之子。刘宋时官至侍中。⑨向：先前。⑩见啖：吃了我的疮痂。⑪递互：挨个。⑫与鞭：给予鞭打。⑬给膳：供作食品。⑭《鸡肋》：是笔记小说，多为南宋以前的奇闻异事，南宋学者赵崇绚所著。"鸡肋"一典，出自《三国志·魏志·武帝纪》裴松之注引《九州春秋》曰："夫鸡肋，弃之如可惜，食之无所得。"多被用于形容"食之无味，弃之可惜"的进退两难境地。而赵崇绚以"鸡肋"为书名，则活用此典。如他自己在本书中所说："寘（同'置'）一编于几砚间，随笔录之，久而成卷，以类抄聚，其可去者十一，亦有可观者焉，别为一卷，名曰鸡肋。"即"亦有可观者"之意。

按语

古往今来，人们的好恶癖嗜千奇百怪，但像刘邕这样嗜食疮痂，的确罕见。这个豪门贵族吃腻了山珍海味，产生变态的嗜好，以致使南康郡二百多官吏挨个儿被鞭笞而遭受遍体流血的痛苦。实在令人发指。显然，刘邕的病态，这是用什么药物都治不好的。后人便以"嗜痂""嗜痂之癖""嗜痂成癖"等称人有怪癖的嗜好。

唐婉之死

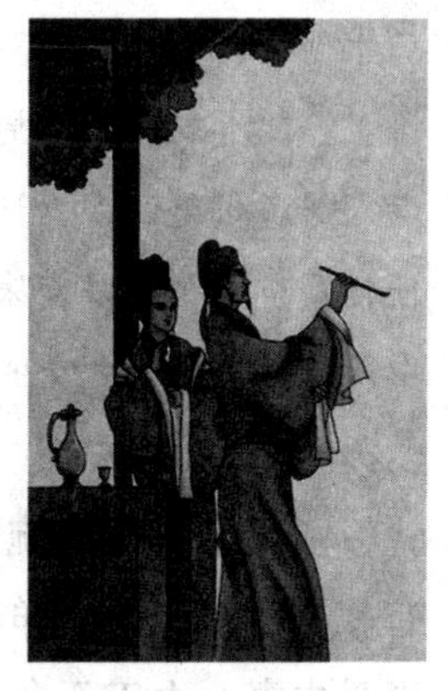

陆游当初娶的妻子唐氏，是他舅舅唐闳的女儿，叫唐婉，同他的母亲是姑侄关系。陆唐二人伉俪情深，心心相印，可是唐婉却不能博得婆婆的欢心，始终得不到陆母的认可。被逼无奈，只好退婚。

唐婉后来改嫁同郡宋室弟子赵士程，有一次夫妻俩于春日出游，在会稽禹迹寺南边的沈园与陆游相遇。唐婉把陆游介绍给赵士程，赵氏特设酒肴招待陆游。酒宴过后，陆游怅然若失良久，作《钗头凤》一词，挥笔题在沈园墙壁上："红酥手，黄縢酒，满城春色宫墙柳。东风恶，欢情薄，一怀愁绪，几年离索。错！错！错！春如旧，人空瘦，泪痕红浥鲛绡透。桃花落，闲池阁，山盟虽在，锦书难托。莫！莫！莫！”后来，唐婉忧郁成疾，不久便离开了人世。

原文

陆务观[①]初娶唐氏，闳[②]之女也，于其母夫人为姑侄。伉俪相得，而弗获于其姑[③]。既出[④]……

唐后改适[⑤]同郡宗子[⑥]士程，尝以春日出游，相遇于禹迹[⑦]寺南之沈氏园[⑧]。唐以语赵，遣致酒肴。翁怅然久之，为赋《钗头凤》[⑨]一词，题园壁间云：“红酥手[⑩]，黄縢酒[⑪]，满城春色宫墙柳。东风恶[⑫]，欢情薄，一怀愁绪，几年离索[⑬]。错！错！错！春如旧，人空瘦，泪痕红浥[⑭]鲛绡[⑮]透。桃花落，闲池阁，山盟[⑯]虽在，锦书[⑰]难托。莫！莫！莫！[⑱]”实[⑲]绍兴乙亥岁[⑳]也。未久，唐氏死。

（节选自《齐东野语》[㉑]卷一《放翁钟情前室》）

注释

①务观：即陆游，字务观，自号放翁。越州山阴（今浙江绍兴）人，南宋杰出的诗人。②闳（hóng 宏）：陆游的舅父唐闳。唐闳之女即唐婉。③姑：翁姑。婆婆。④既出：已经退婚。出，离弃。⑤适：嫁。⑥宗子：同宗子弟。此指宋朝宗室弟子。⑦禹迹：大禹治水足迹处。⑧沈氏园：即沈园。在今绍兴市。⑨钗头凤：词牌名。唐婉见了陆游在沈园壁上题下的这首词后，便怀着满腔忧愤和词一首，词曰：“世情薄，人情恶，雨送黄昏花易落。晓风干，泪痕残。欲笺心事，独语斜阑。难！难！难！人成各，今非昨，病魂常似秋千索。角声寒，夜阑珊。怕人寻问，咽泪装欢。瞒！瞒！瞒！”⑩红酥手：红润而白嫩的手。这是陆游对昔日唐婉的追忆。⑪黄縢酒：即黄封酒。是当时官酿用黄纸封口的酒。⑫东风恶：暗喻拆散陆、唐爱情的凶恶势力。⑬离索：离散。此句指陆、唐被迫离异后的痛苦。⑭红浥（yì 役）：指红泪湿润。⑮鲛绡：神话传说中鲛人（人鱼）所织的纱绡。此句是说当时唐婉的粉泪湿透了绢帕。⑯山盟：对山盟誓。指二人对爱情坚定不移的盟誓。⑰锦书：指书简。此句谓彼此的感情无法托付于书信。⑱莫！莫！莫：即罢！罢！罢。表示一种绝望的心情。⑲实：此。⑳绍兴乙亥岁：宋高宗绍兴二十五年，即1155年。是时陆游31岁，当时20岁娶唐婉，至此已过了11年。㉑《齐东野语》：二十卷，作者周密，字公谨，自号草窗，又号弁阳啸翁、萧斋、泗水潜夫、弁阳老人等。祖籍济南，迁居吴兴。其家世代为官，周密在宋宝祐年间曾任义乌令。入元不仕，寓居杭州，以南宋遗老自居。此书用《齐东野语》之名，乃作者不忘祖籍之意。书中所记，多宋元之交的朝廷大事，可补史籍之不足。

按语

关于陆游和唐婉的事迹，宋人陈鹄的《耆旧续闻》和刘克庄的《后村诗话》均有叙及，但记述最详者要数周密的《齐东野语》。陆游和唐婉本是一对感情甚笃的恩爱夫妻，由于不合陆母之意，竟然被迫离异，饮恨终生。致使唐婉忧郁成疾，不久便离开人世。这一爱情悲剧，曾被后人几度改编成小说、戏曲，流传民间。

若从文学的角度上看，陆游和唐婉那如泣如诉的《钗头凤》堪称千古绝唱，感人肺腑，催人泪下。若从医学的角度看唐婉之死，使人自然想起情志因素对人体健康的影响。《素问·举痛论》云“悲则气消”“思则气结”。悲伤过度可使肺气抑郁耗伤，而思虑过度则伤神损脾，气机郁结。正是因为唐婉一直生活在“独语斜阑”“咽泪装欢”的悲愤忧思之中，才郁结成疾，让过度的悲愁哀怨夺去了年轻而宝贵的生命。而陆游就不同了，他在痛苦之中经受住了巨大的精神打击，把精力转移到爱国抗金的大业之中，虽然历经磨难，但一生乐观豁达，善于调节情绪，顺其自然，并且亲自上山采药，乐于为百姓治病。终于健康长寿，享年85岁高龄。这一对情侣的不同结局，给人有益的启示。

一目存誓

宋高宗的母亲显仁后韦氏，两目失明，召集了许多医生治疗，都无效果。有一位道士应召医治，金针一拨障翳脱落而左眼复明。显仁后很是高兴，请求这位道士再治右眼，并说明将不惜一切财物给予报答。道士说：“皇后有一只眼睛看物应该知足了，留那只右眼兑现誓言。”显仁后听罢，惊惧而惭愧地站起来向道士拜谢。原来显仁后伴随宋钦宗被俘于金国，她回国时曾对宋钦宗发誓说：“我先回去，如果不来迎接君主，就瞎了我的眼。”道士就算给她治，也没有治疗的意义，因而也就不治了。

原文

宋显仁后[①]韦氏两目失明，募[②]医疗者莫能奏效。有道士应募，金针一拨左翳[③]脱然复明。后喜，请治其右，报当不赀[④]。道士曰：“后以一目视足矣，彼一目存誓[⑤]，可也。”后惕然起拜[⑥]。盖后自虏[⑦]中回，曾与钦宗[⑧]誓曰：“吾先归，苟不迎君者瞽[⑨]吾目也。”道士固欲治之，无益，遂不治耳。

（节选自《雪履斋笔记》[⑩]）

注释

①显仁后：宋徽宗赵佶的宠妃韦氏，即康王宋高宗赵构之母韦太后。谥号显仁。②募：招集。③翳：障蔽眼珠的薄膜。④不赀（zī 资）：不惜一切财物。赀，同“资”。⑤誓：誓言，诺言。⑥惕然起拜：惊惧地站起来拜谢。⑦虏：此对敌方（金国）的蔑称。⑧钦宗：宋钦宗赵桓。1126～1127年在位，后被俘虏于金国。⑨瞽（gǔ 古）：瞎。⑩《雪履斋笔记》：为元代学者郭翼所著。郭翼（1305—1364），字羲仲，自号东郭先生，乃以东郭先生故事名其斋曰“雪履”，又称野翁，昆山（今属江苏）人。郭翼工于诗文，学问博洽，尤精于《易经》。著有《雪履斋笔记》一卷、《林外野言》二

卷，并传于世。二书均为笔记之类，虽是随手杂录，然议论多有可采者。

按语

本文不仅记载了古代金针拨障术的显著疗效，而且对南宋统治者，高宗赵构母子偏安南方不思收复国土的行为，提出了尖锐的批评。那位道士不畏强权的铮铮铁骨之气，让人心灵震撼。

医缓治病

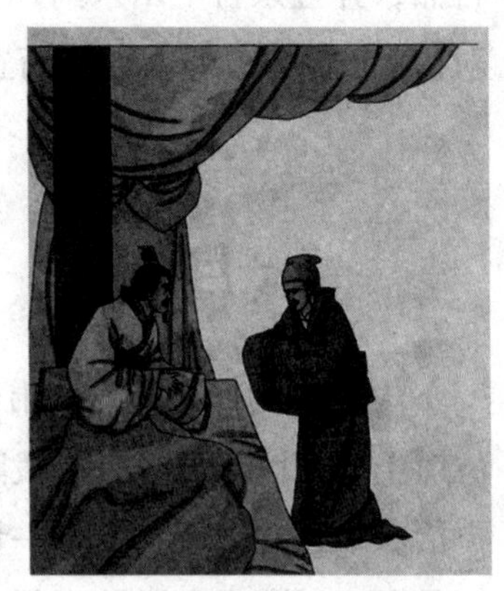

赵国的太子病了，叫医缓来治，医缓到了以后，说："太子的病危险了！没有一万两银子买药治不好。"太子问他原因，医缓说："这副药一定得有代州的赭石，楚国的玉，岣嵝山的沙子，禺同青岭的空青，昆仑山的紫白英，广东合浦的珍珠，四川的犀角，三韩的乌龟甲，医无闾山上的美玉。掺和上水银、铅烧炼，用一年的时间熔合，二年而烧成，三年而桂花生出。然后取来埋在土中，再过三年来取服用，才可以治好病。"淳于先生听后笑笑说："所谓医缓，确实如此呀！"

原文

赵之太子病，召医缓①，医缓至，曰："病革②矣！非万金之药③弗可。"问之，曰："是必④得代之赭⑤，荆⑥之玉，岣嵝⑦之沙，禺同青岭⑧之空曾青⑨，昆仑之紫白英⑩，合浦⑪之珠，蜀之犀⑫，三韩⑬之宝龟，医无闾⑭之珣玗琪⑮。合汞铅而炼之，一年而和，二年而成，三年而金粟⑯生。则取而埋诸土中，又三年而服之，斯⑰可以起⑱矣。"淳于公闻而笑之曰："诚哉，所谓医缓矣！"

（节选自《郁离子·卷上》）

注释

①医缓：叫缓的医生。②革（jí 极）：亟，危急。③万金之药：一万两银子买的药。④是必：这一定。⑤代之赭（zhě 者）：代州的红土。代，代州，今属山西省。⑥荆：楚国。⑦岣嵝：衡山七十二峰之一，在湖南衡阳市北。⑧禺（yǔ 雨）同青岭：古代地名，禺山。⑨空曾青：即空青，是铜矿中的一种矿石，可入药。⑩紫白英：疑为紫石英之误，水晶。⑪合浦：地名，今属广东，海中产珠。⑫犀：犀牛角。⑬韩：地名，在今内蒙古境内。⑭医无闾（lǘ 驴）：山名，在东北锦州附近。⑮珣玗（xún yú 旬于）琪：美玉名。⑯金粟：桂花。⑰斯：才。⑱起：病愈。

按语

这位医缓先生，可谓名副其实，真是“缓”到家了。即使他开的药方是能起死回生的灵丹妙药，也治不了赵太子的病，因为未等药炼成，病人早就作古了。刘基的这则寓言故事，颇发人深思。试想，不解决迫在眉睫的实际问题，方法再好，又有何用呢？

讳疾杀医

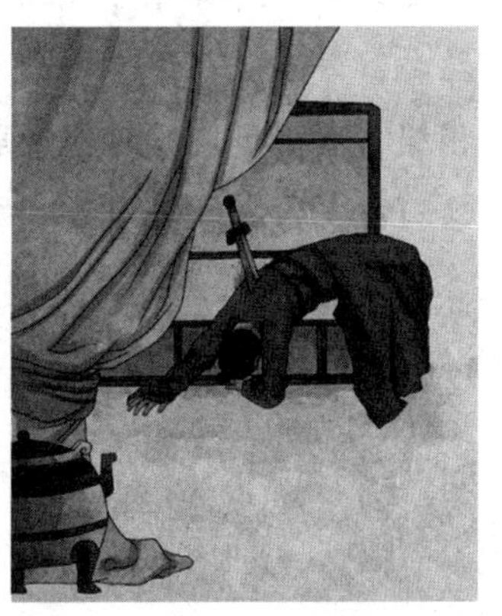

医胡到魏国，看到魏太子精神涣散且气息不接，对他说：“太子您有病了，如果不赶快治疗，将不可救。”太子听了非常恼怒，认为他毁谤自己，便派人去刺杀医胡。医胡被刺死了，魏太子也病重而死。

原文

医胡①之魏，见魏太子之神驰而气不属②也，谓之曰：“太子病矣，不疾治，且③不可救”。太子怒，以为谤④己也，使人刺医胡，医胡死，魏太子亦病以死。

（节选自《郁离子·卷上》）

注释

①医胡：名叫胡的医生。②属（zhǔ　主）：接连。③且：将。④谤：毁谤。

按语

《韩非子·喻老》和《史记·扁鹊列传》曾记述了齐桓侯（一说蔡桓侯）“讳疾忌医”的故事，而这个魏太子竟到了“讳疾杀医”的地步，真是残暴可恶之极！刘基的这则寓言告诫人们，自己有了错误，生怕别人指出，甚至到了忌恨而杀人的程度，这样做是荒谬危险的。

蜀贾卖药

四川有三个商人，都在市场上卖药。其中一个人专门选取上等好药出售，不卖虚价、也不过多地谋取利益。另一个人好药、次药都选取。药价的贵贱，根据买者的需求，拿好药或次药来对待顾客。又一个人从不选取好药，只希望多卖，降低药价，顾客要求增添就给增添，不加计较。于是顾客争着到他店铺来，他店铺的门槛，每月就得更换一次，一年多就大富起来。那个好药、次药都选取的人，去他的店铺的人就少一些，但两年之后也富起来了。那个专门选取上等药的人，店铺中买药的人很少，到中午还像半夜一样冷清，吃了早饭，就没晚上那顿了。郁离子见到这种情况，叹息地说："现在做官的人，也像这样啊！"

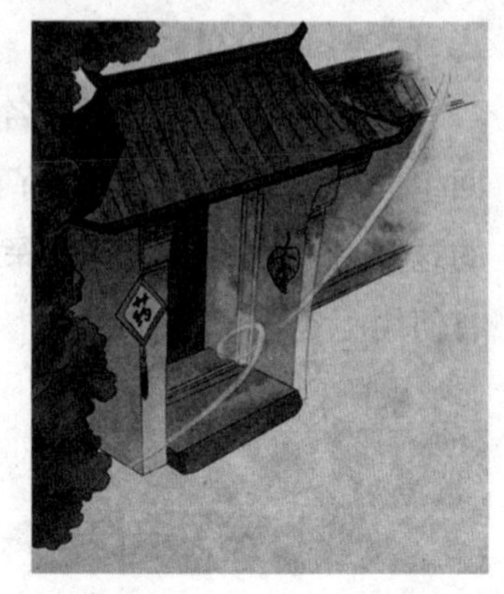

原文

蜀贾[①]三人，皆卖药于市。其一人专取良[②]，计入[③]以为出，不虚价[④]，亦不过取赢[⑤]。一人良不良皆取焉，其价之贱贵，惟[⑥]买者之欲，而随以其良不良应之。一人不取良，惟其多卖，则贱其价，请益[⑦]则益之，不较[⑧]。于是争趋之，其门之限[⑨]，月一易，岁余而大富。其兼取者，趋稍缓，再朞[⑩]亦富。其专取良者，肆[⑪]日中如宵，旦食而昏[⑫]不足。郁离子[⑬]见而叹曰："今之为士[⑭]者，亦若是夫！"

（节选自《郁离子·卷上》）

注释

①蜀贾（gǔ）：四川的商人。贾，指设肆铺售货的商人。②良：最好的，此指良药。③计入：算计着收入。④虚价：虚假的价钱。⑤过取赢：过多的盈利。⑥惟：只看。⑦益：增加。⑧不较：不计较。⑨限：指门槛。⑩再朞（jí 基）：两年。朞，一年。⑪肆：店铺。⑫昏：黄昏。⑬郁离子：刘基的号。⑭为士：做官。

按语

这则寓言是刘基借三个蜀贾卖药的故事影射当时官场的黑暗真相。做生意不虚价，讲求公平买卖，货真价实，结果不但不赚钱，反而生活朝不保夕；而那些以次充好，随意要价，善于钻营的人，反倒大富起来。这是何等怪事！官场上，那些廉洁奉公的谦谦君子，处处受到排挤；而那些贪赃枉法善于逢迎者，却倍受重用，官运亨通。这又是何等相似！

秦医治病

楚国的令尹患病，胸内郁结，昏迷不醒，得到秦国医生的治疗病好了。令尹就向楚王谏议，下令楚国人有病时，只能让秦医看，不能到别国医生那里去治。没多久，楚国流行传染病，凡是到秦国医生那里去治病的人都死了，因此楚国人全到齐国去求医。令尹知道了大怒，就要捉拿他们。大夫子良说："不能捉。人有病吃药，是因为能够救自己，因此，凡是辣的、有毒的、涩的、苦的药剂，针灸、石砭、药热敷、烧烤等酷烈的感受，人们没有不能忍受的，因为可以早点解除痛苦，能得到长久的快乐啊。现在，秦国医生开的药方，不以古人为师，而只凭主观臆测，认为古代名医岐伯、俞跗等是不值得效法的，认为《素问》《难经》等古代医经是不值得研究的。所以他们所用的药，无非是药性剧烈的泄肚药，和像钩子钩嘴、戟刺喉一样疼痛的草药，这些药喝后熏蒸五脏、晕头涨脑，进口里像刀锋，肠胃像刀刮切割一样，一天到晚，肝胆都断裂了，所以病没有了，而身体也跟着完了，还不如快死了好。我听说过这样的话：非要选择躲不开的祸，不如选危害轻的，这是人之常情啊。现在令尹不去采纳隐居的贤者的话，却企图选择有利于你所喜爱的秦医，这样做难道不有违自然规律吗？我能够死在楚国就算是幸运了。"

原文

楚令尹①病内结区瞀②，得秦医而愈。乃言于王，令国人有疾，不得之他医。无何③，楚大疫，凡疾之之秦医者皆死，于是国人悉往齐求医。令尹怒，将执之④，子良⑤曰："不可。夫人之病而服药也，为其能救己也。是故辛、螫⑥、涩、苦之剂，针、砭、熨、灼之毒⑦，莫不忍而受之，为其苦短而乐长也。今秦医之为方也，不师古人而以臆，谓岐伯、俞跗⑧为不足法⑨，谓《素问》《难经》为不足究也。故其所用，无非搜泄酷毒⑩之物，钩吻戟喉⑪之草，荤心晕脑⑫，入口如锋，胸肠刮割，弥日达夕⑬，肝胆决裂，故病去而身从之，不如死之速也。吾闻之：择祸莫若轻，人之情也。今令尹不求诸草茅之言⑭，而图利其所爱，其若天道何？吾得死于楚国幸也。"

（节选自《郁离子·卷上》）

注释

①令尹：楚国最高的官职，掌军政大权。②区瞀（kòu mòu）：昏迷无知。区，通"怐"。愚昧无知。③无何：没多久。④执之：拘捕他们。⑤子良：人名。不详。⑥螫（zhē 哲）：有毒的药。⑦针、砭、熨、灼之毒：针灸、石针刺肉、药物热敷、烧烤的酷烈。⑧岐伯、俞跗：相传均是黄帝时的名医。⑨不足法：不值得效法。⑩搜泄酷毒：药性剧烈的泄肚药。⑪钩吻戟喉：像钩钩嘴，像戟刺喉。⑫荤心晕脑：熏蒸五脏，头晕脑涨。⑬弥日达夕：一天到晚。弥日，整天。⑭草茅之言：隐居的贤者的话。

按语

楚国令尹让秦医偶尔治好一次病，就下令楚国人有病时，只能让秦医看，不能到别国医生那里去治。结果由于秦医之无能，竟导致楚国求医者多人死亡。这则寓言有力地讽刺了那些主观武断、脱离实际的人。告诫人们，如果不能从实际出发，仅凭自己的好恶去处理问题，必然给社会造成危害。

玄石好酒

从前有个叫玄石的人，特别好酒贪杯。有一次，他喝酒醉倒了，酒力像火一样，熏灼他的五脏，蒸煮他的肌肉骨骼，身体好像要裂开一样，各种药物都治不了。过了三天才解除。他对同伴说："我从今以后知道酒可以致人死亡了。我再不敢饮酒了。"停了不到一个月，饮酒的同伴来了，对他说："试着尝一点吧。"开始他只吃了三杯便停止了。第二天增加到了五杯，再后一天增加到十杯，再往后便一天一大杯一大杯地往肚里灌了。他完全忘记了过去痛苦的教训，直到被酒醉死。

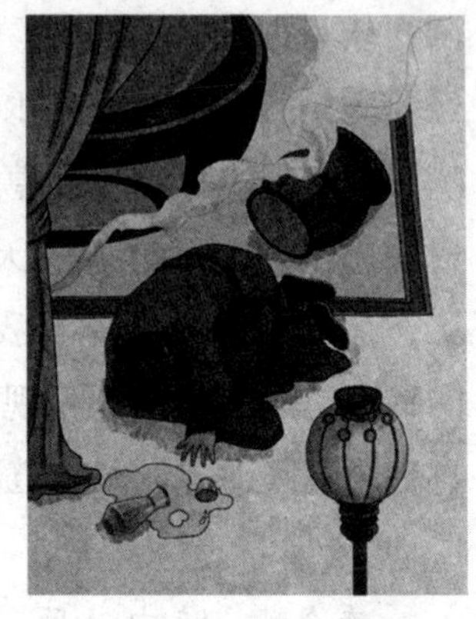

原文

昔者，玄石①好酒，为酒困②，五脏熏灼③，肌骨蒸煮如裂，百药不能救。三日而后释④。谓其人曰："吾今而后，知酒可以丧人也，吾不敢复饮矣。"居不能阅月⑤，同饮至，曰："试尝之。"始而三爵⑥止，明日而五之，又明日十之，又明日而大釂⑦，忘其故⑧，死矣。

（节选自《郁离子·卷下》）

注释

①玄石：传说古代一个好酒的人。干宝《搜神记》卷十九有玄石"酒醉千日"的故事。②为酒困：被酒醉倒。③熏灼：熏蒸烘烤。④释：解除。这里指解酒。⑤阅月：过一个月。阅，经过。⑥爵（jué 决）：古代有三足的酒器。⑦釂（jiào 叫）：喝干杯中酒。大釂，大喝。⑧忘其故：忘记原来痛苦的情形。

按语

玄石明知嗜酒伤身，也已经下决心不饮了，但经不起酒友的诱惑，终于又狂饮起来，而且一发不可遏止，最后被酒夺去了性命。岂不哀哉！这则寓言说明，当一种不良嗜好成性的时候，是很难改正的，这就需要毅力和恒心。

瘿者自美

南岐在陕西、四川交界的山谷中，那里的水甜但品质不好，凡是饮这种水的就会患大脖子病。所以当地居民没有不是大脖子的。外地人到了这个地方，成群的小孩和妇女就都围着观看并嘲笑说："真奇怪啊！这人的脖子那么枯瘦，一点不像我们。"外地人说："你们的脖子肉瘤堆叠鼓出，这是瘿危害的结果。你们不去寻求良药除病，怎么反而说我的脖子枯瘦呢？"讥笑他的人说："我们这地方的人都是如此，怎么能除掉它呢？"最终没有人知道大脖子是丑的。

原文

南岐在秦蜀①山谷中，其水甘而不良，凡饮之者辄病瘿②。故其地之民无一人无瘿者。及见外方人至，则群小、妇人聚观而笑之曰："异哉，人之颈也！焦[③]而不吾类[④]"外方人曰："尔之累然[⑤]凸出于颈者，瘿病之也[⑥]。不求善药去尔病，反以吾颈为焦耶？"笑者曰："吾乡之人皆然，焉用去乎哉？"终莫知其为丑。

（节选自《贤奕编[⑦]·譬喻录》）

注释

①秦蜀：今陕西和四川交界的地方。②瘿（yǐng 影）：即大脖子病。③焦：枯瘦。④不吾类：即"不类吾"，指外方人的脖子枯瘦不像我们。⑤累然：堆叠。⑥瘿病之也：由于瘿危害的结果。病，害。⑦《贤奕编》：共分16类，收录历代小故事333则，刘元卿著。其中第14类"譬喻"和第15类"应谐"收录寓言最多。其寓言大都通过譬喻性的诙谐故事来劝诫世人。刘元卿：字调甫，号旋宇，一号泸潇，明代文学家，著名教育家。安福（今江西安福县）人。自幼发奋读书，隆庆四年（1570年）在江西乡试中夺魁，后曾两次参加会试，因所论"伤时"，未获取录，且险遭杀身之祸。于是绝意功名，回乡研究理学，收徒讲学，著书立说。

按语

在正常人看来，颈上患瘿，不仅危及身体，外观上也丑陋。然而，当"吾乡之人皆然"时，瘿者不仅"莫知其为丑"，竟自以为美了。可见，丑恶的东西一旦成为社会风气，要认识它、扫除它，是很不容易的。魏晋名士嵇康在《养生论》中，曾批评那些有种种不良生活习惯而不善养生的人是"以多自证，以同自慰，谓天地之理，尽此而已矣"。信然。

搔痒

从前，有一个人身上痒。叫他儿子搔痒，找了三处都找不着；又叫他老婆找，找了五处还是找不着。那个人发脾气说："老婆孩子是贴心的人，为什么找不到我身上痒处而让我作难？"于是便自己伸手，一搔就搔到了痒处。为什么呢？痒在哪里，自己是知道的。自己去搔难道还不准吗？

原文

昔人有痒。令其子索之，三索而三弗中；令其妻索之，五索而五弗中也。其人怒曰："妻、子内我[①]者，而胡[②]难我？"乃自引手，一搔而痒绝。何则？痒者，人之所自知也。自知而搔，宁弗中乎？

（节选自《贤奕编·应谐录》）

注释

①内我：把我放在心中。即贴心人。②胡：何，为什么。

按语

俗话说：鞋大鞋小，自己的脚知道。何必问别人呢？

多忧

沈屯子与朋友一起上街去。听人闲谈说：“杨文广被敌兵围困在柳州城中，里面缺少钱粮，援兵又被阻截在很远的地方。”沈屯子听了局促不安，跺脚长叹不止。朋友只好强拉他回家。回家后仍然日夜挂念这件事，放不开，唠唠叨叨地说：“文广被围困得这样厉害，怎么能解围呢？”从此，便闷闷不乐而得了病。家里人劝他到郊外散步，解除烦恼。他忽然看见路上有一个人背竹子进城，又马上挂念说，“竹尾很尖锐，路上一定有人会被戳伤”。回到家里，更是忧郁，疾病加重了。

家里人想不出好办法，便请来了巫师。巫师说：“我查了阴曹地府里的名册，你来世要变为女人，所嫁的丈夫姓麻哈，是回彝族，面貌很丑。”这个人听了越发忧愁，病更重了。亲戚朋友来看望他，安慰他说：“放宽心，好好休息，病就会好的。”沈屯子说：“若想我放宽心，必须等杨文广解了围，背竹子进城的人回了家，而且麻哈家的孩子写封休书交给我，才能办得到。”

世上那些用无穷的忧郁来折腾自己的人，与这个沈屯子多么相似啊！

原文

沈屯子[①]偕友入市。听打谈者[②]说，杨文广[③]围困柳州城中，内乏粮饷，外阻援兵。蹙[④]然踊[⑤]叹不已。友拉之归。日夜念不置，曰：“文广围困至此，何由得解？”从此邑邑[⑥]成疾。家人劝之相羊[⑦]坰[⑧]外，以纾[⑨]其意。又忽见道上有负竹入市者，则又念曰：“竹末甚锐，衢[⑩]上行人必有受其戕[⑪]者。”归益忧病。

家人不得计，请巫。巫曰：“稽[⑫]冥籍[⑬]，若来世当轮回[⑭]为女人，所适夫姓麻哈，回彝族也，貌陋甚。”其人益忧，病转剧。姻友来省者，慰曰：“善自宽，病乃愈也。”沈屯子曰：“若欲吾宽，须杨文广围解，负竹者抵家，又麻哈子作休书[⑮]见付[⑯]，乃得也。”

夫世之多忧以自苦者，类此也夫！

（节选自《贤奕编·应谐录》）

注释

①沈屯子：假托的名字。②打谈者：闲谈的人。③杨文广：杨家将故事中的人物。④蹙（cù 促）：局促不安。⑤踊：跳。⑥邑邑：同“悒悒”，不快乐。⑦相（cháng 常）羊：徜徉，又作“倘佯”等。徘徊，散步。⑧坰（jiōng）：遥远的郊野。⑨纾（shū 书）：解除。⑩衢（qú 渠）：通往各处的大道。⑪戕：伤害。⑫稽：查考。⑬冥

籍：迷信说法，阴间的生死簿。⑭轮回：佛教名词，轮转。指众生各依生前善恶行为而在下一世变为不同生物。⑮休书：封建时代丈夫表示抛弃妻子的文书。⑯见付：交付于我。见，指代性副词，指代第一人称。

按语

作者描述沈屯子连续三次不当忧而忧的表现，讽刺了社会上那些“多忧以自苦者”的无益和可笑，其结果只会丧失生活的乐趣与勇气。《列子·天瑞》篇中有杞人忧天的故事，后来形成一个成语“杞人忧天”；《旧唐书·陆象先传》有言：“天下本无事，庸人扰之为繁耳。”后来又形成一个成语“庸人自扰”。这则故事，实际上为这两个成语做了一个漫画式的注解。

不死酒

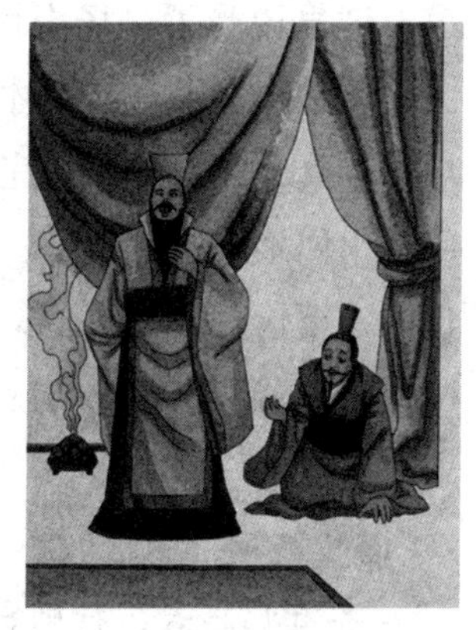

汉武帝执政的时候，有人给他贡献了一坛不死之酒，被东方朔偷喝了。汉武帝大怒，打算杀了东方朔。东方朔说：“我所喝的是‘不死酒’，杀我，我必定不死；假若我死了，那么‘不死酒’也就不灵验了。”汉武帝笑了笑，饶了他。

原文

汉武帝时，有贡不死之酒者。东方朔①窃饮焉。帝怒，欲杀之。朔曰：“臣所饮，不死酒也，杀臣，臣必不死；臣若死，亦不验。”帝笑而赦之。

（节选自《雅谑》②）

注释

①东方朔：字曼倩，西汉平原郡厌次县人（今山东省德州市陵城区），西汉时期著名文学家。汉武帝即位，征四方士人，东方朔上书自荐，诏拜为郎。他性格诙谐，言辞敏捷，滑稽多智，常在武帝前谈笑取乐，但皇帝始终把他当俳优看待，不予重用。东方朔一生著述甚丰，有《答客难》《非有先生论》等名篇。②《雅谑》：一部古代笑话集，明代学者所著。

按语

东方朔凭借善辩的智慧，保住了自己的性命，也保全了皇上的面子。其实，既没有什么“不死之药”，也没有什么“不死之酒”。所谓“不死之药”“不死之酒”只不过是人们的虚妄之想而已。

病忘

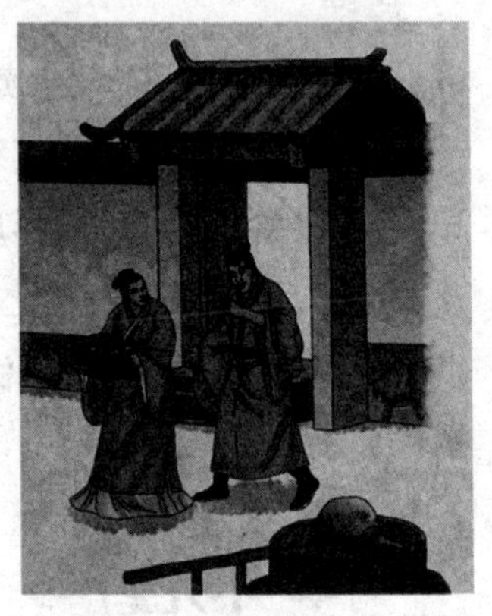

齐国有个患健忘症的人，走路忘记停步，睡觉忘了起床。他的妻子很替他担忧，便对他说："听说艾子嬉笑诙谐，智慧过人，能治好一般人难以治好的病，何不去向他请教？"那个人说道："好。"于是便骑着马，挟着弓箭往艾子那里去。走不到三十里，因肚里胀得急，就下马解起大便来。他把箭插入地里，把马拴在树上。解完大便，他向左边看看，瞧见了那支箭，说道："多么危险啊！这支冷箭是哪儿射过来的，差点儿射中了我！"他又向右边看看，瞧见了那匹马，高兴地说道；"虽说受了一场虚惊，却得到了一匹马。"他牵着马的缰绳，准备骑着马回去，忽然踏着了自己刚才解下的大便，气得跺脚道："踏着了狗粪，把我的鞋子弄坏了，真是可惜！"说完便赶着马转头向回家的路上走去。一会儿就到了家。他在门外来回地走着，说道："这是什么人住的地方？难道就是艾夫子住的房子吗？"他的老婆恰好看见了他，知道他又把自己的住处都忘了，就骂了他一顿。那个人显出十分失意的神情说道："这位娘子，我从来不认识你，你为什么开口就中伤别人？"

原文

齐有病忘者，行则忘止，卧则忘起。其妻患之，谓曰："闻艾子滑稽多知[①]，能愈膏肓之疾，盍[②]往师之[③]？"其人曰："善。"于是乘马挟弓矢而行。未一舍[④]，内逼[⑤]，下马而便焉。矢植[⑥]乎土，马系于树。便讫，左顾而睹其矢，曰："危乎！流矢奚自[⑦]？几乎中予！"右顾而睹其马，喜曰："虽受虚惊，乃得一马。"引辔将旋[⑧]，忽自践其所遗粪，顿足曰："践却犬粪，污吾履矣。惜哉！"鞭马反向归路而行。须臾抵家，徘徊门外，曰："此何人居？岂艾夫子所寓邪？"其妻适[⑨]见之，知其又忘也，骂之。其人怅然[⑩]曰："娘子素非相识，何故出语伤人？"

（节选自《艾子后语》[⑪]）

注释

①知：同"智"。②盍（hé 合）：表示疑问的合音词，即何不。③师之：以之为师。④舍：古时以三十里为一舍。⑤内逼：指急着要解大便。⑥植：插立。⑦奚自：从哪儿来？奚，哪里。自，从。⑧引辔将旋：握着缰绳刚要转身。⑨适：恰好。⑩怅然：失意的样子。⑪《艾子后语》：明代文言笑话集，陆灼所撰。此书仿托名东坡《艾子杂

说》，皆诙谐笑话文字。

接语

这则寓言生动地描绘了一个患健忘症的人怪异可笑的形象，用以讽刺那些对自己的言行不负责任的人。作者接连使用夸张之笔，令人捧腹不迭。历代笔记中也有一些描写健忘的小品，唯独此篇影响最大。考其内容，本篇大概是在唐代刘丘子《启颜录·昏忘》的基础上加工而成。

艾子好饮

艾子酷好饮酒，一日因狂饮而呕吐。他的门人悄悄地把藏在袖中的一块猪内脏放在呕吐物中，指给他看后说："人共有五脏，现在先生因为饮酒而吐出一脏，那将怎么活呢？"艾子仔细瞧了瞧，笑着说："唐三藏尚且能活，何况我还有四脏呢！"

原文

艾子好饮，一日大饮而哕①。门人密袖猪脏置哕中，指示曰："凡人具五脏，今公因饮而出一脏矣，其何以生？"艾子熟②视，笑曰："唐三藏③尚活，况四耶？"

（节选自《古今谭概·癖嗜部·耽饮》）

注释

①哕：呕吐。②熟：仔细地。③唐三藏：玄奘。唐太宗时高僧，贞观时曾去印度取经，赐号"三藏法师"。艾子以"三藏"谐音指"三脏"。

接语

这则寓言塑造了一个"好饮者"的可笑形象，在讽刺的同时，给人以深刻的启示。

洁疾

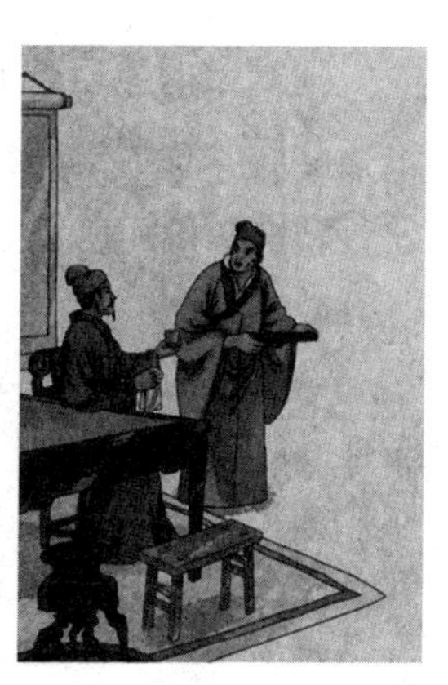

畅纯父有洁疾，与友人在家里饮酒，一定要人家喝光，并且要用手巾把酒杯擦干然后交给他，这样他才高兴。他自己饮酒也是如此。凡是所吃的食物，多是亲手制作，挑来的水只饮前一桶，烧柴必须剁成一尺长，吃葱必须切成一寸长。一日友人刘时中与文子方同时来访，正值他在洗脚。畅闻知二人到来，就停止洗脚，站起来迎接说："正好有佳味，可供二位佳客品尝。”于是从卧室内取出四个大桃放在案几上，把其中两个桃在洗脚水中洗了洗，拿给二人吃。文子方与刘时中二人说：“畅公洗的桃还是您自己享用吧。不能用二桃玷污三士呀！”于是，二人从案上各取一颗桃，大笑而出。畅纯父过分相信自己的清洁，竟认为自己的洗脚水都是干净的。

原文

畅纯父有洁疾，与人饮，必欲至尽①，以巾拭爵干②而后授之，则喜，自饮亦然。食物多自手制，水惟饮前桶③，薪必以尺，葱必以寸④。一日刘时中与文子方同过⑤，值其濯足⑥。畅闻二人至，辍洗而迎曰：“适有佳味，可供佳客。”遂于卧内取四大桃置案上，以二桃洗于濯足水中，持啖⑦二人。子方与时中云：“公洗者公自享之。勿以二桃污三士⑧也！”因于案上各取一颗，大笑而出。纯父过⑨以洁自信。

（节选自《古今谭概·怪诞部》）

注释

①至尽：喝光。②拭爵干：把酒杯擦干。爵，酒杯。③惟饮前桶：认为挑水人走路扬起的灰尘或放的屁要污染后一桶水，所以只饮前一桶水。④薪必以尺，葱必以寸：烧柴必须剁成一尺长，吃葱必须切成一寸长。⑤同过：同时来访。⑥濯足：洗脚。⑦持啖：拿给人吃。⑧二桃污三士：从“二桃杀三士”一句化出。战国时齐国晏婴故事：齐有勇士公孙接、田开疆、古冶子等三人，居功横行，国人恨之。晏婴一日设宴待外宾食桃，剩二桃，使人自言其功大者食之。三人争桃，两桃不够，三人均以受辱自杀。⑨过：过分。

按语

畅纯父不只是有洁癖，而且成了洁疾。他“以洁自信”，竟然荒唐地当众用自己的洗脚水给客人洗桃吃，自然要遭到揶揄和嘲笑。

弘霸尝秽

唐高宗时权臣魏元忠患病，御史郭弘霸前往问候。看见魏元忠的大便，随即用手指蘸后放在嘴里品尝，恭贺说：“如果大便的味道发甜，说明病还未好；今味道发苦，说明该痊愈了。”魏元忠讨厌他，就故意揭露了他这一丑行。

原文

魏元忠①病，御史郭弘霸②往候，视便溺③，即染指尝，贺曰：“甘者病不瘳④。今味苦，当愈。”魏恶而暴之⑤。

（节选自《古今谭概·容悦部》）

◇◇◇ **注释** ◇◇◇

①魏元忠：唐高宗时官殿中侍御史，武后时官同凤阁鸾台平章事。系当时权臣。②郭弘霸：武则天时的佞臣。③便溺：大小便。④瘳：病愈。⑤暴之：宣扬他。指揭露郭的这一丑行。

◇◇◇ **按语** ◇◇◇

春秋时越王勾践，为了雪亡国之耻，曾经为吴王夫差尝粪；南朝庾黔娄为治父病，曾经亲尝父粪；而唐朝郭弘霸这个小人，为了升官发财，竟然为权贵尝粪，不仅品得有滋有味，而且还大讲其中的医理。实在令人作呕！

脚痛入邻

听说里巷有一个生脚疮的人，痛不可忍，跟家中的人说道："你们赶快把墙壁给我凿个洞。"洞凿成了，他把那只疼痛的脚伸到邻家去有一尺多。家中的人问他："这是什么意思？"他答道："任凭这只脚去邻家痛吧，这就不干我的事了。"

◇◇◇ **原文** ◇◇◇

盖闻里中[①]有病脚疮者，痛不可忍。谓家人曰："尔[②]为我凿壁为穴。"穴成，伸脚穴中，入邻家尺许[③]。家人曰："此何意？"答曰"凭他去邻家痛，无与我事。"

（节选自《雪涛小说》[④]）

◇◇◇ **注释** ◇◇◇

①里中：里巷，里弄。②尔：你们。③许：表约数。④《雪涛小说》：计52篇。大多写作者江盈科的所见所闻所感，可分为寓言小品和议论小品两类。江盈科（1553—1605），字进之，号渌萝，桃源（今属湖南）人。明代文学家。小品文造诣颇深，著有《雪涛小说》《谈丛》《谈言》《闻纪》《谐史》等五种，传奇诙谐，独抒性灵，妙趣横生。

◇◇◇ **按语** ◇◇◇

这则故事曾广泛流传于民间，作者本是用来抨击官场中不敢担当责任，只想诿过他人的坏作风。在今日，仍有一定的现实意义。脚入邻家，仍然是自己的脚，疼痛能止吗？责任可诿吗？这种自欺欺人、害人又害己的做法万万要不得。

北人食菱

北方有个自从出生就不认识菱角的人，在南方做官。一次他在酒席上吃菱角，连菱角壳一起放进嘴里吃。有人对他说："吃菱角必须去掉壳再吃。"那人为了掩饰自己的短处，说："我并不是不知道，而连壳一起吃的原因，是想用来清热解毒。"问的人说："北方也有这种东西吗？"他回答说："前山后山，哪块地没有呢！"

菱角生长在水中，却说是在土里生长的，这是因为他强把不知当作知呀。

原文

北人生而不识菱①者，仕②于南方。席上食菱，并③壳入口。或曰："食菱须去壳。"其人自护其短，曰："我非不知，并壳者，欲以清热也。"问者曰："北土亦有此物否？"答曰："前山后山，何地不有！"

夫菱角生于水中而曰土产，此坐④强不知以为知也。

（节选自《雪涛小说》）

注释

①菱：俗称菱角，水生植物，果实有硬壳。菱角作为水果生食，能清热生津消暑解热，除烦止渴；熟食能益气健脾，祛病强身。②仕：在……做官。③并：连同。④坐：因为，由于。

按语

人不可能什么都懂，但不能不懂装懂。否则就难免露馅出丑，贻笑大方。这位北方官员，不知菱角生长在水中却说是在土里生长的，在食菱角时，竟然连壳一起放进嘴里吃。他不懂装懂，一再强词夺理，护其短处。实在让人耻笑。在现实中也确实能看到这种人的影子。不过，他说"欲以清热也"，若从中医角度来讲，倒也有道理。菱角不仅可作为水果食用，而且确有多种药用价值。《本草纲目·第三十三卷·果部》记载说："安中补五脏，不饥轻身……鲜者，解伤寒积热，止消渴，解酒毒。"

黄须红须

有个人的胡须是黄色的，常常在老婆跟前夸嘴说："长黄胡须的人没有一个是软蛋，一辈子不受人欺负。"有一天他出门，挨了打回家，妻子把他以前说过的话引来嘲笑他。他替自己辩解道："你哪晓得那人的胡须，竟是通红通红的！"

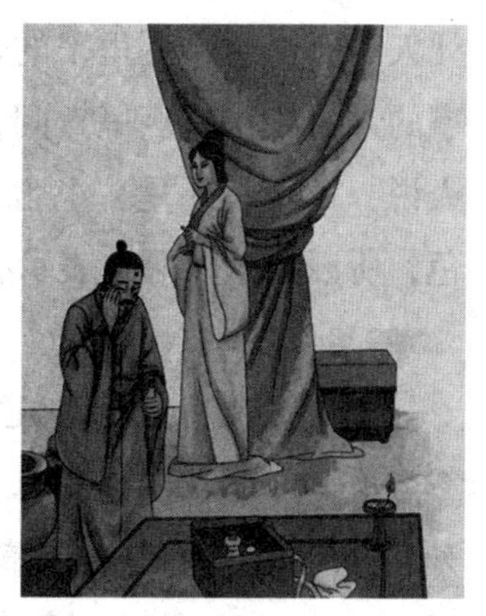

原文

一人须黄，每于妻前自夸："黄须无弱汉，一生不受人欺。"一日出外，被殴而归，妻引前言笑之，答曰："那晓得那人的须竟是通红的！"

（节选自《笑林广记·黄须》）

按语

胆量如何，岂在黄须红须乎！一个不懂真理的人，总能为自己的行为找到歪理。

女戎尤可畏

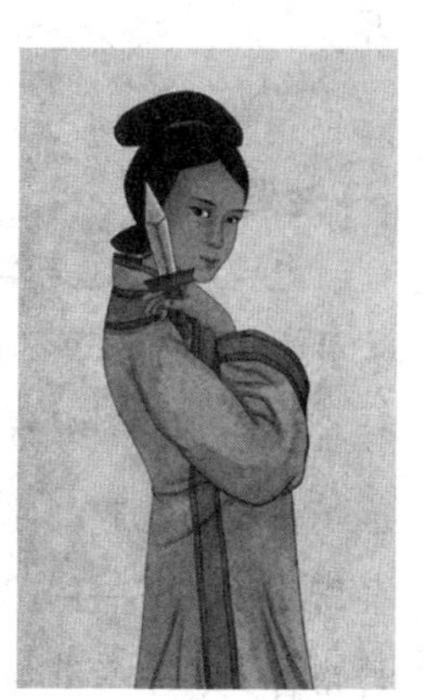

吕新吾说："强盗多为武装男子，姿色是女子的武器。人们都懂得强盗的劫杀可怕，却忘记了女子美色的劫杀是更可怕的，可悲呀！"

原文

吕新吾①曰："盗为男戎②，色③为女戎。人皆知盗之劫杀为可畏，而忘女戎之劫杀，悲夫！"

（节选自《养生三要·女戎尤可畏》）

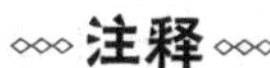

注释

①吕新吾：吕坤，明代学者，字新吾，撰有养生、气功著作《救命书》等多种。②戎：兵器，喻指武装。③色：指美色。

按语

本篇文字告诫人们千万不要贪欲而被女色所惑，那将危险而又可悲。

庸医受匾

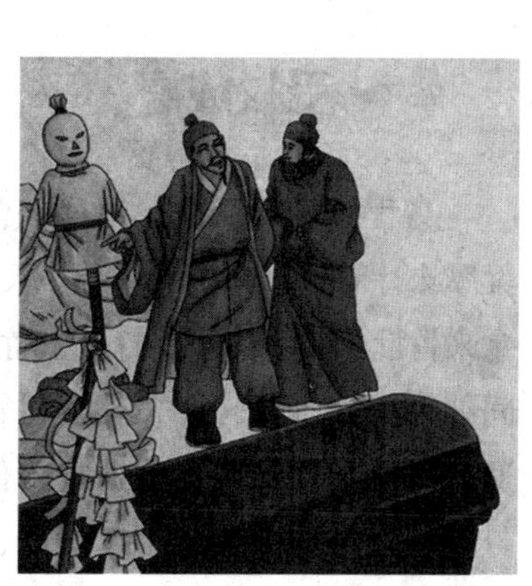

某甲是个庸医。凡有病前往就诊的，一经他治疗往往会死亡。然而有很多人不知道他手段的毒辣，仍有多人前往求他诊治，因此送命的人越来越多。一天忽然有人吹吹打打送一块匾赠给某甲。某甲也不知这是谁送来的，只想着自从行医以来，还没有过如此荣幸的事，居然接受并把它悬挂起来。邻人也相互表示怀疑和惊讶，感到这个专门治死人命的医生，哪里来的这件东西呢？仔细打听后，才知道是某个棺材店送的。好事的人便到棺材店里查问，说："某甲治好了您的病吗？为何送给他匾呢？"店里人说："不是不是，小店生意一向清淡，自从某甲到此行医以来，生意立刻有了起色，所以送这块匾，表示感激。"

原文

某甲①，庸医也。凡有病往医者，辄②应手而毙。然不知其手段之辣者，仍多往乞诊，坐是③断送人命愈多。一日，忽有人鼓吹④送一匾来以赠之，甲亦不知伊谁所送，惟念自悬壶⑤以来，未经如是荣幸，竟受而悬之而已。邻人亦互相疑讶，以为此专送人命者，何来此物？及细访之，始知为某棺材店所送。好事者遂至棺材店访问，曰"某甲愈若⑥病耶？何为送之匾也？"店中人曰："否否，小店生意向来清淡，自某甲悬壶以来，生意骤为起色，故送此以志不忘耳。"

（节选自《俏皮话》⑦）

注释

①某甲：这是作者随意给文中庸医起的名字。②辄：往往，总是。③坐是：因此。④鼓吹：敲鼓奏乐。⑤悬壶：指行医。相传汉代有一老翁，在市集中卖药，把一个壶悬挂在市头上，等到市集散场的时候，他便跳进壶里去。后来即称行医为悬壶。详见《悬壶》一文。⑥若：你。⑦《俏皮话》：清末著名小说家吴趼人所著的一部寓言笑话集。吴趼人（1867—1910）：又名沃尧，字小允，又字茧人，后改趼人。笔名常用野史氏、岭南将叟、中国少年、我佛山人等，尤以"我佛山人"最为著名。代表作品有《二十年目睹之怪现状》《恨海》《九命奇冤》《痛史》《劫余灰》《情变》等。

按语

这则故事，对那些草菅人命的庸医给予辛辣的讽刺和鞭挞，读后让人捧腹。而那位棺材店的老板也未免太损，竟然给残害生命，频频治死人的庸医送匾，真是见钱眼开，助纣为虐。

受杖成瘾

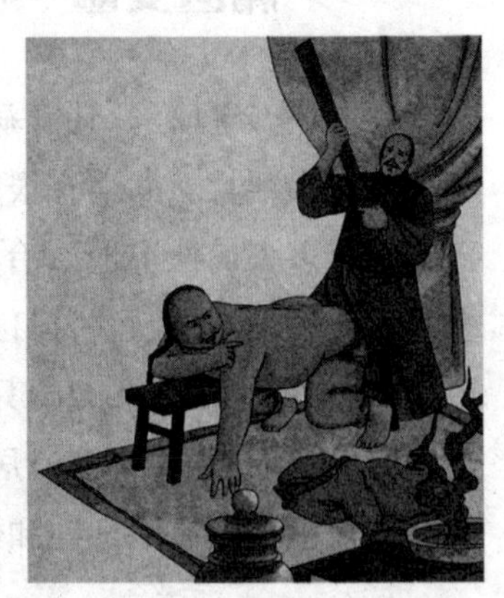

乌程姚庄顾又虎，世代经营首饰和祭服，惯吃膏粱厚味，而致肌肉丰满。有一天，顾又虎突然催促管家拿来竹批，脱下裤子受打二十竹板，后来成为常事。其间如果稍微打得轻些，就要对管家呵斥，要再打第二遍。每下必须用棍棒使劲打，他才呼喊痛快。就这样打了好几年，渐渐觉得疼痛了，才让停止。医生听到这个情况说："这是因为好吃辛辣发物，致使热毒郁滞经络脏腑，形成这种奇痒怪病，挨打之后，正巧热毒渐渐消散，不致上攻。否则，就会引起恶疮发背而导致死亡。"这是富贵之人应当借鉴的一面明镜呀！

原文

乌程[①]姚庄顾又虎，累业簪绂[②]，习享丰腴[③]。忽一日，促家人持竹批，解裤受杖[④]二十，后习为常。间用稍轻，辄加呵责，或反于杖。杖之必重下，乃呼快心[⑤]。如是数年，渐觉疼痛而止。医者闻之曰："过嗜辛辣发物，则热毒内讧[⑥]，因成奇痒，适打散，不致上攻，否则患疽发背而死矣。"则富贵人炯鉴[⑦]也！

（节选自《簪云楼杂说》[⑧]）

注释

①乌程：今浙江省吴兴县。②累业簪绂（fú 弗）：世代经营男女插髻的首饰和祭服的蔽膝。③习享丰腴：习惯享受厚味而肌肉丰满。④受杖：承受棍棒。⑤乃呼快心：才呼喊痛快。⑥热毒内讧：辛辣热毒在脏腑发作。⑦炯（jiǒng 窘）鉴：闪闪发光的一面镜子。⑧《簪云楼杂说》：陈尚古著，书中所记为清人笔记小说，读来饶多意趣。陈尚古，清代学者，生平不详。字彦朴，长洲（今江苏苏州市）人。精于绘画，善山水。

按语

世间之事，无奇不有。这位富人惯吃膏粱厚味，而致肌肉丰满。竟喜受杖重打，"乃呼快心"，以致成瘾为常，实乃趣事。

《内经》云："膏粱之变，足生大疔。"这则病例，就是明证。正如作者在文末所言："则富贵人炯鉴也！"

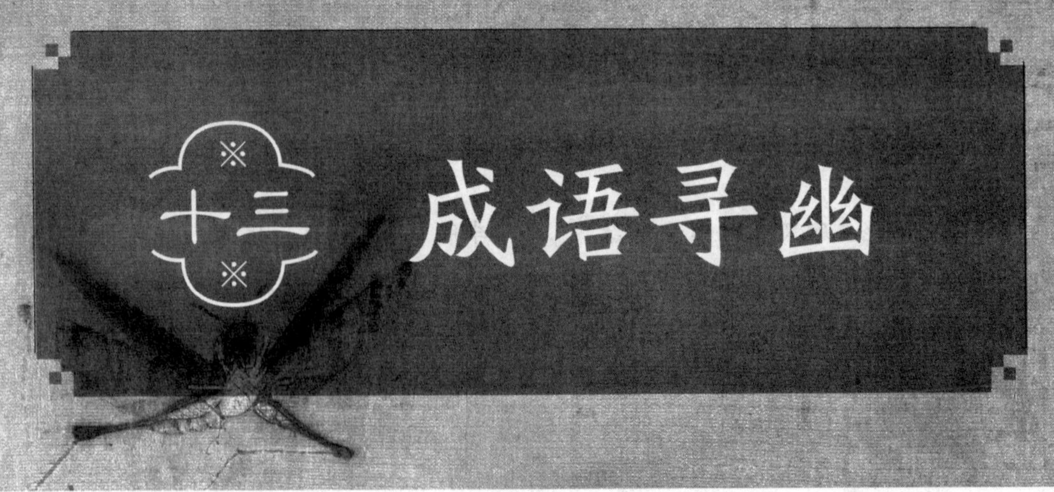

十三 成语寻幽

不可救药

老天正在暴虐，不要这样喜乐。

老夫诚恳规劝你，小子太骄傲轻薄。

不是我垂老昏昏，是你有意来戏谑。

你的气焰如此炽盛，真是不可再救药。

原文

天之方虐[1]，无[2]言[3]谑谑[4]。
老夫灌灌[5]，小子蹻蹻[6]，
匪[7]我言耄[8]，尔[9]用忧谑[10]。
多将熇熇[11]，不可救药。

（节选自《诗经[12]·大雅·板》）

注释

①方虐：正在行暴虐。②无：不要。③言：语中助词，下“言”同。④谑谑（xuè 血）：喜乐的样子。⑤灌灌：诚恳的样子。⑥蹻蹻（jué 决）：骄横的样子。⑦匪：通“非”。⑧耄：昏乱。⑨尔：你。⑩忧谑：调戏，戏谑。⑪熇熇（hè 贺）：火势炽盛的样子。⑫《诗经》：是中国最早的诗歌总集，收入自西周初年至春秋中叶（前11世纪至前6世纪）大约五百多年的诗歌。《诗经》先秦称《诗》，或取其整数称《诗三百》。西汉时被尊为儒家经典，始称《诗经》，并沿用至今。汉朝毛亨、毛苌曾注释《诗经》，因此又称《毛诗》。《诗经》中的诗作者，绝大部分已无法考证。依据音乐的不同，将《诗经》分为《风》《雅》《颂》三部分。《风》包括了黄河流域十五个地方的民歌，称“十五国风”，有160篇，是《诗经》中的核心内容。《雅》是正声雅乐，即贵族享宴或诸侯朝会时的乐歌，按音乐的布局又分“大雅”“小雅”，计有105

篇。大雅多为宴饮所作，小雅多为个人抒怀。《颂》是宗庙用于祭祀的乐歌和舞歌，有40篇。《诗经》的表现手法主要是“赋、比、兴”，多以四言为主，兼有杂言。“赋、比、兴”三种手法，在诗歌创作中，往往交相使用，共同创造诗歌的艺术形象，抒发诗人的情感。“赋”和“比”是诗歌中最基本的表现手法，而“兴”则是《诗经》乃至中国诗歌中比较独特的手法。

按语

原诗本是讽劝当权者，不要暴虐骄横，多行不义必自毙，如同病人病甚，将无药可治。后用“不可救药”，比喻无法挽救。

三折肱知为良医

《左传》说：“三折肱知为良医也。”从来没有人注释过三折肱的意思。我认为古代的医生自己置备药笼，到病家诊断治疗后，朝药笼取药，有时君药臣药不合，有时剂量轻重失当，取了又放下，放下了又取，总是把郑重作为职责，这就是三折肱的意思。

原文

《左传》云①：“三折肱知为良医也。”从未有人注及三折肱之意。予谓古之医者自备药笼，至病家诊治后，向笼取药，或君臣未配，或轻重失宜，取而复置，置而复取，总以郑重为事，此为三折肱也。

（节选自《友渔斋医话》第二种《橘旁杂论》）

注释

①《左传》云：语出《左传·定公十三年》。成语“三折肱”即源于此。三，多次。肱，上臂，即胳膊由肘到肩的部分。关于《左传》，见本书“淫生六疾”一文。

按语

对《左传》中的“三折肱知为良医”和《楚辞》中的“九折臂而成医”这两句话，传统的解释是，多次折断手臂，比喻名医积累丰富的经验。后也用以比喻对一件事有丰富的阅历，自能造诣精深。而本文提出，是指医家向药笼取药，反复斟酌，以郑重为事。颇有新意，值得借鉴。

十全上工

医师主管医疗卫生方面的政策和法令，征集药物来供医疗使用。凡是国内的有内科疾病的人，或有外伤科疾病的人来到这里，就根据病情派医生分别为他们治病。年终时就考核医生们的治病情况来制定他们的俸禄。十个就诊的病人都能治愈的医生是上等，治疗十个病人而有一个误治的是二等，治疗十个病人而有两个误治的是三等，治疗十个病人而有三个误治的是四等，治疗十个病人而有四个误治的是最下等。

原文

医师①掌医之政令，聚②毒药③以共④医事。凡邦之有疾病⑤者、疕疡⑥者造焉⑦，则使医分而治之。岁终则稽⑧其医事，以制其食⑨。十全⑩为上，十失一次之，十失二次之，十失三次之，十失四为下。

（节选自《周礼·天官·冢宰》）

注释

①医师：众医之长，主管医疗卫生方面的政策和法令。②聚：征集。③毒药：泛指药物。④共：同“供”。⑤疾病：此指内科疾病。⑥疕（bǐ 比）疡：外伤科疾病。疕，头疮。⑦造焉：到于此。焉，兼词。⑧稽：考察。⑨食：指俸禄。⑩十全：十个病人都治愈。全，通“痊”。

按语

这段话记载了周代的医事制度和对医生的考核方法。充分说明早在两千多年前，中医药学已达到相当高的水平。“十全为上”是对医生临证疗效的严格要求。后世即以“上工十全”“十全上工”“十全”等来称赞那些高明医生的完美疗效。南朝褚澄在《褚氏遗书》中说：“除疾之道，极其候证……辨病脏之虚实，通病脏之母子，相其老壮，酌其浅深，以制其剂，而十全上工至焉。”清代汪廷珍在《温病条辨叙》中说：“略知疏节，未达精旨，施之于用，罕得十全。”都是对此典的灵活运用。

膏肓

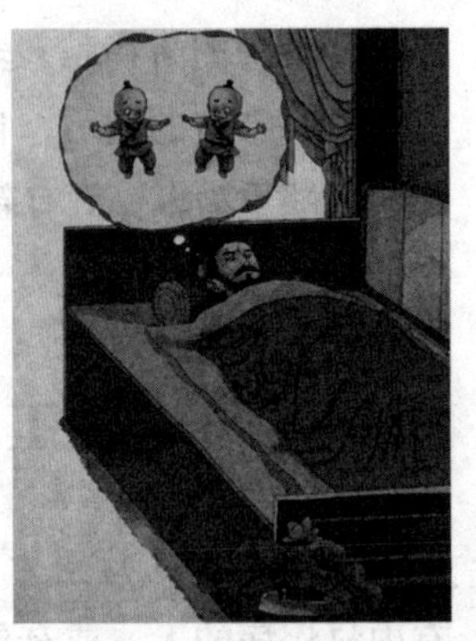

晋景公得了重病，向秦国请求医生治疗。秦桓公派医缓前往诊治。医缓还没有到达晋国的时候，晋景公就梦见自己所生的病变做两个小孩子，一个说：“医缓是一位良医，恐怕他来到要伤害我们，在哪里躲避他好呢？”其中一个又说道：“我们躲在膈膜的上面，心的下面，他能把我们怎么样呢？”医缓到了晋国，看了景公的病，便说：“这病不能治了。它处在膈膜的上面，心的下面，用灸法不能攻，用针刺达不到，药力也不能达到，不能治了。”晋景公听他说的与自己所梦相合，便说：“真是位高明的医生！”于是，为他置办丰厚的礼物，让他回秦国去了。

原文

晋景公[①]疾病，求医于秦[②]。秦伯[③]使医缓[④]为[⑤]之。未至；公梦疾为二竖子[⑥]，曰：“彼良医也。惧伤我，焉逃之[⑦]？”其一曰：“居肓[⑧]之上，膏[⑨]之下，若我何？”医至，曰：“疾不可为也。在肓之上，膏之下，攻之不可，达之不及，药不至焉，不可为也。”公曰：“良医也！”厚为之礼而归之[⑩]。

（节选自《左传·成公十年》）

注释

①晋景公：晋国君，姬姓，名獳（nòu 耨），前599～前581年在位，昏庸无道。②秦：指秦国。③秦伯：指秦桓公，嬴姓。前603～前577年在位。④医缓：春秋时秦国名医。医指职业，缓是名字，姓不详。⑤为，治疗。⑥为二竖子：变作两个小儿。⑦焉逃之：在哪里躲避好呢？⑧肓（huāng 荒）：人体心脏与膈膜之间。⑨膏：指人体心尖脂肪。膏肓，即心下膈上。⑩归之：让他回国。

按语

本文生动地记述了医缓高超的诊断技术。文中关于“膏肓”和“二竖”等语，作为成语典故，一直为后世所传诵和广泛引用。人们常用“病入膏肓”“膏肓之变”“膏肓之疾”等语，表示难治之症，常用“二竖”指代病邪、病魔。如：明·张介宾《类经序》：“明能烛幽，二竖遁矣。”意即：高明的诊断能洞察隐幽的病情，病邪就逃遁了。

美疢不如恶石

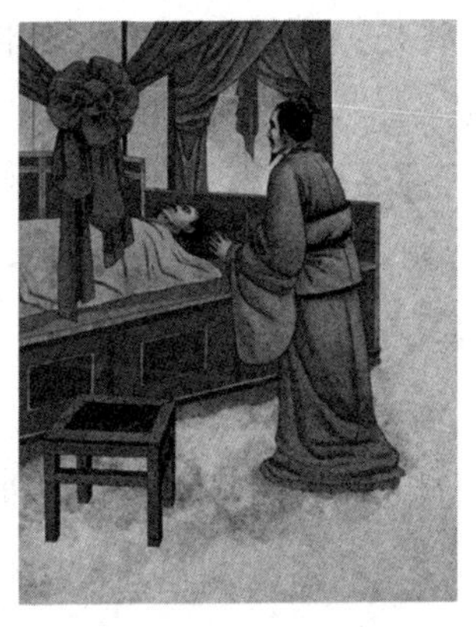

大夫孟孙讨厌大夫臧孙，而大夫季孙喜爱臧孙。……鲁襄公二十三年，孟孙死，臧孙前去凭吊，哭得非常悲哀，流了很多眼泪。他的随从见状问：“孟孙那么讨厌你，你竟然如此悲哀，假若季孙死了，你会悲哀成什么样呢？”藏孙说：“季孙推崇我，如同疾病呀；而孟孙厌恶我，如同治病的针石。使人不感觉痛苦的疾病，不如让人感到痛苦却可以治病的针石。恶石能够治好我的病，但越是让人感觉不到痛苦的病，其毒越多。孟孙死了，我离死亡的日子也不远了。”

原文

孟孙[①]恶[②]臧孙[③]，季孙[④]爱之。……己卯，孟孙卒。……臧孙入哭，甚哀，多涕。出，其御[⑤]曰：“孟孙之恶子也，而哀如是。季孙若死，其若之何？”臧孙曰："季孙之爱我，疾疢[⑥]也；孟孙之恶我，药石也。美疢[⑦]不如恶石[⑧]。夫石犹生我[⑨]，疢之美，其毒滋多。孟孙死，吾亡无日[⑩]矣。"

（节选自《左传·襄公二十三年》）

注释

①孟孙：鲁桓公之子庆父的后代，号孟孙，也称孟氏。春秋时鲁国大夫。②恶（wù 务）：讨厌。③臧孙：鲁孝公之子彄，食于臧，其后即称臧孙，也称臧氏。春秋时鲁国大夫。④季孙：鲁桓公之子季友的后代，号季孙，也称季氏。春秋时鲁国大夫。⑤御：养马兼驾车之官。⑥疾疢（chèn 趁）：疾病。⑦美疢：指使人不感觉痛苦的疾病。⑧恶石：以石针和砭石刺病，常苦痛，故称恶石。⑨生我：让我活命，指能治病。⑩无日：没有多少日子了。

按语

文中臧孙提出了"美疢不如恶石"的著名论断，其中"疾疢""美疢""药石"等语，均是用来打比方，并非确指治病之事。它启示人们，不要只听顺耳话，应当听得进去逆耳的话。像季孙那样惯于在表面上顺从讨好者，往往是祸害。

人之将死，其言也善

曾子有病，鲁国大夫孟敬子去看望他。曾子对他说："鸟将要死的时候，它的叫声是悲哀的；人将要死的时候，他说的话是善意的。"

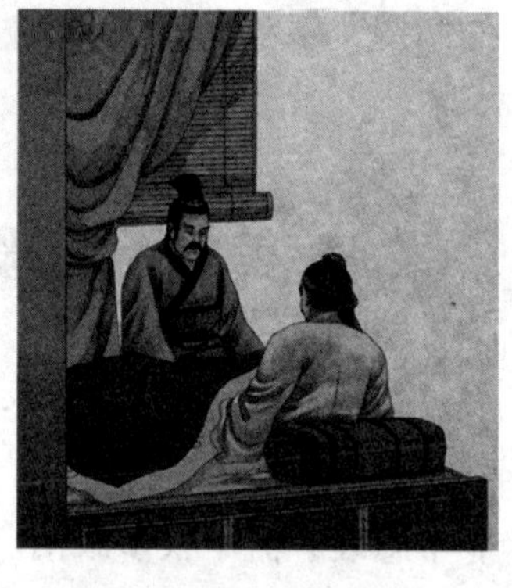

原文

曾子[①]有疾，孟敬子[②]问[③]之。曾子言曰："鸟之将死，其鸣也哀；人之将死，其言也善。"

（节选自《论语·泰伯》）

注释

①曾子：姓曾，名参，字子舆，孔子的学生。②孟敬子：即仲孙捷，鲁国大夫。③问：探问，探望。

按语

人到快死的时候，所说的话常常是善意的，于人有益的。

吐故纳新

前往山林水泽，置身闲园旷野，终日钓鱼闲处，为的是逃身亡命而已。这是隐居江湖的人士、逃避世事的人们、悠暇闲逸的人物所喜好的。练气呼吸，吐出浊气吸收新鲜空气，像熊攀树、鸟伸颈那样伸展身体，为的是延年益寿罢了。这是导气引体的人士、养身保体的人们、像彭祖那样高寿的人物所喜好的。

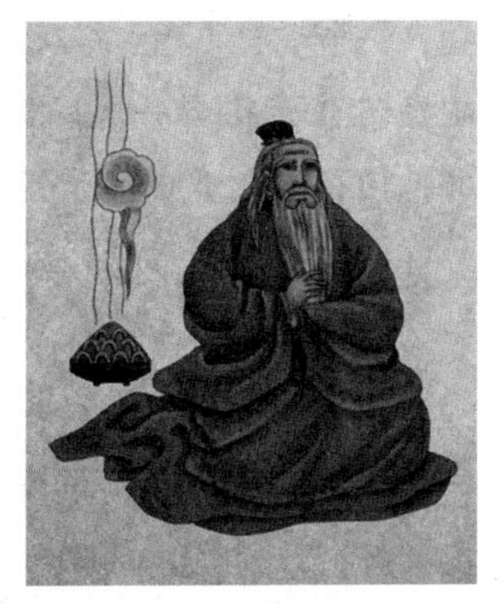

原文

就[①]薮泽[②]，处闲旷，钓鱼闲处，无为[③]而已矣，此江海之士[④]，避世之人，闲暇者之所好也。吹呴[⑤]呼吸，吐故纳新，熊经鸟申[⑥]，为寿而已矣；此道引[⑦]之士，养形之人，彭祖[⑧]寿考[⑨]者之所好也。

（节选自《庄子·刻意》）

注释

①就：到，往。②薮（sǒu　叟）泽：泛指山林水泽。薮，大泽。③无为：当作“为无”。无，通“亡”，逃亡。为亡，即为逃。一本作“为亡”。④江海之士：指隐居在江海的人。⑤吹呴（xǔ　许）：指开口出气。呴，吹气。⑥熊经鸟申：像熊攀树，鸟伸颈。申，通“伸”。⑦道引：即导引，导气引体。道，通“导”。⑧彭祖：名铿，是传说中上古善导引行气之人。古时作为长寿的象征。⑨寿考：长寿。考，老。

按语

“吐故纳新”一语，本指道家养生之术，呼出浊气，吸入清气，以祛疾病。今人常用成语“吐故纳新”即源于此。但已引申为比喻扬弃旧的，吸取新的，多用于人事组织方面的更新。

破痈舐痔

宋国有个叫曹商的人，为宋王出使秦国。他前往秦国的时候，已得到宋王赠与的数辆车子；秦王见了他十分高兴，又加赠他车辆一百乘。曹商回到宋国，见了庄子说：“身居偏僻狭窄的里巷，贫困到靠自己织草鞋度日，脖颈枯瘦面色肌黄，这是我欠缺的东西；一旦有机会使大国之君省悟而随从的车辆达到百乘之多，这是我超过他人之处。”庄子说：“我听说秦王有病召请医生，能破出脓疮溃散疖子的人可得车一乘，舔痔疮的人可得车五乘，治疗越下作，所获得的车辆就越多。你难道给秦王舔治过痔疮吗？为何得的车辆那么多呢？你滚吧！”

原文

宋人有曹商者，为宋王使秦。其往也，得车数乘；王悦之，益[①]车百乘。反于宋，见庄子曰：“夫处穷闾[②]阨[③]巷，困窘织屦[④]，槁项[⑤]黄馘[⑥]者，商之所短也；一[⑦]悟万乘之主而从车百乘者，商之所长也。”庄子曰：“秦王有病召医，破痈溃痤者得车一乘，舐[⑧]痔者得车五乘，所治愈下，得车愈多，子岂治其痔邪，何得车之多也？子行矣！”

（节选自《庄子·列御寇》）

注释

①益：增加。②闾：里巷。③阨（è 饿）：狭窄。④织屦（jù 据）：织麻鞋。⑤项：脖颈。⑥馘（xù 序）：脸。⑦一：一旦。⑧舐（shì 世）：舔。

按语

庄子讲述的这个故事流传甚广，后世常用来比喻趋炎附势的卑劣行为。成语“秦王召医”“曹商使秦”“舐痔”“舐秦痔”“舐痔得车”等，均源于此。

七年之病，求三年之艾

当今那些想统一天下的人，如同害了七年的病，要用三年的陈艾来医治。如果平常不积蓄，终身都得不到。如果不立志实行仁政，终身都会忧愁受辱，直到陷于死亡之地。

原文

今之欲王者[①]，犹七年之病，求三年之艾[②]也。苟为不畜[③]，终身不得。苟不志于仁，终身忧辱，以陷于死亡。

（节选自《孟子[④]·离娄上》）

注释

①王（wàng 旺）：成就王业，统一天下。用作动词。②三年之艾：指三年的陈艾。用艾灸，艾干久益善。③畜：同“蓄”，积蓄。④孟子（约前372年—前289年）：名轲，字子舆，战国时邹国（今山东省邹城）人。中国古代著名的思想家、教育家，儒家主要代表人物。孟子继承并发扬了孔子的思想，成为仅次于孔子的一代儒家宗师，有“亚圣”之称，与孔子合称为“孔孟”。对后世中国文化产生了巨大的影响。孟子及其门人著有《孟子》一书，这是儒家的经典之一。

按语

疾病已久，病情已深，仓猝之际，却想求得干久之陈艾，实难办到。比喻临急求药，终不可得。

九折臂

多次折臂而成医呀，
吾至今才知道这确实如此！

原文

九折臂而成医兮，
吾至今而知其信然。

（节选自《楚辞[1]·九章·惜诵》）

注释

①楚辞：又称“楚词”，是战国时代的伟大诗人屈原创造的一种诗体。作品运用楚地（今两湖一带）的文学样式、方言声韵，叙写楚地的山川人物、历史风情，具有浓厚的地方特色。汉代时，刘向把屈原的作品及宋玉等人“承袭屈赋”的作品编辑成集，名为《楚辞》。成为继《诗经》以后，对我国文学具有深远影响的一部诗歌总集。这也是中国文学史上第一部浪漫主义诗歌总集。

按语

“九折臂而成医”是历史名句，成语“九折臂”即源于此。本指人屡次折臂，经用多种方药医治，自己也就成了良医。后来引申为比喻阅历广，经验丰富。与“三折肱”意义相同。

惊弓之鸟

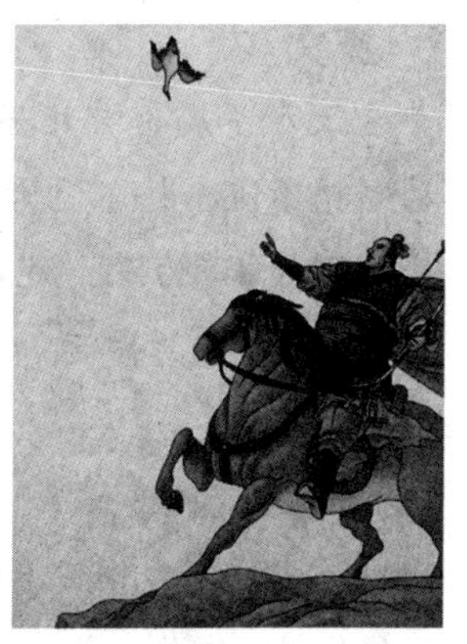

从前，更羸和魏王在一个高台下面休息，过了一会儿，从东方飞来一只大雁，更羸一拉弓弦并未发箭，“砰”的一声，那只大雁应声从空中掉了下来。

魏王惊讶地说：“你的射箭技术怎么能达到这种境地？”更羸说：“这是一只有隐伤的雁。”魏王问道：“你怎么知道？”更羸回答说：“它飞得缓慢，叫声悲哀。飞得缓慢，是因为受过伤，旧伤口还疼呢；叫声悲哀，是因为离开伙伴很久了。它的旧伤口还没有长好，心里还在害怕，所以一听到弓弦响，就拼命往高处飞，这样一使劲，旧伤口又裂开了，伤痛过度，所以它就掉了下来。”

原文

异日者[1]，更羸[2]与魏王处京台[3]之下，有间[4]，雁从东方来，更羸以虚发而下之。魏王曰："然则射可至此乎？"更羸曰："此孽[5]也。"王曰："先生何以知之？"对曰："其飞徐而鸣悲。飞徐者，故疮痛也；鸣悲者，久失群也。故疮未息[6]而惊心未去也，闻弦音，引[7]而高飞，故疮陨也[8]。"

（节选自《战国策·楚策四》）

注释

①异日者：从前有一天。②更羸（léi）：魏国的射箭能手。③京台：高台。④有间：过了一会儿。⑤孽（niè）：本指植物被砍伐以后重新萌发的嫩弱枝芽，引申为尚未复原的隐伤。⑥故疮未息：旧的疮伤没有痊愈。⑦引：引颈展翅。⑧故疮陨也：由于牵动了旧的疮伤，伤痛过度而陨落下来。陨（yǔn），坠落。

按语

惊弓之鸟，是受过箭伤而被弓箭吓怕了的鸟。后用来比喻受过惊吓的人，遇到一点动静就异常惶恐。成语"惊弓之鸟"即源于此。也称"伤弓之鸟"，如《晋书·符生载记》："伤弓之鸟，落于虚发。"

流水不腐，户枢不蝼（蠹）

经常流动的水不会腐败，经常转动的门轴不会被蛀蚀。这是因为运动的缘故。人体的形气也是这样。形体不运动，精就不流通，精不流通，气就郁结。郁结之气在头部，就会头肿、面肿，在耳部就会耳痛、耳聋，在眼部就会眼痛、眼瞎，在鼻部就会鼻痛、鼻塞不通，在腹部就会腹胀、腹痛，在脚部就会脚痛、痿弱。

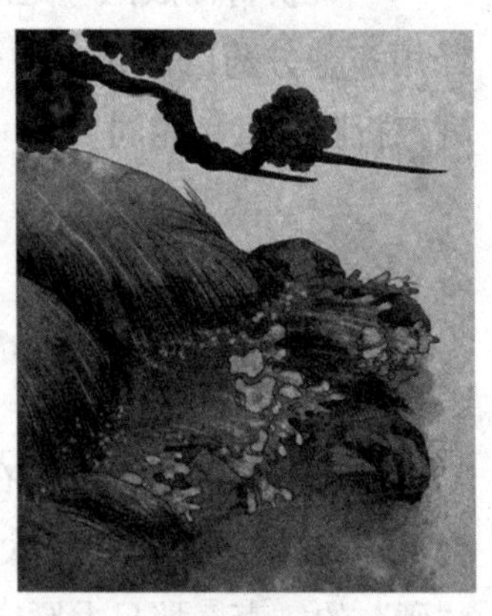

原文

流水不腐，户枢不蝼[1]，动也。形气[2]亦然。形不动则精不流，精不流则气郁。郁处[3]头则为肿[4]为风[5]，处耳则为挶[6]为聋，处目则为䁾[7]为盲，处鼻则为鼽[8]为窒[9]，处腹则为张[10]为疛[11]，处足则为痿[12]为蹷[13]。

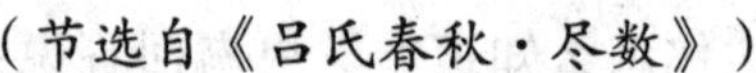

（节选自《吕氏春秋·尽数》）

注释

①不蝼：亦作"不蠹"。蝼，蝼蚁，善蚀木，用作动词，即生虫蛀蚀。②形气：形体气机。③处：处于，处在。④肿：头肿。⑤风：面肿。⑥挶（jū 居）：耳病，重听。⑦䁾（miè 蔑）：眼疾。⑧鼽（qiú 求）：鼻病。⑨窒：鼻窒塞不通。⑩张：同"胀"。腹满胀痛。⑪疛（zhǒu 肘）：心腹疾。⑫痿：足痿弱不能行走。⑬蹷：足逆冷之疾。

按语

成语“流水不腐”“户枢不蠹”即源于此，文中运用顶真格的修辞形式，从正反两面，层层递进，论述了运动养生的思想。千百年来，这一思想对人们的养生活动一直起着指导作用。

卜筮祷祠，疾病愈来

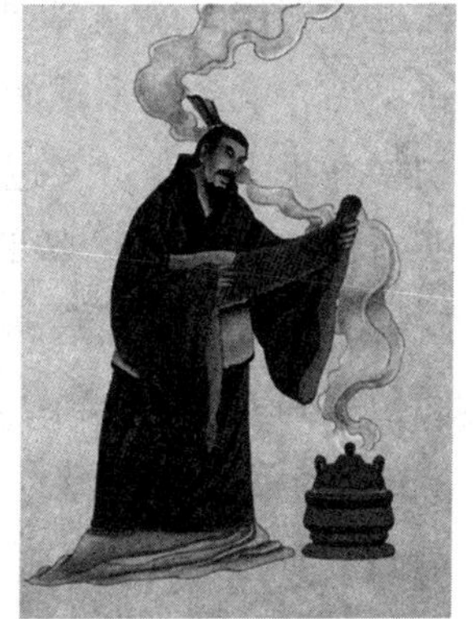

现在世上崇尚占卜祈祷，所以疾病增加了。比如射箭的人，射而不中，反而去修理箭靶，这对于射中箭靶有什么益处呢？用热水来制止水的沸腾，沸水更加不能制止，撤去火，沸腾就停止了。使用巫医、药物驱鬼治病，所以古人轻视这些做法，因为这对人的养生来说，只是细枝末节罢了。

原文

今世上①卜筮②祷祠③，故疾病愈来。譬之若射者，射而不中，反修④于招⑤，何益于中？夫以汤⑥止沸，沸愈不止，去其火则止矣。故巫医⑦毒药⑧，逐除治之，故古之人贱之也，为其末也。

（节选自《吕氏春秋·尽数》）

注释

①上：通“尚”。崇尚。②卜筮：占卜。古时预测吉区，用龟甲称卜；用蓍草称筮，合称卜筮。③祷祠：向神求福和得福后酬谢神祇。④修：修治调整。⑤招：箭靶子。⑥汤：热水。⑦巫医：古代以祈祷为主为人消灾治病的人。⑧毒药：泛指治病的药物。

按语

各民族的原始医学，几乎同“巫”都有着千丝万缕的联系，而随着科学的进步及人们认识水平的提高，逐渐地摆脱了巫的束缚，并同巫划清了界限。在《史记·仓公扁鹊列传》中，扁鹊指出“信巫不信医，六不治也”，就是明显的标志。而《吕氏春秋》明确提出了崇尚占卜祈祷，“故疾病愈来”的科学论断，更有着深远的历史意义。文中“以汤止沸，沸愈不止，去其火则止矣”的名句，就是“以汤止沸”“以汤沃沸”“扬汤止沸”及“釜底抽薪”等成语的由来，经常为后人所引用。

扁鹊说病（讳疾忌医）

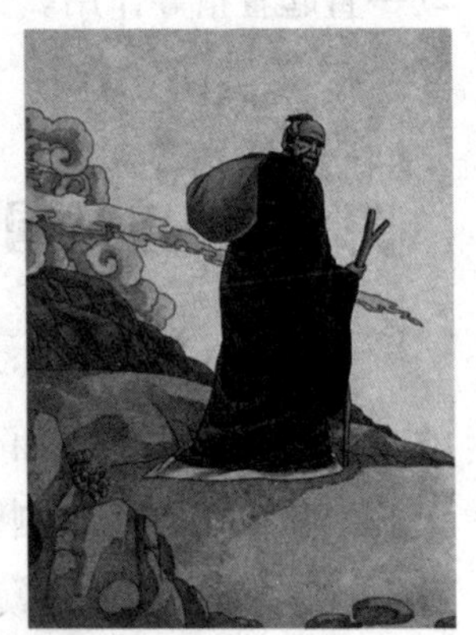

名医扁鹊去见蔡桓侯，站了一会儿。扁鹊说："君王有病了，这病在皮肤里，如果不治，恐怕要加重的。"桓侯说："我没有什么病。"扁鹊出去了。桓侯说："医生就是喜欢治那没病的人来炫耀本领。"过了十天，扁鹊又去见蔡桓侯，说："君王的病已发展到肌肉里去了，如果再不治，就会越来越深。"桓侯没有答理。扁鹊出去了。桓侯又很不高兴。又过了十天，扁鹊刚一望见桓侯，便掉头走了。桓侯这才特意派人去问扁鹊是什么原因。扁鹊说："一个人害了病，如果是在皮肤，那么用汤药洗或者热敷，药力就能达到；如果病在肌肉里，用针灸也能奏效；如果病在肠胃，服一服火齐汤也能把病治好；如果病在骨髓里，那就属于掌管生死大权的司命的事情，我就没有办法了。现在君王的病已经深入骨髓，所以我不敢给他治疗了。"过了五天，桓侯浑身发痛，派人去寻找扁鹊，扁鹊已经逃到秦国去了。桓侯很快就死了。

所以，良医治病，总是着手于疾病刚起的时候，这就是防患于微末。事情的祸福，也同样有萌芽状态，所以，有见识的人总是及早着手处理问题。

原文

扁鹊见蔡桓公[①]，立有间[②]。扁鹊曰："君有疾在腠理[③]，不治将恐深。"桓侯曰："寡人无疾。"扁鹊出。桓侯曰："医之好[④]治不病以为功。"居十日，扁鹊复见，曰："君之病在肌肤，不治将益深。"桓侯不应，扁鹊出。桓侯又不悦。居十日，扁鹊复见，曰："君之病在肠胃，不治将益深。"桓侯又不应。扁鹊出。桓侯又不悦。居十日，扁鹊望桓侯而还走[⑤]。桓侯故[⑥]使人问之。扁鹊曰："疾在腠理，汤熨[⑦]之所及也；在肌肤，针石之所及也；在肠胃，火齐[⑧]之所及也；在骨髓，司命[⑨]之所属，无奈何也。今在骨髓，臣是以无请也。"居五日，桓侯体痛，使人索扁鹊，已逃秦矣。桓侯遂死。

故良医之治病也，攻之于腠理，此皆争之于小者也。夫事之祸福，亦有腠理之地[⑩]，故圣人早从事焉。

（节选自《韩非子·喻老》）

注释

①蔡桓公：《史记·扁鹊仓公列传》作"齐桓侯"。②立有间：站了一会儿。③腠（còu）理：肌肉之间。④好（hào）：喜欢。⑤还走：转身就走。⑥故：故意，有意。⑦汤熨：两种治病的方法。汤，用药煎汤熏洗。熨，用药敷贴。⑧火齐（jì）：中医清

火祛热的药剂。齐，同“剂”。⑨司命：古代传说掌管人的生死的神。⑩腠理之地：比喻一件事的萌芽状态。

按语

扁鹊为桓侯诊病的故事，告诫人们讳疾忌医必然导致灭身之祸。桓侯忌讳自己的病，又不听医生的劝告，由微小之疾发展到重症之患，以至于达到不可救药的地步。这正是讳疾忌医的必然结果。

现实生活之理也是如此，正如文末所说：良医治病，防患于未然。而事情的祸福，也同样有萌芽状态，所以，有见识的人总是及早着手处理问题。

乐极生悲

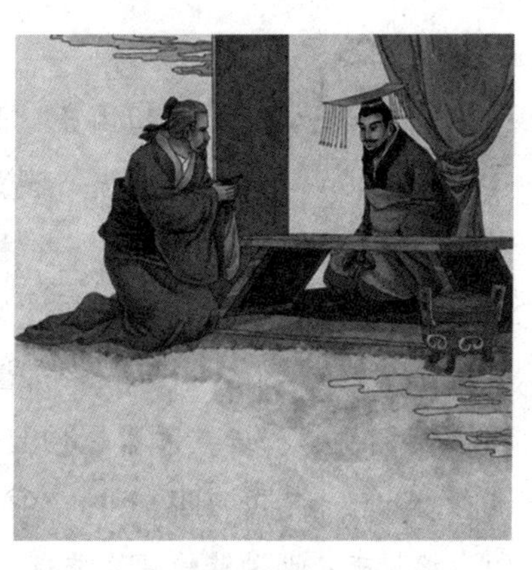

齐威王十分高兴，在后宫摆酒，接见淳于髡，赐给他酒，问道：“先生能喝多少酒才醉？”淳于髡回答说：“我喝一斗也能醉，一石也能醉。”齐威王说：“先生喝一斗就醉了，怎么能喝一石呢！这个道理能说出来听听吗？”淳于髡说：“在大王面前承蒙赏酒，执法官在旁边，御史在后头，我胆战心惊，趴在地上喝酒，不过一斗醉了。倘若双亲有尊敬的贵客，我扎起袖子，举身跪着，在前面陪席，不时赏我残酒，捧杯祝酒，连连起身应酬，喝不到两斗就醉了。倘若朋友交游，好久没有会面，忽然相见，高兴地追述往事，倾吐衷肠，大概喝五六斗就醉了。至于乡里的聚会，男女杂坐，慢慢地相互敬酒，玩博棋，赛投壶，呼朋唤友，三五成群，握手言欢也不受处罚，傻着眼瞧也没有禁忌，前面地上有落下的耳环，后面地上有失掉的发簪，我内心里喜欢这样，喝上八斗却只有两三分醉意。天黑了，酒残了，把剩下来的酒盛在一起，大家促膝而坐，男女同席，鞋子木屐错乱了，杯子盘子乱糟糟，堂屋里的蜡烛已经熄灭，主人单独留下我，送走了其他的客人，绫罗短袄解开了衣襟，略微闻到阵阵香气，在这个时候，我心里最高兴，能喝一石酒。所以说酒喝多了心神就乱了，快乐到了顶点就悲哀了。一切事情都是这样。”这说的是什么事情都不要超过极限，如果超过极限，就必然走向反面转为衰败。淳于髡用这样的话婉转规劝齐威王。齐威王说：“好。”就停止了通宵的宴饮，任命淳于髡做接待外宾的交际官。国王宗族举行宴会，淳于髡常常在旁边作陪。

原文

威王[1]大说[2]，置酒后宫，召髡[3]赐之酒，问曰：“先生能饮几何而醉？”

对曰："臣饮一斗亦醉，一石亦醉。"威王曰："先生饮一斗而醉，恶[4]能饮一石哉！其说可得闻乎？"髡曰"赐酒大王之前，执法[5]在傍，御史[6]在后，髡恐惧俯伏而饮，不过一斗径[7]醉矣。若亲[8]有严客[9]，髡帣鞲[10]鞠䐔[11]，侍酒于前，时赐余沥[12]，奉觞[13]上寿[14]，数起，饮不过二斗径醉矣。若朋友交游，久不相见，卒然相睹，欢然道故[15]，私情相语[16]，饮可[17]五六斗径醉矣。若乃[18]州闾[19]之会，男女杂坐，行酒[20]稽留，六博投壶[21]，相引为曹[22]，握手无罚[23]，目眙[24]不禁，前有堕珥[25]，后有遗簪[26]，髡窃乐此，饮可八斗而醉二参[27]。日暮酒阑[28]，合尊[29]促坐[30]，男女同席，履舄交错[31]，杯盘狼藉，堂上烛灭，主人留髡而送客，罗襦[32]襟解，微闻芗泽[33]，当此之时，髡心最欢，能饮一石。故曰酒极则乱，乐极则悲；万事尽然，言不可极，极之而衰。"以讽谏[34]焉。齐王曰："善。"乃罢长夜之饮，以髡为诸侯主客[35]。宗室置酒，髡尝[36]在侧。

（节选自《史记·滑稽列传》）

注释

①威王：即齐威王田因齐。前378～前343年在位。②说（yuè 月）：通"悦"。③髡：（kūn 昆）即淳于髡。复姓淳于，名髡。战国时著名的滑稽多辩的人物。④恶（wū 屋）：怎么。⑤执法：指执法官吏。⑥御史：掌管文书和记事的官员。⑦径：径直；就。⑧亲：指父亲。⑨严客：尊客；贵客。⑩帣鞲（juàn gōu 卷勾）：扎起袖子。⑪鞠䐔（jì忌）：举身跪着。䐔，同"跽"，跪。⑫余沥：剩余的酒。⑬奉觞（shāng 商）：进献酒器。⑭上寿：敬酒祝福。⑮道故：追怀往事。⑯私情相语：互相倾吐心里话。⑰可：大约。⑱若乃：至于。⑲州闾：乡里。⑳行酒：依次饮酒。㉑六博投壶：两种赌输赢的游戏。六博，类似现在的走棋。投壶：把箭投入特别的壶里比赛胜负。㉒曹：侪辈，伙伴。㉓握手无罚：按旧时礼教，男女授受不亲，但乡里宴会饮酒，男女可以互相握手，不受拘束。㉔目眙（chì 赤）：瞪眼。㉕堕珥：坠落在地上的耳环。㉖遗簪：遗落的发簪。㉗醉二参：两三分醉意。参，通"三"。㉘阑：残；尽。㉙合尊：把剩余的酒合在一樽。尊，同"樽"，盛酒器。㉚促坐：大家靠近坐在一起。㉛履舄（xì）交错：男女鞋子错杂地放在一起。履，鞋。舄，木底鞋。㉜罗襦：绫罗短衣。㉝芗泽：香气。芗，通"香"。㉞讽谏：用委婉曲折的话规劝人。㉟诸侯主客：主持接待各国宾客的官员。㊱尝：通"常"。

按语

这则故事，本是记述战国时著名的滑稽多辩的人物淳于髡，借用在不同场合人的酒量也各不相同的道理劝解齐王戒酒远色的事情，说明凡事不可太过，否则会走向事物反面的道理。"酒极则乱，乐极则悲"，不仅包含着科学的医理，更包含着深刻的哲理。清代吴敬梓在《儒林外史》中所写的范进中举而发疯的故事，就是典型的乐极生悲的事例。

喜、怒、忧、思、悲、恐、惊，这是每个正常人都具有的七种情志变化。人的情志变化与五脏六腑都有密切的关系，当某种情志表现太过时，就会引起相关脏腑的气血紊乱，导致疾病的发生。

病卧牛衣

当初，青年时代的王章在长安求学，与妻子住在一起。一次，王章病了，因为贫穷没有被子，睡在用乱麻编成的为牛御寒的“牛衣”中。他觉得生活太苦，对不起妻子，哭泣着让妻子离开他。妻子愤怒地斥责他：“仲卿，长安官场的权贵里，有谁能超过你的才学？现在得了病，处境艰难，怎么能不自我激励奋发，反倒涕泣怨叹，多没出息啊！”

原文

初，章[1]为诸生[2]学长安，独与妻居。章疾病，无被，卧牛衣[3]中；与妻诀，涕泣。其妻呵怒之曰：“仲卿，京师尊贵在朝廷人谁逾仲卿者？今疾病困厄[4]，不自激昂，乃反涕泣，何鄙也！”

（节选自《汉书·王章传》）

注释

①章：即王章，字仲卿，泰山钜平人。西汉元帝、成帝时重臣，官至京兆尹。王章在为官期间曾被陷害罢官，但他一直不屈不挠。被誉为西汉的诤臣。②诸生：泛指在学的生员。③牛衣：为牛御寒之物，用麻或草编成。④困厄：指困苦危难，处境艰难窘迫。

按语

青年时代的王章于贫病交加、悲观失望之际，在妻子的激励下，奋发图强，终于成就了事业。成语“病卧牛衣”由此而来。此后，人们以“病卧牛衣”来比喻生活贫寒，也暗含奋发图强之意。

疏字数乳

人禀受先天之气时，有的禀气充实体质就坚强，有的禀气虚劣体质就软弱。禀气充实体质坚强的人，其寿命长；禀气虚劣体质软弱的人，易丧失性命。天地生化万物，万物有的不能长成；父母生育孩子，孩子有的不能长大成人。有的植物结出的果实，枯死而落下，有的婴儿已经出生，则短命而死。如果那果实不枯，也能生长满期；假使婴儿不死，也能活到百岁。然而结出果实、生出婴儿就枯落夭折的，是禀气薄的缘故。那么，即使他们的形体完整，但体质虚弱，元气缺少，也不能充满整个果实或婴儿身体。婴儿出生时，号啼之声洪亮通畅的就寿命长；声音沙哑低小细弱的就寿命短。为什么呢？人禀受了寿命长短不同的命，是以禀气多少为决定性命长短的关键。妇女生孩子稀少的，孩子就容易活；生孩子次数多的，孩子就易死。为什么呢？生育稀疏，禀气就厚，孩子就坚强；生育频繁，禀气就薄，孩子就软弱。

原文

人之禀气，或[①]充实而坚强，或虚劣而软弱。充实坚强，其年寿；虚劣软弱，失弃其身[②]。天地生物，物有不遂[③]；父母生子，子有不就[④]。物有为实[⑤]，枯死而阻堕[⑥]；人有为儿[⑦]，夭命而伤[⑧]。使[⑨]实不枯，亦至满岁；使儿不伤，亦至百年。然为实儿[⑩]而死枯[⑪]者，禀气薄，则虽[⑫]形体完，其虚劣气少，不能充[⑬]也。儿生，号啼之声鸿朗高畅[⑭]者寿，嘶喝[⑮]湿下[⑯]者夭。何则？禀寿夭之命，以气多少为主性[⑰]也。妇人疏字[⑱]者子活，数乳[⑲]者子死。何则？疏而气渥[⑳]，子坚强，数而气薄，子软弱也。

（节选自《论衡[㉑]·气寿》）

注释

①或：有的。②失弃其身：丧失其性命。③遂：长成。④就：长大成人。和“遂”同义对举。⑤为实：结成果实。⑥堕：落下。⑦为儿：生出婴儿。⑧夭命而伤：短命而死。⑨使：假使。⑩为实儿：指结出果实，生出婴儿。⑪死枯：指婴儿夭折，果实枯落。⑫虽：即使。⑬充：谓精气，充满整个果实或婴儿身体。⑭鸿朗高畅：洪亮通畅。⑮嘶喝：指声音沙哑不畅。⑯湿下：指声音低小细弱。⑰主性：谓决定性命的长短。⑱疏字：生孩子稀少。字，生育。⑲数乳：生孩子频繁。数，多次。乳，生育。与“字”同义对举。⑳渥（wò 握）：厚。㉑《论衡》：现存有85篇，其中的《招致》仅存篇目，作者王充针对当时神秘主义的谶纬学说进行批判，全书细说微论，解释世俗之疑，辨照是非之理，即以“实”为根据，批驳虚妄之言。“衡”字含义是天平，《论衡》就是评定当时言论价值的天平。这是古代一部非常著名的哲学文献，无论在当时还是后世都产生了深远的影响。王充（27—约97）：字仲任，会稽上虞（今浙江绍兴市上虞区）人。出身寒门，他疾恨俗恶的社会风气，十分推崇司马迁、桓谭等人，继承了这些先行者的叛逆精神。

按语

王充认为，人的寿命长短并不是上天的有意安排，而是取决于所禀受的精气的厚薄。气厚就体强寿长，反之则体弱寿短。他以妇女生育过多，孩子容易夭折为例，说明胎儿在母体禀受精气的厚薄与寿命长短的生理关系。“妇人疏字者子活，数乳者子死”，这种解释，反映了古代的优生思想，在今天仍有着积极意义。

九转金丹

八转的金丹，服了它十日可成仙；九转的金丹，服了它三日即可成仙。

原文

“八转之丹，服之十日得仙；九转①之丹，服之三日得仙。”

（节选自《抱朴子内篇·金丹》）

注释

①九转：即反复多次地烧炼，如把丹砂烧成水银，再把水银又炼成丹砂。转，循环变化的意思。

按语

道家认为，用矿石药物烧炼成丹，吃后可以成仙，称为金丹。这当然是无稽之谈，但丹药的治病功效是不可埋没的。所谓九转金丹，指经过反复多次烧炼的金丹。烧炼时间愈久，则转数愈多，效能也愈高。后来又用“九转金丹”比喻文章写得非常精练。

薏苡明珠

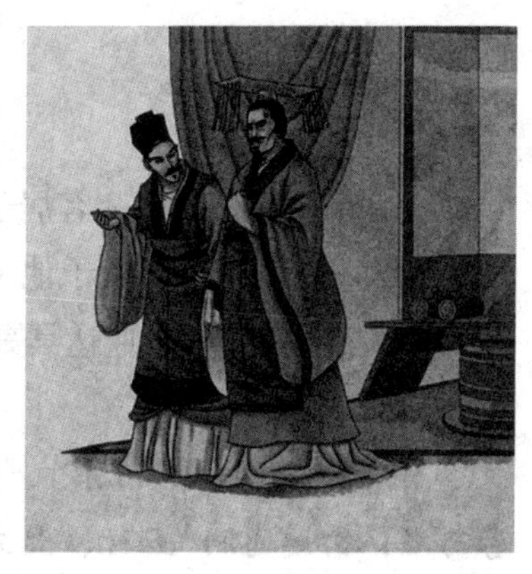

当初，马援在交阯郡平乱时，常让军士服食薏苡仁，以此能轻身省欲，以胜瘴气。南方薏苡仁大，马援想以此作种子，引种中原。后来，马援平息了叛乱，振旅还京，遂载一车薏苡仁，运抵京师。当时人认为是南方珍奇宝物，权贵皆望之。因马援此时正受宠，所以也没有听到谁说什么。等到马援死后，有人上书进谗言，说以前从南方所载回的一车，全是宝珠珍犀，马援窃归已有。小人马武和於陵侯侯昱等皆以此彰显夸言其状，皇帝听了更加愤怒。马援的家人闻讯，惶惧不安，竟不敢葬马援于祖茔。才买城西数亩地草草埋葬了事。宾客故友也无人敢前往吊会。

原文

初，援在交阯①，常饵薏苡实，用能轻身省欲，以胜瘴气。南方薏苡实大，援欲以为种，军还，载之一车。时人以为南方珍怪②，权贵皆望之。援时方有宠，故莫以闻。及卒后，有上书谮③之者，以为前所载还，皆明珠文犀④。马武与於陵侯侯昱等皆以章[5]言其状，帝益怒。援妻孥惶惧，不敢以丧还旧茔[6]，裁[7]买城西数亩地槁葬[8]而已。宾客故人莫敢吊会。

（节选自《后汉书·马援传》）

注释

①交阯：即交趾。古地名，在五岭以南一带地方。汉代置交趾郡，相传其地人卧时头外向，足在内而相交，古称交趾。②珍怪：珍奇宝物。③谮（zèn）：进谗言。④文犀：犀角之有纹彩者。⑤章：同“彰”。彰显。⑥旧茔：祖坟。⑦裁：通“才”。⑧槁葬：谓暂时草草埋葬。槁，通“稿”，稻草。

按语

薏苡仁是一味常用的渗湿健脾药物，入药的历史很长，《神农本草经》把它列为上品。称其主筋急拘挛不可屈伸，风湿痹，下气，久服轻身益气。它有许多别名，如解蠡、起实、感米、菩提子、益米等。东汉伏波将军马援从交趾引种优质薏苡仁，本出好“意”，谁知竟遭人诬陷，在他死后无端生出如此的一场大风波，差点弄得他家破人亡。天大之冤，实在让人感慨不已！

薏苡的命名，有着深刻的内涵。因一个好的意愿，就这样了结，至此而“以”，故作“意以”。以，古通“已”，即了结、完结。因从草，故名“薏苡”。这就是历史上的“薏苡之谤”。后世作品中又有“薏苡明珠”“薏苡之冤”“薏苡冤”“薏苡谤”“薏苡谗”等多种说法。

青囊

有一个叫郭公的人，客居于河东（今山西省运城一带），精通卜筮之术，郭璞跟从他学习卜筮。郭公授予他《青囊中书》九卷，由此他通晓五行、天文、阴阳占卜之术，能禳除灾祸，通达冥冥的玄机。

原文

有郭公者，客居河东[1]，精于卜筮[2]，璞从之受业。公以《青囊中书》[3]九卷与之，由是遂洞[4]五行、天文、卜筮之术，禳灾转祸，通致[5]无方。

（节选自《晋书·郭璞[6]传》）

注释

①河东：今山西省运城一带。②卜筮：古代用龟甲和筮草作工具占问吉凶的方法，是古代巫术的一种表现。③《青囊中书》：古代风水学著作，记载五行、天文、卜筮之术。作者不详。青囊本是盛书和卜具的黑袋子，后借指卜筮之术，又特借指医术或医生。④洞：通晓，洞察。⑤通致：通达。⑥郭璞（276—324）：字景纯，河东郡闻喜县（今山西闻喜）人。两晋时期著名文学家、训诂学家、风水学者。曾为《尔雅》《方

言》《山海经》《穆天子传》等典籍作注，传于世。

按语

上文大概是“青囊”一词的最早出处。可以看出，青囊本指古代术数家盛书和卜具之囊，遂借指卜筮之术，也可称风水术。又如唐·陈子昂《赠严仓曹乞推命录》“闻道沉冥客，青囊有秘篇”诗句中的“青囊”即是。

后来，青囊多指古代医家盛放医书之囊，故又特借指医术或医生。《后汉书·华佗传》：“佗临死，出一卷书与狱吏曰：‘此可以活人。’吏畏法，不敢受，佗亦不强，索火烧之。”张骥《补注》引《神仙纲鉴》：“吴押狱者，每以酒食供奉，佗感其恩，告曰：‘我死非命，有青囊未传，二子不能继业，修书与汝，可往取之。’吴至金城，取而藏之，佗知不免，大饮如醉而殂。吴弃役回家，向妻索书，妻曰：‘纵学得神术，终使毙于狱中，故我以囊烧毁也。’吴叹恨不已。”文中的“青囊”一词，显然指代医术。又如唐·刘禹锡诗：“案头开缥帙，肘后检青囊。唯有达生理，应无治老方。”其中“肘后检青囊”句的“青囊”，就是指的医书或医术。后世医家有的则直接以“青囊”命名医书。如明代邵以正《青囊杂纂》、清代赵濂的《青囊秘效方》等。

刘伶病酒

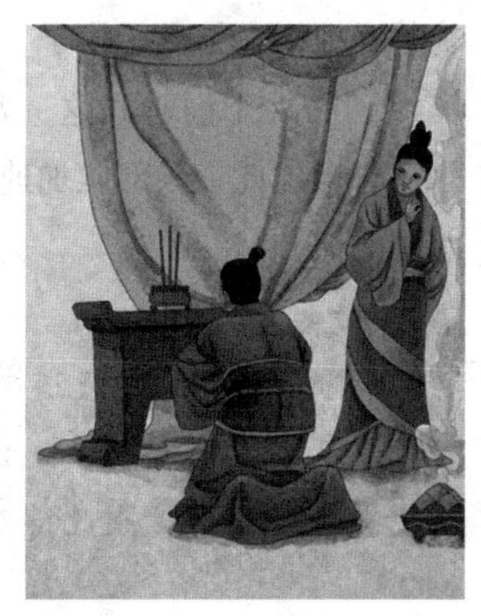

刘伶喝酒成癖，想喝酒想得厉害，向他的妻子要酒喝。妻子倒了酒毁了酒器，哭着劝说道：“您喝酒太多了，对身体不好，一定要戒掉它！”刘伶说：“很好。我不能自己克制，只有在鬼神面前祷告亲自发誓才能戒酒，你可以准备一些酒肉作供品。”妻子说：“照您的话办吧。”她就把酒肉供在神像前，请刘伶祷告发誓。刘伶跪着祷告说：“天生我刘伶，以喝酒出名，一次喝一斛，五斗除酒病。妇人家的话，千万不要听！”说完便拿过酒肉吃喝起来，一会儿就已醉倒了。

原文

刘伶①病酒，渴甚，从妇求酒。妇捐②酒毁器，涕泣谏曰：“君饮太过，非摄生③之道，必宜断之！”伶曰：“甚善。我不能自禁，唯当祝鬼神自誓断之耳。便可具④酒肉。”妇曰：“敬闻命。”供酒肉于神前，请伶祝誓。伶跪而祝曰：“天生刘伶，以酒为名；一饮一斛，五斗解酲⑤。妇人之言，慎不可听！”便引酒进肉，隗然⑥已醉矣。

（节选自《世说新语·任诞》）

注释

①刘伶，西晋沛国（今安徽宿县）人，字伯伦，“竹林七贤”之一。放浪形骸，以纵酒为乐。曾作《酒德颂》，对士族的“礼法”表示蔑视。②捐：弃，倒掉。③摄生：保养身体。④具：置办。⑤酲（chéng 呈）：酒病。酒醒后困倦如病的感觉。⑥隗（wěi）然：醉倒的样子。

按语

刘伶醉酒的故事几乎家喻户晓，千百年来，以各种文学艺术形式在民间流传着。本文就是较早的文字记载。明·冯梦龙在《古今谭概·癖嗜部·耽饮》中也引有此文。从文学的角度来讲，它活脱脱地塑造了刘伶醉酒的艺术形象，给文学的历史长廊增添了一道异彩。而从养生的角度来讲，酗酒狂饮百害无益，这是不争的事实。其实，刘伶内心是清醒的，也是痛苦的，面对黑暗的现实，他采取了放浪形骸、以酒为乐的消极形式进行发泄。“竹林七贤”们几乎都是如此。我们应当理解刘伶他们内心的痛苦和无奈。

望梅止渴

有一次，曹操带领部队行军时迷失找不到水源，全军都干渴得厉害，曹操就说：“前面有大片梅林，梅树上结满了梅子，又酸又甜，可以用它来解渴。”兵士们听到这一消息，口里都流出了涎水。曹操趁此带领部队加速前进，得以到达前面有水源的地方。

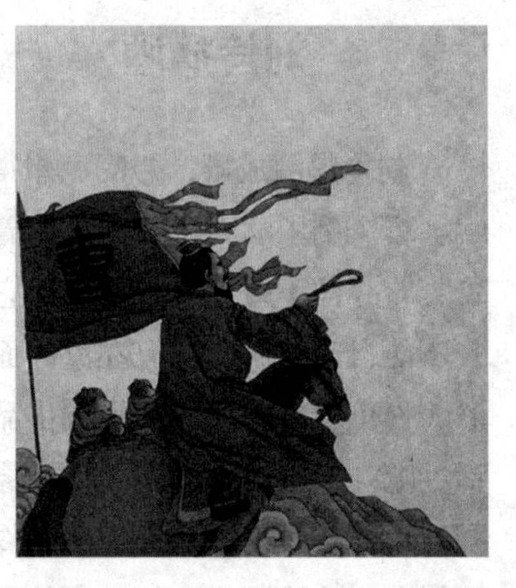

原文

魏武①行役②失汲道③，军皆渴，乃令曰：“前有大梅林，饶子④，甘酸可以解渴。”士卒闻之，口皆出水，乘此得及前源。

（节选自《世说新语·假谲》）

注释

①魏武：曹操。曹操死后，其子曹丕代汉即帝位，追尊他为魏武帝。②行役：部队行军。③汲道：水源。④饶子：子很多。饶，丰富。

按语

成语“望梅止渴”即源于此。因为这个故事，江浙一带人称梅子为“曹公”。后来，“望梅止渴”多用以比喻用空想的某种利益来进行抚慰。

哀毁骨立

在为穆贵嫔服丧期间，（其子萧纲）因哀伤过度，身体受损，消瘦得如同骨头架支撑着一样，昼夜哭号啼泣不停，所坐的席子，被泪水浸透全部朽烂。

原文

在穆贵嫔[①]忧，哀毁骨立，昼夜号泣不绝声，所坐之席，沾湿尽烂。

（节选自《梁书[②]·本纪第四·简文帝[③]》）

注释

①穆贵嫔：梁简文帝萧纲母亲丁令光（484—526），谯国（今安徽亳州）人，兖州刺史、宣城太守丁道迁之女。丁令光14岁时嫁给萧衍（即后来的梁武帝），生昭明太子萧统、梁简文帝萧纲和庐陵威王萧续。天监元年（502年），萧衍即位，封丁令光为贵嫔。丁令光性情仁厚，具有贤德，不好服饰，甚得妃嫔宫女欢心。后萧衍信佛，丁令光长年食素，擅长佛理，尤其精通《净名经》。普通七年（526年），丁令光病重，梁武帝为之大赦天下。十一月庚辰，丁令光去世，时年42岁，葬于宁陵，谥号“穆”。梁简文帝萧纲即位后，追尊她为穆太后。②《梁书》：二十四史之一，为纪传体正史。记述了南朝萧齐末年的政治和萧梁皇朝（502—557）五十余年的史事。作者为姚察、姚思廉父子。从陈朝时即开始修撰，直至唐太宗贞观九年（635年）方修成《梁书》。③简文帝：即梁简文帝萧纲（503—551），字世缵。太清三年（549年），萧纲被拥立为皇帝，在位不到三年。

按语

成语“哀毁骨立”，形容因亲人死亡而过度悲哀，身体瘦损到了极点。多用于形容孝顺。此语早见于南朝宋·刘义庆《世说新语·德行》“王戎虽不备礼，而哀毁骨立”句中。《后汉书·韦彪传》曰：“孝行纯至，父母卒，哀毁三年，不出庐寝。服竟，羸瘠骨立异形，医疗数年乃起。”可知，“哀毁骨立”一语已成雏形。应该是这一典故的源头。

醋浸曹公，汤煮右军

江浙一带人称梅子为“曹公”，因为曹操曾经想出望梅止渴的点子。那儿的人又称鹅为“右军”，因为王羲之喜好养鹅。有一位读书人送人醋梅和煮烂的鹅，写了一封信说：“用醋浸渍过的曹公一瓮，用汤煮烂的右军两只，且供一顿饭食吧。”

原文

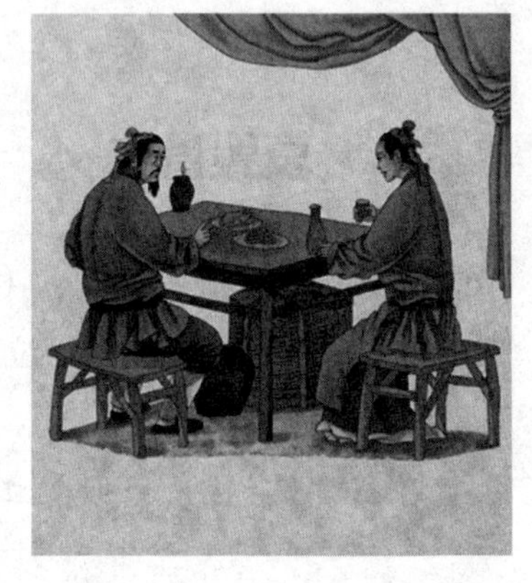

吴人多谓梅子为“曹公①”，以其尝望梅止渴也。又谓鹅为“右军②”，以其好养鹅也。有一士人遗③人醋梅与燖④鹅，作书云：“醋浸曹公一甏⑤，汤燖右军两只，聊⑥备一馔。”

（节选自《梦溪笔谈·卷二十三·讥谑》）

注释

①曹公：指三国时的曹操。②右军：指东晋书法家王羲之，因其官至右军将军，人称“王右军”。③遗（wèi 位）：赠送。④燖（xún 循）：煮烂。⑤甏（bèng）：大瓮，坛子。⑥聊：姑且。

按语

读了这段诙谐幽默的故事，不由得让人忍俊不禁。因为曹操有望梅止渴的故事，江浙一带人就称梅子为“曹公”；因为王右军羲之喜好养鹅，那儿的人又称鹅为“右军”。于是就闹出了把醋梅与煮鹅说成醋浸曹公与汤煮右军的笑话。

韩康卖药，言不二价

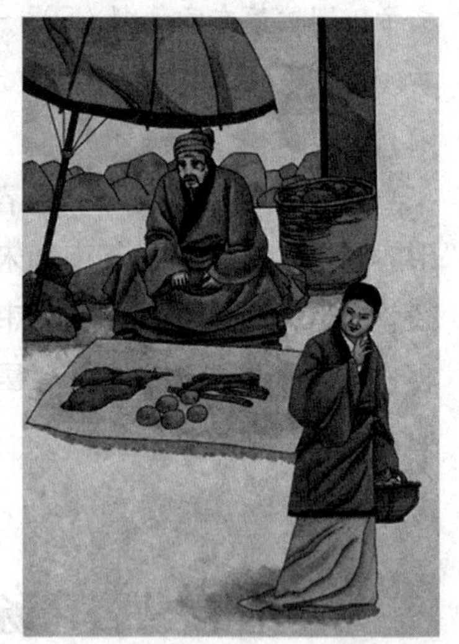

韩康字伯休，陕西西安附近人。韩康经常到名山大川采药，在西安城里卖药为生，言不二价，已经三十年了。有一次，一位女子去韩康处买药，韩康仍然言不二价。女子生气地说：“你是韩伯休吗？竟然言不二价！”韩康自叹说：“我本来不愿露名，现在女孩子都知道有我，我还卖什么药啊？”于是隐居西安附近的霸陵山中，官员们连续用官车去聘请，他决意不出。后来，汉桓帝置办礼物又去聘请，韩康无法推托，便辞去公车，坐自己的柴车前往，冒着晨光，提前来到长亭。亭长因知韩康从此路过，刚备好公车准备迎接，等看到韩康的柴车，亭长误认为是个庄户老头，便叫人抢夺他的牛。韩康便给了他们，趁机逃走，隐居不出，最终老死在霸陵山中。

原文

韩康①，字伯休，京兆霸陵②人。常采药名山，卖于长安③市，口不二价，三十年。时有女子，从康买药，守价不移。女子怒曰；“公是韩伯休耶？乃不二价乎！”康叹曰：“我本欲避名，今小女子皆知有我，何用药为[4]？”乃遁入霸陵山[5]中，博士公车连征[6]不起。桓帝[7]备礼聘之，康辞安车[8]，自乘柴车，冒晨先使者发至亭[9]。亭长[10]以韩征君[11]当过，方发人牛备道桥，及见康柴车[12]幅巾[13]，以为田叟[14]也，使夺其牛。康即与之，因逃遁，以寿终。

（节选自《小隐书》[15]）

注释

①韩康：东汉民间医生。②霸陵：在今陕西省西安市东北部。③长安：在今陕西省西安市西北部。④何用药为：还用卖药做什么呢？何……为，固定格式。为，语气词。⑤霸陵山：指西安市附近的山。⑥公车连征：使用官车连续招聘韩康到朝廷受职。⑦桓帝：即东汉桓帝刘志，147～167年在位。⑧安车：古代的一种小车，可以安坐，故名安车。⑨亭：汉置，十里一亭，十亭一乡。⑩亭长：主管治安，兼理民事。⑪韩征君：即韩康。封建社会被朝廷征聘而不受职的隐士，皆称“征君”。⑫柴车：即粗劣的车子。⑬幅巾：古代男子用绢一幅，装束头发，表示一种儒雅的风度，故称幅巾。⑭田叟：种田的老者，俗称庄户老头。⑮《小隐书》：明代学者敬虚子所著的一部专门记述古代隐士之迹的笔记小品。重点记述了从上古高士许由到宋代顺昌山人，共30位隐士的故事，并引证了明代以前的多部相关文献。可补正史之不足。本文记述的韩康卖药的故事就是其中之一。

按语

韩康于长安市卖药三十年，言不二价，早在《后汉书·韩康传》中，即有记载。历代传为佳话。之所以如此，正是因为韩康“常采药名山”，童叟无欺，因此人们非常信任他。而韩康终生隐姓埋名，不涉仕途，堪称高洁之士。

一盘冰，三斗火

蜀地人石藏用，凭借其医术生活在京都汴梁城，名声很大。余杭人陈承也以医术显名。然石氏好用温热药，陈氏好用寒凉药。古代的良医治病，一定要衡量病人的虚实，辨察疾病的阴阳，然后才投以汤剂，或用补法或用泻法，各随其证而用。这二人却各执偏见，一概用凉药和热药，竟然都有名于一时，是为什么呢？用百姓的话说：“石藏用的擔头有三斗火，陈承的筐里有一盘冰。”二人虽各有所偏，但皆能随证所宜，故各能取效。

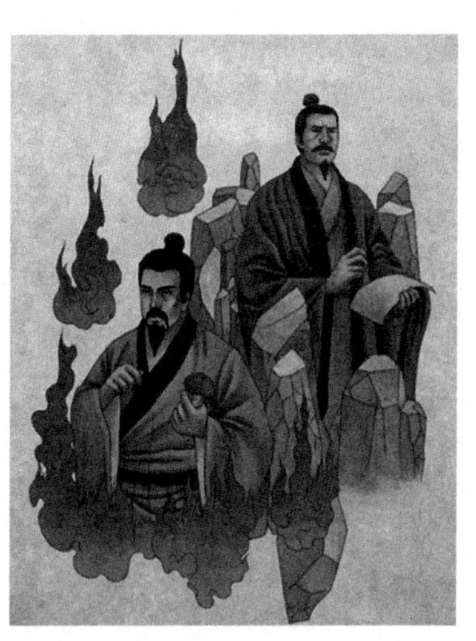

原文

蜀人石藏用，以医术游都城[①]，其名甚著。余杭人陈承亦以医显。然石好用暖药，陈好用凉药。古之良医，必量人之虚实，察病之阴阳，而后投以汤剂，或补或泻，各随其证。二子乃执偏见，一概于冷暖[②]，而皆有称于一时，何也？俗语云："藏用擔头三斗火[③]，陈承篋里一盘冰[④]。"

（节选自《泊宅编[⑤]·卷下》）

注释

①都城：指京城汴梁。②冷暖：指凉药和热药。③三斗火：指石藏用好用温热法或用暖药。一作"三斛火"，义同。斛为古量具，始十斗为斛，南宋后又以五斗为斛。④一盘冰：指陈承好用寒凉法或用凉药。二人虽各有所偏，但皆能随证所宜，故各能取效。⑤《泊宅编》：一部见闻笔记，多载北宋末、南宋初朝野旧事，其中有一些医药的记述。作者方勺，字仁声，婺州金华（今属浙江）人，徙居湖州，生卒年均不详。湖州西溪湖有泊宅村，方勺寓居其间，自号泊宅村翁。方勺曾和当时的名士苏东坡、叶梦得等人交游，南宋初尚在世。对当时的人物轶事多有所见闻。

按语

正如金元四大医家虽各有所偏，但均取得辉煌成就一样，好用热药的石藏用和好用凉药的陈承，皆能随证所宜，故各能取效而名燥一方。其实"偏"只是表象，关键是皆能随证所宜。清代程国彭《医学心悟》的饶序中说："尝语门弟子曰：'一壶冰，三斛火'，只在用之适其宜耳。"意思是，我曾经告诉门下学生说："俗语说的'一壶冰，三斛火'，只是在于用得适当罢了。"此乃一语中的。

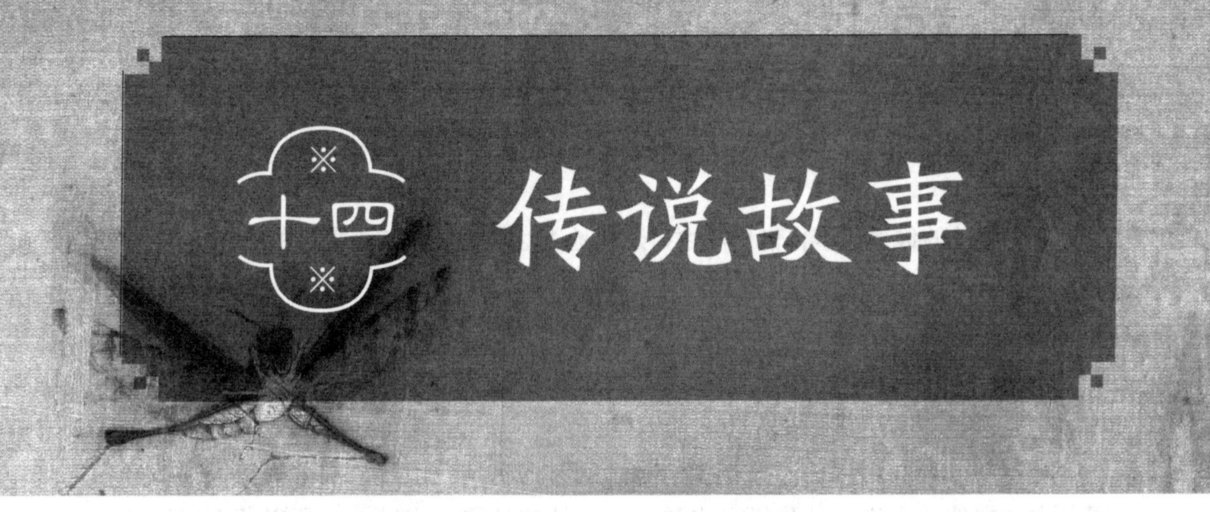

十四 传说故事

扁鹊三兄弟

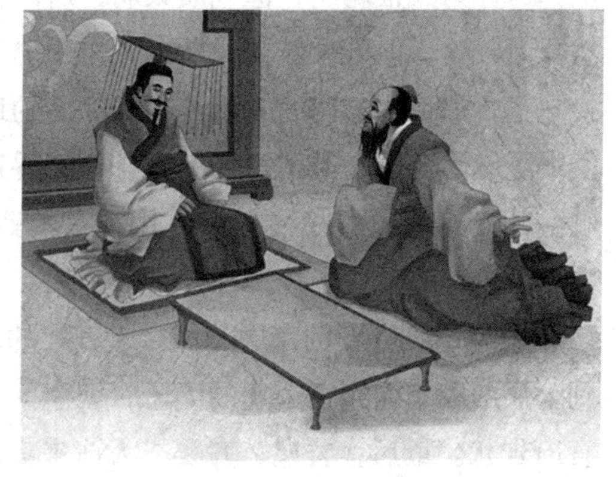

有一次魏文侯问扁鹊："你家兄弟三人，哪一位最精通医术呢？"扁鹊说："大哥医术最精，二哥次之，我最差。"魏文侯问道："那为什么你的名气最大呢？"扁鹊说："我大哥给人治病，是在疾病还未真正形成时就将其除掉，所以他的名气就只在家庭范围内；二哥治病是在疾病刚刚发生时就治愈它，所以名气也只在附近乡里之间；而我扁鹊治病的方法是针刺血脉、处以药物、切开皮肤，所以名声很快传开，在众多诸侯那里也有了名气。"魏文侯说："确实是这样啊！"

原文

魏文侯问扁鹊："子昆弟[①]三人，其孰最善为医？"扁鹊曰："长兄最善，中兄次之，扁鹊最为下。"魏文侯曰："可得闻邪？"扁鹊曰："长兄于病，视神未有形而除之，故名不出于家；中兄治病，其在毫毛，故名不出于闾[②]；若扁鹊者，镵[③]血脉，投毒药，副[④]肌肤，间[⑤]而名出，闻于诸侯。"魏文侯曰："善"。

（节选自《鹖冠子[⑥]·世贤》）

注释

①昆弟：兄弟。②闾：里巷的大门。此指乡里。③镵：刺。④副：剖开。⑤间：顷刻，很快。⑥鹖（hé 河）冠子：战国后期的思想家，学主黄老道家，兼融诸家。生卒

年不详。其著作《鹖冠子》，过去学术界曾认为是汉代以后的伪书，然自1974年长沙马王堆帛书出土以来，学者发现《鹖冠子》有多处与帛书中的《黄帝书》意同或语同，遂确认其书作者为鹖冠子。

按语

这个生动的传说故事，借扁鹊之口形象地表达了"上工治未病"的思想。

扁鹊换心

鲁国的公扈和赵国的齐婴都生了病。同时请求扁鹊治疗，扁鹊将他们都治好了。扁鹊向他两人说："你俩过去的病，是从体外侵入内脏的，所以药石可以治好；现在，我发现你俩有一种胎生带来的病，跟你们的身体同时生长，我想给你俩治好，怎样？"俩人说："希望先了解您对这个病的治疗效果。"于是扁鹊对公扈说："你为人很聪明，但气质太弱，所以善于思考而缺乏决断；齐婴与你相反，虽然智力较差，但气质较强，所以不善于思考，容易专横武断。如果把你俩的心脏交换一下，那么你们两个人都能达到完善的地步。"扁鹊征得两人同意之后，便叫他俩喝了麻醉药酒，麻醉得像死人一样，昏迷三天没有知觉，于是剖开胸膛，拿出心脏，相互交换放置稳妥以后，用神效的药物敷上。俩人苏醒过来，好像正常人一样，公扈和齐婴便告辞，各自回家去了。

公扈回到齐婴的家中，而亲近齐婴的妻子，但齐婴的妻子不认识他；齐婴也回到公扈的家，而亲近公扈的妻子，公扈的妻子也不认识齐婴。他俩的妻子都到当地官府告状。最后，公扈、齐婴二人请来扁鹊医生说明真相，这两家的官司从此才算了结。

原文

鲁公扈、赵齐婴二人有疾，同请扁鹊求治。扁鹊治之既①同愈，谓公扈、齐婴曰："汝曩②之所疾自外而干③腑脏者，固药石之所已④，今有偕生之疾⑤，与体偕长⑥，今为汝攻之何如？"二人曰："愿先闻其验⑦。"扁鹊谓公扈曰："汝志强而气弱⑧，故足于谋而寡于断；齐婴志弱而气强⑨，故少于虑而伤于专。若换汝之心，则均于善矣。"扁鹊遂饮二人毒酒⑩，迷死⑪三日，剖胸探心，易而置之，投以神药，既悟如初，二人辞归。

于是公扈反⑫齐婴之室而有其妻子，妻子弗识；齐婴亦反公扈之室而有其妻子，妻子亦弗识。二室因相与讼⑬，求辨于扁鹊，扁鹊辨其所由，讼乃已。

（节选自《列子·汤问》）

注释

①既：已经。②曩（nǎng）：从前，过去。③干：侵犯。④药石之所已：药物和

砭石能够治好。⑤偕生之疾：在胎里生的病。⑥偕长：谓疾病与身体共同生长。⑦其验：指疾病的症状和治疗效果。⑧志强而气弱：思维能力很强而缺乏勇气。⑨志弱而气强：分析思考能力很弱而胆大有勇气。⑩毒酒：麻醉药酒。⑪迷死：麻醉昏迷。⑫反：同“返”，下同。⑬讼：诉讼，即告状。

按语

《列子》记载的这一扁鹊换心的故事可谓生动形象，神乎其神。只因年代久远，已不可确考。而中医认为，“心主神明”“心之官则思”。《素问·灵兰秘典论》云：“心者，君主之官也，神明出焉。”这则故事无疑是提供了一个佐证。将给今人以有益的启示。

崔文子黄散赤丸

崔文子，泰山人，世代喜好黄帝、老子的道家养生术。文子隐居在潜山脚下，后来配制黄精散药和赤丸，还修建了一座石父祠，他把制出的药拿到都市里去卖，自称已有三百岁的年纪。后来发生了瘟疫，老百姓死亡的数以万计。地方郡县长官亲自到文子住处，请他出面济救百姓。文子手拿红色幡旗，系着黄精散药，挨门逐户巡行施药。服用他的黄精散药的人，病很快就痊愈，这样他救活了上万人。后来文子离开潜山，在蜀地继续卖黄散。当时的人们都把崔文子的赤丸、黄散这两种药奉为宝物，几乎像敬奉神灵一样。

原文

崔文子者，太山人也。文子世好黄老事[①]，居潜山[②]下。后作黄散赤丸，成石父祠[③]，卖药都市，自言三百岁。后有疫气，民死者万计，长吏[④]之文所请救。文拥朱幡[⑤]，系黄散以徇[⑥]人门。饮散者即愈，所活者万计。后去，在蜀卖黄散。故世宝崔文子赤丸黄散，实近于神焉。

（选自《列仙传[⑦]·卷上·崔文子》）

注释

①黄老事：道家养生术。因道家以黄帝、老子为祖，故称黄老。②潜山：在安徽省西南部，是古皖国封地，山称皖山，水称皖水，城称皖城，安徽简称“皖”即源于此。③石父祠：一种神祠名。④长吏：指地方郡县长官。⑤朱幡：红色的旗子。⑥徇：巡行。⑦《列仙传》：共二卷，旧题汉刘向撰，概系后人伪托，疑为东汉人所作。内容记载神仙故事七十则，并有赞语。所述事迹，几乎皆与长生仙去、神通变化诸方术有关，反映出两汉时期神仙方士的活跃情况。为后世道教神仙故事的重要来源之一。尤其黄帝等故事，多被引用。刘向（前77—前6年）：江苏沛县人，汉皇族楚元王刘交之四世孙。西汉末著名学者。曾主持校阅群书，撰成目录书《别录》，另有《新序》《说苑》

《列女传》等。

按语

崔文子是古代中国民间传说中的仙人。据说他是秦代医家，早年住在潜山，配制黄精和赤丸（即他配制的黄精散药和朱砂丹），救人无数。后至蜀地卖药，蜀人视之如“神仙”。晋代干宝《搜神记·卷一》中也有一篇《崔文子》，说他曾学仙于周灵王的太子王子乔等。从本篇文字可以看出，崔文子的黄散、赤丸，早在汉代以前就是治疗瘟疫的奇效良方。虽然今天已不知其中具体的方药配伍，但为我们提供了珍贵的医药文献资料。

彭祖长寿

彭祖，姓篯，名铿，是颛顼帝的玄孙。到殷代末年，他已活了七百六十岁，外貌却不显得衰老。彭祖年轻时喜欢安静，对尘世的事并不关心，他不追逐名誉，不装饰车马和穿戴，只以养生修身为己事。殷王得知后，授给他大夫官职。……殷王羡慕彭祖长寿，亲自到彭祖处询问养生方法，但彭祖没有告诉他。殷王赠送彭祖的珍奇玩物前后达数万，彭祖全部接受后用来救济贫贱百姓，自己一点也不留。……殷王便派遣一位通晓养生的宫女乘坐豪华的辎軿车向彭祖请问长生之道。彭祖说：“我是遗腹生的儿子，母亲抚养我到三岁，母亲也死了。剩下我这个孤儿，后来又遭遇到北方犬戎的祸乱，流离到西域，过了一百多年。我年少的时候，身体本来不大结实，活到现在，总共死去四十九个妻子，丧亡了五十四个儿子，数次经历人生忧患，精神上受到很大影响，中和之气受到损伤，使得肌肤不能润泽，营卫气血都已焦枯，恐怕不久于人世了。我所知道的养生之道，素来又浅薄得很，哪里值得宣扬啊！”……于是悄悄离去，不知去了什么地方。又过了七十多年，才听人说还曾在流沙国以西见过他。

原文

彭祖，姓篯（jiān 笺），名铿，帝颛顼[①]之玄孙。至殷末世，年七百六十岁而不衰老。少好恬静，不恤[②]世务，不营名誉，不饰车服，唯以养生治身为事。殷王闻之，拜为大夫。……王自诣[③]问讯，不告之。致遗[④]珍玩，前后数万，彭祖皆受之以恤贫贱，略[⑤]无所留。……乃令采女[⑥]乘辎軿[⑦]，往问道于彭祖。……彭祖曰：“仆遗腹[⑧]而生，三岁失母，遇犬戎[⑨]之乱，流离西域，百有余年。加以少枯[⑩]，丧四十九妻，失五十四子，数遭忧患，和气[⑪]折伤，令肌肤不泽，荣卫焦枯，恐不得度世[⑫]。所闻素又浅薄，不足宣传……”乃去，不知所之。其后七十余年，闻人于流沙之国西见之。

（节选自《神仙传》[⑬]卷一）

◇◇◇ **注释** ◇◇◇

①颛顼（Zhuān xū 专虚）：古帝名，五帝之一。相传为黄帝之孙，号高阳氏。②恤：忧虑，关心。③诣：到。④致遗（wèi）：赠予，赠送。⑤略：全。⑥采女：从民间采择进宫廷供役使的少女，此当指通晓养生之道的宫女。⑦辎軿（zī píng 资平）：古时贵族乘坐的一种有帷盖的车子。⑧遗腹：指父已死而子始生。⑨犬戎：古时西方的一种民族。⑩少枯：指年少时身体弱。⑪和气：中和之气。⑫不得度世：不久于人世。⑬《神仙传》：葛洪的《神仙传》一书，收录了古代传说中的92位仙人的神奇故事。旨在宣扬“神仙可学，不死可得”的思想，显然是荒诞的，但其中的一些医学文献和道家的养生方法，倒有可取之处。而书中塑造的一系列仙人形象，为后世的小说创作也提供了素材。关于葛洪，见本书“南阳菊潭”一文。

◇◇◇ **按语** ◇◇◇

彭祖长寿的神话传说，在战国时代就有流传，汉代刘向的《列仙传》中也有简要的记载。《楚辞·天问》说：“彭铿斟雉帝何飨？受寿永多夫何怅？”意思是彭铿斟了他亲自烹调的野鸡汤奉献给天帝，天帝吃了满心欢喜，赐给了他那么长的寿命，临死时他为什么还要感到惆怅？看来是天帝赐给了彭祖长寿的生命，使彭祖一直活到八百余岁。而有趣的是彭祖并不满足，仍嫌身体不够健康，实在还想由长寿达到永生不死。这就使后世的道家方士们得以在彭祖身上涂抹上许多神话的色彩。既然是神话传说，就难以推究其具体史实的真伪。但有一点是肯定的，彭祖作为古代长寿者的形象，已植根于广大民众的心中，并展现在众多的文学作品里。

橘井

苏耽，湖南郴州人，在西汉文帝时期，他通晓养生之道，人们称他为“苏仙”。苏耽早年丧父，周围乡里都知道他是孝敬母亲的人。他家住在县城东北，离城一百余里。有一次，苏耽与母亲正吃饭间，母亲对他说：“没有腌鱼呀！”苏耽立即放下筷子，起身取钱走出门去，不一会儿就拿着腌鱼回来。母亲惊奇地问他：“从哪里买来的？”苏耽说：“从县城里买的。”母亲说：“自家到县城往返一百余里，这么一会儿就回来，你在欺骗我呀！”苏耽对母亲说：“我买鱼的时候，遇见舅舅，与舅舅约定，明天到咱家来。”第二天，苏耽的舅舅果然到来。

有一天，天上的仪仗队降落苏宅。苏耽对母亲说：“我已受命为天上的仙人了，今天就要离开人间，再不能奉养母亲了。”苏耽的母亲说：“那我怎么活下去呢？”苏耽留下两个盘子，母亲需要饮食就敲小盘子，需要钱财和布帛就敲大盘子，所要的东西都能立即送到。

苏耽又对母亲说：“明年天下流行疫病，院子里的井水和橘树能够治疗。如有患病的人，给他一升井水，一片橘叶，煎汤饮服，立可痊愈。”后来果然发生疫病，远至千里之遥的人，都来求井水橘叶，凡是饮食了井水橘叶的病人，其病便立即痊愈。

原文

苏耽[①]，桂阳[②]人也，汉文帝[③]时得道，人称苏仙。公早丧所怙[④]，乡里以仁孝着闻，宅在郡城东北，距县治百余里。公与母共食，母曰：“无鲊[⑤]。”公即辍筯[⑥]，起身取钱而去。须臾以鲊至。母曰：“何所得来？”公曰：“县市。”母曰：“去县道往返百余里，顷刻而至，汝欺我也！”公曰：“买鲊时，见舅氏，约明日至。”次日，舅果至。一日，云间仪卫降宅[⑦]。公语母曰：“某受命仙箓[⑧]，当违色养[⑨]。”母曰：“我何存活？”公以两盘留。母需饮食，扣小盘，需钱帛，扣大盘，所需皆立至。

又语母曰：“明年天下疾疫，庭中井水橘树能疗。患疫者，与井水一升，橘叶一枚，饮之立愈。”后果然，求水叶者，远至千里，应手而愈。

（选自《古今图书集成[⑩]医部全录·卷五百四·医术名流列传》所引《列仙传》）

注释

①苏耽（dān　丹）：西汉文帝时期人。后人誉为神仙。②桂阳：郡名，今湖南省郴州市一带。③汉文帝：汉高祖刘邦之子，名刘恒，前179～前157年在位。④早丧所怙（hù　户）：早年死了父亲。⑤鲊（zhǎ　眨）：指经过腌制的鱼类食品。⑥辍筯（chuò zhù　绰住）：放下筷子。⑦云间仪卫降宅：天上的仪仗队从空中降落苏氏住宅。⑧某受命仙箓：我接受了上天的命令，名字已加载神仙簿籍。箓，簿籍。记载天上官吏姓名的素书。⑨当违色养：必将离开家庭，不能奉养老人而尽孝了。色养，以好脸色奉养亲人。旧时泛称尽孝。⑩《古今图书集成》：全书共1万卷，分6 109部。内容繁富，贯串古今，包罗万象。其中《医部全录》共520卷，900余万字，是我国现存最大的一部医学类书。陈梦雷（1650—1741），清代著名学者，闽县（今福州市）人。少有才名。12岁中秀才，19岁中举人，20岁成进士。康熙四十年（1701年）受命主编《古今图书集成》，历经5年，编纂成书。

按语

这则故事原载于晋·葛洪的《神仙传·卷九·苏仙公》，清·陈梦雷在《古今图书集成医部全录·卷五百四·医术名流列传》中做了节录。由于原文较长，本文选自《医部全录》节录本。

本文记述的是仙人苏耽的故事。正是由于这位仙人苏耽告知“庭中井水橘树能疗病”。后又果然应验，于是便形成了“橘井”这一典故。所谓“橘井泉香”“龙蟠橘井”等语，皆源于此。如今，郴州市内尚有橘井，是后人为纪念苏耽所建。

关于“橘井”的故事，在河南商城县也有流传，后人称为“北橘井”。河南商城县文化学者王凤林先生有《商城“橘井”考据》一文，该文说：“经笔者多方考证。我国有两处‘橘井’：一在湖南郴州，一处在大别山区的商城县苏仙石乡。乡内有一山名‘大苏山’。山下子安河边有双石对峙，名‘苏仙石’，上有两个深深的足印，北400米有千年古井，名‘橘井’。《河南通志》记载：‘苏仙石，汉苏耽，字子训，商城人，有道术……尝种橘、凿井，一日告母曰：后二年州大疫，食橘叶，饮井泉，当自愈，有鹤数十至其门遂乘鹤而去。后二年，州果罹疫，母如其言，竟免……’《一统志》《光州志》等古籍中皆有类似记载。可见商城之北‘橘井’与郴州之南‘橘井’的传说同根同源，皆出自《神仙传》‘橘井泉香’典故。且在苏仙石乡境内的喻畈村也遗存有‘大苏山’‘苏仙石’‘橘井’‘苏仙寺’等众多古迹。因苏仙石乡位于大别山腹地，山河纵横，林海绵延，历来交通不便，似世外仙境，是古人隐居藏身修炼的佳地，故北‘橘井’不为外人知晓。”

杏林

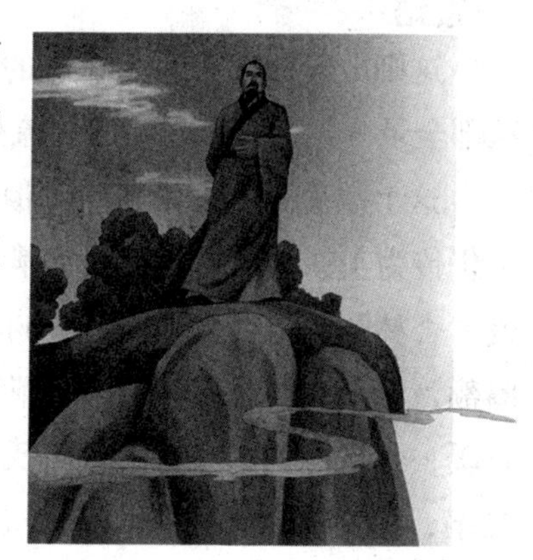

董奉，字君异，东吴侯官人……后来回到南昌，就在庐山定居下来……董奉住在山上而不种地，每天为人治病，不取分文。如果重病治好了，让患者栽五棵杏树；轻病治好了，栽一棵杏树。这样连续好些年，所种的杏树已有十万余棵，郁郁葱葱，茂密成林，因而使得山中的各种飞禽走兽都游戏在杏林之中，一年到头不长杂草，像经常耕锄管理一样。

后来，杏大量成熟，董奉就在杏林里搭一粮仓，告诉人们：有买杏的人，不必告诉我，只将一容器的谷子倒入粮仓，就自己取走一容器杏。曾有一人，放入的谷子少而取走的杏多，杏林里的老虎便怒吼着追赶。那人十分害怕，急忙提着杏顺路旁逃跑，不料跌倒在地，杏撒了许多。到家一量，竟和送去的谷子一样多。有时，有偷杏的人，老虎就追他到家，把他咬死。家里人知道后，就把偷来的杏照数送还董奉，叩头赔礼认错，于是董奉竟又使其复活。

董奉每年用杏换得谷子，随后又用来救济周围的贫苦百姓，接济来庐山旅行而断了盘费的人，每年救济有二万多人。

原文

董奉[①]者，字君异，侯官[②]人也……后还豫章[③]，庐山[④]下居。……奉居山不种田，日为人治病，亦不取钱。重病愈者，使栽杏五株，轻者一株，如此数年，得十万余株，郁然[⑤]成林。乃使山中百禽群兽游戏其下，卒不生草，常如耘治[⑥]也。

后杏子大熟，于林中作一草仓，示时人曰：欲买杏者，不须报奉，但将谷一器置仓中，即自往取一器杏去。尝有人置谷少而取杏去多者，林中群虎出吼逐之，大怖[⑦]，急挈杏走路旁，倾覆。至家量杏，一如谷多少。或有人偷杏者，虎逐之到家，啮[⑧]至死。家人知其偷杏，乃送还奉，叩头谢过，乃却[⑨]使活。奉每年货杏得谷，旋以赈救贫乏，供给行旅不逮者[⑩]，岁二万余人。

（选自《古今图书集成医部全录·卷五百五》·医术名流列传》所引葛洪《神仙传》）

注释

①董奉：三国时期吴国的民间医生。②侯官：旧县名，西汉置，治所在今福州市。③豫章：郡名，楚汉置。今南昌市。④庐山：一名匡庐，在江西省九江市南部。⑤郁然：繁盛的样子。⑥耘治：锄耕管理。⑦怖：惶惧的样子。⑧啮（niè 聂）：咬。⑨却：又。⑩行旅不逮者：外出旅行经济困难物资不能供应的人。

按语

这则故事原载于晋·葛洪的《神仙传·卷十》，清·陈梦雷在《古今图书集成医部全录·卷五百五·医术名流列传》中做了节录。本文节选自《医部全录》本。

这个故事虽有神话色彩，但董奉居山，“日为人治病，亦不取钱”的事迹，至今仍传为美谈。“杏林”美名满天下，渐渐地成了“医林”的代名词。广大医家偏爱“杏林”，以杏自喻，以杏自号，以杏为书名，以杏为颂语。病人赠送给医生的匾额，常书“杏林春暖”“誉满杏林”“功满杏林”等。对联中常有“虎守杏林春日暖，龙蟠橘井水泉香”“董氏杏林凭虎守，苏家橘井有龙蟠”等佳句。“杏林”二字，也常为医药团体、刊物名称、宾馆店号所使用。如“杏林学社”“杏林丛录”“杏林宾馆”等。日本且有“汉方杏林会”等。其实，人们爱“杏林”，正是爱的“救死扶伤”“施药济贫”的杏林精神。这种精神正是中华民族的传统之光。

松脂愈癞

听说上党有个叫赵瞿的人，得癞病好几年了，众多医生都治不好，快要死了。有人说，不如趁他活着时就流徙抛弃他。后来子孙们相互流动转易，他的家人又带着粮食，抬着他，把他送到山洞中。赵瞿在洞中，埋怨自己的不幸，昼夜悲叹，哭了好几个月。有个仙人行游经过山洞，看见了他，感到可怜，一一询问他。赵瞿知道这是个奇异的人，就叩头自述，乞求怜悯。于是仙人拿一袋药赏赐给他，教给他服食的方法。赵瞿服用药一百多天，疮疤都长好了，颜面丰满神色愉悦，肌肤润泽。仙人又经过看望他，赵瞿道谢使自己获得再生的恩德，乞求这种药方。仙人告诉他说："这不过是松脂而已。这座山中有很多这种药物，你熔炼后服用，可以依此而长生不死。"赵瞿回到家。家里人开始认为他是个鬼，非常惊愕。赵瞿从此后长期服食松脂，身体变得更轻，力气增加百倍，登上高岭，翻越险峰，成天不觉累。享年一百七十岁，牙齿不落，头发不白。

原文

闻上党[①]有赵瞿者，病癞历年，众治之不愈，垂死。或云不如及活流弃[②]之，后子孙转相注易[③]，其家乃赍粮，将之送置山穴中。瞿在穴中，自怨不幸，昼夜悲叹，涕泣经月。有仙人行经过穴，见而哀之，具问讯之。瞿知其异人，乃叩头自陈乞哀，于是仙人以一囊药赐之，教其服法。瞿服之百许日，疮都愈，颜色丰悦，肌肤玉泽。仙人又过视之，瞿谢受更生活[④]之恩，乞丐[⑤]其方。仙人告之曰："此是松脂耳，此山中更多此物，汝炼之，服，可以长生不死。"瞿乃归家。家人初谓之鬼也，甚惊愕。瞿遂长服松脂，身体转轻，气力百倍，登危越险，终日不极[⑥]。年百七十岁，齿不堕，发不白。

（选自《抱朴子内篇》卷十一）

注释

①上党：地名，在今山西长治市。②流弃：流徙抛弃。③注易：这里指流动转易。④更生活：又获得再生。⑤丐：给予。⑥极：疲倦。

按语

松脂，又称松香、松膏、松肪、松胶香等。松脂为松树油脂所提制，因其脂通明，宛如薰陆香，所以又称松香，古代养生家常炼之服食，不过它更多的是应用于外科。其性味苦、甘，温。有燥湿、杀虫、止痒、拔毒、生肌之功效，故多涂擦疮疥湿疮，用于痈疽疖疔。本文讲述了服食松脂的神奇功效，未免有传说的成分。

悬壶

集市之中有一老翁卖药，他在店铺门前悬挂着一个大空壶，每到集市散去，必跳入壶中。集上的人都没有看见过，只有管理市场的小官费长房在楼上看到此事，感到非常惊奇。于是前去拜望老翁，并送给他美味的酒肉食物。老翁知道费长房认为他是一位神人，便对费长房说："您明天可以再来。"第二天，费长房又去拜望老翁，老翁便邀他同入壶中。费长房只见宫廷华丽庄严，美酒佳肴满桌，二人畅饮尽兴而出。后来，费长房愿向老翁学习医

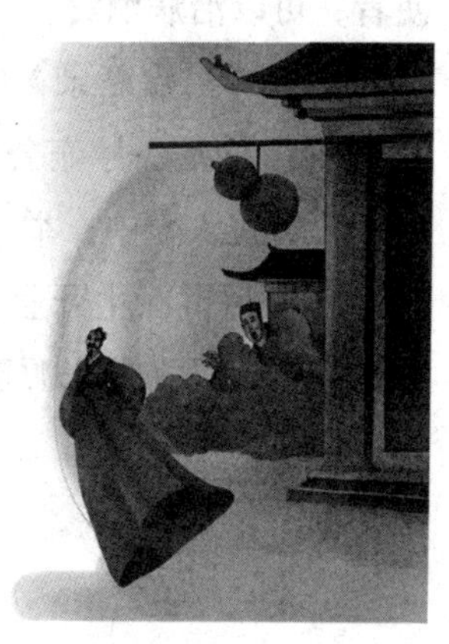

道，便跟老翁隐居山中。老翁欣慰地抚摸着费长房说："您求学心诚，我愿意把医道方术传授给您。"后来，费长房终于把老翁的医术继承下来，在民间为广大群众治病。

原文

市中有一老翁卖药，悬一壶于肆头[1]。及市罢，辄跳入壶中。市人莫之见，惟长房[2]于楼上睹之，异焉。因往再拜，奉酒脯[3]；翁知长房之意其神[4]也，谓之曰："子明日可更来。"长房旦日复诣翁，翁乃与俱入壶中。惟见玉堂严丽[5]，旨酒甘肴[6]，盈衍[7]其中。共饮毕而出。后长房欲求道，随从入深山。翁还抚之曰："子可教也。"遂能医疗众病……

（节选自《古今图书集成医部全录·卷五百五·医术名流列传》所引《后汉书·方术列传》）

注释

①肆头：店铺门首。②长房：即费长房，东汉时期的巫医，汝南（今河南省汝南县）人。曾为市掾（yuàn 院），即管理集市场所的小官。③脯（fǔ 府）：干肉。④意其神：认为他是神人。⑤玉堂严丽：殿堂庄严华丽。玉堂，亦指神仙居处。⑥旨酒甘肴：美好的酒肉食物。⑦盈衍：充满。

按语

这则故事原载于南朝范晔《后汉书·方术列传·费长房》，清·陈梦雷在《古今图书集成医部全录·卷五百五·医术名流列传》中做了节录。本文节选自《医部全录》本。

"悬壶"这一典故，在晋·葛洪《神仙传》卷九中亦有类似的记载，只是鬼神味浓一些。其文曰：壶公者，不知其姓名也。……时费长房见公从远方来，入市卖药，人莫之识，卖药不二价，治病皆愈。每语人曰："服此药必吐某物，某日当愈。"言无不效。常悬一空壶于屋上，日入跳入壶中。长房知非常人，乃日扫公座前地，及供馔物，公受不辞。积久，长房不少懈，亦不敢有求。公知长房笃信，谓曰，"暮更来。"长房如其言，公为传封符一卷，付之曰："带此可主诸鬼神常称使者，可以治病消灾。"长房乃行符收鬼，治病无不愈者。

而在《丹台新录》中，记载比较简略，且称壶公是"孔子三千弟子之数也"。其文曰：谢元一号壶公，即孔子三千弟子之数也。常悬一空壶市肆货药，日入之后，公辄跳入壶中；举世无人见者，惟长房于楼上见之，往拜焉，以师事之。

因而后世医生开业，常以"悬壶"称之。医生治病救人，称为"悬壶济世"。"悬壶"一词，即来源于此。

偓佺食松子

偓佺是槐山的采药老人。他喜欢吃一种松树的果实，身体上长着七寸长的毛，方形的双眼，奔走如飞，追赶那奔跑着的马。他曾用此松树松子赠送给尧，尧未服用。这种松树，都是大松，当时所服用的松子树，都已长了三百年了。

原文

偓佺①者，槐山采药父也，好食松实。形体生毛，长七寸，两目更方。能飞行，逐走马。以松子遗②尧，尧不暇服。松者，简松③也。时受服者，皆三百岁。

（节选自《搜神记·卷一·偓佺》）

注释

①偓（wò 握）佺：传说中古仙人名。《史记·司马相如传》有“偓佺之伦暴于南荣”之语。意思是说偓佺这些神仙在南边的屋檐下晒太阳。《列仙传》中也记载了他的故事，内容和《搜神记》基本相同。尚有“遗赠尧门，贻此神方”等句，意思是秘术送给尧帝，留下长寿秘方。②遗（wèi 畏）：赠予。③简松：大松。

按语

若说食松子能成仙，当然是无稽之谈，但松子确实对人体有益。陶弘景《名医别录》列之上品。李时珍在《本草纲目》中说：松子“气味甘，小温，无毒”并引用《开宝本草》等书说：“逐风痹寒气，虚羸少气，补不足，润皮肤，肥五脏。主诸风，温肠胃。久服，轻身延年不老。”还特意引述了偓佺食松子的故事。据现代药理实验研究，松子含有多种氨基酸和维生素，具有增强免疫力、抗衰老的功能。看来，应当把松子视作养生之品。

梵僧吹鼻治息肉

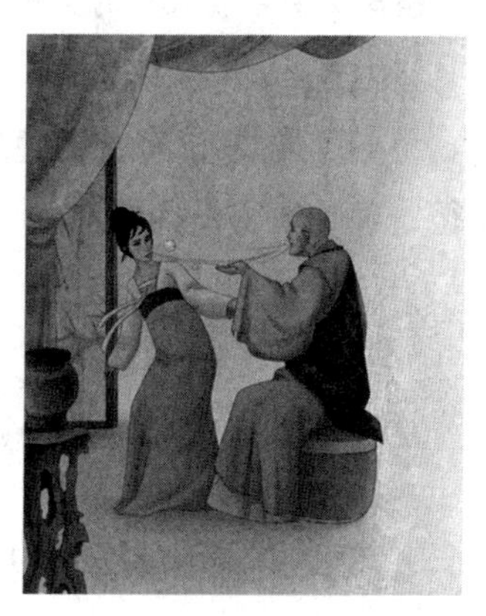

唐代永贞年间，长安东市场一贵族王布，颇有学问，家财万贯，富商巨贾多把他当宾客对待。他有个女儿，年龄十四五岁，生得艳丽聪慧；可是，两个鼻孔各垂下一块如皂荚子大的息肉。息肉的根细如麻线，长一寸多，若触动它，疼痛钻心入髓。她父亲花钱数百万，进行治疗，均无效果。忽然有一天，有一梵僧来求食，于是问王布：“闻知您女儿有奇疾，可否让见一见，我能治疗这种病。”王布被询问，非常高兴。立即让女儿来见，梵僧于是取出白色药面，吹入病人鼻孔。一会儿工夫，就摘掉了息肉。流出少量黄水，但病人始终没有感到痛苦。王布拿出百两黄金赏他，梵僧说：“我是修道之人，不接受丰厚的布施，只要这两块息肉就行了。”于是，小心地包好息肉就离去了，行走快如飞。王布觉得他大概是一位圣贤之人。

原文

永贞[①]年，东市百姓[②]王布，知书，藏镪[③]千万，高旅多宾之[④]。有女年十四五，艳丽聪悟，鼻两孔各垂息肉如皂荚子，其根如麻线，长寸许，触之痛入心髓。其父破钱数百万治之，不瘥。忽一日，有梵僧[⑤]乞食，因问布：“知君女有异疾，可一见，吾能止之。”布被问大喜。即见其女，僧乃取药，色正白，吹其鼻中。少顷，摘去之。出少黄水，都无所苦。布赏之百金，梵僧曰：“吾修道之人，不受厚施，唯乞此息肉。”遂珍重而去，行疾如飞，布亦意其贤圣也。

（节选自《酉阳杂俎》[⑥]前集卷一）

注释

①永贞：唐顺宗李诵年号，指805年。②百姓：古代对贵族的总称。③镪（qiǎng 抢）：钱串，引申为成串的钱。④宾之：把他当宾客看待。宾，意动用法。⑤梵（fàn 范）僧：印度僧人。也称佛僧。梵语为古印度书面语，故对印度等地的事物，常冠以梵字。又佛经原用梵语写成，故凡与佛有关的事物，皆称梵。⑥《酉阳杂俎》：20卷，《续集》10卷，以内容广博而蜚声中外。凡神道仙佛、天文地理、文化艺术、风俗民情、动植货殖、奇闻逸事，几乎无所不载。保存了南北朝至唐代的许多珍贵史料，对后世的文学创作产生了较大影响。段成式（803—863）：字柯古，晚唐邹平（今山东邹平市）人，后迁居临淄（今山东淄博）。唐代著名志怪小说家、藏书家。在诗坛上，他与李商隐、温庭筠齐名。因三人排行均为第十六，故时号“三十六体”。他曾任江州刺史，因事被罢官。后游曳于青山绿水中，终日以读书、著书自娱，以藏书、校书为事。他能诗善文，除代表作《酉阳杂俎》传世外，在《全唐诗》中还收入他的诗30多首，《全唐文》中收入他的文章11篇。

按语

这则故事，有神话色彩，未必究其真。而那位梵僧施医舍药，拒受谢礼的美德，确是值得发扬的。

滴芝难得

嵩山少室山的石洞中有深谷，人无法通过。以石投谷中，老半天才能听到其声音。距离洞外十余丈，有根石柱。柱上有仰卧若盖的石头，向南伸出估计约有一丈的方圆。向上望，蜜芝从石上滴落到石偃盖中，好大一会儿，才有一滴。就像下雨屋后的余漏，不断地往下落。然而蜜芝落不止，也就始终顺着偃盖石往下滴。洞上刻石为科斗文字，说："能服石蜜芝一斗的人，寿命可达一万岁。"众道士都想着石洞那个地方，可是不能上去。只有用碗一类器物置放在坚劲的竹木顶端，用来接取它。然而始终没有谁能做到。按说此洞上有如此的刻石，前世必定已有人上去了。

原文

少室石户①中，更有深谷，不可得过。以石投谷中，半日犹闻其声也。去户外十余丈，有石柱，柱上有偃盖石②，南度径可一丈许③。望之，蜜芝从石上堕石偃盖中，良久，辄有一滴。有似雨屋后之余漏，时时一落耳。然蜜芝堕不息，而偃盖亦终滴也。户上刻石为科斗④字，曰："得服石蜜芝一斗者，寿万岁。"诸道士共思惟其处，不可得往。唯当以碗器置劲竹木端，以承取之。然竟⑤未有能为之者。按此户上刻题如此，前世必已有之者也。

（节选自宋代《太平广记·卷四百一十三·草木八》）

注释

①少室石户：嵩山少室山的石洞。②偃盖石：仰卧若盖的石头。③南度径可一丈许：向南伸出估计直径约有一丈的方圆。④科斗：同蝌蚪。汉字字体之一，即科斗篆，据说为仓颉所造。⑤竟：最终。

按语

说"服石蜜芝一斗，寿命可达一万岁"，未免是夸张之辞。正是因为它珍贵，才使众多的人向往之，然而始终没有谁能得到，只有望山而兴叹。看来这种长生不死的神药是难以得到的。

马溺消腹瘕

先前有一人，与他的奴仆同时患了腹瘕病。奴仆死后，便令剖腹诊视，结果得一白鳖。于是尝试着用各种药水浇灌它，并把药物放入它腹中，均无一点损伤。就把它拴在院子里的床腿上。忽然有一客人乘白马来访，随后马尿溅在鳖身上，鳖于是惊骇，急忙逃走躲避；因为用绳子拴着，鳖不能离去，就把头脚缩起来。病人观察到这种情况，对他的儿子说："我的病可以得救啦！"于是尝试用白马尿灌鳖，一会儿鳖

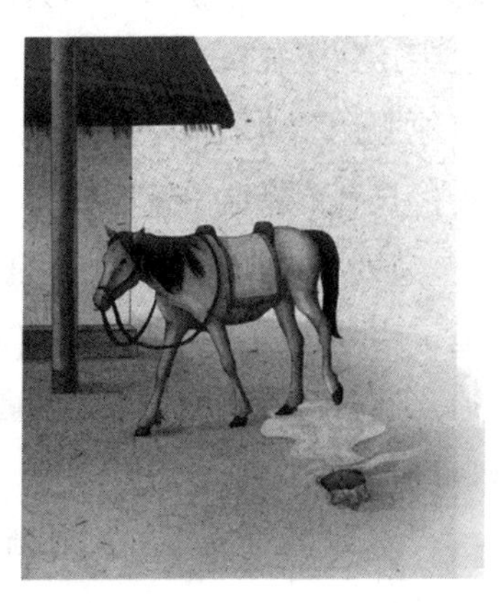

化成了水。病人就立即服一升多白马尿，病豁然而愈。

原文

昔有一人，与奴同时得腹瘕[①]病。奴既死，令剖腹视之，得一白鳖。乃试之诸药浇灌之，并内[②]药于腹中，悉无损动。乃系之于床脚。忽有一客来看之，乘一白马。既而马溺[③]溅鳖，鳖乃惶骇，疾走避之；既系之，不得去，乃缩藏头颈足焉。病者察之，谓其子曰："吾病可以救矣！"乃试以白马溺灌鳖，须臾消成水焉。病者遂顿[④]服升余白马溺，病即豁然除愈。

（节选自《太平广记·卷二百一十八·医类》）

注释

①腹瘕（jiǎ 假）：一种腹内疼痛结块、散聚无常、痛无定处的疾病。②内：同"纳"。③溺：同"尿"。④顿：立刻。

按语

本文生动地记述了用马溺治腹瘕病的故事。虽然有些荒诞不经，但是马溺破腹瘕，在古书上确有记载，显然是古代的一种验方。《本草纲目·兽部》"马"字条云："白马溺，气味辛，微寒，有毒。主治消渴，破癥坚积聚，男子伏梁积疝，妇人瘕积。铜器承饮之。"并且还专门引用了《太平广记》这段文字。

应声虫

《文昌杂录》记载：他的朋友刘伯时曾见到一位淮西的读书人杨勔，他自言中年时得了一种怪病：每次一开口说话，肚子里便跟着发出声音，腹中有虫应声重复他的话。数年时间，这种声音渐渐大起来。有位道士知道后吃惊地说："这是因为腹中有应声虫的缘故，若长期不治，将会传染给老婆孩子。我给你出个方子，你可以将《本草经》中的药名，逐个高声朗读，遇到应声虫不敢跟着重复说出的药名，就是医治此虫的良药，当取来服用。"杨勔如法照办，当读到"雷丸"时，应声虫忽然无声，他赶快买了雷丸服用数粒，于是病就好了。开始他不敢相信这是真的，之后，到了长汀县，遇到了一个乞丐，也患了这种病，当时围观的人很多。于是便教他服用雷丸。而乞丐却谢绝说："我贫穷，也没有别的技艺，为了向人寻求衣食，只有依靠这个来赚钱。"

应声虫本来是病，可是乞丐以此作为求衣食的资本，至死而不悔。又怎么知道，当今世间那些所谓通达之人，不是把功名富贵作为腹中的应声虫呢？噫！明知追求衣食富贵误人生命，可是肯服雷丸的人少呀！

原文

《文昌杂录》[①]：刘伯时[②]尝见淮西士人杨勔[③]，自言中年得异疾：每发言应答，腹中辄有虫声效之。数年间，其声浸大[④]。有道士见而惊曰："此应声虫也，久不治，延及妻、子。宜读《本草》[⑤]，过[⑥]虫所不应者，当取服之。"勔如言，读至雷丸[⑦]，虫忽无声，乃顿饵[⑧]数粒，遂愈。始未以为信[⑨]。其后，至长汀[⑩]，遇一丐者，亦是疾，而观者甚众。因教之，使服雷丸。丐者谢曰，"某贫，无他技，所求衣食于人者，惟藉此耳。"

应声虫，本病也，而丐者以为衣食之资，死而不悔。又安知世间功名富贵，达人[⑪]不以为应声乎？噫，衣食误人，肯服雷丸者鲜矣！

（节选自《古今谭概·妖异部卷第三十四》）

注释

①《文昌杂录》：书名，宋·庞元英撰，记录宋代元丰年间的典章制度及各种见闻。但现存《文昌杂录》无《应声虫》这则故事，疑是《遁斋闲览》之误。②刘伯时：宋人。范正敏在《遁斋闲览》中记录这则故事时，于"刘伯时"三字前有"余友"二字。③杨勔（miǎn 免）：宋人，不详。④浸大：渐渐大起来。⑤《本草》：此指《神农本草经》。⑥过：当是"遇"之误。⑦雷丸：中药名，亦称"雷矢""竹苓"。是一种寄生在竹根上的菌类。常用来驱杀人畜体内的蛔虫等寄生虫。⑧顿饵：马上吞服。⑨信：真。⑩长汀（tīng 听）：即今福建省长汀县。⑪达人：通达的人。

按语

《应声虫》这则故事，由来已久，最早见于唐代张鷟（zhuó）的《朝野佥载》和刘馀（sù）的《隋唐嘉话》，其后宋代范正敏所著《遁斋闲览·人事》也有类似记载。到了明代，冯梦龙又收进《古今谭概》，并在故事的后面附上一段议论文字。显然是用这则故事，讥讽那些不顾廉耻，不惜损害身体，而一心沉湎于功名富贵的利禄之徒。今天，我们在讥笑那些胸无主见，随声附和之人时，常说他是个应声虫。其实，应声虫病是可治的，可惜"肯服雷丸者鲜矣！"

雷丸，为寄生于竹根之下的真菌菌核。它经常出现于雷雨之后，故古人认为此物为雷震所化，是雷神用以发霹雳的工具，且其形如弹丸，因称雷丸。雷丸，始载于《神农本草经》，又名雷矢、雷实。雷丸为杀虫之品，清·陈士铎谓："名曰雷丸者，言如雷之迅，如丸之转也。走而不留，坚者能攻，积者能去，实至神之品。"故传说用雷丸治愈人腹内应声虫。

口吞金蚕

池州进士邹阆家境贫寒，有一天打开房门，便捡得一个小笼子，笼内装有银器，他就把这笼子拿回家了。这时他发现大腿上有一个东西，像蚕那样蠕动，有金色的光泽，他把它拨在地上，但它仍回到原处。无论用脚踏，斧砍或投在水火之中，都不能把它除掉。邹阆为此去请教朋友，朋友说："这虫名叫金蚕。"又详细地告诉他关于金蚕的情况。邹阆回家告诉他妻子说："我们养着这玩意儿不行，将带来灾难；若把金蚕送走，需很多钱财，我们家将一贫如洗，以后靠什么生活？"于是就把那金蚕吞掉了。家人都以为他必定会死去，但他却平平静静，没有什么痛苦，竟然得以寿终正寝而老死家中。

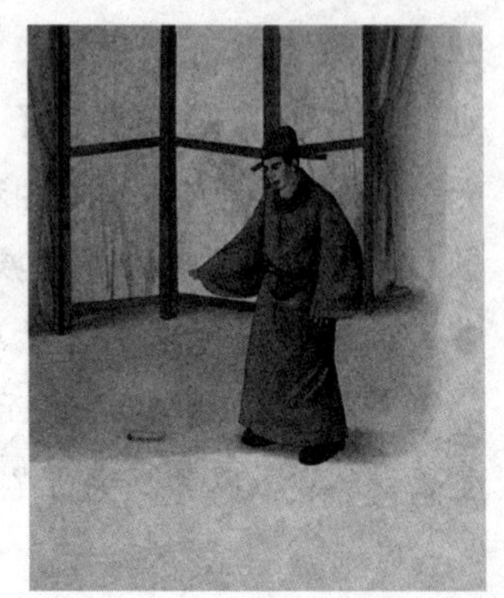

难道是至诚之气盛，自能战胜邪妖吗？时珍私下以为金蚕这样的害虫，为害非常严重，所以详细地记录这两件事，一是说明这种害虫害怕刺猬，一是说明真诚可以战胜邪妖。

原文

池州[1]进士邹阆家贫，一日启户[2]，获一小笼，内有银器，持归。觉股上有物，蠕蠕如蚕，金色灿烂，遂拨去之，仍复在旧处，践之[3]，斫之[4]，投之水火，皆即如故。阆以问友人，友人曰："此金蚕也"。备告其故。阆归告妻云："吾事[5]之不可，送之家贫，何以生为[6]？"遂吞之。家人谓其必死。寂[7]无所苦，竟以寿终。岂至诚之盛，妖不胜正耶？时珍窃谓金蚕之蛊，为害甚大，故备书二事，一见此蛊畏猬，一见至诚胜邪也。

（节选自《本草纲目·虫部》第四十二卷引《幕府燕闲录》）

注释

①池州：地名，即今安徽省池州市。②启户：开门。户，单扇门曰户。③践之：用脚踏它。④斫（zhuó）之：用斧头砍击它。斫，砍，削。⑤事：供养，奉养。⑥何以生为：即"以何为生"，意为：靠什么生活呢？⑦寂：很安静，平静。

按语

本文记述金蚕虽毒甚却不能为害邹阆，说明至诚之气能够战胜邪妖，揭示了"精诚所至，金石为开"的道理。李时珍收载两则金蚕的寓言故事，意在教育人心要抑恶扬善。

金蚕害人

金蚕，起初在四川饲养，逐渐传到临近的湖广等地，后来，福建、广东也渐渐多起来。它形状像蚕，全身金黄色，每天需吃掉蜀锦四方寸。南方人畜养它，取它的粪便放到饮食中用来毒害人，人吃后马上就会死去。金蚕若能得到它所需要的条件，每天都能为主人带来许多他人的财物，使主人突然富足。然而，送走它却很困难，即使用水淹、火烧或兵刃砍击，都不能丝毫损害它，一定要用倍于所得到的金银和彩色丝织品，把金蚕放进去，抛弃在路旁，有人偶然收取这些东西，金蚕就随之而去。这种送金蚕的办法，叫作“嫁金蚕”。不然，金蚕能够进入人的腹内，残酷地咬食人的肠胃，然后完整地出来，像尸虫一样。有一个人，叫守福清，老百姓告他用金蚕毒害人，官府要惩办他，但在他的屋内找不到金蚕。有人献计，找两个刺猬，放入他家中一定能够捕获金蚕，刺猬果然在床下的墙隙中将金蚕擒了出来。金蚕是极毒的东西，好像鬼神一样，但刺猬能够制服它，这是什么原因呢？

原文

金蚕始于蜀中，近及湖广，闽、粤浸多[①]。状如蚕，金色，日食蜀锦[②]四寸，南人畜之[③]，取其粪置饮食中以毒人，人即死也。蚕得所欲[④]，日置他财[⑤]使人暴富。然遣之[⑥]极难，水火兵刃所不能害。必倍其所致[⑦]，金银锦物，置蚕于中，投之路旁，人偶收之，蚕随以往，谓之嫁金蚕。不然能入人腹，残啮[⑧]肠胃，完然而出，如尸虫也。有人守福清，民讼[⑨]金蚕毒，治求不得[⑩]。或令取两刺猬，入其家捕之必获，猬果于榻下墙隙中擒出。夫金蚕甚毒，若有鬼神，而猬能制之，何耶？

（节选自《本草纲目·虫部》第四十二卷引《蒸绦丛谈》）

注释

①浸多：逐渐多。②蜀锦：四川产的有花纹的丝织品。③畜之：畜养它。④所欲：所需要的条件。⑤日置他财：意为每天都能为其主人带来许多他人的财物。⑥遣之：送走它。⑦所致：所得到的。⑧残啮：残酷地咬食。啮，咬，侵蚀。⑨民讼：老百姓诉讼。⑩治求不得：想惩治他却找不到（金蚕）。治，惩处。

按语

本则寓言介绍了金蚕的害人习性，并说明金蚕虽毒，自然界自有相克之物，如刺猬即能制服它。

永公梦方

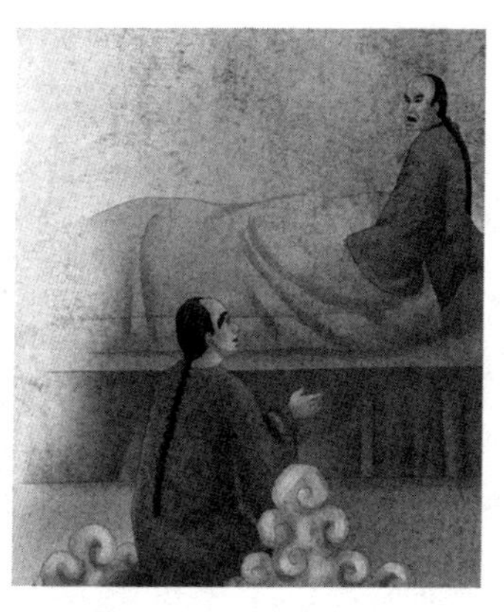

内阁学士永宁因病缠身，精神萎靡不振。请大夫诊治，也治不好。后来又请了一位医生，此医生索要前一位医生所用的药方，没有找到。永公以为小婢放错了地方，叫她仔细找找，并威胁说如找不到就要受鞭打。永宁靠着枕头休息，昏睡中有个人跪在灯下，说：“您不要打她，药方是小人藏起来的，小人就是您任按察使时被您平反救活的囚犯。”永公问：“你为何藏药方？”回答说：“医家同行相妒，他一定改前一个医生的药方，以显示自己的高明。您服的药没错，只是刚服一剂，药力还没发挥出来，若叫后一医生见了药方，他一定改前一个医生的药方，用相反的药，以标新立异，那您就危险了。所以，小人偷了药方。”永公昏昏沉沉也没想到对方是鬼。过了一会儿才猛醒过来，惊出一身冷汗。于是他说前一医生的药方已经丢失，找不到了，请后一医生另开药方。看这个医生所用的药，与前者一样。于是，连服了几剂，病很快好了。永公镇守乌鲁木齐时，亲自给我讲了这事，说：“这个鬼真的精通人情世故啊！”

原文

内阁学士永公，讳[①]宁。婴[②]疾，颇委顿[③]。延医诊视，未遽愈。改延一医，索前医所用药帖，弗得。公以为小婢误置他处，责使搜索，云不得且[④]笞汝。方倚枕憩息，恍惚有人跪灯下曰：“公勿笞婢，此药帖小人所藏。小人即公为臬司[⑤]时平反得生之囚也。”问：“藏药帖何意？”曰：“医家同类皆相忌，务改前医之方，以见所长。公所服药不误，特[⑥]初试一剂，力尚未至耳。使[⑦]后医见方，必相反以立异，则公殆矣。所以小人阴窃之。”公方昏闷，亦未思及其为鬼。稍顷始悟，悚然[⑧]汗下。乃称前方已失，不复记忆，请后医别疏方[⑨]。视所用药，则仍前医方也。因连进数剂，病霍然如失。公镇乌鲁木齐日，亲为余言之。曰：“此鬼可谓谙悉世情矣。”

（节选自《阅微草堂笔记·卷二·滦阳消夏录二》）

注释

①讳：名讳。②婴：遭受；缠染。③委顿：萎靡不振的样子。④且：将。⑤臬司：明、清称按察使为臬司。⑥特：只。⑦使：假使。⑧悚然：恐惧的样子。⑨别疏方：另开药方。疏，开拓。

按语

不管这位永公所梦之事是真是假，但他总是得到了及时而正确的治疗。这则寓言，对医者和病者都是一个警示。

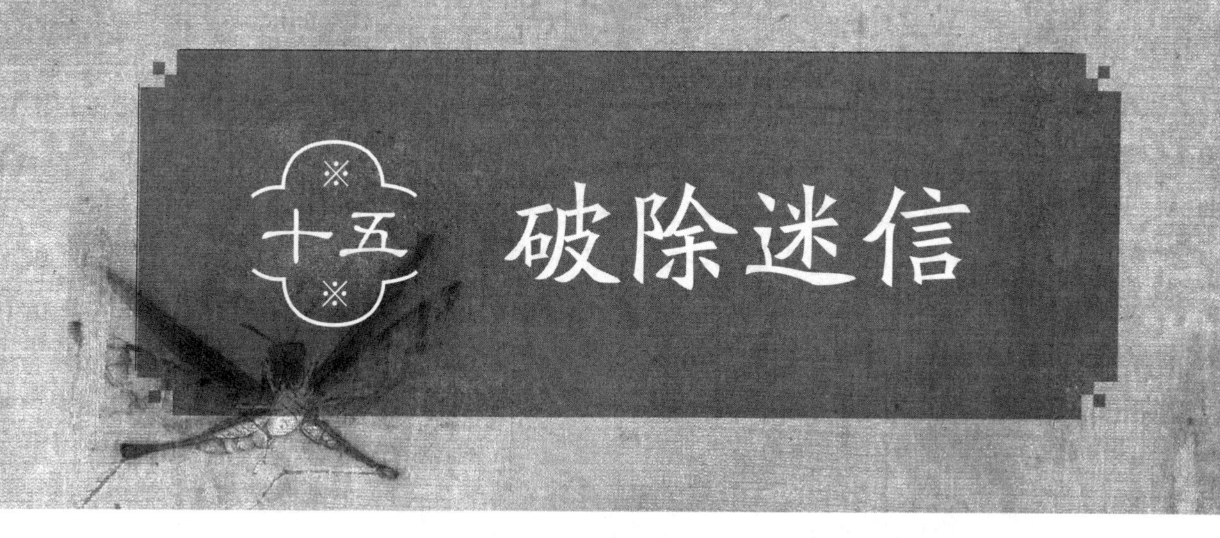

景公梦与二日斗

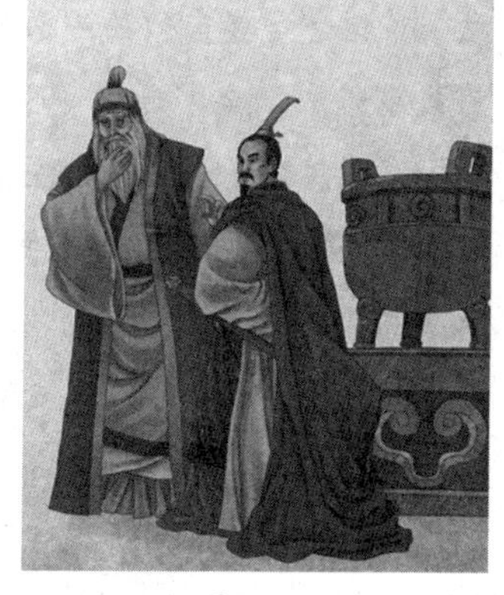

齐景公患水肿病有十多天，一次夜里梦见和两个太阳搏斗，没有取胜。晏子上朝时，景公说：“夜里我梦见与两个太阳搏斗，没有取胜，我大概是要死了吧？”晏子回答说：“请把占梦的叫来。”晏子站在宫中的小门，让人用车去接占梦者。占梦的人到了，问：“为什么事召见我？”晏子说：“君王夜里梦见跟两个太阳搏斗，没有取胜，担心要死，所以请您占梦。这就是你要做的事。”占梦的人说：“请让我翻书查查。”晏子说：“不用翻书。君王患的水病，是阴性之证；太阳属火，是阳性；一阴不能胜过二阳，君王的病将会痊愈。用这话回答。”占梦的人入内。景公说：“我梦见与两个太阳搏斗，没有取胜，我大概是要死了吧？”占梦者对答说：“您患的水病，是阴性之证；太阳属火，是阳性；一阴不能胜过二阳，君王的病将会痊愈。”

过了三天，景公的病大大好转，景公要赏赐占梦的人。占梦的人说：“这不是我的功劳，是晏子教我这样回答的。”景公召见晏子，要赏赐晏子。晏子说：“占梦的用我的话来回答，所以有效。假使我亲自说那些话，您就不会相信了。这是占梦的人的功劳，我没有什么功劳。”景公赏赐了他们两个人。说：“晏子不抢夺别人的功劳，占梦的人不掩蔽别人的才能。”

原文

景公病水[①]，卧十数日，夜梦与二日斗，不胜。晏子朝，公曰：“夕者吾梦与二日斗，而寡人不胜，我其[②]死乎？”晏子对曰：“请召占梦者。”立于闺[③]，使人以车迎占梦者。至，曰："曷为见召[④]？"晏子曰："夜者公梦与二日斗，不胜，恐必死也，故请君占梦。是所为也。"占梦者曰："请反具书[⑤]。"晏子曰："毋反书。公所病者，阴也，日者，阳也，一阴不胜二阳，公病将已。以是对。"占梦者入。公曰："寡人梦与二日斗而不胜，寡人死乎？"占梦者对曰，"公之所病，阴也，日者，阳也，一阴不胜二阳，公病将已。"

居三日，公病大愈。公且赐占梦者。占梦者曰"此非臣之力，晏子教臣也。"公召晏子，且赐之。晏子曰："占梦者以臣之言对，故有益也。使[⑥]臣言之，则不信矣。此占梦者之力也，臣无功焉。"公两赐之。曰："以晏子不夺人之功，以占梦者不蔽[⑦]人之能。"

（节选自《晏子春秋[⑧]·内篇杂下第六》）

注释

①病水：患水疾，即水气内停之病。②其：表示揣测的语气副词，意为"大概"。③闺：指宫中的小门。④见召：被召。见，被。⑤请反具书：即请翻其书。反：通"翻"，下同。具：一本作"其"，当从之。⑥使：假使。⑦蔽：埋没。⑧《晏子春秋》：记述晏婴言行的一部著作。共8卷，包括内篇6卷，外篇2卷，计215章，全部由短篇故事组成。全书通过一个个生动活泼的故事，多侧面地记叙了晏婴的言行和政治活动，突出反映了他的政治主张和思想品格。塑造了主人公晏婴和众多卿士的形象。这些故事虽不能完全作信史看待，但多数是有一定根据的，可与《左传》《国语》《吕氏春秋》《论语》等书相互印证，作为反映春秋后期齐国社会历史风貌的史料。晏子：名婴，字平仲，又称晏子。是春秋末期齐国著名政治家、思想家。

按语

俗话说：日有所思，夜有所梦。齐景公患水疾，"夜梦与日斗"，本是一种平常的现象，可是，景公疑神疑鬼，自以为死期将临。晏子针对病情，因势利导，借占梦者之口，对其进行精神安慰，使病大愈。说明了精神因素在治疗疾病中的重要作用。当景公行赏时，占梦者与晏子互相推让，又表现了他们"不夺人之功"和"不蔽人之能"的美德。

此则故事，在汉代应劭著的《风俗通义》中也有记载，可参考。

桓公见鬼

齐桓公在沼泽中打猎，管仲驾车。（桓公）看见了鬼。桓公抚摸着管仲的手，说："仲父见到什么？"管仲回答说："我没有看见什么。"桓公回去后，就精神失常，以致生病，好几天没有出门。齐国的士人皇子告敖说："您只是自己忧伤，鬼怎么能伤害您呢？"桓公说："既然这样，那么真有鬼吗？"皇子说："有。沼

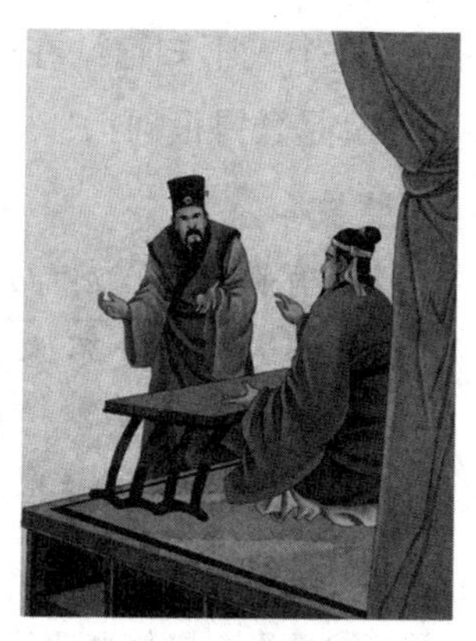

泽有委蛇神。”桓公说：“请问，委蛇的形状什么样？”皇子说：“委蛇，它有车的轴承那么大，车辕那么长，穿着紫色的衣裳，戴着红色的帽子。这种神物，最怕听雷霆车马的声音，（要是听到这类声音）便捧着头站起来。见到它的人，大概会称霸。”

桓公大声地笑了，说：“这便是我所见到的神哩。”于是整顿好衣冠跟他坐在一起，不到一天工夫竟不知病已消除了。

原文

桓公[1]田[2]于泽[3]，管仲御，见鬼焉。公抚管仲之手曰：“仲父[4]何见？”对曰：“臣无所见。”公反[5]，诶诒[6]为病，数日不出。齐士有皇子告敖[7]者曰：“公则自伤，鬼恶[8]能伤公！”桓公曰：“然则有鬼乎？”曰：“有。泽有委蛇[9]。”公曰：“请问委蛇之状何如？”皇子曰：“委蛇其大如毂[10]，其长如辕，紫衣而朱冠。其为物也，恶闻雷车之声，则捧其首而立。见之者殆[11]乎霸。”桓公辴[12]然而笑曰：“此寡人之所见者也。”于是正衣冠与之坐，不终日而不知病之去也。

（节选自《庄子·达生》）

注释

①桓公：即齐桓公，春秋时的霸主之一。②田：也作“畋”。打猎。③泽：沼泽。④仲父，桓公对管仲的尊称。⑤反：通“返”。⑥诶诒（ēi yí）：丢魂失魄的样子。⑦皇子告敖：皇子为复姓，字告敖。齐之贤士。⑧恶：怎么。⑨委蛇：大泽中之神名也。⑩毂（gǔ 谷）：车轮上的圆木，可以插轴。⑪殆：大概。⑫辴（chǎn）：大笑貌。

按语

这是庄子讲述的寓言故事。通过齐桓公打猎见到怪物而受惊患病之事，说明人在惊恐忧伤之际，有时会产生所谓“见鬼”的幻觉，而一旦心里解除了疑惑，病自然会消失。同时也告诉人们，心神宁静怡悦才是养神健身的基础。这则故事在东汉·应劭《风俗通义·怪神篇》中也有记述。

畏影恶迹

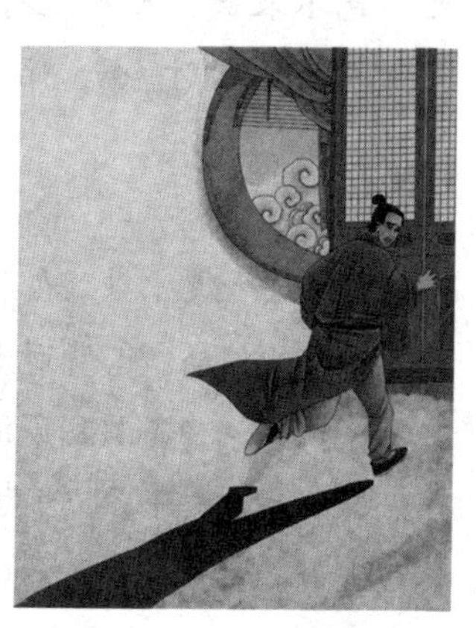

有一个人，害怕自己的影子，讨厌自己的脚印，他飞快地跑，想离开它们。他脚步越快，脚印也就越多，他跑得越快，影子也似乎跟得越紧。他还以为自己跑慢了，就拼命加快速度，不肯休息片刻，终于耗尽力气死掉了。

这个人不知道站在阴影处，才能甩掉影子；又不知道静止不动，才能消灭脚印。真是蠢得很啊！

原文

人有畏影[①]恶迹[②]而去之走[③]者。举足愈数[④]而迹愈多，走愈疾而影不离身。自以为尚迟，疾走不休，绝力[⑤]而死。

不知处阴以休影，处静以息迹，愚亦甚矣。

（节选自《庄子·杂篇·渔父》）

注释

①畏影：害怕自己的影子。②恶迹：讨厌自己的足迹。③去之走：离开影子与足迹而跑掉。④数（shuò）：屡次，频繁。⑤绝力：耗尽力气。

按语

这则寓言告诫人们，要想消除某些现象，就必须正本清源，从根本上解决问题。

鬼由心生

在夏水口的南面有一个人，名叫涓蜀梁。他这个人，生性愚蠢，胆子很小。有一次他在一个明亮的月夜走路，偶尔低一下头，看到自己的影子，以为是一个魔鬼趴在地上；再一抬头，瞅见自己的头发，又以为是一个妖怪站在面前。他吓得掉头就跑，刚刚跑到家里，就断气死了。难道不悲哀吗？大凡人认为有鬼，必定是在精神恍惚之际，神志疑乱不清的时候，这正是人把有当作无而把无当作有的时候，自己在这时去判断事情，怎么能够正确呢！

原文

夏首[①]之南有人焉，曰涓蜀梁。其为人也[②]，愚而善畏[③]。明月而宵行，俯见其影，以为伏鬼也；仰视其发，以为立魅[④]也。背而走[⑤]，比[⑥]至其家，失气而死。岂不哀哉！凡人之有鬼也，必以其感忽之间[⑦]疑玄[⑧]之时正[⑨]之，此人之所以无有而有无之时[⑩]也，而己以正事[⑪]。

（节选自《荀子[⑫]·解蔽》）

注释

①夏首：夏水口，在今湖北省。②其为人也：他这个人。③善畏：胆子很小。④立魅：立着的鬼怪。⑤背而走：掉转身子逃跑。⑥比：等到。⑦感忽之间：精神恍惚之际。⑧疑玄：神志疑乱不清。⑨正：判断。⑩无有而有无之时：把有当作无而把无当作有的时候。无有，以有为无。有无，以无为有。均为意动用法。⑪己以正事：自己在这时去判断事情。⑫荀子（约前313—前238年）：名况，时人尊为荀卿，西汉时避汉宣

帝刘询讳，因“荀”与“孙”二字古音相通，故又称孙卿。战国末期赵国人，著名思想家、文学家，儒家代表人物之一。荀子提倡“性恶论”，常被后人拿来跟孟子的“性善说”比较。法家韩非、李斯和汉初政治家、科学家张苍均为他的弟子。荀子是第一个使用赋的名称和用问答体写赋的人，同屈原一起被称为“辞赋之祖”。他的著作收入《荀子》一书中，晚年写的《劝学》篇最为有名。

按语

本文以涓蜀梁宵行，疑神疑鬼以致“失气而死”为例，说明人信鬼神，正是心里胡思乱想的结果。嘲讽了那些有鬼论者。

人死不为鬼

世上的人说死人变为鬼，有知觉，能害人。我们不妨来验证它，死人不能变为鬼，没有知觉，不能害人。拿什么来验证呢？用事物来验证。人是一种物，物也是物。物死不能变为鬼，人死为什么独能变为鬼？世上能辨别人和物不能变为鬼，那么有没有变鬼的事尚且难以分明；如果不能辨别，就无法知道它能变为鬼。人赖以生存的东西是精气，一死精气就消灭。能产生精气的是血脉。人死血脉就枯竭，血脉枯竭精气就消灭，精气消灭形体就腐朽，形体腐朽就变成灰土，拿什么变为鬼？

原文

世谓死人为鬼，有知，能害人。试以物类①验之，死人不为鬼，无知，不能害人。何以验之？验之以物。人，物也；物，亦物也。物死不为鬼，人死何故独能为鬼？世能别人物②不能为鬼，则为鬼不为鬼③尚难分明；如不能别，则亦无以④知其能为鬼也。人之所以生者，精气⑤也，死而精气灭。能为精气者，血脉也。人死血脉竭，竭而精气灭，灭而形体朽，朽而成灰土，何用⑥为鬼？

（节选自《论衡·论死》）

注释

①物类：指各种具体的物，特别是指有生命的物。②人物：人和物。③为鬼不为鬼：指有没有变鬼的事。④无以：无法。⑤精气：又名元精，是王充所使用的哲学术语，他认为元气构成自然界的万物，元气当中最精微细致的部分叫元精。⑥何用：犹“何以”。凭什么。

按语

王充指出人的生命和精神以“精气”作为物质基础，死而精气灭，根本没有脱离形体而独立存在的灵魂，批判了当时流行的鬼神迷信思想。

鲍君神

汝南郡鲖阳县有个猎人在田野里网到一只獐子，但是猎主没有取走它。恰巧有十余辆商人车队从水泽旁经过，望见这只獐子触上网绳，于是把獐子取走了。商人觉得自己是不劳而得，就把一条鲍鱼放在网上。不久，猎主来到，不见自己猎到的獐子，反而看见一条鲍鱼，泽中又没有人通行的道路，对这种现象感到奇怪，认为神奇极了。于是他辗转相告，有人还向鲍鱼祷祝用来治病求福，常常有应验的时候。因此为鲍鱼建起祠堂庙舍，有几十个巫师，设置帷帐、钟鼓。方圆数百里的人，都来祈祷祭祀，号称为鲍君神。过了几年，放鲍鱼的人来到这里，经过祠堂，询问建立祠堂的原因后，说："这条鲍鱼是我的，哪有什么神！"于是进祠堂把鲍鱼拿走，从此祠堂就衰败了。经传上讲："各种事物巧合在一起，便出现了神。"这是说神是由人们共同吹嘘造成的。

原文

汝南鲖阳①有于田得麏②者，其主③未往取也，商车十余乘经泽中行，望见此麏著绳，因持去。念其不事④，持一鲍鱼⑤置其处。有顷，其主往，不见所得麏，反见鲍君⑥，泽中非人道路，怪其如是⑦，大以为神。转相告语，治病求福，多有效验。因为起祀舍⑧，众巫数十，帷帐钟鼓⑨，方数百里皆来祷祀，号神。其后数年，鲍鱼主来历祠下，寻问其故，曰，"此我鱼也，当有何神！"上堂取之，遂从此坏⑩。《传》⑪曰："物之所聚斯⑫有神。"言人共奖成之⑬耳。

（节选自《风俗通义⑭·怪神·鲍君神》）

注释

①鲖（tóng 同）阳：地名，在今河南新蔡县东北。②麏（jūn 君）：獐子，形状似鹿。③其主：猎主。④念其不事：考虑到自己未曾劳作（而取得了东西）。事，从事，做。⑤鲍鱼：咸鱼。⑥鲍君：对鲍鱼的尊称。⑦怪其如是：奇怪其中竟发生如此的变化。⑧因为起祀舍：于是为鲍鱼盖起了祀庙。⑨帷帐钟鼓：指帷帐高挂，钟鼓齐鸣而供奉鲍君神的情景。⑩坏：指庙毁坏。⑪《传》：指解释儒家经书的书籍。⑫斯：这就。⑬人共奖成之：人们共同促成了它（指造就了神）。奖，辅助。⑭《风俗通义》：又称《风俗通》，原书三十卷、附录一卷，今仅存十卷。该书以考证历代名物制度、风俗、传闻为主，对两汉民间的风俗迷信、奇闻怪谈多有驳正。书中保存了不少有关音律、乐器、神灵、山泽陂薮、姓氏源流的资料，是研究古代风俗和鬼神崇拜的重要文献。应劭（约153—196）：东汉著名学者，字仲远，汝南郡南顿县（今河南项城市）人。应劭少年好学，博览多闻，曾被举为孝廉，后任泰山郡太守等职。平生著作十多

种，现存《汉官仪》《风俗通义》等。

按语

本文记载了一个有趣的故事。一人途经野泽，顺手牵走了别人逮的一只獐子，但于心不安，又在原处放上一条鲍鱼。猎主归来，疑是神怪所变。于是辗转相传，普普通通的一条咸鱼竟被当作神灵供奉，甚至“方数百里皆来祷祀”，以图治病求福。后来，还是放鲍鱼者说明了真相，才断了那祀庙的香火。说明许多神灵往往是人为地生造出来的，在那个时代，苦难民众虚弱的内心，往往需要一种被神指导并且引领的生存，这正是现实生活中信神和造神的土壤。而神总是乘虚而入，适时地被“人共奖成之”，登上神坛，受人膜拜。这种现象值得深思。此则故事，在《抱朴子内篇·道意》中也有记载，可参阅。

杜宣疑蛇（杯弓蛇影）

我的祖父名郴，担任汲县令。在夏至日那天请主簿杜宣来见，并请他喝酒。当时北面墙壁上悬挂着红色的弓弩，弓弩的影子映在酒杯里，形状像蛇。杜宣见后又怕又厌恶，但是不敢不喝。当天就觉得胸口和腹部非常疼痛，影响了饮食，使得身体瘦弱不堪，千方百计治疗也不见好转。后来应郴因为有事经过杜宣家，进门探望，询问得病的原因。杜宣说：“那次喝酒害怕杯中之蛇，而那蛇又进了自己腹中。”应郴回到厅事，思考了很久，无意中回头看见悬挂的弓弩，心想肯定是弓的影子。于是派门下史带着随从陪同慢慢扶着辇车，载着杜宣来到应郴原来喝酒的地方，摆上酒杯，杯中依旧有蛇影。于是对杜宣说，“这是墙壁上弓弩的影子，并非有什么其他的怪物。”杜宣这才解开了心头的疙瘩，很是高兴，因此病愈。

原文

予之祖父郴①，为汲令②。以夏至日诣见主簿③杜宣。赐酒，时北壁上悬赤弩，照于杯中，其形如蛇。宣畏恶之，然不敢不饮。其日，便得胸腹痛切④，妨损饮食，大用羸露⑤，攻治万端，不为愈。后郴因事过至宣家，窥视⑥，问其变故。云：“畏此蛇，蛇入腹中。”郴还听事⑦，思维良久，顾见悬弩，必是也。则使门下史⑧将⑨铃下侍⑩徐扶辇⑪载宣，于故处设酒，杯中故复有蛇。因谓宣：“此壁上弩影耳，非有他怪。”宣遂解⑫，甚夷⑬怿⑭，由是瘳⑮平。

（节选自《风俗通义·怪神·世间多有见怪惊怖以自伤者》）

注释

①郴（chēn 琛）：应郴，应劭的祖父。②汲令：汲县（今河南汲县）县令。③主簿：官名，汉代中央及郡县官署均设此官，主管文书，办理事务。此指县主簿。④痛切：痛甚。⑤羸（léi 雷）露：瘦弱。⑥窥视：看望。窥，看。⑦听事：官府治事之

所。听，通“厅”。⑧门下史：长官自己选荐的属吏。因常居门下，故称。⑨将：带领。⑩铃下侍：随从护卫之卒。⑪徐扶辇：慢慢地扶着车子。辇，人力拉的车。⑫解：明白，领悟。⑬夷：通“怡”，喜悦。⑭怿（yì 意）：喜悦。⑮瘳（chōu 抽）：病愈。

按语

这是汉代的一个著名故事，墙上的弓照映杯中，竟被杜宣误认为蛇而导致病痛，说明了“鬼由心生”的道理。后多用来比喻不必要的疑神疑鬼。成语“杯弓蛇影”即源于此。《晋书·乐广传》也记有同样故事。

桑中生李

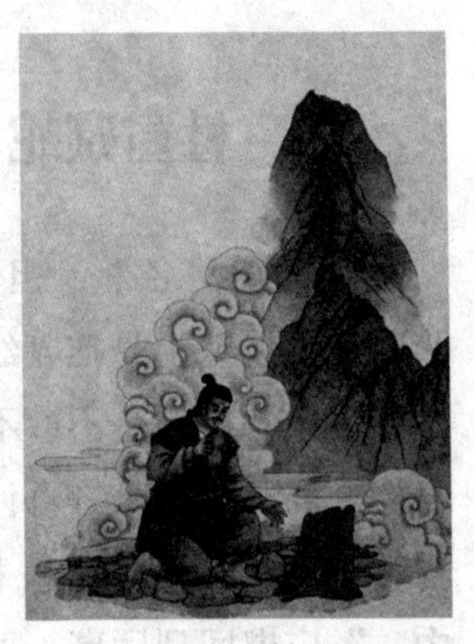

汝南郡南顿人张助，在田地里种庄稼时，发现地上有一枚李子核，便想带回家去，回头看见一棵枯空的桑树干里有土，于是就把李核种在空桑树干里的土中，用喝剩下的水浇灌。后来有人看见空桑树中又生出李树，辗转相告。有个患眼疾的人，在桑树下歇凉，说：“如果李君使我眼病痊愈，我就献上一头小猪。”本来眼痛只是小病，到时候自然就好了。正是一犬吠形，百犬吠声，由此编出盲人复明的奇谈，结果远近都轰动了。这棵李树下常有成百上千的车马来祭祀，摆满了酒肉，非常丰盛。就这样过了一年多，张助远出回来看见这种场面，吃惊地说：“这里有什么神，不过是我种的李树罢了！”于是上前把李树砍掉了。

原文

汝南南顿[①]张助，于田中种禾，见李核，意欲持去，顾[②]见空桑中有土，因植种，以余浆溉灌。后人见桑中反复生李[③]，转相告语。有病目痛者息阴下[④]，言：“李君[⑤]令我目愈，谢以一豚。”目痛小疾，亦行自愈。众犬吠声[⑥]，因盲者得视，远近翕赫[⑦]，其下车骑常数千百，酒肉滂沱[⑧]。间[⑨]一岁余，张助远出来还，见之，惊云：“此有何神，乃我所种耳！”因就斲[⑩]也。

（节选自《风俗通义·怪神·李君神》）

注释

①汝南南顿：地名，今属河南项城市。②顾：回头看。③反复生李：反而又生出了李树。④息阴下：在树荫下休息。⑤李君：指出生的李树。古人称神异为君。⑥众犬吠声：（就像）一只狗先叫唤，许多狗就一起跟着叫唤。形容众人盲目附和。⑦翕（xì 系）赫：形容声势很大。意谓全都轰动。翕，一致。⑧滂沱：原谓雨下得大，此形容丰盛，指李树旁摆满了酒肉。⑨间：相隔。⑩斲（zhuó 酌）：“斫”的异体字，砍。

按语

农夫张助出于好奇，在一棵枯空的桑树内种了一枚李核，后来长出了李树。而他人见桑中生李，竟视为神树，称之“李君神”。于是，纷纷求树治病，前来请福。甚至出现了“其下车骑常数千百，酒肉滂沱”的场面。之后，张助归来，揭破真相，砍掉此树，才结束了这场闹剧。这说明许多神灵是人为的假象，一旦戳破，就不能骗人了。

此则故事，在《抱朴子·内篇·道意》和《搜神记》中均有记载，可参阅。

石贤士神

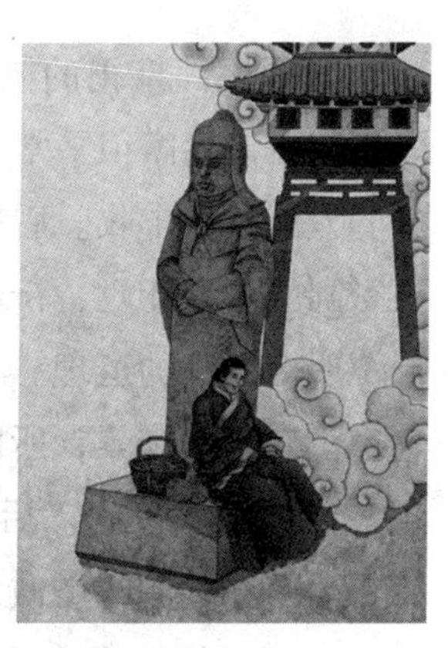

汝南郡汝阳人彭氏墓道尽头立一石人，在一石兽的后面。田家老母到市场上买了几片糕饼，天热走累了，随即在石人下休息，小睡了一会儿，遗落一片糕饼，离去时，自己没注意，也就没有发觉。有一位过路的人看见了糕饼，正好有人经过那里，问石人头上为何有这片糕饼？路人开玩笑说：“石人能治病，治好病的人拿来感谢它。”结果传言头痛的人抚摸石人的头，腹痛的人抚摸石人的腹，回去后自己抚摸不适的部位，别处病者，也仿效摸石人头、摸石人腹之法。凡是病愈的人，都因此称得到石人的赐福力助，称石人为贤士。如此一来，石人周边车辆拥挤不堪，帷帐使天空映红一片，音乐之声，传遍数十里。郡内的都尉常常去那里护视，几年之后这一情形自行停息，又恢复到原来的样子。

原文

汝南汝阳[①]彭氏墓路头立一石人，在石兽后。田家老母到市买数片饵[②]，暑热行疲，顿息石人下，小瞑[③]，遗一片饵，去，忽不自觉。行道人有见者，时客适会[④]，问因有是饵，客聊调[⑤]之：“石人能治病，愈者来谢之。”转语头病者摩石人头，腹痛者摩其腹，亦还自摩，他处于此[⑥]。凡人病自愈者，因言得其福力，号曰贤士。辎辇[⑦]毂击[⑧]，帷帐绛天[⑨]，丝竹之音，闻数十里。尉部[⑩]常往护视，数年亦自歇沫[⑪]，复其故矣。

（节选自《风俗通义·怪神·石贤士神》）

注释

①汝阳：古县名。在今河南商水县。②饵：食用的“饼”之类。《太平御览》卷七四一引作“饼”，《抱朴子内篇·道意》亦引作“饼”。③小瞑：小睡。④适会：正巧赶来。⑤聊调：略以调侃，即半开玩笑。⑥于此：即仿于此。谓别处病者，亦仿效这

抚摸之法。⑦辎辇（niǎn 捻）：此处泛指车辆。辎，有帷盖的车。辇，人推挽的车。⑧毂（gǔ 古）击；车毂相击，形容车辆之多。毂，车轴。⑨绛天：把天空染为红色。⑩尉部：官名。分掌一部之都尉。⑪歇沫：停息。

按语

一句玩笑话“石人能治病”，竟引致无数人顶礼膜拜，尊石人为“贤士”神而供奉，数年后一场闹剧才自行停息。充分说明神灵往往是人为地生造出来的。不可不察。此则故事，在《抱朴子内篇·道意》中也有记载，可参阅。

荆巫

楚国民间祭祀的风俗流传很久了。有个巫师在乡里很有名望。当初，他替人祭祀，所设筵席很平常，只用歌舞迎神送神，祈求治病的人能恢复健康，祈求好年成的人能得到丰收。后来，他替人祭祀，要鲜肥的牛羊，满杯的好酒，祈求治病的人得到的却是死亡，祈求好年成的人得到的却是灾荒。乡里人对这件事很气愤，却想不明白其中的道理。有个谈到这件事的人说：“从前，我到这个巫师家里去玩，他家没有什么拖累，所以替人祭祀，内心十分虔诚，神灵也就相应地降福。那祭肉也一定散给大家吃。后来，他儿女生养多了，衣食所用，又多又广。所以替人祭祀，尽不了内心的虔诚，神灵也不来享受祭品的香气，那祭肉被收进了他的家里。这个巫师不如以前圣明，已经变愚蠢了，大概是被私心牵扯着，没有工夫顾及别人吧。”

从一个巫师的用心处事来看尚且这样，何况不同于这种职业的人呢！

原文

楚荆[1]人淫祀[2]者旧[3]矣。有巫颇闻于乡闾[4]。其初为人祀也，筵席寻常，歌迎舞将[5]，祈疾者健起，祈岁者丰穰[6]。其后为人祈也，羊猪鲜肥，清酤[7]满卮[8]，祈疾者得死，祈岁者得饥，里人忿焉，而思之未得[9]。适有言者曰：“吾昔游其家，其家无甚累，故为人祈，诚必罄[10]乎中[11]，而福亦应乎外。其胙[12]必散之。其后男女蕃息[13]焉，衣食广大焉，故为人祈，诚不得罄于中，而神亦不歆[14]乎其外。其胙者入其家。是人非前圣而后愚，盖牵于心，不暇及人[15]耳。”

以一巫之用心尚尔[16]，况异于是者乎！

（节选自《罗昭谏集》[17]）

注释

①楚荆，楚国，今湖南、湖北一带。②淫祀：本指不合封建礼制的祭祀，此泛指民间祭祀。③旧：久。④乡闾：即乡间闾里。泛指乡里。闾，据《周礼》注：二十五家为闾。⑤歌迎舞将：用歌舞迎神送神。将，送。⑥丰穰：丰收。穰，庄稼丰熟。⑦清酤

（gū 姑）：清酒，好酒。⑧卮（zhī 枝）：盛酒的器皿。⑨未得：没有弄清其中的道理。⑩罄（qìng 庆）：尽。⑪中：内心。⑫胙（zuò 坐）：祭祀时用的肉。⑬男女蕃息：儿女生养多。蕃，繁茂。息，生长。⑭歆：享。古代谓祭祀时神灵先享其气。⑮不暇及人：没有工夫顾及别人。⑯尚尔：尚且这样。⑰《罗昭谏集》：作者罗隐（833—909年），原名横，字昭谏，号江东生。余杭（今属浙江）人，一作新登（今浙江桐庐）人。20岁应进士举，因十试不第，乃改名隐。著有诗集《甲乙集》《谗书》《两同书》《淮海寓言》等，清人辑成《罗昭谏集》。以诗文名于当世，颇有讽刺现实之作，多用口语，故作品能流传于民间。

按语

当一个人失去诚心被私欲所蔽时，做任何事情都不会尽职尽责，自然就难以取得好的效果。

狡妄神技

刘元迥是一个狡猾狂妄的人。他自称能把水银炼成黄金，又用鬼道巧言惑众，很多人迷信他，他因此而致富。藩镇李师古镇守山东平卢一带，招聘天下能人。凡有一技之长的人到来，就给丰厚的赏赐。于是，刘元迥凭借这套炼金术来拜求李师古。李师古感到这个人奇异，便当面测试他的才能。或十铢或五铢，少量的金子马上就能炼成。原来他是先把金粉掺放在水银中。师古说："这确实是好宝贝，用在哪儿合适呢？"刘元迥只急于实现其奸谋，也不想想后患，就说："同其他药混合在一起，慢慢烧炼三年，服了可以飞天成仙；若制成盛放食物的器具，可以避毒；若做成玩具，可以避邪。"李师古对此大为惊奇，于是说："精心再烧炼三年的事儿先缓一缓，你先化十斤黄金，以备我制作急用的器具。"刘元迥本想夸耀此术，贪图的是李师古的钱帛，然后只能立即想法潜逃。

原文

刘元迥[①]者，狡妄[②]人也。自言能炼水银作黄金，又巧以鬼道惑众，众多迷之，以是致富。李师古[③]镇平卢，招延四方之士。一艺者至，则厚给[④]之。元迥遂以此术干[⑤]师古。师古异之，面试其能。或十铢五铢，皆立成焉[⑥]。盖先以金屑置于汞中也。师古曰："此诚至宝，宜何用？"元迥贵成其奸[⑦]，不虞[⑧]后害，乃曰："杂之他药，徐烧三年，可以飞仙；为食器[⑨]，可以避毒；以为玩用，可以辟邪。"师古大神[⑩]之，因曰："再烧其期稍缓，子且为我化十斤，将备吾所急之器[⑪]也。"元迥本衒[⑫]此术，规[⑬]师古钱帛，逡巡[⑭]则谋遁[⑮]去。

（节选自《太平广记·卷三百零八·神类》）

注释

①刘元迥：当时的一个方士。②狡妄：狡猾狂妄。③李师古：唐贞元年间卢节度使，盘踞淄青的藩镇将领。管辖淄、青、登、莱四州，即今山东省的益都、临淄、蓬莱和莱州等地。他和他的异母弟弟李师道是唐代中期典型的割据军阀，对朝廷阳奉阴违，招集亡命，伺机扩大地盘。后谋叛败亡。④厚给：赏赐丰厚。⑤干：求取。⑥或十铢五铢，皆立成焉：炼个十铢五铢的金子（少量的）马上就能炼成。铢，一两的二十四分之一。⑦贵成其奸：急于实现其奸谋。贵，重视。⑧虞：料想。⑨食器：盛放食物的器具。⑩大神：大为惊奇。⑪所急之器：急用的器具。⑫衒：夸耀。⑬规：贪图。⑭逡（qūn）巡：顷刻。⑮遁：潜逃。

按语

本篇节选自《太平广记·神类》中小说《刘元迥》第一段。从中可以看出，一个是狡诈骗人的术士，一个是贪欲十足的军阀，二者一拍即合。其结果可想而知，害人又害己，真相被揭破后，必然都落得一个悲惨的下场。这篇小说反映了中唐时期一个极为普遍的社会现象，那就是迷信方士，以求长生不老或得神福佑。特别是唐宪宗李纯，开创了唐朝皇帝迷恋服丹药求长生的先例。他服“金丹”后性情暴躁，经常斥责甚至杀害左右宦官，结果反被宦官陈弘志等害死。以后的穆宗、敬宗、武宗、宣宗也都是吃长生药丧命的。当时的藩镇李师古既想炼神药，又想求福荫，实际上是效法皇帝。可以看出这篇小说反映的社会问题实质。那些求神弄鬼的方士，鼓吹长生不死的神丹妙药，不知害死多少人呢！

巴楚巫盛

巴楚等地习惯信巫信鬼，自古以来就是这样。当五脏之气相阻，或者遭受了疠气造成疾病时，通常认为是天时导致了这些病，不是医药所能攻治的。因此就忙不迭地向鬼神祈祷，唯恐鸡、猪、鸭、羊之类的祭献品不丰厚。等到不能治好病时，就无不责怪自己敬鬼神不够尽心。有的侥幸痊愈了，就说：这是由于祈祷殷勤，祭品丰盛，不然，怎能与天地对抗呢！又有人不及早治疗，那些病毒威胁着人体，一天天相互传染，以致全家的人都发病。所以，即使感情深厚的亲友，在百步之外不敢望一望病家的房舍；以致得病的人家害怕互相传染，儿子畏避其父，妻子畏避其丈夫。至于那些富贵的人家，还能有一个女巫或男巫守候病人；而那些贫困人家，只有在屋里倒卧呻吟罢了。像这样的人家，就不仅断绝了医药的奉送，连他们的饮食供给大概也欠缺。因此病死的人未尝不是十分之八九，但人们始终不醒悟。我曾向人询问，他们的忧虑不是别的，因为巫师超过了医师。唉！巫师怎能一定比医师强呢？巫师超过医师的地方，原来正是平庸的人们易于被邪气迷惑呀。

原文

巴[1]楚[2]之地俗信巫鬼，实自古而然。当五气[3]相沴[4]，或致病疫之苦，率[5]以谓天时被[6]是疾，非医药所能攻，故请祷鬼神无少暇，鸡豚鸭羊之荐[7]唯恐不丰。迨其不能，则莫不自咎事鬼神之未至。或幸而愈，乃曰：由祷之勤也，荐之数[8]也，不然，乌能与天时抗乎！又有治之不早，其疾气之毒日相薰灼，一家之人皆至乎病。故虽亲友之厚，百步之外不敢望其门庐[9]；以至得病之家惧相迁染，子畏其父，妇避其夫。若富财之人，尚得一巫觋[10]守之；其穷匮[11]者，独僵卧呻吟一室而已。如是则不特绝医药之馈[12]，其饮食之给，盖亦阙如。是以死者未尝不十八九，而民终不悟。余尝访于人，其患非它，繇[13]觋师之胜医师耳。呜呼！觋者岂能必胜诸医哉！其所胜之者，盖世俗之人易以邪惑也。

（节选自《皇朝文鉴》[14]卷一百二十七《述医》）

注释

①巴：四川东南。②楚：湖北。③五气：五脏之气。④沴（lì）利：不通，阻塞。⑤率：通常。⑥被：加；导致。⑦荐：进献。⑧数：多；丰盛。⑨门庐：房舍。⑩巫觋（xí 习）：巫师。以装神弄鬼替人祈祷为职业的人。古代以女巫为巫，男巫为觋。⑪穷匮（kuì 愧）：贫困。匮，缺乏。⑫馈：赠送。⑬繇：通“由”。⑭《皇朝文鉴》：是南宋学者吕祖谦奉敕编纂的北宋诗文总集。初名《圣宋文海》，后名《皇朝文鉴》，又改名《宋文鉴》，凡150卷。选录北宋时期的诗赋、奏疏、杂著等，分61类。反映了北宋的文学风貌及政治情况，保存了宝贵的历史文献。值得一提的是，该书对“唐宋八大家”这一文学概念的形成所起的作用。“唐宋八大家”是文学史上一个重要的概念，它的形成与被接受有一个过程。南宋以前学者对唐代两家已有共识，但对宋代六家之文的认识还不一致。而吕祖谦选编《皇朝文鉴》，最早集中宣传宋六家文，梳理了唐宋古文流派。故对“唐宋八大家”概念的形成起到了重要的催化作用。

按语

文中记述了古代巴楚之人信巫不信医，遂致死者枕藉的事实，揭露了巫觋的危害。这也正是北宋政府当年曾一度在南方实行禁巫兴医政策的原因。

陈五捽巫

京城的人家多信女巫。有个武官，名叫陈五，讨厌他家里人迷信女巫，可是没办法说服他们。有一天，他在嘴里含了颗青李，哄骗家里人，说是长疮肿痛，他整整一天不吃东西，卧床不起。他的妻子非常担忧，就请女巫来给他治疗。女巫装神说：“陈五患的是疔疮，由于他平常不敬神，所以神不保佑他。”家里人都围着她磕头，恳求救助。而后，女巫才答应治疗。陈五假装着疼痛得很厉害，不停地呻吟，并对家人说：“我的病必得请神婆来救我，才能治好。”女巫进来，按着他的腮帮子，观看，正要胡说一通，陈五从容地吐出青李让女巫看，便一把揪住女巫，在她脸上打了一个耳光，然后骂着把她赶出门外。从此家里人再也不迷信女巫了。

原文

京师闾阎[①]多信女巫。有武人陈五者，厌其家崇信之笃[②]，莫能治。一日含青李于腮，绐[③]家人疮肿痛甚，不食而卧者竟日[④]。其妻忧甚，召女巫治之。巫降，谓五所患是名“疔疮”，以[⑤]其素[⑥]不敬神，神不与救。家人罗拜[⑦]恳祈，然后许之。五佯作呻吟甚急，语家人云：“必得神师入视救我，可也。”巫入按视，五乃从容吐青李视之，捽[⑧]巫批其颊[⑨]而叱之门外。自此家人无信祟者。

（节选自《古今谭概·谲知部·女巫》）

注释

①闾阎：本指里巷的门，里的大门称闾，中门称阎。此泛指民间。②笃：忠实，一心一意。③绐（dài 代）：欺哄。④竟日：一整天。⑤以：因为。⑥素：平素，平常。⑦罗拜：四面围绕着下拜。⑧捽（zuó 作）：揪着。⑨批其颊：用手打女巫的脸。

按语

凡迷信的东西，只有揭破其真相，才能破除之。陈五讨厌家人迷信女巫神婆，而一时无法说服他们，便口含青李，谎称长疮肿痛，引来女巫信口胡言，而一举揭破之。因此得以揪住女巫，把她“叱之门外”，从此其家人再也不信女巫了。陈五之举，可谓有胆有识，颇值得我们借鉴。

此则故事，在清人潘永因的《宋稗类钞·卷之四·权谲》中也有记载。

楚俗信鬼

迷信鬼是楚地的风俗，人如有了病，必定向鬼祈祷，祈求痊愈。有天夜晚，有人在北门外祈祷，可巧被一个好事的人碰见。这个好事的人就悄悄地藏在丛草之中，然后用小石头往祈祷的地方扔去。祈祷的人恐惧，急忙往远处跑了几步，石头又扔了过来，他撒腿又往远处跑，越跑越扔，越扔越跑。这时，好事的人看祈祷的人跑远了，就从丛草中走到祈祷的地方，拿起肉就吃。事后，肉不见了，祈祷的人反以为灵验，因此祈祷的人越来越多。从此，北门外的鬼灵就更加出名。以后祈祷的人如不丢失肉，就反说鬼不享受而忧郁不乐。

原文

楚俗信鬼，有病必祷焉。尝夜祷于北郭门外，好事者遇之，窃翳身于莽[①]，而投以砂砾[②]。祷者恐，稍远去，益投益远去，迺[③]攫[④]其肉而食焉。人以为灵也，祷益盛，而北郭门之灵鬼遂著。其后祷者不失肉，即反谓鬼不享而忧之。

（节选自《古今谭概·鬼误》）

注释

①翳身于莽：把身子藏在草丛里。翳，遮蔽。莽，密生的草。②砾（lì 利）：碎石子。③迺：同“乃”。④攖（yīng 婴）：拿，取。

按语

世间本来并没有鬼，有时人因内心恐惧，便主观臆造了鬼，并当成神灵去祷祀。

药符愈风

韩飞霞治疗一位风湿痹痛的病人，病人相信鬼神而不信医药，韩飞霞就用霞天膏和白芥末作墨汁写成符书浸入水中，让病人一次服了一小盆，服后上吐下泻，排出很多稠痰臭汁而病愈。病人说韩飞霞的符水有神，实际是韩飞霞出奇制胜治病救人的一种手段。现在的祝由科，借符咒以骗人，其实都是用药水送符，侥幸有效，也是药物的作用，而不是神符的灵验。

受蒙蔽的人，信巫而不信医，喜神符而不喜药物，自己受骗还不觉悟，很可笑啊！

原文

韩飞霞①曾治白虎历节风②，其人信巫不信药。韩乃用霞天膏③、白芥末，作墨书字④入水，令顿服一缶⑤，吐利交作，去胶痰臭汁数斗而起。谓韩符水有神，韩真能出奇以活人者。今之祝由科⑥，假⑦符以欺人，其实皆用药水以吞符，幸而中病，亦药之灵，非符之灵也。

蒙蔽之人，信巫不信医，喜符不喜药，受欺而不悟，殊可笑已。

（选自《煮石轩笔记》⑧）

注释

①韩飞霞：韩懋（mào），字天爵，号飞霞道人。明代医家，四川泸州人。因身体羸弱且母病，弃儒从医，后得峨眉山隐医真传。著有《韩氏医通》二卷。②白虎历节风：系风寒湿邪侵入经络流注关节而成。属痹证。③霞天膏：倒仓古法，传自西域，用黄牯牛遵法制成，煎剂治痰甚效。④作墨书字：作墨汁写成符书。⑤缶（fǒu 否）：小口大肚的一种陶器。⑥祝由科：古代用祝祷符咒治病的方法。⑦假：借。⑧《煮石轩笔记》：明代学者鲍东藩所著的一部笔记小说。

按语

针对信巫不信医的病人，韩飞霞巧用药水写成符书治愈了风病，确实是一种出奇制胜的方法。本文讽刺了那些“喜符不喜药，受欺而不悟”的蒙昧之人，给人以深刻的启迪。

神志湛然，鬼惭而去

司农曹竹虚说，他的堂兄从歙县去扬州，途中经过他朋友家。当时正值盛夏，朋友请他到书斋坐。书斋宽敞凉爽，晚上他想在这里住宿，朋友说：“这里有鬼怪，不能居住。”曹兄定要住在这里。半夜，听到有东西从门缝中蠕动而入，像一张纸那么薄。进来后，渐渐地伸展开，像人的模样，是一位女子。这曹兄一点也不畏惧。只见那女子突然披散头发，吐出长舌，像吊死鬼的样子。曹兄笑着说：“头发还是头发，只不过稍微乱了点；舌头仍是舌头，只是稍微长了点。这没有什么可怕的！”鬼忽然把自己的头摘下来放到案几上。曹兄又笑着说：“你有头都不可怕，何况没有头呢！”鬼的伎俩用完了，忽然就消失了。曹兄在返回路上，仍旧宿于朋友的书斋。半夜又听门缝中蠕动的声音。当鬼怪刚一露头，曹兄就唾弃地说：“又是这个让人扫兴的东西啊！”鬼竟不敢再进入。

此事与嵇康的事很相似。老虎不吃醉酒之人，是因醉酒之人不知怕虎。多数人一害怕，心绪就乱，心乱则神志涣散，神志涣散则鬼怪乘虚而入。不怕则心中安定，心中安定则神志集中，神志集中则邪恶之气无法侵害。所以记述嵇康之事的人说：“嵇康神志清爽，鬼怪惭愧地离去。”

原文

曹司农[①]竹虚言：其族兄自歙[②]往扬州，途经友人家。时盛夏，延坐书屋，甚轩爽[③]。暮欲下榻其中。友人曰：“是有魅，夜不可居。”曹强居之。夜半，有物自门隙蠕蠕[④]入，薄如夹纸。入室后，渐开展作人形，乃女子也。曹殊[⑤]不畏。忽披发吐舌，作缢鬼状。曹笑曰：“犹是发，但稍乱；犹是舌，但稍长。亦何足畏！”忽自摘其首置案上。曹又笑曰：“有首尚不足畏，况无首耶！”鬼技穷，倏然[⑥]灭。及归途再宿，夜半门隙又蠕动。甫[⑦]露其首，辄唾曰：“又此败兴物耶！”竟不入。

此与嵇中散事[⑧]相类。夫虎不食醉人，不知畏也。畏则心乱，心乱则神涣，神涣则鬼得乘之。不畏则心定，心定则神全，神全则沴戾之气[⑨]不能干。故记中散是事者，称“神志湛然[⑩]，鬼惭而去”。

（节选自《阅微草堂笔记》卷一《滦阳消夏录一》）

注释

①司农：古代官名，掌管钱粮的事。②歙（shè 社）：今安徽省歙县。③轩爽：高敞凉爽。④蠕蠕（rú rú 如如）：慢慢爬动的样子。⑤殊：很。⑥倏（shū 书）然：

突然。⑦甫：刚刚。⑧嵇中散事：在《嵇康集》中未见记载，在《苏东坡全集（中）》第十五卷《书孟德传后》一文中载有"虎不食醉人"之事。⑨沴（lì 利）戾之气：灾邪乖戾之气。⑩湛然：清爽的样子。

按语

这则寓言告诉人们，对待鬼魅是畏缩而退避，还是斗争和揭露？是一个非常严肃的问题。你正气存内，"神志湛然"，跟它斗争，邪气就会下降，鬼魅就会离去。否则，就要受到鬼魅的揶揄和迫害。

女巫郝媪

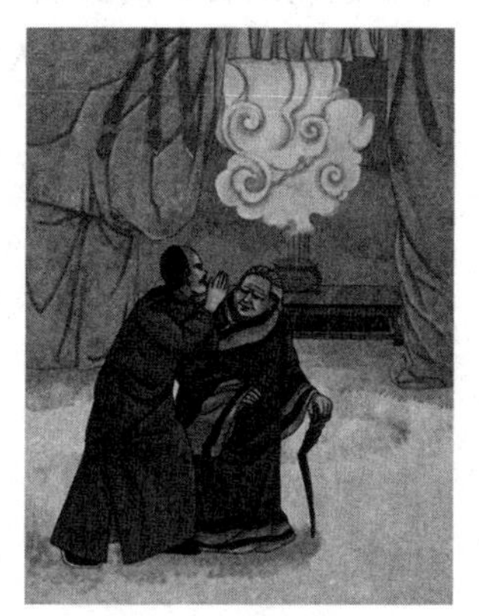

女巫郝老婆子是村妇中最狡猾的。小时候我在沧州吕氏姑母家见过她。她自称有狐仙附在自己身上，因此能断定别人的吉凶祸福，甚至连别人家的琐事她都一清二楚。所以相信她的有很多人。实际上，她将同伙分派到各处，勾结婢女老妈子等人，刺探隐私，用来行骗。

曾有一位孕妇，问她生男生女，郝巫婆说生男孩，后来却生了个女儿。孕妇质问她为何不灵。郝巫婆瞪着眼说："你本来应该生儿子，某月某日，你娘家送来二十个饼，你只给公婆六个，自己吃了十四个。地府的官吏责备你不孝，换成了女儿，你还不明白么？"孕妇不知道这事已被刺探，于是惊讶地服了罪，相信了。郝巫婆就是这样靠善于文饰来行骗的。

一天，郝巫婆正在烧香召神，忽然端坐着朗声说道："我是真狐仙，虽然我们和人类杂居，其实各自养气炼形，怎会肯和这乡下老婆子为伍，干预人家鸡毛蒜皮的小事？这老婆子诡计多端，借妖术骗钱，却假冒我的名义，所以，我今天附在她身上，让大家知道她的底细。"接着，狐仙又一条条列举了郝巫婆的罪状，并列举了她的同伙姓名。说完，郝巫婆猛然醒来，狼狈逃走。后来不知所踪了。

原文

女巫郝媪，村妇之狡黠者也。余幼时，于沧州吕氏姑母家见之。自言狐神附其体，言人休咎[①]，凡人家细务一一周知，故信之者甚众。实则布散徒党，结交婢媪[②]，代为刺探隐事，以售其欺。

尝有孕妇问所生男女，郝许以男，后乃生女，妇诘以神语无验。郝嗔[③]目曰："汝本应生男。某月某日，汝母家馈饼二十，汝以其六供翁姑，匿其十四自食。冥司[④]责汝不孝，转男为女，汝尚不悟耶！"妇不知此事先为所侦，遂惶骇伏罪。其巧于缘饰[⑤]皆类此。

一日方焚香召神，忽端坐朗言曰："吾乃真狐神也，吾辈虽与人杂处，实各自服气炼形，岂肯与乡里老妪为缘，预人家琐事！此妪阴谋百出，以妖妄敛财，乃托其名于吾辈，故今日真附其体，使共知其奸。"因缕数其隐恶，且并举其徒党姓名。语讫，郝霍然[6]如梦醒，狼狈遁去。后莫知所终。

（节选自《阅微草堂笔记》卷四《滦阳消夏录四》）

注释

①休咎（jiù 救）：吉凶，喜庆与灾祸。②婢媪：指婢女和老妈子。③嗔（chēn 瞋）：同"瞋"，发怒时瞪大眼睛。④冥司：指阴间的主事者。⑤缘饰：文饰。⑥霍然：突然，忽然。

按语

这则寓言，揭露了郝巫婆利用窥伺别人隐私行骗的种种鬼蜮伎俩，塑造了一个丑恶的巫婆形象。对世人特别是那些迷信巫祝的人，是一个深刻的教训。